大展好書　好書大展

品嘗好書　冠群可期

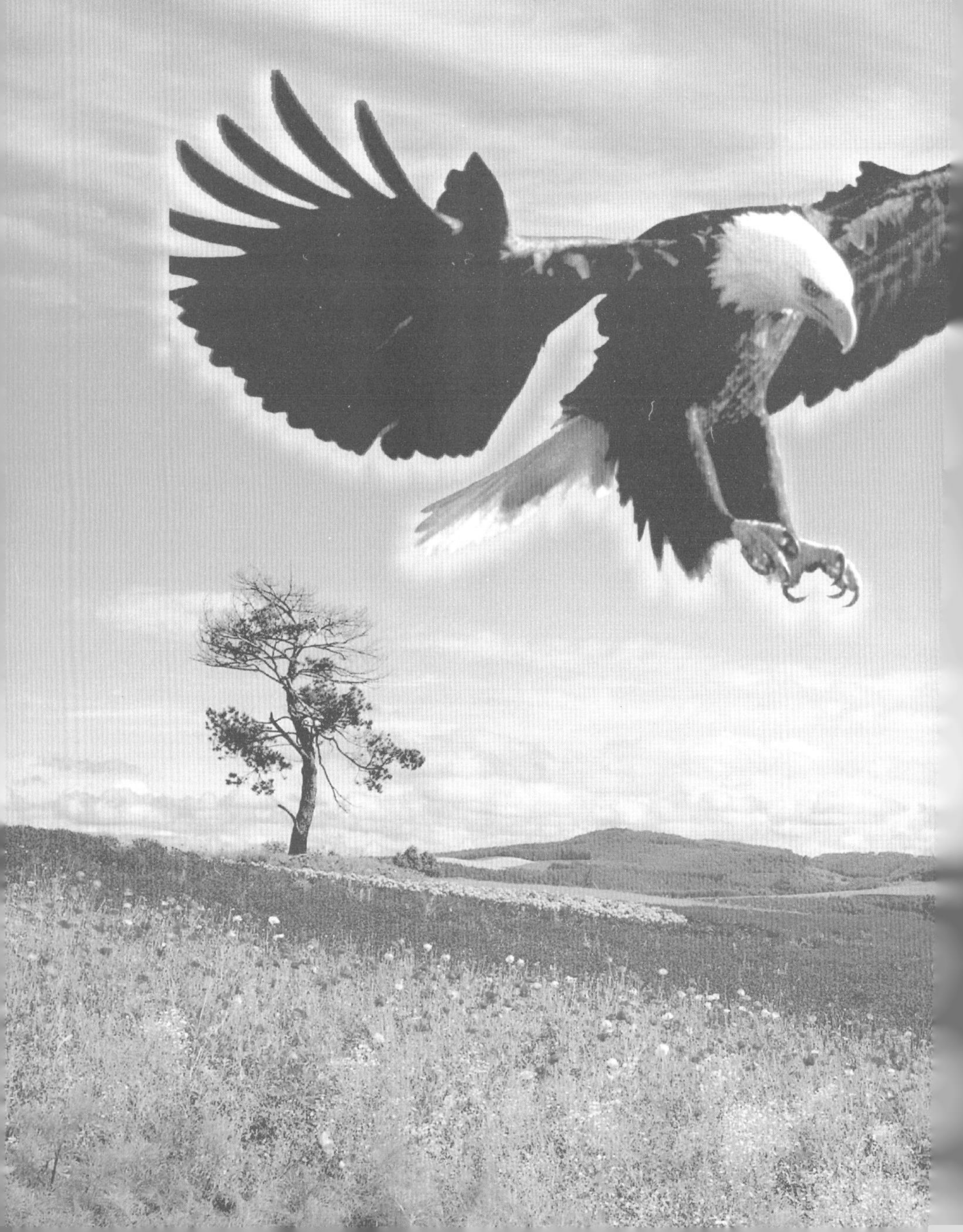

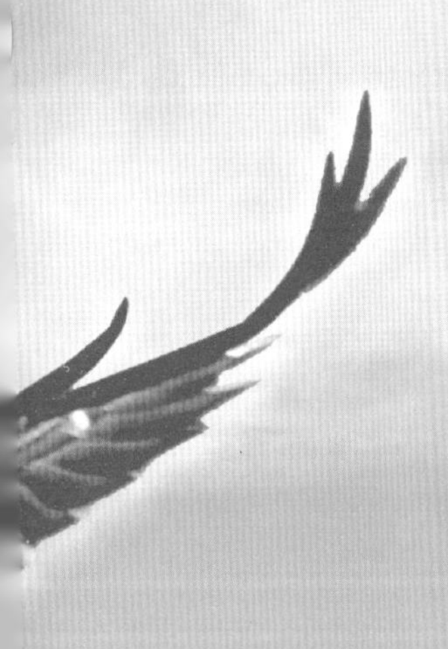

大展好書　好書大展

品嘗好書　冠群可期

中醫保健站：114

中醫脈證治方

劉光遠、劉偉、劉穎　編著

大展出版社有限公司

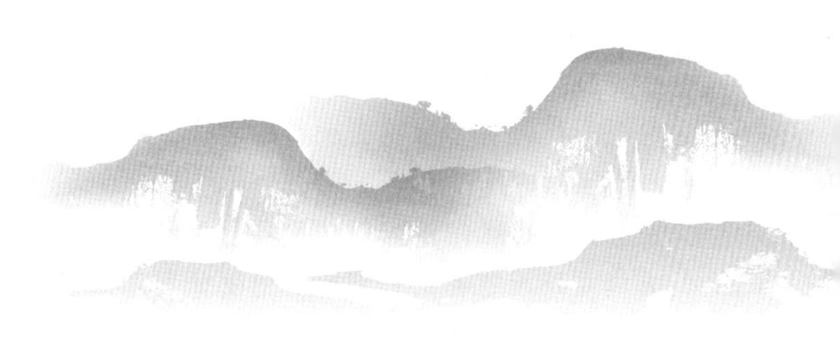

前言

《中醫脈證治方》一書，旨在保持中醫傳統特點，用現代醫學理論，做好中西醫結合，以利用中西醫共同臨床應用。本書不僅總結了前人的經驗，而且有所創新，並用通俗易懂的文字，去解釋中醫古文的內在含意。書中總結了多年個人經驗，儘量將中醫脈診運用於臨床辨證論治中，並融為一體，以反映疾病的內在機制，因此本書具有一定的學術價值，利於廣大中西醫務人員學習和應用，也適於大中專院校醫科師生的教學參考，對中醫脈診辨證論治的愛好者，更是難得的參考用書。

該書以醫院中西醫師臨床工作和科研教學為對象，詳盡論述中醫脈診在各疾病證候中的具體表現，並用現代醫學理論進行深入細緻的剖析和論證。

從各種脈象的特徵，去發現疾病的病因病機；從病理改變，去探索疾病證候；從主要證候，去擬訂治療原則；從治病方法，去確定處方用藥，辨證加減。在此中醫臨床基礎上，總結出用脈診進行」四診合參「的寶貴經驗，以發展中醫脈診治療學，讓中醫學走向世界。

本書在編寫體例上，也做了不少的探索。本書分兩篇，第一篇中醫脈診，從宏觀到微觀，多採用綜述形式，先用圖表方式，描述出 30 種脈象特徵，並加以脈象鑑別，然後從細微的每一脈象去分析在各種疾病證候中的具體表現，用現代醫學理論去剖析脈理病機，為第二篇脈證治方打下牢固的基礎。

第二篇脈證治方，按照各個脈象，從疾病的證候中，去總結臨床常見的證候群，繼而分別以脈象、病因病機、證候分析、主要證候、治療原則、處方用藥、臨床應用等方面加以詳述，將脈診和辨證論治融為一體，便於臨床應用，並可當作工具書，還可輸入電腦，製成軟體，用電腦診治疾病，實現中醫治療現代化。

脈診是我國獨有的非物質文化遺產，「診脈看病」有四五千年歷史。筆者經過多年總結，編成本書。書中內容可以輸入電腦，進行脈診的數據庫整理，方便讀者根據臨床證候，查找治療方法。

由於水準有限，希望中醫前輩和專家多提意見，我們共同合作。

劉光遠　劉　偉

於大連

目錄

第一篇　中醫脈診

第二篇　脈證治方

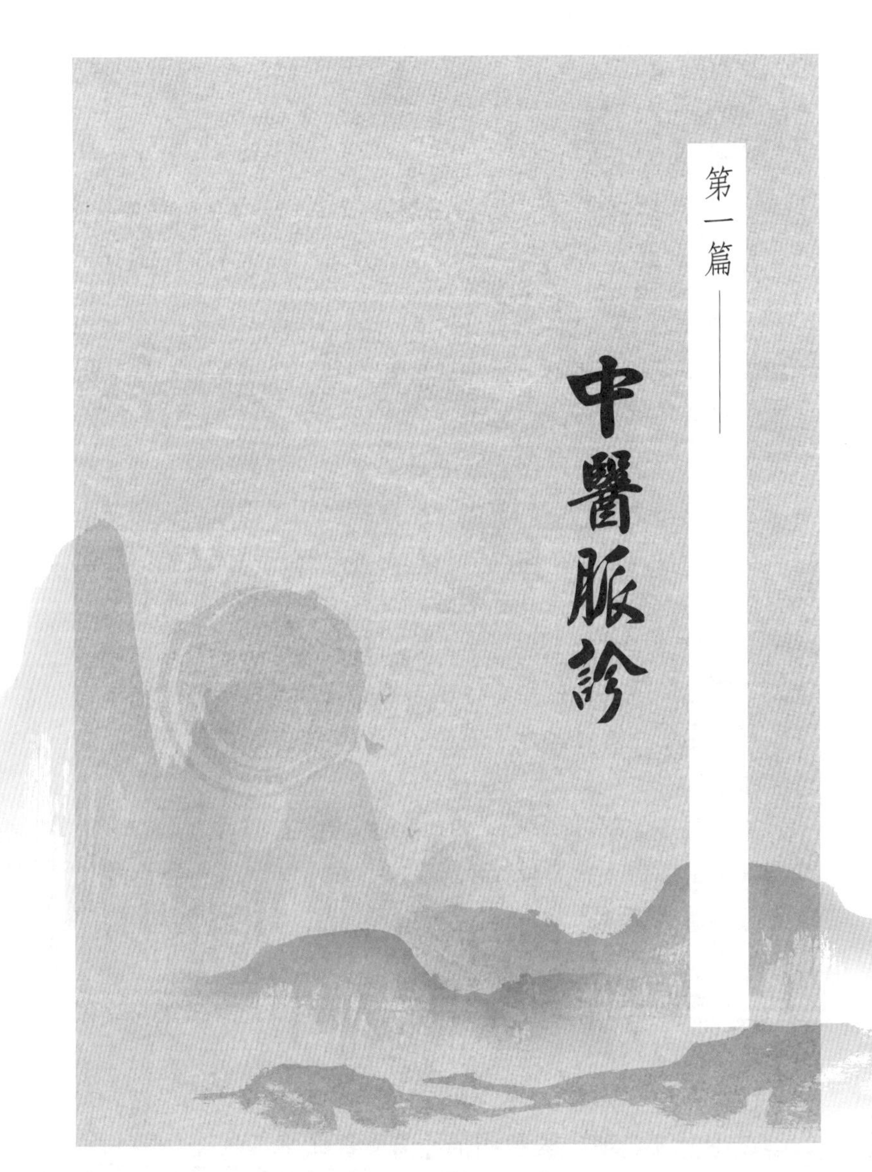

第一篇——中醫脈診

第一章

脈診沿革

中醫學自有文字記載以來，已有幾千年的歷史，而脈診在中醫臨床上又殊為重要。中醫脈診起源早，後世首推扁鵲為臨床應用脈診的第一位代表人物。

遠在公元前 5—前 3 世紀，即春秋戰國時期，許多傑出醫學家全面總結當時的醫學成就，共同撰寫出中國第一部經典著作《黃帝內經》（以下稱為《內經》）。該書用樸素唯物論陰陽五行學說，來解釋人和自然的關係及人體五臟六腑的相互關係，並在整體觀念的基礎上，闡明各種疾病的病理、診斷和治療等一系列問題，從而奠定了中醫學的理論基礎，其中脈學在《內經》中占有許多篇章，記載了診脈的方法、部位、時間和各種脈象。

東漢醫學家張仲景著有《傷寒雜病論》，是在《內經》理論的基礎上創造出對各種疾病辨證論治的法則，並促進脈學用陰陽五行學說來進行八綱辨證，從而將脈診系統地應用於臨床實踐。

西晉醫學家王叔和依據《內經》和《難經》中脈學理論和多年臨床實踐，著有《脈經》，集中醫學之大成，成為我國第一部脈學專著，全書 10 卷，對 24 種脈象做了系統的分類，對脈診在生理、病理、診斷和治療方面都做了系統而精闢的論述，從而建立了專門的脈學系統理論。

到了金元時代，劉完素、李東垣、張子和、朱丹溪四大醫家，繼承中醫學經驗，結合各自的醫療實踐來發展中醫學。在脈學研究上，他們能結合病人具體疾病的時間、地點和對象來進行辨證施治，如李東垣著有《醫學發明》、朱丹溪著有《脈訣圖說》，對脈學都頗有獨到見解。

明代醫學家李時珍著有《瀕湖脈學》一書，綜述了 27 種脈的脈形和主病。該書用詩體撰寫，言簡意賅，廣為流傳，而成為學習脈學的必讀好書。

嗣後醫學家李中梓又增添了疾脈，從而中醫臨床就常用 28 種脈象來診病了。

清代醫家對急性熱病的診斷和治療積有豐富的臨床經驗，並成功發展了溫病學說，在《內經》《傷寒論》之後，對中醫學又有了新的發展。同時，又開拓了脈學在溫病臨床應用的新紀元。

歷代醫學家對脈學都很重視，並有許多論述，如皇甫謐著有《針灸甲乙經》、扁鵲著有《脈經》、華佗著有《脈經》、張及著有《脈經手訣》、滑伯仁著有《診家樞要》、吳廣著有《脈賦》、劉三點著有《方脈舉要》、李希範著有《脈髓》、蔡西山著有《脈經》、魏伯祖著有《脈說》、黎民壽著有《決脈精要》等，對脈診都有翔實的論述，使脈學理論日臻完善。

由此可概括出中醫學體系、脈學形成和發展的淵源。我國數千年來的醫學著作，依據現有書目記載，就有 6000 種之多，對脈診理論和實踐都有系統的總結，並為中醫學的發展做出了傑出的貢獻。

中華人民共和國成立後，由於倡導中西醫結合，設有多所中醫院校和醫院，培養了大量中醫藥人員，他們用現代科學技術，對脈學做了許多研究，並取得一定的科研成果。

第二章

脈診精要

脈診即為醫生用手指觸按病人橈動脈所得到的脈象，藉以診斷疾病的知識和方法。在望、聞、問、切四診中，切代表切脈，切脈即脈診，僅為其中之一，只有望、聞、問診之後，才能切診，隨著現代醫學技術的發展，各種檢查手段已經能對疾病進行確切的診斷。切診似乎不是很重要了，但在中醫中還有獨到之處。

正如明代醫家李時珍所著《瀕湖脈學》卷首所云：「世之醫病兩家，咸以脈為首務，不知脈乃四診之末，謂之巧者爾，上士欲會其全，非備四診不可。」只有醫生對病人進行望診、聞診、問診，然後脈診，方為順理成章。

由於脈布周身，且脈中運行著血液，因心臟舒縮的驅動及動靜脈血管的張力，即為氣血的推動，使血液由心臟搏出到主動脈，流經全身大、中、小動脈到毛細血管。血液液體補充了組織液，並與組織細胞進行物質交換，以供機體新陳代謝。由此可見，脈搏的形成，實為氣血循環，而且循環流暢，永無休止，能使氣血內灌臟腑，外濡腠理，輸注全身，才能使人體功能正常活動，各部運動自如，正如《四言舉要》所云：「營行脈中，衛行脈外，脈不自行隨氣而至。」可見營氣和衛氣同出一源，皆為水穀精氣所化生。

營行脈中，具有營養人體作用，而衛行脈外，具有保護軀體功能，也就是脈管內的營養物質，輸布全身，滲入組織間液中，以供組織細胞需用，有滋養全身的作用。

組織間液在血管外周，有淋巴細胞、白細胞、吞噬細胞，還有各種免疫物質等，都有抑制和清除病原體及其毒素的作用，並能使人體五臟六腑、四肢百骸及皮膚腠理能維持正常的生理功能，故脈診才有正常脈象，也稱平脈。

若人體外感六淫、內傷七情，使人體新陳代謝障礙，氣血也就有了異常，當然脈象也就產生相應的變化，如《中藏經》所云：「氣血盛則脈盛，氣血衰則脈衰，氣血熱則脈數，氣血寒則脈遲，氣血微則脈弱，氣血平則脈緩。」

這樣就從脈象上來幫助我們瞭解病人氣血羸虧、陰陽盛衰、寒熱虛實，以分析疾病的原因，推斷疾病的演變，識別病情真偽，判斷疾病轉歸。因脈為血府，循環周身。當患病時，自然要從脈象中表現出來。同時心主血脈，而血之運行又要依賴於心，又與全身關係密切，因此五臟六腑有病都要反映在脈上，甚至疾病症狀尚未出現時，而在脈象上就會反映出來。

脈診還能判斷疾病的嚴重程度，《內經》云：「四時有病，胃氣為本。」何謂胃氣？《素問・玉機真臟論》曰：「脈弱以滑，是有胃氣。」《針灸甲乙經》云：「邪氣之來也，緊而急；穀氣之末也，徐而緩。」說明四時平脈，皆以胃氣為本，若缺少胃氣，便成病脈。若胃氣絕時，便成死脈。無胃氣脈者，臨床多見於心臟功能衰竭、血管病變和病邪壅滯，生機已絕，並現真臟脈和各種怪脈，多為死候。

另外，也要尋按脈根，以斷疾病轉歸，正如《難經・十四難》云：「人之有尺，譬如樹之有根。枝葉雖枯槁，根本將自生，脈有根本，人有元氣，故人不死。」古人將尺脈當作脈根，這從正常人體解剖學上看，寸口之脈正是橈動脈，而橈動脈是從上臂肱動脈延續而來，因此寸、關部可無脈，而尺部不可無脈。若尺部無脈，則脈根絕，正如《脈經》所云：「諸浮脈無根者死。」唯因人體血容量減少，心臟功能衰竭、血管無舒縮力，使脈搏尋之似有，按之即無，古人認為「虛甚無根」，則病入膏肓。

第三章

脈象形成的機制

一 從五臟分析脈象

脈為血之府，貫通周身四肢、五臟六腑，因此全身有病也會從脈搏中反映出來。正如《素問・脈要精微論》指出：「夫脈者，血之府也。」《中藏經》指出：「脈者，謂氣血之先也。」說明脈道裡不僅聚焦著血液，而且也是氣血運行的通道。氣血到脈道末梢，滲入組織間隙，以供細胞代謝需求。當五臟六腑發生病變時，細胞代謝障礙，血液成分和血容量發生改變，當然也就出現了病脈。

脈象為心臟舒縮、心血充盈脈絡應指的形象。分析脈象，可從脈搏所在部位分，是浮是沉，以辨脈的深淺；可從心臟跳動次數分，是遲是數，以辨脈搏的速率；可從心臟跳動的力量分，看脈跳得有力或無力，以辨脈搏的強度；可從心臟跳動的節拍上分，看心律整齊與否，以辨脈搏的節律；可從心血管和血液變化來看，看脈搏形態是長是短，是大是小，以辨脈搏的形態變化，並從幾千年臨床經驗總結出 28 種病理脈象。

因為人的氣血都是由於心臟的搏動和血管壁彈性緩衝的驅使，才能使氣血沿著脈管連續不斷地運行，使心臟和脈管相連。而「脈為血府」，與心臟共同組成「心主血脈」的活動整體，成為血液循環系統，因而脈為血府，並源出於心。

從此可見，脈搏的複雜變化，正是心臟功能、血管壁纖維彈性和血液流量及成分變化的具體體現，又是形成脈象的物質基礎。如果失去這種物質基礎，就正如《靈樞・經脈》所云：「手少陰氣絕，則脈不通，脈不通，則血不流。」指出人的心臟若不跳動，血管內的血液就不流動，則使血液循環功能發生嚴重障礙，人也就會立即致死的。足見心與脈息息相關，血脈的循環運行，要完全依賴心臟的推動力，同時血脈的循環又不斷地滋養著心臟和周身，因此「心為君主之官」，在臟腑中居於首要地位。

正如《靈樞》所云：「心者，五臟六腑之大主也，精神之所舍也。」《素問・六節臟象論》又云：「心者生之本，神之變也。」都說明心臟的功能活動關係到五臟六腑，並且是生命活動的主宰，可見心臟的功能有著非常重要的意義。

心為五臟六腑之大主，人體各臟腑都在心臟統一領導下，協調分工，進行整體活動。只有心臟功能正常，其他臟腑功能才能協調一致，並保持身體健康。若心臟功能不正常，其他臟腑功能就要紊亂，便可隨時發生疾病。正如《素問・靈蘭秘典論》所云：「故主明則下安，以此養生則壽……主不明，則十二宮危……以此養生則殃。」

心的病脈則隨證而變化。《內經》將人體內的精、氣、津、液、血、脈稱為六氣，而脈為六氣之一，它使血液在心臟驅使下周流全身，循環不息，因此脈的變動多能反映心臟的功能，便有「心主血脈，其華在面」之說。正如《素問・六節臟象論》所云：「心為生之本……其華在面，其充在血脈。」說明心臟功能正常，面色紅潤光澤，脈為平脈而有神；相反，心和血脈虛弱，血脈運行不暢，面就較為灰暗病色。正如《靈樞・經脈》所云：「血不流，則毛色不澤，故其面黑如漆柴者，血先死。」也就是說，人體臟腑有了病，即使還沒有充分暴露出來，可先從脈象上就能診出它的病理變化。

肝藏血是指肝臟有貯藏血液和調節血量的功能。正如明代李梴《醫學入門》中所云：「人動則血運於諸經，靜則血歸於肝臟。」所以臨床上由於暴怒所致的吐血之證，首先要多責之於肝臟，因為過強的精神刺激，就會影響肝臟的正常功能活動，使肝失其藏血的功能，更不能正常調節血量，自然會使血液逆流外溢，便可引起吐血，因此治療時就要在止血藥中加入一些平肝藥物，可提高療效。吐血首先反映在脈象變化上，肝的病脈發弦而數。

從肝弦而數的病脈就可分析出肝病的證候。肝主疏泄，是說肝氣條達通暢，功能協調，人才心情舒暢，心平氣和；若肝氣不舒，情志抑鬱，則出現胸悶脹滿、兩脅脹痛、鬱悶不樂、月經不調、舌苔薄白等症狀。若肝氣亢奮，則出現急躁易怒、失眠多夢、頭暈目眩、舌紅苔黃等症狀，因此情志所變，就可致使肝失疏泄，繼而出現各種肝病症狀，而外界各種精神刺激，尤其是暴怒和過度抑鬱，往往是致使肝氣不暢的因素。

肝氣失於疏泄，最容易抑制人體的消化功能，以及膽汁的分泌和排泄，從而產生消化不良的病證，先出現胸脅脹痛、煩躁鬱悶的肝氣鬱結之症，並兼有噯氣、脘脹、納減的胃氣下降之症及腹脹、便溏的脾氣不升之症，此為肝脾不和。

肝脾不和，阻止水穀精微的化生，致使氣機不暢。氣行則血行，氣滯則血瘀，故肝氣鬱結，氣不行血，使血液不暢，出現氣滯血瘀，臨床可有癥瘕、積聚、婦女月經不調、經閉等。肝氣橫逆犯胃，使人體氣機紊亂，臨床可出現吐血、衄血及婦女血崩等症。

肝主筋，其華在爪，意思是指全身筋肉主要依賴肝血的滋養，因此人體肢節運動，雖然是筋肉運動，但與肝血的盛衰有著密切關係，因此臨證出現筋骨疼痛，筋攣拘急，角弓反張，舌捲囊縮，以示肝和筋的病變。

若肝血不足時，血不養筋，不潤其爪甲變薄、變軟，色澤淡白不榮，有時指甲中間凹陷。若年老體衰，肝血不榮，也會出現爪甲枯脆，甚至變形而脆裂，因此《素問・六節臟象論》云：「肝者……其華在爪。」《諸病源候論》所云：「爪為筋之餘。」可見肝血盛衰，可以決定爪甲的榮枯。若邪熱傷津耗血，血不營筋，便可出現四肢抽搐、角弓反張、牙關緊閉、舌淡、脈弦細等症狀，說明病人出現肝風。

肝還開竅於目，肝脈絡於目系，使五臟六腑的精氣，由肝血的轉運而上注於目，因此《靈樞·大惑論》云：「五臟六腑的精氣，皆上注於目而為之精。」

脾為中焦，其生理功能為主運化、主肌肉及四肢的作用，並開竅於口，其華在唇。脾主運化水穀精微和水濕。水穀精微從脾臟吸收，上輸於肺，由肺注入心脈，再由脾經和血脈循環周身，滋養五臟六腑，四肢百骸，以及皮毛、筋肉等各種組織器官。若脾運不健，就會出現腹脹、腹瀉、倦怠、消瘦、營養障礙，舌淡苔薄白，脈象緩弱等。

脾有促進水液代謝的作用，以維持體液平衡，並將組織器官代謝後多餘的水液都運輸到腎，輸入膀胱，排泄於體外，使水濕在體內不能瀦留。若脾運水濕功能失職，就致水濕瀦留病變，聚濕生痰而為痰飲，溢於肌膚而為水腫，停留胃腸而為泄瀉，並出現舌淡苔白滑，脈象沉緩。

脾主肌肉是由脾運化水穀精微功能決定的。營養充足，則肌肉豐滿。脾氣健旺，能使清陽之氣輸布全身。若所輸布的營養充足時，則使肌肉豐腴，四肢輕勁，並靈活有力。若脾不健運，清陽不升，營養缺乏，則使肌肉痿軟，四肢疲乏無力，並出現舌淡苔薄白，脈象緩弱。

肺位於胸中，主氣，主呼吸，有宣發和肅降作用，能外合皮毛，通調水道，與大腸相表裡。肺主氣包括兩方面內涵：

一是吸入天然之氣，其氣含氧較多，以供機體生化代謝的需要；二是呼出體內濁氣，包括人體代謝所產生的氣體，其中多為二氧化碳。人體透過吸清呼濁，吐故納新，以維持機體的代謝平衡。

肺吸入天然的氧氣和水穀之精氣，結合成宗氣後，積於胸中肺臟。肺朝百脈，又將宗氣輸布於人體周身，以保持五臟六腑、四肢百骸的生理功能，此為氣機通暢，呼吸調勻。

若素體不足，久咳，咳而傷肺氣，或其他五臟六腑患病而累及肺臟時，都可出現肺氣不足，呼吸功能衰弱，使人體吸入天然氧氣少，甚至缺氧發紺，阻礙人體生化代謝過程，因而使代謝所產生的能量減少了。心臟為滿足機體代謝需要，就要加快血液循環，以滿足對機體供給充足的營養物質。這樣，心臟就要代償性加快搏動，但因血中氧不足，使心搏虛弱無力，因而使脈搏虛弱而數。

脈象虛弱均為氣虛之象。肺氣虛，中氣衰弱，呼吸不暢，則出現咳嗽無力、氣喘、少氣懶言、聲低氣弱；若中氣不足、肺失宣降，使津液停滯生痰，故咳嗽痰多清稀；衛表不固，出現畏寒、自汗，易於感冒；倦怠無力，面色晄白，舌質淡，苔薄白，皆屬氣虛之象。

而腎左右各一，位於腰部。腎主藏精，主水液，主骨，生髓，通腦，其華在髮，開竅於耳，司二便。

腎藏精，包括先天之精和後天之精。先天之精指胚胎的原始物質，男者可生成精子，女者可生成卵子，能促進人體生長和繁衍後代；後天之精是由基本物質，包括蛋白質、脂肪和糖等所化生，能滋養全身、五臟六腑、四肢百骸。這樣，先天之精包括腎內分泌物質，能加強和促進後天之精的生成和運化，而後天之精包括食入水穀後所化生的水穀精微，即蛋白質、脂肪、糖和維生素等營養物質，而後天之精就需要先天之精氣蒸化才能產生。

腎陽蒸化腎陰而產生腎氣。腎陽又稱元陽、真陽，對人體五臟六腑、四肢百骸起著溫煦和化生作用。腎臟內分泌功能，可以調整和促進腎臟和身體的新陳代謝，從而形成腎陰。腎陰又稱元陰、真陰。腎陰就是指人體組織細胞間液，起著滋潤和濡養五臟六腑和四肢百骸等各組織細胞的作用，是人體陰液的根本。從此可見，腎陰和腎陽都是以腎臟的精微物質基礎，都與人體的生長、發育和生殖功能有著密切的關係。腎陰和腎陽在人體內相互依存，相互制約，始終在維持動態平衡。當腎陰和腎陽失去動態平衡時，就形成了腎陰虛和腎陽虛。

腎陰虛，主要由急性熱病、久病耗損及房事過度，以致腎精虧損，使體內陰液減少，腎陽偏亢，代謝加強，內熱熾盛，因而舌紅，脈細數。因不能充骨、生髓、養腦，病人就出現頭暈、健忘、腰膝痠痛、耳鳴耳聾、髮落齒搖、足跟痛。腎陰不足，內生虛熱，體溫升高，便出現兩頰潮紅、五心煩熱、盜汗、口乾咽燥、失眠多夢。腎陰虛而精少，可致男女出現生殖障礙；虛熱內擾，精血失調、外溢，可致遺精和崩漏。

腎陽虛，指人素體虛弱，年老多病，房勞太過，致使腎臟內分泌減少，腎陽耗損，代謝減弱，氣血虛衰，出現腎陽虛，繼而心臟功能減弱，鼓動無力，心搏頻率低下，血不充脈，質地貧乏，使脈沉遲而弱，舌淡苔白；氣血損耗，就出現面色晄白、神疲乏力；代謝低下，氣血不達肌表，使肌表體溫下降，會出現形寒肢冷；皮膚腠理功能低下，汗腺調節功能失常，會出現自汗、盜汗；腎臟功能低下，腎陽不足，生殖功能不旺盛，就會出現陽痿、不孕；腎陽虛弱，可抑腎藏精，生骨成髓和通腦的作用，會出現腰膝痠軟、頭暈耳鳴的症狀。

腎主水液，是指腎臟能調節水液代謝的功能，主要是腎陽氣化作用的結果。腎臟將飲食中的水穀，經脾陽的運化，生成為精微津液，再經過肺氣的通調，升清降濁，最後由三焦的決瀆，才把水液變成津液，並散布到周身，以供濡養人體，同時腎臟經過氣化代謝過程，將水穀濁液氣化成尿液，經膀胱的開闔，將代謝廢物排出體外。

如腎氣不足，氣化失常，就會導致人體水液代謝障礙。因人體內水液代謝、分佈和排泄都要依賴腎中陽氣的氣化作用，腎中陽氣具有代謝功能，能升清降濁。這是肺的宣降和脾的運化在水液代謝中所無可比擬的，而且影響最大，因此《素問·水熱穴論》云：「諸水畢生於腎。」故腎虛水泛而臨床出現水腫、胸水和腹水，多由素體虛弱、久病體虛，腎陽衰竭，才使腎的氣化功能失調，水液代謝功能低下，不能化氣行水，使水溢於肌膚，凌於心肺，使心陽阻遏，在臨床出現心悸、皮膚水腫、脈象沉細，舌淡苔白。

從此脈象分析得出：脈沉細，多因腎陽虛，全身及心臟代謝障礙，自然使心跳無力，代償加快，又因水液代謝障礙，使水溢肌膚，停滯於五臟六腑，故見全身水腫，胸腹脹滿，小便不利。

若水氣凌於心肺，致使心陽不足，肺失肅降，故有氣促、心悸、咳喘痰鳴。最後發展到腎陽虛，代謝障礙，故有形寒肢冷，腰膝痛軟，舌淡苔白，舌體胖，而成腎虛水泛之症。

二 從六腑分析脈象

中醫認為，五臟和六腑是相表裡的，如心與小腸和心包絡相表裡，肝和膽相表裡，脾和胃相表裡，肺和大腸相表裡，腎和膀胱相表裡，因此從脈象上不僅能看到五臟的變化，而且也能看到六腑的變化，從而可見心主血脈、五臟六腑是脈象的物質基礎，而且脈象又能反映出五臟六腑活動的生理和病理狀態。反而言之，五臟六腑的活動，又是脈象形成的動力因素，因此臨床醫生就可從病人脈象變化上分析出五臟六腑的疾病。

小腸具有承受和化生食物的功能，還能分清泌濁食物。當胃將消化的水穀運化到小腸時，有著一系列的消化過程，這裡包括運動消穀和酶化消食，可使胃腸化生水穀，並分化為清濁兩部分。

清者為津液水穀精微，經過小腸吸收而運輸到機體各部，以供機體代謝利用；濁者為糟粕，一部分下注於大腸，再經消化吸收後而成糞便，最終由肛門排出體外，另一部分為機體代謝後所剩餘的液體廢物，下輸膀胱形成尿液，而從小便排出體外。因此，當小腸有病變時，便會出現大小便失常，如小腸蘊結熱邪，首先表現為脈數，並出現分清泌濁功能失調。

水穀精微含有熱毒入血，刺激機體使其防禦性體溫升高，並能循經上薰、干擾心經及心竅，使由小腸滲入膀胱的津液減少，則使小便短赤澀痛，心胸煩熱懊，咽乾而痛，口舌糜爛，舌紅苔黃。

大腸主傳導糟粕和吸收水液，變成糞便後，最後經過肛門排出體外。大腸上接小腸，下通肛門，若大腸功能紊亂時，可見傳導異常，如大腸津虧，多由年老、血虛或熱病後期，使體內津液損耗，血液濃縮，脈管循環血量減少，使其脈象變得細弱。

醫生診脈時若發現病人脈細，就可知其血液循環量減少，可診為血虛，知其組織間液少，繼而使津液分泌也少，臨床就會出現口乾咽燥，舌紅少津；大腸津液不足，使腸液分泌減少，因而腸失濡潤，故而便秘難下，甚似羊糞。

從血虛徵象，當推知病人失血過多，脾胃虛弱，久病傷血，血失所養，致使脈象不僅沉細，而且無力。由於血不養頭身，不能上榮於頭面，病人就會出現頭暈眼花，面色蒼白或萎黃，唇色淡白，精神萎靡不振；血不養心肺，病人就會出現心悸失眠，氣短乏力；血不養四肢，病人就會出現四肢麻木。

膽位於肝下，貯藏膽汁，因之稱為中精之府，因膽是六腑之一，而又不接受水穀糟粕，故而屬於奇恆之府。正如《脈經》所云：「肝之餘，溢於膽，聚而成精汁。」精汁便指膽汁而言，其膽氣與人的精神情志有關，主決斷功能。

若膽有病變，病人常有膽鬱氣滯，痰濁上擾，其脈象弦滑；膽脈絡頭目，痰濁循膽經上擾清竅，故成頭暈目眩。痰濁內擾，膽氣虛弱，故病人常出現驚恐不安，虛煩不眠；若膽氣不暢，氣機鬱滯，故有胸悶；若膽氣上衝，則出現口苦、噁心、嘔吐、舌苔滑膩。

胃為水穀之海，正如《靈樞・海論》所云：「人亦有四海，十二經……皆注於海……胃者水穀之海……衝脈者，為十二經之海……膻中者，為氣之海……腦為髓之海。」其中胃者水穀之海，是指胃主水穀受納的意思，即海為受納之意，其實胃不僅能受納水穀，而且還有消化水穀的作用，將水穀腐熟後，化生為水穀精微，經脾的運化轉輸，以補先天之腎氣，才使腎擔負起用水穀精微供養全身，才使五臟六腑維持著正常的生理功能。

若胃火素旺，過食辛辣，或情志不暢，肝火犯胃，都能致使胃火熾盛，使脈象滑數。

脈象滑數為胃腑熱盛之象。胃熱時，使其腐熟水穀功能亢進，故有泛酸嘈雜，消穀善飢證候；若胃津受其煎灼，便有胃脘灼痛、渴喜冷飲之症。若胃失和降，胃氣上逆，使胃熱上蒸，病人就有噁心嘔吐、口臭難聞、齒齦腫痛，重者糜爛出血，舌紅苔黃。若熱盛傷津，便有小便短黃，大便秘結。

膀胱位於少腹，正如《素問・刺禁論》記載：「刺少腹中膀胱，溺出，令人少腹滿。」說明膀胱有貯藏尿液和排泄尿液的功能，而尿液是人體經氣化水穀精微中而產生津液的代謝廢物，進而從膀胱排出體外。

《素問・刺禁論》又曰：「飲入於胃，游溢精氣，上輸於脾，脾氣散精，上歸於肺，通調水道，下輸膀胱。」說明尿液是由飲食中的水液而組成的，其中營養成分被機體攝取後，其餘的便由腎臟濾過，吸收和分泌過程而下輸膀胱，經膀胱貯存、分泌、吸收和排泄過程，終將尿液排出體外。若濕熱下注膀胱，使膀胱氣化功能出現障礙，則使脈象滑數。

脈象滑數，舌苔黃膩，均為濕熱之象。濕熱侵襲膀胱，發生炎症現象，故見尿頻、尿急、尿道灼痛、尿色混濁。膀胱氣化不利，排尿受阻，則小腹脹滿，小便困難，甚而排尿餘瀝不盡，膀胱濕熱而使尿道發炎，則出現尿痛；濕熱重者傷及血絡，可有血尿；濕熱煎熬津液，尿中雜質沉澱，便可形成尿石，因而從脈象就可分析出膀胱濕熱的上述症狀。

心包又稱心包絡，位於心臟的外圍，由心包壁層和臟層構成，心包腔還有少量液體，有保護心臟和輔助心臟的功能，即為心臟的外衛，因此，《素問・靈蘭秘典論》指出：「膻中者，臣使之官，喜樂出焉……」，《靈樞・脹論》也指出：

「膻中者，心主之宮城也。」經臨床證實，溫病熱邪侵襲心臟，而心包絡先代其受侵，並排斥其心臟，正如《靈樞・邪客論》所云：「故諸邪之在於心者，畢在於心之胞絡。」當熱邪侵入心包時，使心神被擾，脈象數，而舌質紅絳。

從脈象數而舌質紅絳，可以推知出心包已有熱邪侵及，使體溫升高，心跳加快。血熱上逆，可熱擾心神，使大腦功能失調，即由興奮到抑制狀態，促使心竅閉阻，臨床就會出現神昏譫語，或昏聵不語。

三焦是由上焦、中焦和下焦構成的。而心包屬心之臟器，並與三焦之腑相表裡。正如《醫宗必讀》所云：「肌膚之內，臟腑之外，為三焦也。」說明三焦是五臟六腑的部位和功能的概括，並不是獨立的內臟組織，正如古本《難經闡注》所云：「三焦者托於內而擴於外之一大本也。」

溫病學說對三焦有所發展和運用，主要根據三焦的部位和功能而歸納出證候來。

三焦從部位和臟腑功能來分，有上焦、中焦和下焦。上焦位在橫膈以上的胸部，包括心、肺等臟器；中焦指橫膈以下至臍的部分，包括脾、胃和肝等臟器；下焦指臍以下的下腹部，包括小腸、大腸、腎、膀胱和女子胞等臟腑組織。

上焦包括心、肺兩臟，主呼吸，司血脈，兩者配合默契。經胃腸腐熟而化生的水穀精微，肺主呼吸而吸入的氧氣，共同形成精氣。由於心主血脈，可將精微物質運輸到周身，溫養肌膚筋肉，通調皮膚腠理，司毛孔的開闔，以形成人體的衛氣。

正如《靈樞・五癃津液別》所云：「水穀皆入於口，其味有五，各注其海，津液各走其道，故三焦出氣，以溫肌肉，充皮膚，為其津，其流而不行者，為液。」

而《難經・三十一難》又云：「三焦者，水穀之道路，氣之終始也。」由於上焦能使水穀精微變為津液而能彌潤周身，因而《靈樞・營衛生會》云：「上焦如霧」，以溫煦筋肉，濡養骨節，使上焦具有通達衛氣的作用。

若上焦有了病變，使皮膚、腠理和筋肉得不到水穀精微的濡養，使衛氣不能溫煦，毛孔就要閉塞，病人脈浮病在表，臨證出現發熱、寒戰、咳嗽、微渴、舌苔薄白。

脈浮而數病為表熱證，是溫熱之邪侵犯肌表，因肺主皮毛，而衛氣又通於肺，故出現衛分證候。其病機為溫熱之邪侵入肌表腠理，使衛外功能失調，故有發熱、微惡風寒。若溫熱上擾清竅，刺激腦髓，故現頭痛。肺合皮毛，要衛氣被鬱，肺失宣降，則有咳嗽咯痰。同時溫熱傷津，病人則有口渴。若溫熱重灼心竅，則有舌邊尖紅，舌苔薄白或微黃。

中焦包括脾胃，能腐熟水穀，吸取精華，化生氣血，滋養周身，正如《靈樞・營衛生會》所云：「中焦如漚」，說明腐熟水穀的狀態，如釀酒一樣。若中焦功能障礙，其脈洪數，則為中焦胃證；若脈遲緩，則為中焦脾證。

中焦胃證：多因無名邪熱瀰漫全身，客居陽明經所致。裡熱蒸化於外，則脈來洪大。由於裡熱瀰漫全身，使周身大熱。熱入陽明經，使病人不惡寒，反惡熱；熱化津液，使全身大汗淋漓；熱耗津液，熱熾轉盛，繼而口渴；熱邪蒸騰，可見氣粗面赤；熱擾心神，使其心煩躁擾；熱盛傷津，使舌苔黃燥；熱傷胃腸津液，致使便秘燥結，腹痛拒按。

中焦脾證：為脾的虛寒證開始階段，多為三陽證失治之後，或直中太陰脾經所致脾胃功能減弱，使中焦陽虛氣衰，寒濕不運，促成脈象遲緩。

因寒濕失其運化，停積於內，使脾陽不足，致使胃腸水腫，腹腔積液，在臨床上可見腹大脹滿，食慾不振，舌淡苔白。由於脾陽生化阻滯，使脾氣不升，吸收障礙，刺激胃腸蠕動加快，則可形成腹瀉。陽虛陰寒濕滯，便可致陣發性腹痛，並喜溫喜按，但口不渴。

下焦能滲透水液，泌別清濁，以及排泄大小便，所以世人多有「下焦主出而不納」之說，正如《千金方》所云：「灌滲津液合膀胱主出不主入，別於清濁。」《靈樞・營衛生會》

云：「下焦者別迴腸……成糟粕而俱下於大腸，而成下焦。」因此可概括為「下焦如瀆」，瀆為水濁下流，疏通流暢。若下焦清濁不分，可有泄瀉病證。若膀胱氣化失常，可有癃閉、遺尿，皆為下焦疾病。

若病變發展到下焦階段，因津枯液涸、血液濃縮，循環血容易減少，使脈道不充，為維持血液循環，滿足血氧供應，必使心跳代償加快，脈來細數。病及腎經，可致腎陰虛，虛生內熱，可出現白天安靜夜間心煩不眠、身熱面赤、手足心熱、咽乾不欲飲、唇裂舌燥、咽痛生瘡、語言不利、尿短色赤、舌紅苔黃等症。

多為急性熱病之後，久病耗傷腎陰，以及其他臟器陰虛所及腎陰虧虛，虛熱內擾，使機體生化不足，不能壯骨生髓，養腦健身，臨床可見頭暈健忘，心煩不眠，多夢，腰膝痠軟，耳鳴耳聾，髮落齒搖；腎陰不足，內生虛熱，可致面頰潮紅，手足心熱，盜汗，口乾咽燥，舌紅苔黃；腎陰虛精少，可有男女不孕；虛熱內擾，功能失調，可見遺精、崩漏等症。

若久病耗血傷陰，出血，貧血，以及其他疾病耗傷陰血時，都會陰虛生內熱，致使脈弦細數，出現口乾咽燥，舌紅苔少。若陰血不足，不能上注於目，則見頭暈、眼乾、夜盲、視物不清；陰血不養筋脈，可致脅肋隱痛，手腳麻木，筋脈拘攣；陰虛生內熱，熱擾心神，可見心煩失眠；若陰血不下衝任，可出現月經失調。

脈象的變化，是依賴五臟六腑生理病理狀態，使人體精、氣、血、津液、神的改變具體反映在脈象上，從而又能從脈象上進一步分析出各臟腑的病理生理機制。再根據疾病的病理機制，就可正確地推測出病人的臨床表現，包括症狀和體徵兩方面。

現代科學發展，使中醫脈學與人體神經內分泌系統聯繫起來，即下丘腦——腎上腺皮質系統和交感——腎上腺髓質系統，如表 1-3-1。

表 1-3-1　下丘腦——腎上腺皮質系統和交感——腎上腺髓質系統對比表

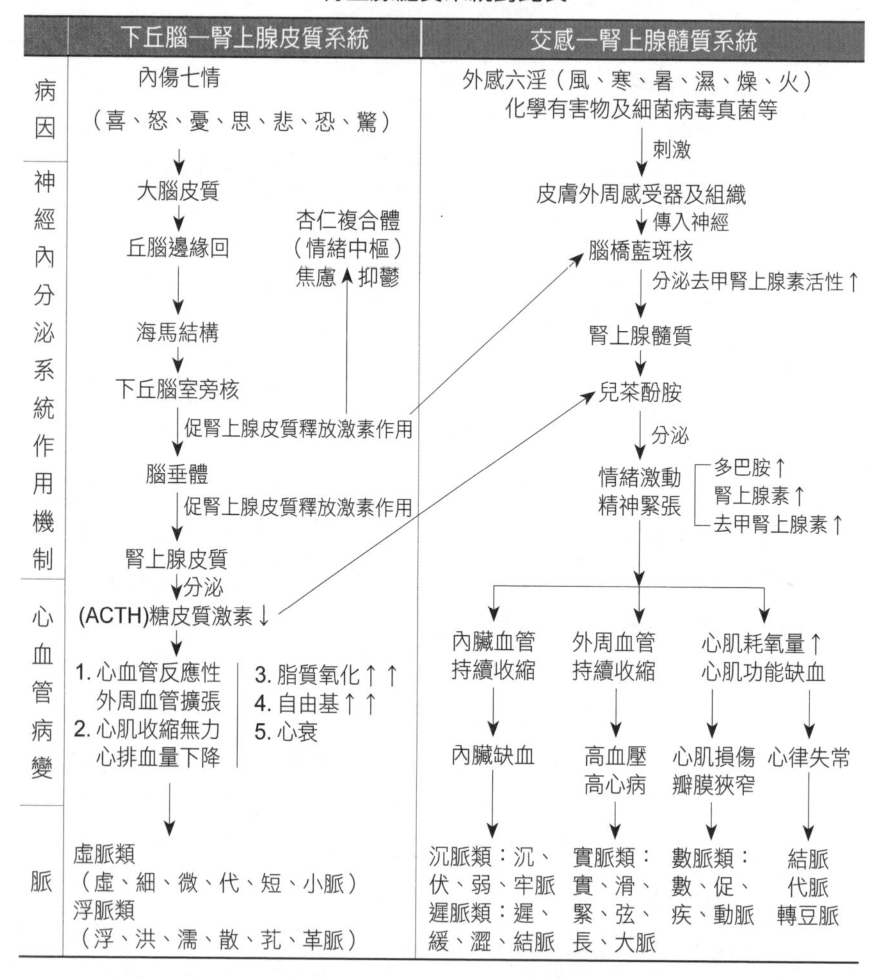

從表 1-3-1 可知，神經內分泌系統調控全身血和淋巴系統，尤其血液成分的改變，從而出現全身症狀和體徵，尤其是脈的變化。

而中醫專家和中醫師可分析系列症狀和體徵，總結出疾病發展規律，應用於各論的脈證治方中，達到中西醫結合。

第四章

脈診部位和分候臟腑

脈診部位，現在多以寸口診脈，並按脈的左右以及部位而診出各脈所反映的五臟六腑的病理狀態。在必要時，還可用遍身法、三部法和足三脈法診脈。只有透過診脈，才可進行臟腑辨證論治，以「管窺蠡測」之功，去判斷人的整體疾病，是可取的，也是從局部看整體疾病的妙法之一。

一 脈診部位

通常中醫診脈都用寸口診法。所謂寸口，又稱氣口，或脈口，也就是人體解剖學所指的橈動脈所在部位。寸口分寸、關、尺三部，每一部又取浮、中、沉三候，即稱三部九候，用以觀察脈的病情。

正如《難經・十八難》所云：「脈有三部九候，各何主之？然：三部者，寸、關、尺也。九候者，浮、中、沉也。」

所謂寸者，在掌後高骨（即橈骨莖突）距魚際僅 1 寸處；所謂尺者，是從掌後高骨到尺澤穴，約有 1 尺長之故；掌後高骨，位於尺寸之間，故而稱關。醫生借寸、關、尺，以觀察三部九候的病脈變化，就可辨證診病了。

關於診脈獨取寸口的道理，各醫家其說不一。《靈樞・五閱五使》所云：「氣口成寸，以決生死。」說明脈出於寸口。《靈樞・徵五色論》云：「卒持氣口，何病能中？」說明從寸口取脈，還不足以盡知病情，還需要配用望、聞、問診法。《素問・五臟別論》云：「氣口獨為五臟主。」指出寸口為診脈的標準，從《內經》開始，就獨取寸口診脈，到了《難經》時期，醫家就開始把寸口診脈描述得極其詳盡，而王叔和《脈經》就指出所有醫家幾乎都用寸口診脈法了，一直沿用至今。

為什麼獨取寸口診脈法呢？正如《難經・一難》所云：「十二經皆有動脈，獨取寸口以決五臟六腑死生吉凶之法，何謂也？然：寸口者，脈之大會，手太陰之動脈也。」指出手太陰肺經，流經氣口處，醫生從寸口主，首先可探知手太陰肺經的病脈證候，同時肺脈也能反映出五臟六腑的病候，因此獨取寸口脈就可診出全身疾病。

因《素問・經脈別論》云：「脈氣流經，經氣歸於肺，肺朝百脈。」從人體血管解剖學來進行分析，可知人體全身臟器組織細胞代謝所排出的廢物，進行排泄，首先進入靜脈毛細血管中，同時將血中營養物質透入組織間隙中，以供養臟器組織細胞進入代謝過程，使靜脈血液經各靜脈，返回右心房，經右心室，通過肺動脈，到肺進行氣體交換，吸入氧氣，呼出代謝排出的二氧化碳，使靜脈血變成動脈血，再由肺靜脈返回左心房，經流左心室，從主動脈、鎖骨下動脈、腋動脈，才流到橈動脈，因此「肺為脈之大全」「肺朝百脈」是有一定道理的。只有經肺的生化過程，才能使氣血流經全身，這就是氣血在肺的作用下能將水穀精微運化到全身的道理。

但肺屬於太陰經，起自於脾胃，而脾胃又是氣血生化之源。正如《素問・五臟論》所云：「胃者水穀之海，六腑之大源也。五味入口，藏於胃以養五臟氣，氣口亦太陰也，是以五臟六腑之氣味，皆出於胃，變見於氣口。」

說明人吃了食物後都經食管到胃中，經胃蠕動和胃液消化，使水穀精微被胃吸收一部分，然後經過十二指腸、小腸蠕動和腸液消化，使大部分水穀精微都被小腸吸收，然後到大腸消化吸收，主要吸收水分，使液態糟粕變成較乾燥而成形的糞便，最後從肛門排出體外。這一脾主運化的過程，正說明脾胃是氣血生化之源。

這些水穀精微，一般指食物經消化吸收後而變成糖、蛋白質、脂肪、維生素、微量元素及水等，脈管裡的血液首先到肝臟進行生化代謝，一部分被利用，一部分以肝糖原和肌糖原形式貯藏起來，因此有肝藏血之說，而且肝臟還有調節血容量的作用。

血液經肝靜脈回入心臟後，又由肺動脈將含有水穀精微的血液到肺進行氣化，吸入氧氣，排出二氧化碳，而變成動脈血，既含有營養物質，又含有高濃度的氧，再經心臟的鼓動作用，使血液供養心、肝、脾、肺、腎、胃、大小腸、膀胱等五臟六腑，進行組織細胞代謝，也流經四肢百骸、筋肉關節等處，並經過多次的反覆循環的供養，同時五臟六腑的氣血也回到血流中，將組織細胞的代謝廢物排出，因此五臟六腑的氣血盛衰，功能強弱，也都由氣血在寸口脈上表現出來。

關於脈診的部位，歷代醫家除用寸口診脈法之外，有時也用遍身診脈法，首見於《素問・三部九候論》，並做了翔實的介紹。它將診脈部位分為頭、手、足三部，每部又分天、地、人三部，三三見九，而稱三部九候法。

頭部診法：

按天、地、人而分上、中、下三部。上部診兩額部顳淺動脈的額動脈搏動，以候頭角之氣，以診心臟對頭頂部血液供應情況，可瞭解頭頂部血管舒縮及彈性，也可知血液容量和成分的變化。

中部診兩耳前的顳淺動脈，以候心血管對耳目之血液供應情況，以探知耳目的功能狀態；下部診兩頰下的下頷切跡的面動脈，以候口齒之氣，並探知口齒有關供血情況及功能狀態。

手部診法：

按天、地、人分，即有上、中、下三部。上部診手太陰肺經，即寸口橈動脈處，以候肺經氣血對肺的供養情況；中部診手少陰心經之脈，以候心臟的疾病情況；下部診手陽明大腸經之脈，以候胸中的氣血功能狀態，並探知胸中的病證。

足部診法：

按天、地、人分，可分為上、中、下三部。上部診足厥陰肝經之脈，以候肝病；中部診足太陰脾經之脈，以候脾胃的病證；下部診足少陰腎經之脈，以候腎的病證。

張仲景在《傷寒論》自序中云：「按寸不及尺，握手不及足，人迎趺陽三部不參。」首先提出了三部診法。在三部診法中，他提出診人迎脈，此脈以候胃氣。

人迎為足陽明胃經之脈，並結喉旁，位於頸總動脈和胸鎖乳突肌前緣交叉處，有甲狀腺上動脈，當頸內、外動脈分叉處，能探知疾病的輕重；診寸口脈，即為橈動脈，以候十二經脈所屬的五臟六腑的病證；診趺陽，趺陽為足太陽膀胱經，位於外踝和跟腱之間的凹陷處，再直上 3 寸部位有一腓動脈末支，在外踝上方淺出，分佈於外踝和跟骨的外側面。此脈以候胃氣，能探知人體心臟的功能狀態。

足三脈法，見於《四診抉微》，書中指出足三脈有太谿脈、衝陽脈和太衝脈。

太谿脈：

為足少陰腎經之脈，位於內踝和跟腱間的凹陷中，有脛後動脈，平膕肌下緣處分出，又在小腿後面深淺兩層屈肌中間下降，經內踝和跟腱之間而轉入足底，在內踝和跟腱之間的凹陷中的脛後動脈最為淺表，僅有皮膚相隔，因此切此脛後動脈，就可探知人體胃氣的盛衰，以瞭解代謝功能狀態。

衝陽脈：

為足陽明胃經之脈，位於第 2、3 蹠骨與楔狀骨的凹陷處，有足背動脈，在踝關節的前方，接續脛前動脈，經長伸肌腱和趾長伸肌腱之間，越過距骨、舟骨和第 2 楔狀骨背面往前行，至第 1 蹠骨間隙近側，分為第 1 蹠背動脈和足底深支。診衝陽脈，可探知胃氣的有無。

太衝脈：

為足厥陰肝經之脈，位於第 1、2 蹠骨背動脈，是足背動脈較小的終支，沿第 1 骨間背側肌的表面前行，第 1、2 蹠骨小頭附近，分為兩個支。此太衝脈為生物之始，婦人之穴。

二 寸口分候臟腑

寸口診脈，由於部位不同，所反映臟腑病證也不同。寸口診脈法分候臟腑，一般為左寸候心、左關候肝、左尺候腎；右寸候肺、右關候脾、右尺候腎（命門）。按照臟腑相表裡的原則，寸口診脈所候臟腑如表 1-4-1。

表 1-4-1　寸口脈所候臟腑表

左右手	左手		右手	
臟腑／脈位	臟	腑	臟	腑
寸	心	小腸	肺	大腸
關	肝	膽	脾	胃
尺	腎	膀胱	腎（命門）	膀胱

在臨床上，用寸、關、尺三部以候臟腑的病證，有著重要的臨床意義，當然還需結合其他證候進行綜合性分析，才能準確無誤。

有關寸口脈診與候臟腑是有一定根據的。《脈診》一書提出，氣為陽，血為陰，而右手偏於氣盛，左手偏於血盛，因此有「右手主氣，左手主血」之說。肺主氣，氣為肺所統，氣旺於右。故右寸為肺，心主血脈，血為心之所主，血旺於左，故左寸候心。

寸口脈分候臟腑，歷代醫家記述不一，一般都以《內經》為依據，所分候五臟都是相同的，就是有關大腸、小腸、三焦其說不一。

根據五行生剋制化規律，醫生診寸口脈，應先診左尺關寸，後診右尺關寸，因為腎是先天之本，天一生腎水，故診脈要先從腎脈開始，腎屬水臟，左手水位，血為津液，而且水往低處流，故左尺候腎，而腎水能升肝木，肝木就在關脈了。而肝木能生心火，火性向上，因此左寸候心脈；心火向上，相火位在右腎之中，則右尺候命門。相火生灰而成脾土，居於中焦，則右關候脾。而脾土能生肺金，則右寸候肺脈。

只有這樣，才能診出疾病的原委來，以便醫生能辨證論治，因此，現在寸口脈分候臟腑的順序為：左尺候腎，左關候肝，左寸候心；右尺候腎之命門，右關候脾，右寸候肺。

然而，古代醫家對寸口脈分候臟腑其說不一，特列表 1-4-2。

表 1-4-2　歷代醫學寸口脈分候臟腑表

各著作 內容 脈位		現代診脈	《內經》	《難經》	《脈經》	《景岳全書》	《醫宗金鑑》
左寸口脈	尺	腎、膀胱	腎、腹	腎、膀胱	腎、膀胱、大腸	腎、膀胱、大腸	腎、膀胱、大腸
	關	肝、膽肝	膽肝、膈	肝、膽	肝、膽	肝、膽	肝、膈、膽
	寸	心、小腸	心、膻中	心、小腸	心、小腸	心包、心絡	心、膻中
右寸口脈	尺肝、膽	命門、膀胱	腎、腹	腎、命門	腎、三焦	三焦、腎命門、小腸	腎、大腸
	關	脾、胃	脾、胃	脾、胃	脾、胃	脾、胃	脾、胃
	寸	肺、大腸	肺、胸中	肺、大腸	肺、大腸	肺、膻中	肺、胸中

以上各種分候臟腑的診脈，僅供辨證時參考。不能單一看待，更不可拘泥不化。既要認準各臟腑的脈位證候，也要客觀準確地判斷脈象，才有利於疾病的辨證，同時還能瞭解疾病的發展過程。脈診在辨證施治中占有重要地位，當然還要四診合參，對疾病做綜合分析。

第五章

脈診的方法和注意事項

一 脈診的方法

（1）診脈時，一般病人採用坐位，或者仰臥位，要把胳膊放在與心臟同一水平上。手掌向上，前臂平放，不要用力，要儘量舒展自如，以使血液循環暢通無阻。

（2）給成人診脈，要先用三指定脈位。醫生用中指按壓橈骨莖突內側定為關位，然後用食指按壓關位之前，以定寸位，最後再用無名指放在關位之後，以定尺位。

食指、中指、無名指的指腹，要按壓在同一水平上，正好按壓在橈動脈表淺易於指腹觸及的部位。這樣一來，三指必須要躬屈到一定程度，以使不同長短的三指指腹保持在同一水平上。

再用三指指腹進行尋按，而三指之間的距離，要看病人個子高低、臂的長短，來進行適當調整。

（3）先要尋按整體的脈象，即稱總按診脈，細心體會浮取、中取和沉取在左右手上的脈象，並做左右手的比較，分析病情是在氣分還是在血分上，其總體脈象為：浮、沉、遲、數、滑、澀等 6 類。只要診出其中的一類，便可進行初步的辨證。

（4）按左右手寸關尺三部位候臟腑，即稱單按診脈。醫生要從左尺、關、寸到右尺、關、寸脈位，進行逐一單按，以辨證各臟腑的病情變化，還要按五臟六腑生剋制化規律，看疾病發展的進程。

（5）在總候脈象和分候脈象中，要分別進行浮取、中取和沉取，即舉、尋、按。這是醫生在診脈時，運用指力輕重和移動來求取脈象的一種方法。

所謂浮取：

就是所說的「舉」，醫生的手指要輕輕地按壓橈動脈淺表部位的皮膚上，細微地體察看浮類脈的各種脈象。

所謂沉取：

就是所說的「按」，醫生的手指要用重力按壓橈動脈的深處，要推筋著骨，要仔細體察在手指指腹給橈動脈重壓時使血流受阻情況下的脈象變化。

所謂中取：

也就是「尋」，介於舉按兩者之間，要用不輕不重地以中等指力按壓橈動脈管壁，以觀察脈象變化。

（6）要隨著診脈辨證。若脈象不清、辨證不準時，醫生就要進行多次候脈。

一次診脈，一次思索；另次診脈，再次思索，才能進行診脈辨證。只有這樣，才能將病人深藏的病證診斷出來。對小兒診脈就不能用三指診脈了，可用拇指定關法診脈，而對 3 歲以下的小兒，也可用看指紋法來代替診脈。

二 脈診注意事項

（1）診脈要有安靜的環境，診室不要人聲喧嚷，就診病人先要靜候片刻，以使病人從活動狀態安靜下來，使五臟六腑在靜息狀態下，讓醫生診察脈象，才能真實準確。

最好在清晨診脈，因此時病人體內外環境都很安定，氣血平和，脈象也就更為標準。

這是因為脈象與人體氣血動靜直接相關，而且還受飲食、動作、情感等多方面的影響。正如《素問·脈要精微論》所云：「診法常以平旦，陰氣未動，陽氣未散，飲食未進，經脈未盛，絡脈調勻，氣血未化，故乃可診有過之診。」有些特殊病例，或老重疾病，或疑診病人，多可再診，對體察病情就更為準確。

但大多數病人，一般都不具備如此好的方便條件，當然醫生也不可能拘泥於此。病人只要安靜休息一會兒，使其氣血平靜，神志安定，醫生診脈一般也能反映出真正的脈象來的，因此《素問・脈要精微論》指出：「持脈之道，虛靜為保。」是說醫生診脈心要恬靜，什麼也不想，要神志專一候脈，才能從虛無恬靜中悟出脈道來，否則易於誤診，這在臨診教訓中是不少見的。

（2）病人診脈要伸出前臂，不可將手臂放得太高，也不能彎曲，而要平展自如，直腕仰掌。

醫生要在病人腕下放好一個鬆軟的布枕。布枕不可過高，最好與心臟處於同一水平，更不可過低，以防腕肌緊張，血流不暢而影響脈象，因此，最佳姿勢是坐位。若病人不能坐著診脈，還可取仰臥位，仰掌診脈也是可以的。

（3）醫生診脈，要坐在病人對面，先用右手診病人的左手脈，然後再用左手去診病人的右手脈。

（4）舉、按、尋要分合併用。單按以診病在何經、何臟腑，總按以觀臟腑疾病的整體。輕舉重按，以辨病的表裡，能決定疾病所在部位，因此舉、按、尋分合併用，才能對疾病做出正確的診斷。

（5）要辨脈浮沉，以確定脈位，知其疾病的表裡，使醫生知其疾病的所在。

（6）要辨遲數，以觀脈的頻率，能探知疾病的寒熱，使醫生能確定疾病的性質。

（7）要辨脈的虛實，能審脈的強度，使醫生能知其疾病的邪盛正強和血虛氣弱，以判定疾病的氣勢。

（8）要辨脈的洪細芤，探知脈的充盈度，使醫生就察出疾病的邪盛熱極、血虛精虧和失血失精，以決定人體的抗病能力。

（9）要辨脈的滑澀，能診出脈的滑利程度，使醫生知道疾病的邪氣盛實，有無痰食內結和氣滯血少，以確定疾病的病理機制。

（10）要辨脈的弦緊濡，就能知脈的緊張度，以瞭解疾病的寒、痛、濕、虛，使醫生就能確定疾病在肝膽，並可診出病人有寒、濕、痛和虛證。

（11）要辨脈的促代結，就可知脈的節律，以瞭解疾病的陽盛熱極、陰血不足、臟氣衰弱、心臟陰盛氣結、寒痰瘀血，以決定疾病對人體的損害程度。

（12）一般診脈只需 3～5 分鐘為宜，必要時也可適當地延長一些，以診脈辨證更為準確為目的，絕不可馬虎從事。

（13）診脈的頻率，最好能查出 1 分鐘脈搏跳動的次數，才是最準確精當的。

要用呼吸計算脈搏頻率，不僅需要醫生調整呼吸，而且還要醫生專心一意調整鼻息。

第六章

人的正常脈象——平脈

人的正常脈象，又稱平脈或緩脈，其脈象特點是：不浮不沉，中取寸關尺脈都可得到。稍許體味，可見脈來去從容，和緩有力，脈搏次數每分鐘 60～90 次，並且節律均勻，其中以和緩有力、節律均勻為最重要（圖 1-6-1）。

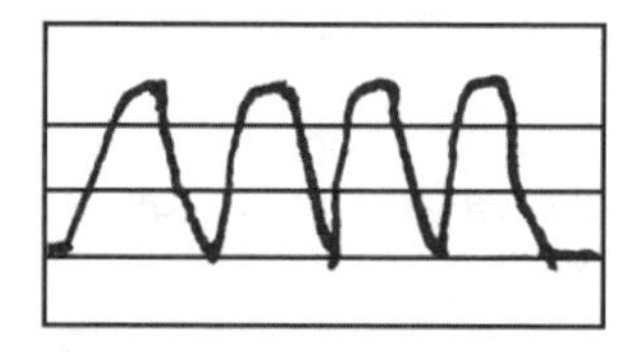

圖 1-6-1　平脈示意圖

但隨著人體內外環境的變化，平脈也有一定的變化範疇，這也是正常的生理狀態。

一 平脈的三大特點

平脈有三大特點，即脈有胃氣、脈神和脈根。所謂脈有胃氣，就是指脈象不大不小、不快不慢、不強不弱、從容和緩、節律一致。正如《素問・玉機真臟論》所云：「脈弱以滑，是有胃氣。」而《針灸甲乙經》云：「邪氣之來也緊而急，穀氣之來也徐而和。」說明血液循環和脈管壁處於正常狀態，並隨著人體內外環境變化而有變異。

平脈是由脾胃功能所形成的。正如《素問・五臟別論》所云：「胃者，水穀之海，六腑之大源也。五味入口，藏於胃，以養五臟器，氣口亦太陽也，是以五臟六腑之氣味，皆出於胃，變見於氣口。」足見胃氣就是具體指人體的脾胃功能。

人食入水穀，進入脾胃消化吸收，使水穀精微運輸到五臟六腑、四肢百骸，進行生化代謝，產生能量和營養物質，進而溫煦和滋養周身，而使人體氣血調和，脈象從容和緩、節律均勻、柔潤有力，從而在寸口脈上就形成了胃氣，即胃脈。

胃脈在人體中的作用，主要表現在胃脈能預測疾病的預後和轉歸。正如《內經》云：「四時有病，胃氣為本。」說明脾胃為後天之本，氣血生化之源，人體的一切功能活動旺盛與否，主要決定於胃氣的有無。脈有胃氣則生，脈無胃氣則死，正所謂「脈貴有胃」。

正如《針灸甲乙經》所云：「五臟者，皆稟於胃。胃者，五臟之本也。臟氣不能自至於手太陰，必因於胃氣，乃至於手太陰也。」說明胃脈自然要從寸口脈手太陰肺經表現出來。也就是說，人體有病，不管脈象有浮、沉、遲、數等病脈出現，只要有從容和緩、節律均勻的脈，就說明脈有胃氣，可預測疾病預後良好。

若疾病嚴重時，其脈胃氣已絕，就說明病入膏肓，有生命危險，其疾病預後不好。正如《素問・平人氣象論》所云：「人以水穀為本，故人絕水穀則死。」可謂「脈貴有胃」的說法，就是說人體有病，不管脈象有浮、沉、遲、數等各種脈象病理改變，但都有節律均勻、從容和緩的脈象，說明脈有胃氣，其疾病的預後良好。

在病危時，如病人脈無胃氣，又發現真臟脈，醫生就要特別重視病人有死亡的危險，正如《內經》所指：「真臟脈現必死。」其實只能說有生命危險，在臨床上必須要注意觀察才是。醫生若是發現脈弦、脈洪、脈澀、脈沉，又無從容和緩之態，則說明疾病垂危，隨時都有生命危險。

所謂脈神：

即脈中的神氣，是指脈來形體柔和，來去從容，應指有力，方可謂脈來有神。具體而言，形態柔和，多指脈來不大不小，不軟不硬，能維持自然狀態；來去從容，是指脈不快不慢，不疾不遲，使心臟和血管在血液循環中能協調一致，運動合拍，既無太過，又無不及，來去如一，《傷寒論》名為陰陽俱停、陰陽同等，也就是說，脈無來盛去衰，更無脈不盛去反盛，說明心臟排出血液，能使血管充盈，而血管的彈性又能驅動著血液向前流動，使末梢微循環血液暢通無阻，協調一致；脈應指有力要和形體柔和、來去從容如一同時並見，才可堪稱脈來有神。若相互脫離，單獨出現每一其中的脈象，則為病態，甚至在出現真臟脈時，則見其病情重而且難治。

在觀察脈神時，主要觀察脈來之初和脈去之候。若是來去自然，也說明脈中有神。其具有脈神的脈象特徵，即為脈來不浮不沉、不大不小、不急不躁、和緩從容、動中見柔、軟中見力、應指中和、悠悠揚揚，多在健康人脈中見之，稱為生理脈神。若病時見之，或太過，或不及，為非生理脈神。

因為心主血脈而藏神，又脈為心府。若心神旺盛，則使脈象有神。若氣血虧虛，則使脈神不足，因此《內經》所云：「氣血者，脈之神。」說明脈神能反映人的氣血盛衰情況，具體表現在心臟的搏動力，即收縮和舒張，促使血液流動的壓力、血液的黏稠度，心臟血管壁的彈性和硬度等複雜而綜合的脈象，稱為脈神，其中也包括應指有力的脈力，但單純的脈力卻不包括脈神。

人體正常生理狀態下，心臟的搏動和血管的舒縮都在交感神經和迷走神經的支配之下，能使全身血液循環保持生理平衡狀態，因此脈來不大不小、柔滑和緩、運動自如，從而形成生理脈神。

當人體受到外界刺激，這裡包括細菌、病毒、物理和化學性刺激因素，能引起機體應激反應，使機體的自然功能發揮其抗病能力，如心血管的交感神經興奮，使心跳加快，血管收縮，血壓增高，血流加速，脈搏按之堅強有力，說明邪氣盛則實，而病者正氣亦強，足有抗病能力，並隨疾病的發展進程而出現各種臨床症狀，同時出現各種與疾病相應的脈象，即為病理性脈神。

如果血管硬化，管壁失去彈性，或者心衰，使周身充血，都可使脈管失去自然和緩的脈象，說明病人生機已衰，脈神已無，就可表現出真臟脈來。

所謂脈根：

即為脈的根基。《難經》首先提出「脈貴有根」的說法，因腎藏精是機體生化之源，生命之根。若腎氣不衰，脈必有根，正如《難經・十四難》所云：「上部無脈，下部有脈，雖困無能為害。所以然者，人之有尺，譬如樹之有根，枝葉雖枯槁，根本將自生，脈有根本，人有元氣，故知不死。」不管疾病多重，只要有脈根，就可知病人沒有生命危險。

根據近代解剖生理學研究結果表明，可知從心臟左心室發出主動脈，向下分為鎖骨下動脈，接續腋動脈、肱動脈，然後在肘部分為橈動脈和尺動脈，橈動脈淺表部即為寸口脈。

若寸、關、尺三部重按沉取皆應指有力，或沉取左右手尺部脈，皆應指有力，均可稱為脈根，說明心臟收縮力強，心排血量多，脈管充盈，血管收縮力強，血壓增高，從而使寸口脈尺部沉取應指有力。

若心力衰竭，心肌收縮無力，血管舒縮使血流不充盈，使脈搏似有似無，按之即無，則為虛甚無根，說明病情篤重，陰血虧損。

二 寸口部平脈分候臟腑

寸口部平脈，按三部九候，心臟左右手，都各有本臟平脈，其脈象特點，正如《四言脈訣》所云：「五臟不同，各有本脈，左寸之心，浮大而散；右寸之肺，浮澀而短；肝在左關，沉而弦長；腎在左尺，沉實而濡；右關屬脾，脈象和緩；右尺相火，與心同斷。」只有熟記平脈，才能進一步發現五臟的病脈。這在中醫臨床上有一定的參考價值，現概括五臟平脈如表 1-6-1。

表 1-6-1　五臟平脈比較表

臟腑平脈	分候臟腑	寸口脈		分候臟腑	臟腑平脈
		左手	右手		
浮大而散	小腸、心	寸	寸	肺、大腸	浮澀而短
沉而弦長	膽、肝	關	關	脾、胃	和緩
沉石而濡	膀胱、腎	尺	尺	腎（命門）、膀胱	浮大而散

寸口診平脈，左手寸部主心和小腸，其平脈脈象為浮大而散。此脈象的形成，是因寸口脈即橈動脈下端位置較淺，動脈表面僅覆以皮膚和筋膜。在橈動脈兩側，又各有一條橈靜脈。這一橈側血管神經束在前臂橈側下端，正在肱橈肌和橈側腕屈肌之間，又位置較淺，因此脈來浮大。

同時心臟搏出的血液到了前臂末端，已經流出很遠的一段距離，使心臟搏動力因血流流動的消耗已經減弱，同時橈動脈繞腕部橈側之前分出掌淺支，在第 1、2 掌骨底背面附近，又從橈動脈發出第 1 掌背動脈，繼而又為 3 支。橈動脈出現在手掌時，又向下分了 3 支。

由於橈動脈在末端分支過多，分散了血管內的血容量，而使血壓下降，從而使血管壁的彈力也下降，於是就形成散脈。這就是左手心脈出現浮大而散的道理。

右手寸脈主肺和大腸，其平脈脈象為浮澀而短。因寸口部橈動脈位置較淺，表面僅覆以皮膚和筋膜，同時一般人生活中都習慣於用右手，因此右前臂的肱橈肌和橈側腕屈肌粗壯發達，使得橈動脈的脈體暴露在表面的就小而短，又由於生活中使用右手多，供應肌肉運動的血液多，也就使血管長得粗大，再加上末端有更多的分支，使心臟輸出的血量也都分散開，血流速度明顯減慢，使末端血管不充盈，因此使得右手寸脈出現浮澀而短的脈象。

左手關脈主肝膽，其本臟平脈為沉而弦長。因左關脈正是橈動脈顯露較長的一段，其位置較寸脈為深，又在肱橈肌和橈側腕屈肌之間，而且這一段血管沒有像寸脈段末端有那麼多分支，因此較寸脈段血容量多，使血管內壓力和阻力增高，血管壁所受張力大，因此肝脈沉而弦長，如按琴絃，脈體硬度大。

寸口脈右關部主脾和胃，其脈象和緩。因右關脾脈正是橈動脈暴露較長的一段，位置較寸脈為深，並在肱橈肌和橈側腕屈肌之間，因人多習慣用右手勞動，必然使肌肉發達，長得粗實，能覆蓋橈動脈一部分，同時勞動時肌肉需血多，又使血管長得粗實，管壁也厚，其管壁平滑肌彈力纖維也多，對血流有較大的緩衝能力，因此脾脈脈來和緩。

寸口脈左尺部主腎和膀胱，其脈象沉石而濡。因前臂越往肘部皮下組織也就越豐厚，同時又在肱橈肌和橈側腕屈肌之間，使橈動脈位置較深，在橈動脈淺表處有較厚的皮下筋膜和脂肪組織，對橈動脈的血流有緩衝作用，因此使左尺部脈象沉石而濡細。

寸口脈右尺部主腎命門和膀胱，其脈象浮大而散，與左手寸脈一樣。因右手勞動，習慣多用，肌肉發達，脈管較粗，靠近皮下筋膜較近，為適應肌肉劇烈運動的需要，橈動脈所發出的肌支和毛細血管要比左臂多得多，因此右尺脈出現浮大而散的脈象。

三 內外環境對平脈的影響

人的正常脈象，隨著人體內外環境的變化，都有一定的變化範疇，這屬於正常的生理狀態。

外界環境對正常脈的影響，就外界環境變化而言，脈象首先要受氣候的影響。一般春天脈稍弦，夏天脈稍洪，秋天脈稍浮，冬天脈稍沉，均不屬於病脈。

春脈稍弦：

因春天氣候轉暖，陽氣初升，而餘寒未盡，陰氣未消，也就是說，在春暖花開時節，還有些春寒，人的體溫由收斂而放散，使人體的氣機還受到一定的約束，因此脈來柔軟而直長、狀如弓弦。在一定程度上，人體五臟六腑的生理功能，還在開始轉至旺盛的趨勢，但心臟的搏動尚欠有力，搏出的血量尚還不多，血流的速度還不算快，血中的水穀精微還不充足，血液黏稠度稍許增高，脈管的彈性緩衝力尚有一定限度，使脈來綿軟柔弱，而且在單位時間內，每搏血流能流出較長距離，以使脈行長直，使人體春脈稍弦。

夏脈稍洪：

因夏天氣候炎熱，陽氣亢奮，萬物生長，人的體溫能得到充分放散，使脈來盛去衰，因人體新陳代謝在夏天炎熱環境中，要比冬天基礎代謝率高，所需營養物質也就多，使五臟六腑功能加強，心臟搏動有力，心排血量增多，血液循環加快，血中水穀精微多，使血容量和黏稠度增高，致使脈管充盈，脈來勢盛。

又由於夏天人體出汗增多，機體消耗較大，水穀精微到組織間液增多，使靜脈管壁得不到充盈，加之夏天飲水量多，使血液稀釋，血流速度增快，因此脈去勢衰。促使脈象稍洪。

秋脈稍浮：

因秋天氣候由熱轉涼，陽氣漸衰，萬物漸收，體溫由放散而收斂，使脈來由洪漸減而稍浮。體溫下降，使人體代謝由盛漸衰，所需水穀精微日趨漸少，循環血容量漸少，脈管彈性隨血容量不充盈而減退，再加上人的飲水量漸少，使血液日漸濃縮，增加其血液黏稠度，因此使脈象由洪漸減，而脈去不衰。

又因洪脈屬浮類脈，再因上述因素的影響，也就使脈象稍浮了。

冬脈稍沉：

因氣候酷寒，陽氣收斂，萬物潛藏。人毛孔縮緊，腠理不開，體溫潛藏體內。又因氣溫降低，人體代謝由旺漸弱，所需水穀精微漸少，血液循環減慢，脈管內血容量下降，心臟搏動次數漸少，周圍血管因冷而縮，使血液外周阻力增加，因此脈來沉緩有力。

由於四時寒暑溫涼，才使脈搏變化，再由於生活習慣的不同，使各所在地區病人，也因寒熱溫涼不同，脈搏也有相應的變化。

由於地理環境的影響，人體生理狀態為適應地理環境的變化也有不相同。如：中國東部地區靠近沿海，氣候溫暖而潮濕，故脈多弦；西部地區在內地深處，氣候乾燥清肅，其脈多浮；南部地區氣候炎熱，其脈多洪；北部地區氣候寒冷，故脈多沉。因此醫生診脈時，必須要審時度區，顧及周全。

就人體內部環境而言，脈搏還受年齡、性別、體質和精神狀態的影響。首先是受年齡的影響。年齡越小，脈搏跳得就越快，如：嬰兒脈搏急數，每分鐘脈搏竟達 120～140 次；5～6 歲兒童，脈搏每分鐘 100 次左右；9～ 10 歲兒童，脈搏每分鐘 90 次左右；成人脈搏，每分鐘 60～80 次，平均每分鐘 72 次。青壯年體質強壯，則脈搏有力，而年老體弱者，則脈來柔弱。

脈搏還受男女性別的影響。男人脈較粗大，女人脈來濡弱，而且一般成人女性總要比成年男性脈來稍快。

脈搏也受人體素質的影響。胖人脈稍沉，瘦人脈稍浮，身體高大者脈較長，身體短小者脈較短。

脈搏還受不同生理狀態和精神狀態的影響。重體力勞動者和運動員等，由於劇烈的運動，其脈搏多快而有力。還有人在酗酒飽餐以及情緒激動時，其脈也要快而有力。而飢餓者，則脈來軟弱。

另外還有人寸口無脈，而在手腕背側能診到脈搏，稱為「反關脈」，還有尺部脈斜向手背的，稱為「斜飛脈」。這都是橈動脈解剖位置的先天異常所致，都不屬於病脈。

綜上所述，平脈要受各種因素的影響，故使正常脈象變異，但都屬於正常脈象範疇，因此醫生在診脈時，首先要考慮各種體內外環境因素的影響，以便診脈力求準確。

第七章

病脈的分類

凡在平脈以外的脈象，都稱作病脈，明代醫家將病脈分為28種之多。

有關各種病脈的分類方法，各家分類法皆有所不同。《靈樞・邪氣臟腑病》篇將多種病脈，以緩、急、大、小、滑、澀等病脈立綱。

後世又以浮、沉、遲、數、滑、澀立綱，還覺過於侷限，醫家又將兩項立綱合而為一，使脈形清晰易辨。

醫家時逸人《時氏診斷學》，便有如下歸類：

（1）脈搏之形狀，分大（洪）、小（細）、長、短、弦、細等。

（2）脈搏之淺深，分浮、沉、革、牢等。

（3）跳動之次數，分遲、數、促、結、代等。

（4）血壓之高低，分滑、澀、靜（微）、躁（緊）、虛、實、洪、弱等。

筆者在臨床實踐中體會到，還是將28種脈，按浮、沉、遲、數、虛、實等6類脈分，最為精當。

因指在脈上，先覓其脈位，是深是淺，則用舉按指法，以決定是浮類脈，還是沉類脈，然後調節呼吸，一呼一息為一息，正常人一息四至。若一息三至者為遲類脈，若一息五至者為數類脈。繼而察其脈形，是長是短，是虛是實，是洪是細。觀此三者脈形，就可定其脈象。

察脈的上下，審其寸、尺脈的浮、沉，以辨證是表證或裡證；察脈的來去，審其脈波形狀，以辨證出脈的滑、澀、遲、數；察脈的至止，審其脈之形狀和脈之次數與節律，以辨出脈的洪、細、長、短、芤、革、結、促、代等。

這樣一來，醫生審出脈的上下、來去和至止，若知脈來疾去徐時，其證為上實下虛，可定疾的厥顛；若來徐去疾，其證為上虛下實，可定疾為惡風，因此醫生按脈的上下、來去和至止等方面，就可以進一步辨證，才是診病的基本方針，因此筆者認為可將 28 種脈進行如下分類（表 1-7-1）。

表 1-7-1　脈的分類法

脈綱	共同特點	脈名	脈示意圖	脈象	脈理	主病
浮類脈	輕取即得	浮	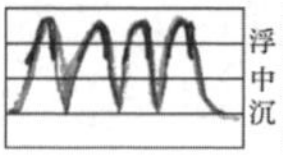 浮 中 沉	舉之有餘 按之不空	心輸出量增加，血管擴張充盈，脈壓大	表證 { 表寒證 表熱證
		洪	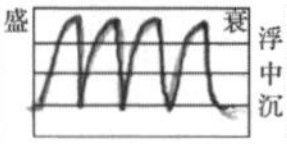 盛 衰 浮 中 沉	來盛去衰 狀如洶濤	心收縮力大，心輸出血多，血管擴張，脈壓差大	熱極，主動脈瓣閉鎖不全
		濡	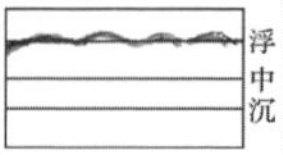 浮 中 沉	浮小而細軟如棉漬水	心搏動無力，血容量小	主虛，主濕
		散	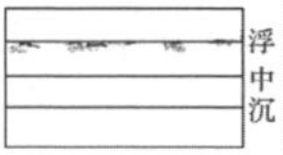 浮 中 沉	浮散而無根 按之全	心肺功能障礙	元氣外散，臟腑氣絕
		芤	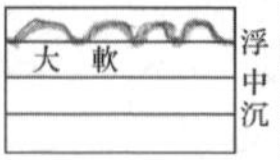 大 軟 浮 中 沉	浮大中空 如按蔥管	失血過多，血容量少，脈不充盈，張力下降	失血，喪精
		革	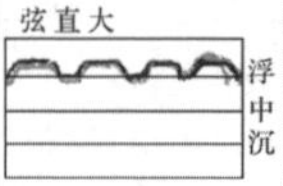 弦直大 浮 中 沉	浮而搏指 外堅中空	精血不足，脈管失榮，彈性降低，脈不充盈	精血虧損

續表

脈綱	共同特點	脈名	脈示意圖	脈象	脈理	主病
沉類脈	重按始得	沉	浮 中 沉	舉之不應 重按始得	心輸出血少，周圍血管收縮	主裡證（有力為裡實，無力為裡虛）
		伏	浮 中 沉	重按推筋著骨乃得 隱伏	心輸出血少，血容量降低，外周血管收縮，阻力增大	陽衰，邪閉，厥證，劇痛
		弱	浮 中 沉	脈勢比正常弱 極虛細而沉	心輸出血少，血管彈性低，阻力下降，血壓降低	血壓不足
		牢	浮 中 沉	位在沉伏而脈間 沉實弱長有力	血容量多，血管硬化，彈性降低，血壓增高	動脈硬化，陰寒內盛，熱邪內實，疝氣癥瘕
遲類脈	一息不足四至	遲	浮 中 沉	心搏遲緩，心率在 60 次／分鐘以下	迷走神經興奮，房室傳導阻滯，竇房結抑制	寒證
		緩	浮 中 沉	脈類怠緩鬆懈，無力，心率為 60～80 次／分鐘	迷走神經興奮，較遲脈輕些	脾虛，濕證
		澀	澀 細 短 浮 中 沉	往來艱澀 緩慢不暢	迷走神經興奮，心率減慢，心輸出量少，血管不充盈，血流慢	傷津失血，氣滯血瘀，血黏稠度增高
		結	止 浮 中 沉	脈束緩慢，時見一止，止無定數	心搏驟停，氣血不足，血液凝滯，使血流中斷	陰盛氣結，寒痰瘀血

續表

脈綱	共同特點	脈名	脈示意圖	脈象	脈理	主病
數類脈	一息五至以上	數	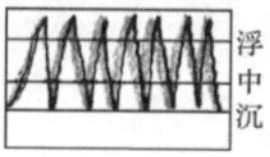 浮 中 沉	心率在 90 次／分鐘以上	感染，心肌興奮性增強，心動過速	熱證
		促	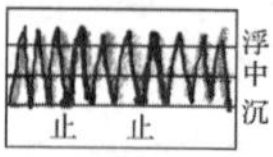 止 止 浮 中 沉	脈來急數，時見一止，止無定數	房顫，心動過速，早搏	陽盛熱實，陰血不足，心臟病，食滯痰飲
		疾	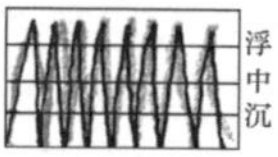 浮 中 沉	脈急，心率為 120～140 次／分鐘	心力衰竭，無力，致代償竇性心動過速	陽氣衰竭，元氣將脫
		動	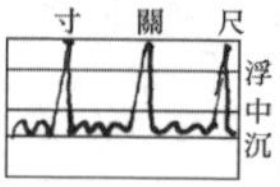 寸 關 尺 浮 中 沉	脈短如豆 在關脈明顯	氣血逆亂不通	痛證，驚證，虛勞，妊娠
虛類脈	應指無力	虛	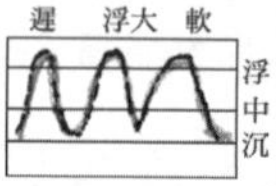 遲 浮大 軟 浮 中 沉	浮大遲軟 舉按無力	心輸出量少，外周阻力低，血壓下降，脈來無力	氣血兩虛
		細	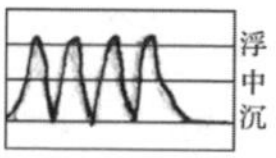 浮 中 沉	脈細如絲 應指無力	心輸出量少，血管收縮，外周阻力增加，脈壓下降，血管不充盈	血虛精虧，主濕
		微	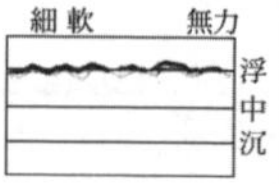 細軟 無力 浮 中 沉	極細極軟，似有似無至數不明	心收縮無力，排血量少，血容量少，末梢循環衰竭	陰陽氣血俱虛，多為陽衰危證
		代	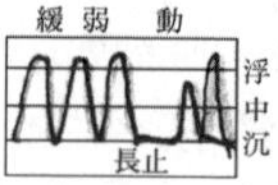 緩 弱 動 長止 浮 中 沉	脈有停止，不能自還，止有定數，永久再動	心血不足，血流中斷，早搏竇性停搏，Ⅱ度竇房阻滯	臟器衰弱，風證，痛證，七情驚恐
		短	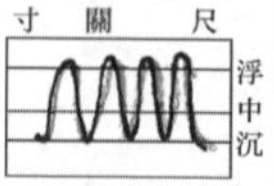 寸 關 尺 浮 中 沉	首尾不及寸、關、尺部	心收縮力弱，血管彈性低，氣血不足，脈管阻滯	精傷血少，痰食積滯，驚證，痛證

續表

脈綱	共同特點	脈名	脈示意圖	脈象	脈理	主病
實類脈	應指有力	實	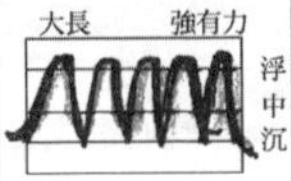 大長 強有力 浮 中 沉	舉按有力 應指明顯	心排血量和外圍阻力正常或稍高	實證，熱結（急性病初、急腹症）
		滑	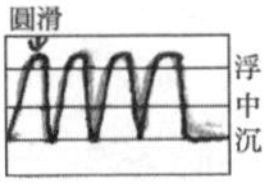 圓滑 浮 中 沉	往來流利 應指圓滑	心搏強，排血量高，血管舒張，血流增快	痰飲，停食，實熱，妊娠
		緊	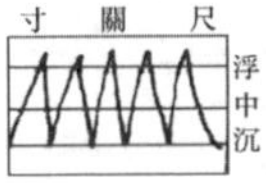 寸 關 尺 浮 中 沉	彈指急而有力，狀如擰索	心排血量和外圍阻力增加，血壓升高，動脈硬化	寒證，痛證，宿食，動脈硬化
		弦	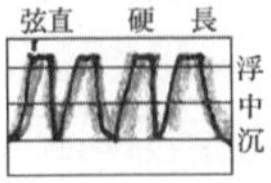 弦直 硬 長 浮 中 沉	剛勁、端直，如按琴絃	心排血量多，外圍阻力增高，血管張力，彈性低	肝膽病，高血壓，痛證，寒證，痰飲
		長	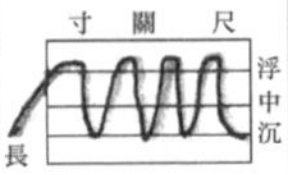 寸 關 尺 浮 中 沉 長	首尾端直長過寸、關、尺部位	邪盛正強，心縮有力，氣血充足，血管擴張	熱證，陽氣有餘

第八章

相兼脈分類法與主病

在中醫臨床中，有時單獨出現單一的脈象，但更多見的是兩種以上脈象同時出現，即由兩個以上單一脈複合組成的脈象，稱為相兼脈，或稱複合脈。例如：濡脈、促脈、結脈、代脈等都屬於相兼脈。濡脈浮小而細軟，屬浮類脈和虛類脈；促脈為急數脈，時見一止，止無定數，屬於數類脈和歇止脈；結脈屬遲類脈和歇止脈；代脈屬虛類脈和歇止脈，均屬相兼脈。

從而可知，只要不是完全相反的兩種脈或幾種單一脈，都可能同時出現。因為引起疾病的原因是多方面的，而疾病的各種臨床表現也是錯綜複雜的，自然從脈象上也就要出現反映疾病多方面的相兼脈。

一 相兼脈在臨床脈診上的規律

相兼脈在臨床上有普遍規律，是完全由疾病的性質所決定的。疾病致使人體代謝病理生化改變，影響血液病理改變和血液循環改變，具體都在相兼脈上表現出來，並形成相兼脈的普遍規律。

這種相兼脈的普遍規律，可歸納為以下 3 個方面：

（1）相兼的兩種脈或多種脈，不可能完全相反，例如：浮脈和沉脈、遲脈和數脈、洪脈和細脈等，完全不能一起組成相兼脈，而且在臨床上也根本不可能同時出現。

（2）若不是完全相反的兩種或多種脈，在診脈時是可同時出現相兼脈的，例如：浮緊脈、沉遲脈、沉細脈、洪數脈、沉滑脈等。

（3）相兼脈的主病，等於單一脈的總和，例如：浮緊脈是由浮脈和緊脈組成的相兼脈。浮脈主表證，緊脈主寒證，而相兼的浮緊脈，其主病就是表寒證；浮數脈，是由浮脈和數脈組成的相兼脈。浮脈主表證，數脈主熱證，而相兼的浮數脈，主病就是表熱證；沉遲脈是由沉脈和遲脈組成的相兼脈。沉脈主裡證，遲脈主寒證，而相兼的沉遲脈主病就是裡寒證。餘此類推，並將相兼脈進行分類。

二 常見相兼脈主病分類法

（一）浮脈的相兼脈（表 1-8-1）

表 1-8-1　浮脈的相兼脈

相兼脈	主病	相兼脈	主病
浮而有力	表實	浮數脈	風熱，痰熱上壅
浮而無力	表虛	浮洪脈	表熱（尺脈浮洪有血管變化）
浮遲脈	表寒	浮滑脈	風痰，表證夾痰濕，宿食
浮緊脈	表寒	浮虛脈	傷暑
浮緩脈	表寒有汗者，風濕	浮滑而疾	食不消

（二）沉脈的相兼脈（表 1-8-2）

表 1-8-2　沉脈的相兼脈

相兼脈	主病	相兼脈	主病
沉而有力	裡實	沉遲脈	痼冷
沉而無力	裡虛	沉澀脈	氣鬱、血瘀
沉遲脈	裡寒	沉弱脈	裡虛
沉緊脈	裡寒、冷痛	沉細脈	裡虛、氣血虛
沉滑脈	痰飲，食積，尺中沉滑有寸白蟲	沉細數脈	陰虛，或血虛有熱
沉弦脈	肝鬱氣滯，痛證	沉數脈	裡熱，氣虛內熱
沉緩脈	寒濕	—	—

（三）遲脈的相兼脈（表 1-8-3）

表 1-8-3　遲脈的相兼脈

相兼脈	主病	相兼脈	主病
遲浮脈	表寒	遲細脈	氣虛血少
遲沉脈	裡寒	遲實脈	裡滯
遲澀脈	血寒	遲虛脈	虛寒
遲弦脈	裡寒，寒滯肝脈	遲滑脈	腹脹

（四）數脈的相兼脈（表 1-8-4）

表 1-8-4　數脈的相兼脈

相兼脈	主病	相兼脈	主病
數而有力	實熱	數實脈	肺癰
數而無力	虛熱	數虛脈	肺痿
數而浮脈	表熱，痰熱上壅	數而滑實	痰炎壅滯
數而沉脈	裡熱，氣鬱內熱	數而洪大	瘡瘍腫痛
數而兼大	內熱上亢	數大無力	按之豁然而空，陽虛外浮
數而兼小	陰虛火盛	數小無力	按之澀者，中寒
數小而細	陰虛癆熱，肺結核，末期多見之	—	—

（五）滑脈的相兼脈（表 1-8-5）

表 1-8-5　滑脈的相兼脈

相兼脈	主病	相兼脈	主病
滑而浮脈	風痰	滑而急強形如彈石	腎絕
滑而沉脈	食滯	短急而滑	久病
滑而遲脈	腹脹	浮滑而疾	食不消
滑而數脈	痰火	關上緊而滑	蛔蟲
滑而實脈	停積	尺中沉而滑	寸白蟲

（六）澀脈的相兼脈（表 1-8-6）

表 1-8-6　澀脈的相兼脈

相兼脈	主病	相兼脈	主病
澀浮脈	表虛	澀遲脈	氣鬱、血瘀
澀沉脈	裡虛	—	—

（七）長脈的相兼脈（表 1-8-7）

表 1-8-7　長脈的相兼脈

相兼脈	主病	相兼脈	主病
長而兼實	邪壅氣滯	細長無力	寒濕入裡，用辛熱之劑
長而兼牢	血管變硬	長而有力	寒濕入裡，用清解之劑
長而兼弦	血管神經緊張	兩尺沉長而滑	老人無病，為長壽之徵
長而兼洪	熱甚，血管擴張	寸口弦長	憤怒肝鬱

（八）短脈的相兼脈（表 1-8-8）

表 1-8-8　短脈的相兼脈

相兼脈	主病	相兼脈	主病
短而遲脈	寒積	弱而短脈	正氣虛
短而澀脈	血少	短而沉脈	痞積
短促而數	氣喘自汗，心肌麻痺	—	—

（九）實脈相兼脈（表 1-8-9）

表 1-8-9　實脈相兼脈

相兼脈	主病	相兼脈	主病
實而緊脈	本有積滯，復感寒邪	實而兼遲	積滯
實而兼滑	頑痰凝結	實滑而數	痰火壅滯
實而兼長	邪壅氣滯	沉實有力	火邪壅盛

（十）虛脈的相兼脈（表 1-8-10）

表 1-8-10　虛脈的相兼脈

相兼脈	主病	相兼脈	主病
虛而兼浮	表虛自汗	虛而兼大	氣虛不斂
虛而兼沉	裡虛便瀉	虛而兼細	氣弱血虧
虛而兼遲	虛寒	虛而兼澀	心臟衰弱
虛而兼數	虛熱	虛而兼小	中陽不振

（十一）弦脈的相兼脈（表 1-8-11）

表 1-8-11　弦脈的相兼脈

相兼脈	主病	相兼脈	主病
弦而兼數	肝火上犯	弦而兼浮	憤怒夾表
弦而兼遲	痼冷停積	弦而兼大	肝鬱邪滯
弦而兼滑	鬱怒停痰	弦細強直無胃氣	病多凶
弦而兼沉	裡氣不舒	—	—

（十二）弱脈的相兼脈（表 1-8-12）

表 1-8-12　弱脈的相兼脈

相兼脈	主病	相兼脈	主病
弱而兼澀	久病、氣血皆敗，多屬難治	弱而兼滑	有胃氣，並非病脈

（十三）緊脈的相兼脈（表 1-8-13）

表 1-8-13　緊脈的相兼脈

相兼脈	主病	相兼脈	主病
澀浮脈	太陽傷寒	緊而兼實	積滯感寒
緊而兼沉	寒積腹痛	緊而兼小	寒邪深入

（十四）緩脈的相兼脈（表 1-8-14）

表 1-8-14　緩脈的相兼脈

相兼脈	主病	相兼脈	主病
緩而兼浮	風濕	緩而有力	實證
緩而兼沉	濕痺	緩而無力	虛證
緩而兼滑	痰積	—	—

（十五）洪脈的相兼脈（表 1-8-15）

表 1-8-15　洪脈的相兼脈

相兼脈	主病	相兼脈	主病
洪數脈	裡實熱證	左寸洪大脈	心煩舌破
洪急脈	脹滿	右寸洪大脈	胸滿氣逆
洪滑脈	痰熱	洪盛脈	飲食傷脾
洪而有力	實火	洪而無力	虛大或陰虛內熱
浮洪脈	表熱，內傷勞倦	沉洪脈	裡熱，脹滿煩渴，狂躁
洪大脈	實熱證，傷寒熱病	—	—

（十六）細脈的相兼脈（表 1-8-16）

表 1-8-16　細脈的相兼脈

相兼脈	主病	相兼脈	主病
細而兼沉	裡虛、氣血虛	細而兼短	久病，大失血，貧血，頭痛，腹痛
細而兼小	久病、大失血、貧血	細而兼遲	氣虛血少
細弦強直	病多凶	細而兼數	肺癆晚期，見脈不可治之症
細而兼滑	久病、失血、貧血、痰飲、食滯、痞滿、嘔吐上逆	細而數小	陰虛癆熱肺結核末期多見之
細而兼澀	久病、大失血、貧血精傷血少、多汗亡陽	細小而遲	腹痛易治
細而兼虛	氣弱血虧	細小而疾	腹痛難治
細而兼長	寒濕入裡	細小弦澀	病危

（十七）結代脈的相兼脈

結代脈，主病有陰盛氣結、臟器衰微、風證、痛證、七情驚恐、跌仆損傷。

第九章

脈診鑑別

在各種脈中，凡是對舉脈都容易鑑別，例如：大脈和小脈、浮脈和沉脈、遲脈和數脈、滑脈和澀脈、實脈和虛脈、長脈和短脈、洪脈和細脈等。醫生切脈就應指了然，很容易區別開來，不易誤診，臨床上根本不用辨別。而脈象有相同之處，或有程度上的不同，醫生在診脈時就容易出現謬誤和紕漏，必須要慎重而仔細地分辨脈象，才能鑑別好各種脈。

一 浮類脈的鑑別

浮類脈，輕取即得，包括浮脈、洪脈、濡脈、散脈、芤脈和革脈 6 種脈象。它們都不與沉類脈組成相兼脈。

在浮類脈中，最不易分辨的就是浮脈、芤脈、洪脈和濡脈，鑑別見表 1-9-1。

表 1-9-1　浮類脈的鑑別

鑑別	浮脈	芤脈	洪脈	濡脈
脈機	外邪侵肌表，衛陽抵抗病邪於外	陰傷，陽氣浮越，使內而中空	邪盛正強，陰陽抗爭	濕邪困表，氣血虛虧，脈氣無力
脈位	舉之有餘，按之不足，不中空	輕取浮大中空邊實，如按蔥管	輕取顯著，三部皆有	輕取即得，按之稍減不中空
脈形	脈形不定	浮大	寬闊	細小
脈勢	輕乳於上	按之不足，中空邊實	來盛去衰，其勢洶湧	軟而無力

相兼	與虛、實、遲、數類脈相兼不與沉脈相兼	無	不與沉、遲、虛類脈相兼	與浮脈、細脈和虛脈相兼
主病	表證、陽證、實證、上焦病	失血、陰證	裡實熱證	虛證，表濕證

二 沉類脈的鑑別

沉類脈都重按始得，包括沉脈、伏脈、弱脈、牢脈 4 種脈象。在沉類脈中，沉脈與伏脈不易分辨，鑑別見表 1-9-2。

表 1-9-2 沉類脈的鑑別

鑑別	沉脈	伏脈
脈機	因邪伏於裡，氣血困於裡，不越於外虛證；因正氣不足，脈氣失於敷布	邪阻氣機相閉隔，使氣血凝結，營衛不通，血脈不宣
脈位	浮取不得，中取應指沉取尤著，近於筋骨	浮中沉取均不應指，重按推筋著骨方得，附於筋骨
脈形	不言脈形，粗細不定	細小之脈
脈勢	不言脈勢強弱	脈來有力，或脈伏而不顯
相兼	與虛類脈、實類脈、大類脈、數類脈、遲類脈中的某些脈相兼	不與大類脈和無力之脈相兼
主病	裡證之寒熱虛實，也可見於表證	邪閉，厥證，痛極證

三 數類脈的鑑別

數類脈，皆一息五至以上（即脈率約為 90 次／分以上），包括數脈、促脈、疾脈和動脈 4 種脈象，而數脈和疾脈的脈率都多於常脈，但難以分辨，鑑別見表 1-9-3。

表 1-9-3 數類脈的鑑別

鑑別	數脈	疾脈
脈機	陽熱亢盛，虛熱內生加速氣血運行	裡熱陽亢或真陰內竭孤陽獨亢，則熱迫血行加速躁急

脈率	一息五至以上，脈率 90 次／分以上	一息七至以上，脈率 120～140 次／分
脈形	脈來較緩，數之不極	脈來躁急，數之過極
主病	表熱證，陰虛內熱，實熱證極期	陽極陰竭，元氣將脫
病情	危重	更危重

四 遲類脈的鑑別

遲類脈包括遲脈和緩脈，脈率都慢於正常脈，但它們還有不同之處，鑑別見表 1-9-4。

表 1-9-4　遲脈的鑑別

鑑別	遲脈	緩脈
脈機	寒則氣收、氣血凝泣脈氣稽遲	濕性黏滯，易阻氣機脈氣受困，脈來緩慢
脈率	一息不足四至	一息四至，稍快於遲脈
脈形	脈來緩慢	脈來怠慢，介於平脈、遲脈之間
主病	寒證	濕證

五 緩類脈的鑑別

緩類脈分和緩之緩脈、遲緩之緩脈、怠緩之緩脈和縱緩之緩脈 4 種，而和緩之緩脈屬正常脈象。

若在疾病過程中能見到和緩之緩脈，說明病情轉好。下面進行一一鑑別。

（一）緩脈和比類脈（虛脈、洪脈、散脈）的鑑別

1. 怠緩之緩脈和虛脈的鑑別（表 1-9-5）

表 1-9-5　怠緩之緩脈和虛脈的鑑別

鑑別	怠緩之緩脈	虛脈
脈象	脈來無力，指下有怠緩鬆懈感	脈來無力，指下無怠緩鬆懈感
主病	氣虛、血虛	諸虛

2. 縱緩之緩脈和洪脈的鑑別（表 1-9-6）

表 1-9-6　縱緩之緩脈和洪脈的鑑別

鑑別	縱緩之緩脈	洪脈
脈位	無	浮取尤著
脈形	無	脈來洶湧有力
脈感	指下有縱緩之感	無
主病	實熱證，邪正抗爭不劇烈病勢緩，病輕	實熱證，熱盛明顯病勢急，病重
脈機	熱盛傷津較明顯，使氣血不足，鼓動無力，脈來縱緩	熱盛充斥脈管，正氣充足，氣血升騰，脈氣有力，但傷津不明顯

3. 縱緩之緩脈和散脈的鑑別（表 1-9-7）

表 1-9-7　縱緩之緩脈和散脈的鑑別

鑑別	縱緩之緩脈	伏脈
脈位	不一定浮淺	浮淺
脈形	脈體寬大，有縱緩感	脈體寬大
脈勢	脈均緩有根	脈無力，按三部無根
脈感	有縱緩之感	無縱緩之感
主病	實熱證之熱盛傷津	無縱緩之感

六　澀脈和結脈的鑑別

澀脈和結脈，均來往緩慢，但結脈較遲緩，時有一止，而澀脈艱澀似止，因此兩脈相似，不易分辨，鑑別見表 1-9-8。

表 1-9-8　澀脈和結脈的鑑別

鑑別	澀脈	結脈
脈位	短縮	較長
脈形	細小	不細小
脈勢	脈來艱難，往來不暢	脈來遲緩，往來通暢
脈律	無歇止	時有一止，止無定數
脈速	緩慢	遲緩
主病	精傷血少，氣滯血瘀，痰食積滯	陰盛氣結，寒痰血瘀，癥瘕積聚

七 實脈和洪脈的鑑別

實脈與洪脈，均為有力之脈，脈勢強盛有力，不與無力脈組成相兼脈，醫生不易分辨，但要仔細觀察，在脈位深淺、脈形粗細、脈勢強弱，相兼脈和主病上，還是有所不同的。

實脈和洪脈鑑別見表 1-9-9。

表 1-9-9　實脈和洪脈的鑑別

鑑別	實脈	洪脈
脈位	三候無所偏重	舉按尋應指有力，浮取尤著
脈形	不言脈形	闊大應指
脈勢	來去皆盛，脈無洶湧	來盛去衰，脈來洶湧
相兼	不與無力脈相兼，可與其他某些脈相兼	不與虛類脈和沉類脈相兼
主病	表裡寒熱之實證	裡實熱證

八 長脈和弦脈的鑑別

長脈和弦脈都較長，鑑別見表 1-9-10。

表 1-9-10　長脈和弦脈的鑑別

鑑別	長脈	弦脈
脈位	超過寸、關、尺部	不超過本位
脈形	脈長	端直以長，如按琴絃
脈勢	和緩或端直硬滿	端直
主病	肝陽有餘，氣滯氣逆，陽熱內盛，痰壅積聚	肝膽病，諸痛，痰飲，瘧疾

九 短脈和動脈的鑑別

短脈和動脈都脈來短縮，又不及本位，因此就有注意分辨的必要，鑑別見表 1-9-11。

表 1-9-11　短脈和動脈的鑑別

鑑別	短脈	動脈
脈形	無	實跳如豆
相兼	無	與滑脈和數脈相兼
主病	有力主氣鬱等實證，無力主氣橫等虛證	驚證，痛證

十 細類脈的鑑別

微脈、伏脈和弱脈屬細類脈，脈形細小，不與大類脈相兼，且伏脈不顯與微脈若有無根相像。

而微脈和弱脈屬細類脈，又都是無力之脈，而且脈形細小，僅有程度上的不同，因此有必要將微脈、伏脈和弱脈分辨清楚，鑑別見表 1-9-12。

表 1-9-12　細類脈的鑑別

鑑別	微脈	伏脈	弱脈
脈位	不言深淺	沉取不顯，推筋著骨乃得	沉取乃得
脈形	似有若無，極為細軟，模糊不清	不言脈形	細而如絲，清楚分明
脈勢	極軟若無，按之欲絕	脈來有力或脈伏不顯	無力，至數清楚
相兼	多與沉脈相兼	無	不與浮類脈相兼
主病	氣血兩虛、元陽虛衰證	實證，邪閉厥證，痛極之證	氣血兩虛，陽氣不足
脈機	由於元陽虛衰，無力鼓動脈氣	邪氣閉塞，氣血壅滯，使正氣不宣通，脈氣潛伏	氣血不足，脈管不充盈，氣虛無力運血，無力鼓動脈氣

十一 結、代、促三脈的鑑別

結、代、促三脈，均屬脈律不整、時有遏止之脈。由於它們的主病不同，就需詳細辨別才是，鑑別見表 1-9-13。

表 1-9-13　結、代、促三脈的鑑別

鑑別	代脈	結脈	促脈
過止	遲中一止	遲中一止	數中一止
止數	止有定數	止無定數	止無定數
過止時間	相對較長	相對較短	相對較短
脈之復來	無力不數	有力更數	有力更數
主病	臟氣不足，偶見於驚證、痛證、初期妊娠	陽虛陰盛邪氣阻滯之證	陽熱亢盛有形邪阻之感

十二　虛類脈的鑑別

細脈和微脈都屬虛類脈。它們脈位都偏深，脈體都狹小，脈勢都軟弱無力，臨床上根本不容易分辨。

對於氣血陰陽不足的病人，有時在臨床上同時出現，但它們主病稍有不同，鑑別見表 1-9-14。

表 1-9-14　虛類脈的鑑別

鑑別	細脈	微脈
脈位	浮中取皆有	沉取始得
脈形	脈細如絲，稍大於微脈	極細小而模糊
脈勢	雖無力但應指明顯	極軟弱無力，似有若無，按之欲絕
脈律	節律整齊，指下不絕	有遲脈
主病	偏陰血不足，濕證，妊娠	偏陽氣衰弱，傷津，痛證
脈機	陰血不足，使脈管不充盈	陽氣不足，心輸出血量少，對脈管鼓動無力

十三　弱脈、細脈和濡脈的鑑別

弱脈、細脈和濡脈，都屬於細類脈和虛類脈，它們的脈體窄小如細線，脈勢也較正常脈為弱，都主病為氣血不足，但在臨床上，還是有分辨的必要，鑑別見表 1-9-15。

表 1-9-15　弱脈、細脈和濡脈的鑑別

鑑別	弱脈	細脈	濡脈
脈位	沉取方得	浮中沉取皆有，中沉取明顯	浮取細察方得，中沉取不明顯
脈形	沉細而柔	脈細如線	浮細而柔
脈勢	按之欲絕，脈勢軟弱	應指較明顯，脈勢較強	脈勢次強
主病	以氣傷為主	氣血不足，也見於濕證	以血傷為主，兼見於濕證

十四 散脈和濡脈的鑑別

散脈和濡脈都屬於浮類脈和虛類脈。它們脈位都淺，脈勢都無，都主病氣血不足，而且在臨床上見到散脈，說明病情危重，其脈又都有浮而無力的特點，絕不可混淆不清，鑑別見表 1-9-16。

表 1-9-16　散脈和濡脈的鑑別

鑑別	散脈	濡脈
脈位	極為浮淺，中沉取則空	脈浮淺，中沉取則減
脈體	大	小
脈勢	極軟無力，無極，按之欲絕	應指清楚，沉取雖減卻有脈有根
脈律	節律不整，至數不清	節律整齊，至數清楚
主病	元氣離散，病情危重	氣血不足，也見於濕證

十五 革脈、緊脈和弦脈的鑑別

革脈和緊脈是弦脈的相似脈，如弦脈和革脈都有弦象，而弦脈和緊脈都表現為指下硬而有力。

三者不僅脈象相似，又都見於寒證，因此在臨床上應當詳細分辨，鑑別見表 1-9-17。

表 1-9-17　革脈、緊脈和弦脈的鑑別

鑑別	革脈	緊脈	弦脈
脈位	沉取始得	輕取可得	浮中沉取皆有
脈形	強直弦急	脈繩索形，屈曲不直	端直成長，如按琴弦
脈勢	外強內虛，如按鼓皮	脈急有力，狀如轉索	輕取應指，重按不移
主病	亡血失精，外寒內虛	宿食，寒證	肝膽病，水飲病

十六　牢脈和伏脈的鑑別

牢脈和伏脈的鑑別見表 1-9-18。

表 1-9-18　牢脈和伏脈的鑑別

鑑別	牢脈	伏脈
脈位	比伏脈淺，較沉脈深	極深，推筋著骨乃得
脈勢	強直有力	模模糊糊，或匿伏不著
脈形	脈體較寬	脈體較窄
相兼	與實脈、大脈、弦脈、長脈相兼	無
主病	陰寒堅積內蓄之證，如症、積，偶見熱證、虛脫和肝病	實熱、陰寒、瘀血、痰飲，食積，偶見元氣將竭和妊娠
脈機	邪氣內積，虛勞傷陰血，皆脈氣被遏，沉潛不起	氣機閉塞，氣血凝結，營衛不通，難以鼓動脈氣；久病體虛，陽氣欲竭，氣脫

十七　舉類脈的鑑別

1. 浮脈和沉脈的鑑別

浮脈和沉脈是對舉脈，均是從脈位的深淺來分的，鑑別見表 1-9-19。

表 1-9-19　浮脈和沉脈的鑑別

鑑別	浮脈	沉脈
脈位	舉之即得，輕浮於上按之稍減不空	按之即得，浮取不應按之沉重於下
主病	表證，上焦證陽證，實證	裡證，下焦證陰證，虛證

2. 數脈和遲脈的鑑別

數脈和遲脈是指脈率的快慢，鑑別見表 1-9-20。

表 1-9-20　數脈和遲脈的鑑別

鑑別	浮脈	沉脈
脈率	一息五至以上，90 次／分以上	一息不足四至，60 次／分以下
主病	熱證，陽證	寒證，陰證

3. 緩脈對舉脈的鑑別

（1）遲緩之緩脈和數脈的鑑別，見表 1-9-21。

表 1-9-21　緩脈和數脈的鑑別

鑑別	遲緩之緩脈	數脈
脈率	一息不足四至，稍快於遲脈	一息五至以上
脈勢	脈來緩慢	脈來急促
主病	濕證	熱證

（2）怠緩之緩脈和實脈的鑑別，見表 1-9-22。

表 1-9-22　緩脈和實脈的鑑別

鑑別	怠緩之緩脈	實脈
脈勢	脈來鬆懈，怠緩無力	脈勢較強，舉按皆有力
主病	虛證	實證

（3）縱緩之緩脈和細脈的鑑別，見表 1-9-23。

表 1-9-23　緩脈和細脈的鑑別

鑑別	縱緩之緩脈	細脈
脈形	寬大	細小如絲
脈感	有縱緩之感	按之清楚
主病	實熱證	虛證，濕證

4. 滑脈和澀脈的鑑別，見表 1-9-24

表 1-9-24　滑脈和澀脈的鑑別

鑑別	滑脈	澀脈
脈性	陽脈	陰脈
脈形	往來流利，如盤走珠	往來艱澀，如輕刀刮竹
脈體	長	短
脈感	應指圓滑	指下遲鈍
主病	實熱證，痰飲證，食積證	氣滯血瘀證，津傷血少證

5. 虛脈和實脈的鑑別，見表 1-9-25

表 1-9-25　虛脈和實脈的鑑別

鑑別	虛脈	實脈
脈象	脈虛軟無力	脈來有力
主病	虛證	實證

6. 長脈和短脈的鑑別，見表 1-9-26

表 1-9-26　長脈和短脈的鑑別

鑑別	長脈	短脈
脈位	超過寸、關、尺本位	不及本位
脈形	脈來超長	脈來短縮
主病	肝陽有餘，氣滯氣逆證 陽熱內盛，痰壅積滯證	無力者，氣損、精傷血小有力者，氣滯血瘀，痰食積滯，驚證，痛證

7. 洪脈和弱脈的鑑別，見表 1-9-27

表 1-9-27　洪脈和弱脈的鑑別

鑑別	洪脈	弱脈
脈位	三部皆有，浮取尤著	浮取不應，重按乃得
脈形	闊大滿指	細小如絲
脈勢	來盛去衰，洶湧有力	來去無力，脈勢不足
主病	無形裡熱實證	氣血不足諸證

8. 疾脈和遲脈的鑑別，見表 1-9-28

表 1-9-28　疾脈和遲脈的鑑別

鑑別	疾脈	遲脈
脈率	一息七至以上，脈率 120 次／分以上	一息不足四至，脈率 60 次／分以上
脈形	脈來急疾	脈來緩慢
主病	實熱證，虛熱證，虛寒證	寒證，實熱證
預後	病危之兆	無

9. 洪脈和微脈的鑑別，見表 1-9-29

表 1-9-29　洪脈和微脈的鑑別

鑑別	洪脈	微脈
脈位	三部皆有，浮取尤著	不言脈位深淺
脈形	脈來闊大	極其若無
脈勢	來盛去衰，洶湧有力	極軟無力，似有若無
相兼	與浮脈、長脈、大脈和數脈相兼	多與沉脈相兼
主病	無形裡實熱證	氣血虛衰，陽衰已極之重症

第十章

脈定病勢

一般情況下，脈證是合一的，有什麼病就見什麼脈。這樣一來，只要診脈準確，病也就確診無疑了，可也有脈證不一致的，不是脈不從證，就是證不從脈，這就需要醫生在診病時要很好地辨證，也就是按病人的具體情況去做具體的分析，找出脈不從證和證不從脈的內在規律性，就可以更準確地掌握病情了。

病人脈沉病在裡，說明有裡證，可有時病人只是患了感冒，有頭痛、惡寒、發熱、身痛、咳嗽、噴嚏等症狀，也會出現脈沉。當機體抵抗力弱時，而外邪又十分強盛，脈診時自然就見沉脈了。這時醫生要治其裡，攘外必先安內，這就要從脈而不從證來進行治療。

相反，病人得了裡證，卻表現出浮脈。正如張仲景所說：「日晡發熱，屬陽明也。」脈浮虛者，宜發汗。」機體抵抗力十分衰弱，使陽浮越於外，醫生就不可用下法治裡證，要用發汗解表法治療疾病。

如病人患了結胸證，應當用大小陷胸湯下之，但脈診出現浮大脈象，就不可用下法治本病，也只有用發汗解表法治本病。倘若在臨床上用了下法，則下之而死。因為病人機體抵抗力特別低下，已經不能牽制病邪了，醫生再用下法去耗盡氣血，就必致病人於死地。

又如體痛病者，本為表證，但診脈可見尺中遲脈，說明腎寒，營血不足，就不可用發汗解表法治療，而需要調和營血和溫腎了。

但在臨床上，醫生治療也有從證不從脈的，這就需要醫生準確地辨證，正如《傷寒論》所云：「脈浮而大，心下反鞕，有熱屬藏者，攻之，不令發汗。」脈之浮大，不是表證不解，而是內有實熱而不顯，按實際病情就只好攻下治之，而不能發汗了。

又如少陰病的初期，病人發熱而脈卻沉者，雖為沉脈，也不能下之，宜用解表發汗法，要用麻黃附子細辛湯治之。

若陽明證出現脈遲，但病人不惡寒，體汗濈濈，就不可用附子、乾薑溫之，需用大承氣湯下之。

因此醫生要根據臨證情況做具體分析，才不誤診，但臨床表現與證相反的脈象，也都是事出有因的，也是疾病自然發展的結果。

因病發頭痛、體痛而脈反沉者是何道理呢？發熱、頭痛、身痛是屬表證，切脈應為浮脈。但由於機體抵抗力弱，臟腑功能失調，不能抗邪於外，同時外感之邪又甚強，使陽氣不能外達，而病邪入裡便出現沉脈，是理所當然的。

還有一種情況，外感之邪同時侵及表裡，臨床上可見表證，又見裡證；或者裡證未癒，復感外邪，使表證、裡證同時存在，而病邪又使陽氣不能外達，使脈氣不能鼓動於外，便出現沉脈，是疾病機制的規律所在。

日晡發熱，屬陽明也。脈浮虛者，宜發汗。若從脈治之，是有道理的。病邪入了陽明經，而陽明經屬胃和大腸。陽明經多主燥，所以病邪傳入陽明胃腸也就化熱、化燥了，表現出陽亢熱極的證候，其脈應當沉實有力才是，但脈象若呈浮虛之脈，就說明病邪不盛，機體正強，能驅邪於外，而入於太陽經，主表證，因而治療應當發汗解表。如用大承氣湯，以峻下熱結，耗傷氣血，就會使病情加重，因此雖是裡證而不可下之才對。

結胸證若脈浮，就不能用大小陷胸湯下之。若用下法就可使病情加重，或致病危，應從浮脈而發汗解表，其治法道理是，由於太陽病攻下太早，以使表熱內陷，與胸中原有水飲結聚，稱水氣結胸或水熱結胸，或太陽內傳陽明，其脈寸浮、關浮。由於陽明實熱，使胸腹原有水飲互結，若脈沉結，應攻下之；但若出現浮脈，說明人體抵抗力強，已將病邪從陽明經驅向太陽經。

如再攻下之，就使機體受其損傷，抗病能力下降，又反使病邪進入陽明經，致結胸證病情加重。這樣一來，只有從浮脈解表治之，才能病癒。

若身痛而尺中脈遲者，就不可用桂枝麻黃湯來發汗解表了，因為疾病是營血不足造成的，應從脈而調其營血治之。這就是以脈辨證的道理。

但也不盡然，也有以證從脈的，並有其他病情機制。

如脈浮大，理當發汗解表，但心下鞕，因有邪熱壅聚於胃脘中，按之軟而不痛，是因傷寒表邪未解，誤用下法，而使邪氣和痰濕相結，寒熱錯雜，應選用各種瀉心湯加減而治之；如因憂鬱氣結，而見心下痞滿，伴腹微痛，又不思飲食時，可用木香化滯湯進行理氣、化滯、消痞，多見於急慢性胃腸炎和消化不良等症。

而脈之所以出現浮大脈，是因病人抵抗力低下，不能抵抗病邪，而出現陽浮越於外的緣故，如醫生這時再用發汗解表之法，就會損陰及陽，陽損其陰，致使病情加重，這就不能以脈辨證，而需要根據疾病的具體情況來進行辨證論治了。

若「少陰病始得之，反發熱，脈沉者，宜用麻黃附子細辛湯主之」。眾所周知，少陰病是指心腎功能衰退的病變，病機是以陰虛裡寒為主，是疾病的嚴重階段，多來自傳經之邪，或外邪直中，或汗下太過所致。而少陰經內連心腎。心為火熱之臟屬陽，腎為寒水之臟屬陰，因此少陰病也可從陽化熱，也可從陰化寒，但臨床上多以陽虛裡寒證為主，脈理當沉象，但病在少陰病初期，病人要反發熱，而成真寒假熱證。

這是由於陰寒內盛，迫於虛陽於外，也是寒熱格拒。醫生若從沉脈治之，就不恰當了，理應用麻黃附子細辛湯治之。

方中附子溫經助陽以治陽虛；麻黃發汗解其表熱；細辛內散少陰寒邪，外解太陽表邪，而陽虛者氣之不足，可加用黃耆、黨參、炙甘草以益氣，因此本方助陽益氣，疏表散寒，就可發汗而不傷正，補益而不戀邪，因此少陰病裡證、治之宜也，亦可用汗者的道理。

因見促脈，就當用葛根芩連湯治之，但因為熱盛傷津，熱邪阻遏，使機體陽氣不能外達四肢，而出現四肢厥冷、虛脫，就不得用葛根芩連湯等寒藥治之了。

這種促脈不是陽盛之脈，主要是因為病人真元衰憊，陰血衰少，陰陽不相接續，而出現陰竭陽盛，以表現為促脈，醫生就不得用寒涼藥以使之厥冷而虛脫了。

再有「陽明病，脈遲，雖汗出不惡寒者……手足濈然汗出……則用大承氣湯」。而不能因脈遲而用附子乾薑溫之了，因這種遲脈，並不是陰寒之脈，多因熱邪傷津，熱邪被阻，使陽氣不達四肢，或因心臟鼓動無力而出現遲脈之故，就只好從證治之了。

以上諸證，在治療上，必須正確地辨準病機，然後按病機具體情況，採取具體治療措施。這就應在極其錯綜複雜的情況下，需要從脈辨證，也要從證不從脈。

第十一章

真臟脈

《內經》提出的真臟脈，各有其特異的脈象。依據《素問・玉機真臟論》，提出以下五種真臟脈：肝的真臟脈，弦硬勁急，脈體緊張度高，按壓繃緊，猶如刀刃；心的真臟脈，堅硬而搏手，脈來形大，短硬澀，猶如轉豆；肺的真臟脈，脈大而空虛；腎的真臟脈，按壓搏手，如轉索欲斷，或如彈石般堅硬；脾的真臟脈，軟弱無力，快慢不均。

凡臨床上見到真臟脈，其疾病預後都是不好的。當然中醫所指五臟概念非同西醫，因此臨床分析時，不要生搬硬套。

1. 肝的真臟脈

即偃刀脈，脈體弦細而緊急，有按刀刃上的感覺，說明脈體緊張度高，小動脈明顯收縮，血液外周阻力明顯增大。因肝缺血、缺氧，肝細胞大塊變性壞死，致使肝功能衰竭，肝凝血因子合成減少，血管內凝血，纖維蛋白溶解，血小板減少，可致皮膚、黏膜、內臟出血，同時肝糖原和維生素合成減少，而且肝功能衰竭有 80%病人都合併有腎功能衰竭。

由於腎功能衰竭，使腎血液循環障礙，全身血液 1／3 都要通過腎臟，會影響全身血液循環。腎缺血、缺氧，產生腎素，又使全身小動脈痙攣收縮，可導致人體血壓增高。全身因血管內凝血，交感神經興奮，使神經末梢分泌更多的兒茶酚胺，使全身血管收縮，橈動脈脈體弦而緊急。

2. 心的真臟脈

堅硬而搏手，洪而無胃氣，來盛去衰。這是因心肌受損，左右心室流出道狹窄，肺循環和體循環高壓，使心室後負荷加重；若心瓣膜閉鎖不全，心內和大血管間從左至右分流，使心室舒張容量增加，使心室前負荷加重，也可引起繼發心肌收縮力減弱。再有貧血、體循環動靜脈瘻、甲狀腺功能亢進、腳氣性心臟病等，由於周圍血管阻力降低，心排血量增加，也可引起心室後負荷加重。最後有二尖瓣和三尖瓣狹窄、心臟壓塞和限制型心肌病等，都可使心室充盈受限，使體、肺循環充血。

由於心肌負荷加重，又缺血、缺氧、酸中毒等，都可使心肌細胞超微結構和生化代謝異常，便可引起心肌收縮力下降和心排血量減少。

由於各種原因造成心肌收縮力下降，心排血量減少，使病情加重。這時，中樞神經系統和內分泌系統發揮出調節代償功能，以維持組織代謝的需要。

由於心臟排血量降低，主動脈壓和頸動脈壓下降，右心房和上下腔靜脈壓增高，能反射性地引起交感神經興奮和副交感神經抑制，使心率加快，周圍血管緊張度增高，就能增加心的排血量，維持正常血壓，以保持重要臟器的血液供應。

當代償到一定程度後，心排血量因失代償而降低，使腎血流和腎小球濾過率降低，腎小管重吸收鈉增多，同時由於腎臟缺血，又使腎素分泌增多，能激活腎素—血管緊張素—醛固酮系統，引起水鈉瀦留，結果使血容量和回心血量增多。腎素又使周圍小動脈痙攣，血管緊張度增大，心臟前負荷增加，心肌纖維因大量心臟充血而被拉長。在一定限度內，心肌纖維的拉長，使收縮力增加，心搏出血量增多。

由於心臟長期過度的負擔加重，可促使心肌代謝增加，如心肌蛋白質合成多，使心室肌增厚肥大，其心肌收縮力代償性增強，從而增加心臟血流搏出量。

因此當心肌代償性竭力收縮時，由血液循環，對橈動脈血管壁給予很大的壓力，使醫生診脈時感到脈來堅硬而搏指，其脈管血流衝擊洶湧，但因心肌沒有貯備能量，在拚命地收縮之後，就鬆弛無力了，因此使脈勢來盛去衰，並洪而無胃氣，沒有從容和緩、節律均勻之感。

3. 肺的真臟脈

大而空虛，浮而無力，如風吹毛，如物之浮，是浮而無胃氣的脈，多發生在呼吸衰竭的晚期。由於肺呼吸衰竭造成嚴重或長期缺氧，並導致心肌衰竭之後，使心肌收縮力下降，心搏血量減少，使血壓下降，同時外周血管由於缺氧使細胞變性，滲透性增強，血液從血管內向外滲出增加，而二氧化碳瀦留又直接作用於血管壁平滑肌導致血管緊張度下降，血管擴張，因此醫生診脈就可出現浮而無胃氣的脈，應指也就如風吹毛，浮而無力，象徵疾病正在垂危之中。

呼吸衰竭的出現，並非完全因肺的疾病所造成的，其他疾病也可促成，如中樞神經系統的病變有：腦炎、腦外傷、電擊傷、化學中毒等都能抑制呼吸中樞功能，還有脊髓灰質炎以及肌肉神經接頭阻滯神經傳導的功能，都能引起呼吸通氣不足，而發生缺氧和二氧化碳瀦留，甚至呼吸停止。

還有胸廓的病變如：胸廓外傷和手術、胸廓畸形、胸膜增厚、胸腔積液和氣胸等，都能限制胸廓正常活動和肺的擴張，使肺的通氣減少，又使肺吸入之氣分佈不均。這樣就削弱了肺進行氣體交換的功能。

肺病變的晚期，就更致呼吸衰竭了，如支氣管痙攣、呼吸道阻塞，使肺通氣不足，氣體分佈不均，而損傷有效換氣功能。還有重症肺結核、肺氣腫、肺廣泛纖維化、矽肺等，都可使肺容積、通氣量、瀰散面積減少，又使肺通氣／ 血流比例失調。上述疾病均可導致出現肺的真臟脈。

4. 腎的真臟脈

搏指如轉索欲斷，或如彈石般堅實，其脈沉而無胃氣，稱彈石脈，為七怪脈的一種，常見於腎功能衰竭和尿毒症的晚期病人。由於各種原因，使腎臟的腎小球濾過率急遽下降，致使機體水鹽代謝紊亂和氮質代謝產物瀦留。多種病因都使腎血流量減少，甚至比正常人少一半，使腎小球濾過率減低，從而形成少尿。

由於腎血流量減少，使腎臟缺氧，損害腎小管的細胞，使對鈉的重吸收減少，能直接影響近旁腎小球細胞裝置，即緻密斑釋放腎素。由於腎素、血管加壓素和醛固酮系統的作用，而使腎小球的入球動脈收縮，引致腎內阻力增加，從而減少腎血流量，加重腎臟缺血，併發腎功能衰竭。

到了晚期尿毒症，可使體內各種代謝產物及毒性物質不能排出體外，能直接影響機體代謝過程，使其代謝功能障礙，如水代謝和鈉、鉀、鈣、鎂等無機鹽代謝紊亂，導致機體代謝性酸中毒，同時機體蛋白質、脂肪、糖及內分泌代謝失調，免疫功能下降，便可加重對心、肝、脾、肺、腎等各個臟器的損害，尤其對心血管的損傷。

在尿毒症晚期，使水、電解質和酸鹼平衡紊亂，再加上尿毒症毒素的作用，可引起腎細胞的壞死，也損害心血管系統，而且是常見而嚴重的。由於水鈉瀦留，以及腎素—血管加壓素—醛固酮系統的作用，使血壓升高，而且持續時間也長，就能增加心臟的負擔。再加上尿毒症晚期病人心血管系統的損害，腎素、血管加壓素和醛固酮的作用，能使全身小動脈痙攣性收縮，時間過久時，就可出現小動脈硬化，血管堅硬並失去彈性。又因肝的損害，不能調節血量。即使心肌損害嚴重，如心律不整、心臟也要盡力收縮，都可使血壓升高，因此醫生診脈時，就會出現應指彈石的感覺，稱彈石脈。有時也出現脈來忽疏忽密、節律紊亂的脈象，稱解索脈。

5. 脾的真臟脈

軟弱無力，快慢不均，如屋之漏，如水之流，為緩而無胃氣的脈象，脈搏無收縮跳動之力，似有似無。中醫謂脾主運化、主統血、主肌肉四肢、開竅於口，其華在唇，泛指食物經胃腸消化吸收，使水穀精微由血液運到各器官組織間液中，再與組織細胞進行物質交換，從而使組織細胞吸入營養物質和氧料，同時組織細胞又將代謝廢物排到組織間液。

參與這一代謝過程的還有心、肝、胰、肺、腎等各臟器，其功能都與脾有關，從而與西醫所指的脾，就成了兩個不同的概念，而且功能各異，因而脾的真臟象就不能侷限於脾臟了，如上消化道出血、腸梗阻、糖尿病、心臟病、甲狀腺功能亢進等疾病的病危期間都可出現脾的真臟脈。

真臟脈，古代醫家其說不一，現介紹如下：

（1）火薪脈：為怪脈一種，脈來如火燃薪之狀，其勢隨起隨滅，可見於竇性靜止，即在一個或多個心動週期中，竇房結不能發出心搏衝動，致使心房和心室相應暫停，多因迷走神經張力過高，或洋地黃、乙醯膽鹼等藥物抑制竇房結功能所致。還有冠心病、心肌病、心肌炎，使竇房結損傷，出現起搏和傳導障礙，常為竇房結病態綜合徵的主要表現之一。

還有高血鉀也可抑制竇房結和心搏傳導路徑，而出現心跳停搏。嚴重者，竇房結可長時間停止起搏，而由下級起搏點控制心臟活動，況且下級起搏點起搏功能也低下，因此出現火薪脈，使脈隨有隨無。

（2）散葉脈：為其他怪脈的一種，多見於心室自主心律，為心室內異位逸搏心律，其心率為 30～40 次／分，是因竇房結或心房或房室交接處，心肌組織處於高度的抑制狀態，或房室束分支以下Ⅲ度房室傳導阻滯，皆由高血鉀和奎尼丁中毒所致，臨床上表現為心室率慢而不規則，呈現出多種形態，心電圖 QRS 波時限在 0.16 以上，能嚴重影響心排血量，可導致低血壓、休克或阿—斯綜合徵，成為臨終前的一種心律。

（3）雀啄脈：為七怪脈的一種。脈來急數，一息七八至以上。跳過之後，又復停止，而且止而復作。臨床上多見於陣發性心動過速，為陣發性快速異位心律，其心率為 160～220 次／分，也有快至 300 次／分，可有突然發作，持續數秒、數分至數小時，甚至數天而突然終止。

疾病可分為心房性、房室交接處性和心室性 3 類，前兩類合稱室上性陣發性心動過速，遠較心室性多見，而心室性心動過速又大多見於嚴重而廣泛的心肌病變病人，尤其冠心病伴發急性心肌梗塞、室壁病和心功能不全病人，還有藥物反應，如抗心律失常藥物（三環類抗抑制藥、銻劑、氯喹等），還有低血鉀、低血鎂，大多數呈現出短陣反覆發作，並易轉為室顫，也見於二尖瓣脫垂、洋地黃中毒和擬交感神經藥物過量。

如心率超過 200 次／分以上，發作持續時間較長，並有器質性心臟病，可導致腦、腎、心等器官血供不足，血壓下降，血流動力障礙，繼而發生休克、昏厥、阿一斯綜合徵發作、急性心衰，甚至猝死。

（4）屋漏脈：為七怪脈的一種，一次呼吸，脈搏只能跳動一次，為竇性心動過緩，心率為 45～60 次／分，且易變動，可伴有竇性心律不整、竇房結暫停、竇房結阻滯或房室交接處逸搏，多見於顱內壓增高、血管神經性昏厥、梗阻性黃疸、高血鉀、病態竇房結綜合徵、黏液性水腫，以及洋地黃、β 受體阻滯劑等藥物中毒，其臨床意義，隨著病因的不同而不同，其後果也就不同。但人的脈搏若在 60 次／分以下時，由於有效循環血液不足，血容量減少，組織器官血液不足，供養減少，就會使組織代謝障礙，尤其在心臟失代償情況下，其後果也是嚴重的，因此在臨床上應該引起重視。

（5）短絀脈：為西醫脈搏的一種，指脈搏次數少於心搏次數。當心率低於 90 次／分，或高於 150 次／分時，節律不規則可不明顯，但由於心臟的排血量減少，而不能引起橈動脈的搏動，使心搏血流不能傳到橈動脈，因此使脈搏次數比心搏次數少。而心搏越快，短絀脈就越明顯。這樣，在確定短絀脈時，醫生一方面用聽診器聽心搏次數，另一方面用手診脈進行計數脈搏，便可確定短絀脈的存在及嚴重情況。

短絀脈多見於心臟器質性病變，如風心病（二尖瓣病變）、冠心病和高原心臟病，也見於原發性心臟病、甲亢、慢性縮窄性心包炎和其他病因的心臟病，還有急性感染和腦血管意外，使心臟受損傷，形成心房內多個異位起搏點，並能高頻率地反覆發出衝動。心肌受損害，使心房肌不應期長短不同，形成心搏衝動在心房內傳導呈多處環形折返，從而促成房顫。但這些心搏衝動不能完全傳到心室，而當心室率低於 90 次／分和高於 180 次／分時，使心室搏出的血流傳不到橈動脈就又開始心動週期，於是就出現短絀脈，使血流不足，組織缺血、缺氧，代謝紊亂，損害臟器組織，甚至致命。

若出現短絀脈，也要疑為房室傳導阻滯。II 度房室傳導阻滯可導致心臟停搏，使聽診出現心音脫漏，脈搏也有相應的脫漏。當心室率緩慢時，病人可出現頭昏，疲乏無力，活動後氣促，甚至暫時昏厥。

（6）解索脈：為七怪脈之一。脈象忽快忽慢，節律紊亂，如解索狀。這種解索脈有以下幾種具體情況：①心率緩慢（<60 次／分）而規則的有竇性心動過緩，2：1 或 3：1 或完全性房室傳導阻滯，或竇房阻滯，或房室交換處心律。②心率快速（>100 次／分）而規則的有竇性心動過速、陣發性室上性心動過速、心房撲動，或房性心動過速伴 2 ： 1 房室傳導，心室率常固定在 150 次／分左右。在快而不規則的心律有心房顫動或撲動、房性心動過速伴不規則房室傳導阻滯為多；慢而不規則者有心房顫動、竇性心動過緩伴竇性心律不整、竇性心律合併規則竇房或房室傳導阻滯為多見。

過早搏動，也稱期前收縮、期外收縮，簡稱早搏，是一次提前的異位心搏。依據異位起搏點的不同，可分為竇性早搏、心房性早搏、房室交接處性早搏和心室性早搏 4 種，以心室性早搏最為多見。

早搏可發生於基本心律，是竇性的，或是異位性的，如心房顫動，可以偶發，也可頻發，可以不規則地在每一個或每數個正常搏動之後發生，形成二聯律或聯律性早搏，這在脈搏上便形成了忽疏忽密、忽快忽慢、節律紊亂的解索脈。

早搏可發生於正常人，更常見於心臟神經官能症和器質性心臟病病人，如冠心病、心肌病、心肌炎、晚期二尖瓣病變、甲亢性心臟病、二尖瓣脫垂等，還可發生於洋地黃、銻劑、奎尼丁、腎上腺素、氯仿、環丙烷等藥物毒性作用，還有心臟手術和心導管檢查等，都易於發生早搏。

（7）**蝦游脈**：為《內經》其他怪脈的一種。脈象隱隱約約，去時一躍而消失，即沉脈中間一浮，猶如蝦之游動。冠心病、風心病、心肌病、心肌炎等疾病，若病變廣泛者，都大多累及竇房結及其附近組織，引起竇房結起搏和傳導障礙，如有高血鉀、洋地黃、乙醯膽鹼等藥物毒性作用，再加上迷走神經張力過高，就能併發竇性靜止，使心率緩慢，甚至心搏暫停。這是竇房結阻滯、竇性靜止和顯著的心動過緩造成的。

嚴重者，竇房結可長時間停頓而沒有心搏衝動，便由下級起搏點控制心臟活動，可出現一個或多個房室交接處性或心室性逸搏，便形成短陣或持續逸搏心律，偶見長達數秒鐘時間的心房心室活動暫停，或見房室傳導阻滯，偶發束支傳導阻滯，因此使心肌收縮無力，心搏血量下降，循環血容量降低，使脈象隱隱約約，沉細無力。當有逸搏時，就使脈搏一躍而消逝即沉中有一浮，此為蝦游脈。如要持續發作，可提示有器質性心臟病或藥物中毒等。

（8）**釜沸脈**：脈象浮數之極，有出無入，猶如鍋口水沸，毫無根腳，多見於異位性快速心律失常，包括各種快速的由竇房結以外起搏點控制的心律失常。

主要是陣發性心動過速，一般心率為 160～220 次／分，也有快到 300 次／分，是一種陣發性快速而規則的異位心律，多為突然發作，每次可持續數秒、數分至數小時，甚至數天才能終止，可分為心房性、房室交接處性和心室性陣發性心動過速 3 類，而心房性和房室交接處性陣發性心動過速，合稱為室上性陣發性心動過速，遠比心室性陣發性心動過速多見。

室上性陣發性心動過速常見於無器質性心臟病者，並常常因情緒激動、吞嚥動作和更換體位而誘發，更可見於風心病、高原心臟病、冠心病、肺心病、心肌病、甲亢、病態竇房結綜合徵、預激綜合徵。若洋地黃合併低血鉀時，就常常伴發房室傳導阻滯的室上性陣速。

心室性陣發性心動過速，常見於有嚴重而廣泛心肌病變的病人，尤其冠心病、急性心肌梗塞、心室壁瘤、心功不全、低血鉀、低血鎂所至 QT 間期延長綜合徵，以及心律失常藥物、三環類抗抑鬱藥、銻劑、喹啉等都可發生，同時還有低溫麻醉、心臟手術及心導管機械性刺激，都可導致各種陣發性心動過速。

在原有心臟病的基礎上，病人再患上感冒、急性支氣管炎、大葉性肺炎、急性腎炎、流行性出血熱、肺結核、貧血、甲亢等，使心肌興奮性增加，也可使心肌力量減弱，並使心肌代償性增加，心輸出血量增多，周圍血管擴張，循環血量充盈、外周血管阻力降低，以使橈動脈壓力增高，因此使脈象浮數之極，但心肌陣速而無力。代償耗盡時，脈無胃氣，失去脈根，從而形成蝦游脈。

（9）**轉豆脈**：為《內經》其他怪脈之一。轉豆脈脈來形大，短堅而澀，使脈來去捉摸不定，狀如轉豆。臨床上常見於冠心病、心衰，由多種病因引起，如束支傳導阻滯、室律遲緩的房顫伴有早搏，常以病人突發高熱為誘因，有時發生在久病重危病人。

當病人心排血量增加，外周血管擴張，可使脈形寬大。若病人高熱或久病之後，使其精傷血少，有效循環血容量銳減，脈道不充盈，血流瘀滯，血行艱澀，而使脈氣不伸，導致脈短澀滯，可是病人還有一定的代償能力，可使脈稍微堅而有力。綜所諸因驅動，脈來去捉摸不定，狀如轉豆，而成轉豆脈。

（10）**霹靂脈**：為《內經》其他怪脈之一。其脈象呈現脈來靜時，忽鼓一動而去，狀如霹靂，就是指常見的心臟過早搏動，也稱期外收縮，使病人突然一次心悸，體檢發現心律不規則。一次早搏後，可有較長的一段間歇。而早搏恰好插在兩次正規心搏之間，聽診可有 3 次連續的心搏。脈診時，在平靜的節律脈搏之中，突然鼓動一下，這就是中醫所說的霹靂脈。

這種霹靂脈可見於正常人或心臟神經官能症。每當精神緊張、情緒激動、飲酒、喝茶和吸菸過多時，都可誘發霹靂脈，還有消化不良、疲勞時，也可誘發。

霹靂脈更常見於器質性心臟病病人，如冠心病、心肌炎、心肌病、心瓣膜病、甲亢以及洋地黃、銻劑、奎尼丁、腎上腺素、氯仿和環丙烷等藥物毒性作用，多因心肌受損、異位起搏點自律性增強、環形折返或局灶性折返，觸發激動，致使早搏而形成霹靂脈，尤其心臟病重危病人，若出現霹靂脈，就預示病情危重，有生命危險。若早搏頻發，能持續 2～3 次早搏，為多源性早搏，常提示心臟有器質性病理改變。

若有頻繁房性早搏出現，就說明心臟有二尖瓣病變，甲亢、冠心病，尤其是多源性早搏，將預示房顫即要發作。風濕熱和急性傳染病出現早搏，就說明心臟受損了。如在心電圖出現 QT 時限延長的早搏，就預示急性心肌梗塞。

若有室性心動過速，即將出現心室顫動，即為病危的前奏，因此臨床上出現霹靂脈時，並且早已知道病人確認為心臟病，醫生就應該引起重視了。

（11）水沖脈：即喘脈，為《內經》其他怪脈之一。脈象特點為脈勢有出而無入，有來無去，如喘人之息，中醫稱為喘脈。這種脈多見於風濕性心臟病、主動脈瓣閉鎖不全病人。

由於心臟收縮完全而有力，使心搏出血量多，使動脈疾速充盈，但在心臟收縮後期，由於主動脈瓣關閉不全，使心血返回心室一部分，導致血管內血壓急驟下降，因而在產生洪大有力的脈搏之後，脈搏很快就沒了，呈現脈象有出沒入，有來無去，形成水沖脈。

（12）如丸脈：為《內經》其他怪脈之一。脈象特點為脈來滑而不直手指，但按壓就沒了，形似芤脈，其實芤脈，中按無脈，重按就有脈了，說明如丸脈沒有胃氣，臟氣將絕，要比芤脈危重多了。

臨床常見於嚴重的大出血、腦出血，以及左心失代償病人，如肺氣腫、夾層主動脈瘤等，因心臟無力鼓動，同時又失血過多，血管內血容量過少，失去充實力量，加之脈管擴張，血流循環無力，便形成如丸脈。

（13）舂舂脈：為《內經》其他怪脈之一。脈象特點為脈來急，洪實，而無胃氣，如杵之舂。

臨床見於傳染病極期、敗血症、急腹症、甲亢、風心病、主動脈閉鎖不全等。心肌收縮有力，心排血量增加，外周血管擴張，使血壓從高驟然轉低，從而形成收縮壓偏高而舒張壓偏低，這樣促使增大了脈壓差，使血流速度起初增快，脈象顯示極為洪實有力，而無從容和緩之感，說明病到極期，為病危徵兆。

（14）麻促脈：為十怪脈之一。脈來急促而凌亂。臨床上常見於各種心臟病，如冠心病、心肌炎等，心電圖可見於各種心率較快的早搏，即期前收縮以及心室率較快的心房顫動。

〔附註〕

由於中醫各家對危重病人臨床經驗總結不同，還提出各種怪脈。其概括如下：

七怪脈有：①雀啄脈。②屋漏脈。③彈石脈。④解索脈。⑤魚翔脈。⑥蝦游脈。⑦釜沸脈。

十怪脈有：在七怪脈基礎上，再加上偃力脈、轉豆脈和麻促脈。

八怪脈有：①釜沸脈。②魚翔脈。③彈石脈。④奪索脈。⑤屋漏脈。⑥水流脈。⑦雀啄脈。⑧偃刀脈。

《內經》其他怪脈有：①蝦游脈。②轉豆脈。③火薪脈。④散葉脈。⑤橫格脈。⑥弦樓脈。⑦委土脈。⑧懸雍脈。⑨如丸脈。⑩如舂脈。⑪如喘脈。⑫霹靂脈。

第十二章

中醫 28 種脈象

中醫 28 種脈象，可分為 6 類脈，即浮類脈、沉類脈、遲類脈、數類脈、虛類脈和實類脈。

一 浮類脈

浮類脈有：①浮脈。②洪脈。③濡脈。④散脈。⑤芤脈。⑥革脈。

（一）浮脈

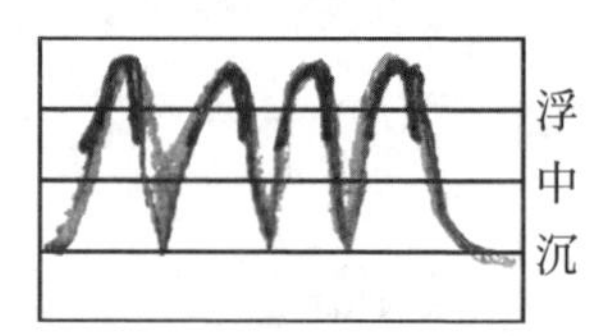

圖 1-12-1 浮脈

【概念】浮脈（圖 1-12-1）就是指在皮下淺表處，能輕取得到的一種脈管搏動，重按就減弱了，正如古代中醫所說：「舉之有餘，按之不足。」

浮脈，最早出自《內經》。在《難經・十八難》中云：「浮者，脈在肉上行也。」《素問・宣明五氣論》云：「肺脈毛。」說明浮脈如羽毛一樣輕浮，輕舉即得，因此浮脈在《內經》和《難經》中又稱毛脈。

【脈象】脈搏跳動在皮下，輕舉診脈就能明確得到，當按壓診脈時就不明顯，但不空虛。王叔和在《脈經》中寫得很中肯，他指出：「浮脈，舉之有餘，按之不足，浮於手下。」徐靈胎說：「按之脈勢即減，非虛脈也。」何夢瑤在《醫碥》中云：「浮脈本浮，按抑之後沉，不按之則仍浮，故曰浮也。」而李延顯在《脈訣匯辨》寫得更形象，他說：「浮之為義，如木之浮水面也；其脈應於皮毛，故輕手可得，如水中漂木，雖按之使沉，亦將隨手而起。」

【脈理】由於各種原因，使心排血量增加，循環血量增多，再由於外周血管擴張，使外周阻力降低，脈管中血多充盈，橈動脈血壓增高，位於皮下淺表部位，因此輕取就可得到。

浮類脈在臨床上多出現於感冒、急性支氣管炎、大葉性肺類初期、急性腎炎和流行性出血熱等疾病。這些疾病的特點是各種病原體直接作用人體體表黏膜細胞組織，而毒素由體液作用於全身組織，同時病原體的刺激，由傳入神經到大腦有關皮質中樞，再由傳出神經，調節有關的臟器。

機體發熱，刺激機體的吞噬細胞，形成抗體，白細胞中酵素的游離及其活動的增加，有促進康復作用。同時由於發熱，使血管擴張，循環血流增快，組織和臟器中的血液都動員到血液循環中。皮下組織間液各種吞噬細胞和白細胞增多，而心臟也應激性心搏加強，收縮有力，充分調動機體的防禦功能，因此使脈搏浮而有力。

【主病】正常平脈、肺脈和心脈可見浮脈。因寸浮脈脈位淺表，橈動脈就在皮下，因此多見浮脈。正如《素問・平人氣象論》云：「平肺脈來，厭厭聶聶，如落榆莢曰肺平。」徐明《脈學縱橫談》云：「平人，多可見到浮脈。」其次，在秋季正常人也可見到浮脈。因秋高氣爽，氣壓偏低，氣溫較高，機體受秋天氣候的影響，在大腦中樞神經系統的調節下，使氣血充盈、脈管擴張，在寸口處可見浮脈。

正如李中梓《診家正眼》所云：「夫肺臟取掌秋金，天地之氣至秋而降，且金性重而下沉，何與浮脈相應？不知肺金雖沉，然所主者，實陽也，況處於至高，為五臟之華蓋，輕清之用，故與浮脈相應耳。」

瘦人可見浮脈，因瘦人寸口處皮下組織較薄，使橈動脈接近皮下，醫生很容易診到浮脈。

相反，胖人皮下組織厚，寸口橈動脈距皮膚表面較深，使脈偏沉。正如葉子雨《脈說》所云：「瘦人得浮脈，三部相得曰肌薄，肥人得之未有病者。」《醫學傳心錄》云：「左寸心脈浮大散……右寸肺脈浮澀短，此為無病體安然。」這樣一來，醫生診脈就必須要排除生理浮脈，以確定病理浮脈。

病理浮脈具有臨床意義和價值。浮脈主表證，寸、關、尺三部皆為浮脈。正如程國彭《醫學心悟》所云：「浮，不沉也，主病在表。」朱棟隆《四海同春》云：「凡脈之浮者，陽也，表也，乃外感五運六氣之邪猶未入裡，邪氣盛行於表，而傷衛即宜用發散之劑，要浮而無力則外感傷榮宜補中兼和解矣。」

浮脈有相兼脈主病：浮而有力，主表實證；浮而無力，主表虛證；浮遲脈主表寒證；浮緊脈主表寒證；浮緩脈主表寒；有汗者主風濕；浮數脈主風熱，主痰熱上壅；浮洪脈，主表熱；若尺脈浮洪者，說明病在血管變化方面；浮滑脈，主風痰，主表證挾痰濕，又主宿食；浮虛脈，主傷暑；浮滑而疾脈，主消化不良證。

（二）洪脈

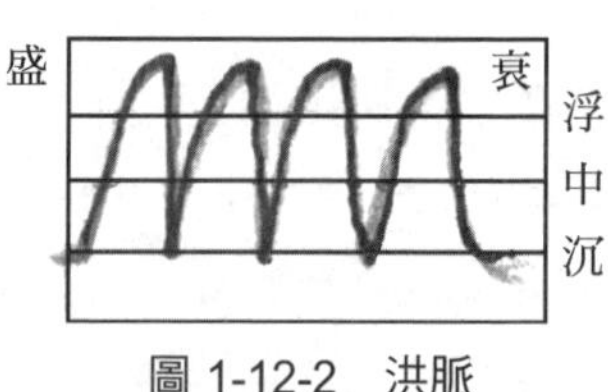

圖 1-12-2　洪脈

【概念】洪脈（圖 1-12-2）是因心搏有力，循環血量增加而形成脈幅寬大、來盛去衰、脈勢洶湧、浮取明顯的一種脈象。

在《內經》和《難經》中沒有洪脈之稱，洪脈最早見於《傷寒論》，而《素問・宣明五氣論》云：「其氣來盛去衰，故曰鉤。」朱丹溪說：「鉤即是洪，名異實同。」《脈經》云：「洪脈，極大在指下。一曰浮而大。」《診宗三昧》云：「洪脈者，既大且數。」《診家樞要》云：「洪，大而實也，舉按有餘，來至大而去且長，騰上滿指。」《診家正眼》云：「洪脈極大，狀如洪水，來盛去衰，滔滔滿指。」又云：

「……洪脈只是根腳闊大，卻非硬堅，若使大而堅硬，則為實脈，而非洪脈矣。」從中醫先輩對洪脈的著述來解釋洪脈，並下出定義，就更為貼切了。

【脈象】脈體粗大寬闊，輕舉滿指，來盛去衰，其勢洶湧，浮取顯著。中醫先輩對洪脈脈象做了探討，並有獨到見解。葉子雨云：「洪脈似浮而大，兼有力，故舉按之則泛泛然滿三部，狀如水之洪流，波波湧起，脈來大而鼓也。」《三指彈》云：「浮之最著者為洪，水面上波翻浪湧。」《脈理求真》云：「洪則既大且數，纍纍珠聯，如循琅，來則極盛，去則稍衰，凡浮芤實大，皆屬洪數，不似實脈之舉按逼逼，滑脈之軟滑流利，大脈之大而且長也。」《醫碥》云：「洪即大耳，舊以洪為來盛去衰，是大之盛於浮分者也。」又云：「大而盛於浮分名洪，大而散漫滲開，脈與肉無界限名散。」《四診抉微》云：「洪而有力為實，實而無力為洪。」並將洪脈和各種相關脈加以區別，使洪脈脈象更加確切明顯了。

【脈理】洪脈的形成，是因心肌收縮有力，心搏血量增加，循環血容量增多，外周血管擴張，使收縮壓升高，舒張壓降低，導致脈壓差增大，使橈動脈在寸口處出現洪脈。

臨床上，洪脈常見於某些傳染病、全身感染、敗血症、甲狀腺功能亢進和主動脈瓣閉鎖不全等病人。

虛證也見洪脈，如瀉不止、大失血等疾病，或者久病虛極之證，由於喪失機體的代償功能，便出現了代謝功能紊亂，使陰陽不能相濟，陽氣浮越於外。因氣不歸原，所以出現粗大之脈，舉按之雖浮大，但空虛無力而無根，只屬浮類脈。若浮大而空虛之脈為芤脈；若浮大無根，脈來散亂為散脈，就不成為其洪脈了。而正當洪脈，其勢來盛去衰，浮取尤著。

【主病】在生理狀態下，夏季脈，洪而和緩，屬正常脈象。正如《傷寒論》所云：「立夏得洪大脈是其本位。」又云：「南方心脈，其形何如？ 心者火也，脈洪大而長是心脈。」《難經・十五難》云：「夏脈鉤者，心南方火也。萬物之成茂，垂枝布葉，皆由下曲如鉤，故其脈之來疾去遲，故曰鉤。」古人將洪脈又稱鉤脈。而董西園《醫級》云：「洪，大象也，其形盛而且長，象夏之旺氣，火脈也。」又把洪脈稱火脈。說明夏天氣溫高，使周圍循環血流量增加，基礎代謝增強，心臟收縮有力，淺表血管擴張，因此夏脈多見洪脈。

在病理狀態下，洪脈主無形實證，如外感溫熱病，邪熱已入氣分時，全身發熱，就出現洪脈。正如《脈經》所云：「洪大者，傷寒熱病。」《醫學心悟》又云：「洪，為積熱。」《景岳全書》云：「洪脈……為氣血燔灼，大熱之候。」

臨床上某些傳染病、感染、敗血症、甲亢等疾病都有發熱，其脈就洪。

但洪脈多與其他脈相兼，因此主病範圍就明顯擴大了，這就必須辨好洪脈的相兼脈，並鑑別各有關證候。

洪脈相兼脈有：洪數脈，主裡實熱證；洪急脈，主脹滿；洪盛脈，主飲食傷脾；洪滑脈，主痰熱；浮洪脈，主表熱、內傷勞倦；沉洪脈，主裡熱、主脹滿、主煩渴狂躁等證；洪大脈，主實熱證、傷寒熱病；脈洪有力，主實火；脈洪無力，主虛火，或陰虛內熱；左寸洪大脈，主心煩舌破；右寸洪大脈，主胸滿氣逆；左關洪脈，主肝木太過；右關洪脈，主脾土脹滿；左尺洪脈，水枯便修；右尺洪脈，龍火燔灼。

洪脈可用來辨疾病的預報以及治癒轉歸，中醫早有論述。《脈經》云：「夏脈洪大而散，名曰洪脈，反得沉濡而滑者，是腎之乘心，水之剋火，賊邪大逆，十死不治。僅得大而緩者，是脾之乘心，子之撫母，為實邪，雖病易治。僅得浮澀而短者，是肺之乘心，金之凌火，為微邪，雖病即差。」《脈理求真》云：「至於陽亢之極而足冷尺弱，屢下而熱勢不除，洪脈不減，與脈浮而洪，身汗如油，泄瀉虛脫，脈見洪盛者，皆為難治，不可強也。」《景岳全書》云：「若洪大雖極，甚至四倍以上者，是陰陽離絕，關格之脈也，不可治。」病情危重，治療就分外注意，以求轉癒，但不可見死不救，更要詳察病情。《脈義簡釋》中云：「如洪之脈，乃陰虛假熱，陽虛暴證，脈雖洪大，按之無力，此不得投以涼藥，致敗胃氣，又人臨死，以陽散而絕者，脈必先見到洪大滑盛，乃真氣尺脫於外也，不可不察。」盛啟東說：「服涼藥而脈反洪大無力，法宜溫補，或曰危證從陽散而絕，脈必先見洪大滑盛，乃真氣盡脫於外也，凡久嗽久病之人，乃失血下痢者，俱忌洪脈。經云：形瘦脈大，多氣者死，可見形證不與脈合，均非吉兆。」

《四診抉微》云：「有屢下而熱勢不解，脈洪不減謂之壞死，不可救治。洪為陽氣滿盛，陰氣垂絕之脈，故靄靄然如車蓋者，為陰結。」說明病勢轉重，難以救藥，醫生應十分謹慎醫治，並要注意病之順逆。

《四海同春》云：「按洪細二脈各有與病相宜不相宜者，如外感中風火證，脈見洪闊為順而易治……又內傷及癆瘵吐血，細窄為順而易治，洪闊者難治，不可不知也。」醫生必須很好掌握，否則誤人誤己。

（三）濡脈

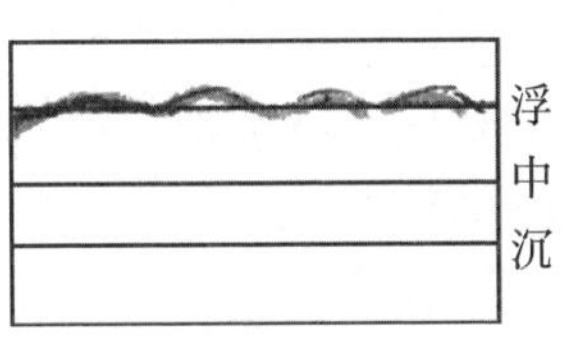

圖 1-12-3　濡脈

【概念】濡脈（圖 1-12-3）脈來浮小而細軟，輕舉可得，重按不明顯的一種脈象。正如李中梓《診家正眼》云：「按濡之為名，即軟之義也。必在浮候，見其細軟；若中候沉候，不可得而見也。」又如《四言舉要》所云：「浮小為濡，棉浮水面。」

【脈象】濡脈為浮小而細軟的脈象。正如《脈經・脈形狀指下秘訣》所云：「軟脈（指濡脈）極軟而浮細，按之無有，舉之有餘。」說明濡脈具有脈位浮淺，脈體細小，脈勢無力三大特點。王叔和在《脈訣》中云「濡者，陰也。指下尋之似有，冉冉還來，按之依前卻去，曰濡。」說明醫生診濡脈時的應指情況。滑伯仁明確強調：「濡脈屬虛脈，極無力，需輕手細審方得。」《診家樞要》云：「濡，無力也。虛軟無力，應手散細，如棉絮之浮水中，輕手若來，重手即去。」

而齊德之又提出一種濡脈的新觀點，指出脈來極軟而沉細的脈也叫濡脈。正如《外科精義》所云：「軟脈之診，按之則如帛在水中，極軟而沉細，亦謂之濡。其主胃氣弱，瘡腫得之，補虛排膿托裡。」臨床也確實存在，也可供參考之，而後人多以王叔和對濡脈論述為標準。綜合諸家對濡脈的論述，來研究濡脈的脈象，就更為完美無缺了。

【脈理】因亡血傷陰，氣血不足，使心搏無力，心搏量減少，全身循環血容量較正常人為少所致。臨床上常見於腎病綜合徵、慢性胃炎、濕疹，傷寒者也偶見之。

腎病綜合徵：為多種病因引起的臨床症候群，以水腫、大量蛋白尿、血漿蛋白過低，血脂過高和尿中常出現脂肪小體為特徵。

由於各種病原體以及毒素和藥物所致的變態反應，使免疫複合物沉積於腎小球內，可激活補體。補體被激活後，又可釋放生物活性因子，能引起腎小球毛細血管通透性增加，損壞腎小球腎小管細胞。在病變輕微時，使各部濾孔損害較小，因此使小分子量蛋白（如白蛋白、轉鐵蛋白）濾出。

在病變重時，較大分子孔徑蛋白也可濾過，但負電荷的損失在發病中也是主要原因，這在輕微變化型腎病中尤為重要，而膜性腎炎也是主要原因，使大量蛋白質從尿中排出。因蛋白尿所致的低蛋白血症，使總蛋白明顯減少，又與某些系統性疾病、胃腸道消化功能障礙、營養不良、肝臟功能障礙、蛋白合成減少都息息相關。

由於血漿蛋白含量少了，可導致血漿膠體滲透壓降低，使血中水分外滲，之後由於循環血液動力學障礙，激活許多神經體液因子，包括腎素、血管緊張素、醛固酮、抗利尿激素等，促使腎增加水鈉瀦留，使循環血容量恢復正常，但細胞外液容量明顯增加，從而出現全身水腫。

由於細胞水分增多、使醛固酮和抗利尿激素分泌受到抑制，使大多數血漿腎素活力、血管緊張素Ⅱ及醛固酮含量都降低了，使全身血管緊張度下降。

血中低蛋白使有效循環血容量減少，血管擴張，血壓降低，脈壓也低，再加上全身水腫，可使脈象細小，浮而無力，便構成濡脈。

慢性胃炎是一種常見病，在各種胃病中，其發病率占首位，而且年齡越大，發病率越高。

在病因上有原發和繼發兩種。

從病因上，多從急性胃炎而來，或口鼻咽病灶細菌和毒素長期刺激，或飲用烈酒濃茶，或過度吸菸，或服刺激性大的藥物，或十二指腸液反流，或營養不良，長期缺乏蛋白質，維生素 B 群，或免疫因素，有壁細胞抗體，如合併有惡性貧血，還可證明有內因子抗體，因此本病被認為是一種自身免疫性疾病。

慢性胃炎時有發生消化不良，少數人有食慾減退、噁心、嘔吐，而萎縮性胃炎常伴有貧血消瘦、腹瀉等症狀，而且本病可發生出血。病程遷延日久，可影響消化吸收，造成營養不良、貧血、氣血不足，使心搏收縮無力，心排血量減少，全身循環血容量不足，加之血管血供不足，彈性降低，緊張度下降。同時機體營養不足，使血液蛋白質含量下降，膠體滲透壓降低，引起血漿外滲，出現營養不良性水腫，因此脈象浮小而細軟。

既然皮下水腫，為什麼脈象見浮呢？因皮膚水腫有病理性刺激，使體表血管擴張、血流量增多，中樞神經系統起調節作用，能積極調動體表防禦功能。

這是由於氣血虧虛，無以營養脈管，使呈鬆弛狀態。氣虛、心縮無力，無以鼓動血行，因此使脈象細軟，小而無力。又因皮下水腫，因應激防禦作用使血管擴張，體表血流量增多而使脈象見浮，但也有脈沉細軟無力的。

濕疹，本是一種變態反應性皮膚疾患，以病理海綿形成和臨床以簇聚血皰疹為其特點。因濕疹發生年齡、部位和形態的不同，中醫便有不同的命名，如血風瘡、濕毒瘡、耳廓濕疹、手背濕疹、臁瘡（小腿濕疹）、繡球風（陰囊濕疹）、奶癬、嬰兒濕疹。

濕疹病因和病理機制是極其複雜的，雖然尚未明瞭，但由變態反應致病是肯定的病機之一，而變態反應致病是全身性的，這就不僅僅有皮膚濕疹了。

首先是過敏性體質，屬先天遺傳，就是病人生來就對某些內在或外在因素有較高的致敏性。

其次病人本不是過敏體質，由於反覆接觸致敏原，使機體產生相應的抗體，這就是中醫所指的「先天稟賦」，是胎中遺傳所致，與母體妊娠中過食五辛厚味之故，因此生後引起過敏反應。本病主要以內因為主，而外部致敏因子僅僅由內因起作用。

致敏因子，即致敏原，有內在和外在兩種。內在因子，如病灶的細菌、病毒和真菌、腸道寄生蟲及其代謝產物、機體代謝和內分泌障礙所產生的各種內生產物、攝入的食物和藥物及其他各種異性蛋白質、礦物質或化學品等，都引起機體致敏。

外在因素更為複雜，有動物性、植物性和物理性。動物性的有：羽毛、毛織品和絲織品等；植物性的有漆樹、櫻草等；物理性的有放射能，以及冷熱溫度的改變，都可誘發濕疹。

機體精神神經狀態非常重要。凡情緒激動，精神緊張，往往都可導致皮膚反應，如錢幣形濕疹，多由精神過度疲勞、緊張、憂鬱所引起，而中醫強調七情，即喜、怒、憂、思、悲、恐、驚，均可引動心火。心火亢盛可導致心熱，使中樞神經系統功能失調，不能適應外界環境的變化。當有內在因子存在於過敏體質內，或有外在因素的侵擾，立即可在局部繼而在全身引起變態反應。這是內外致敏原或變應原刺激機體中的 B 細胞產生 IgE 類同種細胞抗體。這種抗體與皮膚、黏膜和毛細血管周圍的肥大細胞和血中嗜鹼性粒細胞的表面受體結合，使機體處於致敏狀態。以後，如果再遇到同種致敏原時，就可以有一個分子的致敏原與兩個分子的 IgE 結合成免疫複合物，並沉積在肥大細胞和嗜鹼性粒細胞的表面，能使細胞內的環磷原苷的濃度降低，使細胞質內的顆粒脫出，並釋放出顆粒內的組織胺、5-羥色胺、緩激肽等活性物質，就可引起平滑肌收縮，毛細血管擴張，血管滲出性增強，黏膜腺體分泌增多。

致敏原還可刺激 B 細胞產生 IgG_1 類抗體，它和抗原結合成免疫複合物，可以激活補體，生成有過敏作用的 C_{3a} 和 C_{5a}，使嗜中性粒細胞釋放鹼性蛋白酶，從而使肥大細胞脫顆粒，釋放組織胺、5-羥色胺、緩激態等物質，而 IgE 抗體也可透過替代途徑去激活補體而產生相同的作用。被激活的嗜中性粒細胞可釋放慢反應物質而引起持久的支氣管痙攣和血管平滑肌收縮。

由於致敏原侵入機體的方式不同，可有全身和局部反應。由於血管活性物質如組織胺、5-羥色胺和緩激肽的作用，使毛細血管擴張，滲出增加，就出現了濕疹。同時使心肌收縮無力，血容量明顯降低，血壓降低，使血管擴張而變軟，因此脈診可見浮小細軟無力的濡脈。但變態反應輕微時，濡脈也可不明顯。

濕證出現濡脈，主要由於濕邪阻滯，壓迫脈管，使氣血不通暢，同時脾陽不振，心肌收縮無力，脈管彈性下降，使其難以鼓動脈氣，因而形成濡脈，而濕熱證和濕證，脈偏滑數者，多因暑熱使心跳加速，心搏量偏多，因而脈濡而滑數；暑濕證，濡脈浮而顯著，體表受暑邪，使皮膚毛細血管擴張，血行加快，能充分發揮體表防禦功能。正如《脈學縱橫談》所云：「機體欲抗邪外出，氣血趨於體表，使正邪交爭轉盛有關。」

從此見知，濡脈病機，多因氣血虧虛、濕邪阻遏、脈管鬆弛不斂所致。

【主病】正常人也能出現濡脈，正如《內經》所云：「春夏胃微耎（軟）弱曰平。」李時珍也提出：「病後產中猶有藥，平人若見是無根。」而周學延認為人若見到濡脈，就是說這個人的壽命不長，可當作病脈。還有《三指彈》也云：「平人多損壽，莫作病人評。」尤其高濕作業的工人，以及濕熱地區的人民群眾，都可見到濡脈，不能當作病脈。

但在臨床上參看證候可將濡脈當作病脈。濡脈主虛，主精血不足，多為亡血傷陰和陽氣虛證，其臨床表現多見氣虛血虧、自汗、氣促、心悸、驚悸、四肢沉重。正如《脈經》所云：「寸口脈濡，陽氣虛，自汗出，是虛損病；關脈濡，若虛冷，脾氣弱，重下病；尺脈虛，若小便難。」《脈訣》也云：「濡者主少力，五心煩熱，腦轉耳鳴，下元極冷。」

單按診脈，寸口三部主病也各有不同。《診家樞要》云：「左寸濡，心虛易驚，氣短盜汗；關濡，營衛不和，精神離散，體虛乏力；尺濡，男為傷精，女為脫血，小便數，自汗多；右寸濡，發熱惡寒，氣乏體虛；關濡，脾軟不化物，胃虛不進食；尺濡，下元虛冷，腸虛泄瀉。」

濕邪侵襲罹患濕證，多見濡脈，而濕熱證和暑濕證則見濡數脈。正如《脈經》所云：「濡為中濕」李中梓提出：「濡脈主陰髓精傷，在關縫之，血不榮筋，右關逢之，脾虛濕浸。」《診家正眼》又云：「浮主氣分，浮舉之而可得，氣猶未敗；沉至血分，沉按之而全無，血已傷殘，在久病老年人見之，尚未至於必絕，為其脈與證合也；若平人及少壯並暴病完完全全見之，各為無根之脈。」《三因方》云：「濡以弱，為痺，為自汗，為氣弱，為下重。」這就說明見濡脈而主濕證或風寒濕致的痺證，如濕疹等。

濡脈也視作診病標準。正如《靈樞・四時氣篇》所云：「病日進，脈軟者（指濡脈），病將下。」說明疾病轉癒，但必須要濡脈節律整齊，從容和緩，為有胃氣之脈。

久病、老年人也多見濡脈。正如《診家正眼》所云：「在久病老年之人見之，尚未至不絕，為其脈與證合也。」

同時，濡脈還可用來判斷疾病的預後和治療轉歸。如《診家正眼》云：「若平人及少壯並暴病之人見之，各為無根之脈，去死不遠矣。」而《脈經・診三部脈虛實決死生》云：「三部脈濡，久病得之不治自癒，治之死，率病得之生。」

（四）散脈

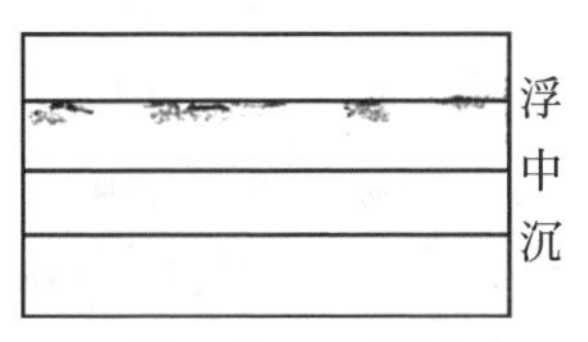

圖 1-12-4　散脈

【概念】脈來散而不聚，輕取浮而散亂，重取不見的脈象，稱為散脈（圖 1-12-4）。散脈，最早在《內經》開始有記載，如《素問・大奇論》中云：「脈至如散葉，是肝氣予虛也，木葉落而死。」

【脈象】脈來多去少，輕取浮大無力，中取漸虛而空，重取欲絕而無，且脈散亂，有如揚水飛花，具有浮大散亂的特點，屬無神、無根之脈。

中醫早有論述。《脈經・脈形狀指下秘訣》云：「散脈大而散，散者氣實血虛，有表無裡。」《診家正眼》又云：「散，不聚也，有陽無陰，按之滿指，散而不聚，來去不明，漫無根柢。」而《外科精義》提出：「散脈之診，似浮而散，按之則散而欲去，舉之則大而無力。」名醫柳寶詒說：「脈散大而浮，有表無裡，渙散不收，無統紀，無拘束，至數不整，或來多去少，或去多來少，渙散不收，如揚花散漫之象。」將散脈描述得惟妙惟肖、逼真形象。

【脈理】多因心臟搏動無力，血容量減少，心律不整，血管鬆弛無力，心電圖多見房性早搏、房顫、室顫，臨床多在病人臨終前能見到散脈。

各種慢性病、心臟病和心力衰竭所致的房性早搏、房顫和室顫都可使陰陽不斂，陽氣離散，脈氣不接，無力鼓動脈管，使脈虛而無力，脈按之欲絕。同時心律不整，使脈來散亂。如產婦大出血，血容量大大減少，使陰血耗損，陽氣不斂而外散，因此脈搏鼓動使脈浮大，散亂而無力。這就是散脈形成的機制。

【主病】散脈可出現於正常人。徐春甫在《古今醫統大全》云：「散為血耗，表強裡祛，浮洪兼散，夏月本體傷寒逢散、證忌咳逆，尋常散多非宜，產後解索宜蓋。」認為浮洪兼散之脈，為夏季本體脈，而戴同父說：「心脈浮大而散，肺臟短澀而散，皆平脈也。」

散脈主元氣離散、腎氣將絕之候，人之將死，如各種慢性病晚期，常可見到散脈。正如王叔和在《脈經》所云：「散者氣實血虛，有表無裡。」滑伯仁在《診家樞要》中云：「散不聚也。為氣血耗散，臟腑氣絕，有病脈主虛陽不斂，又主心氣不足，大抵非佳脈也。」黃宮繡在《脈理求真》中云：「散為元氣離散之象，腎絕之應。蓋腎脈本沉，而脈按之反見浮散，是先天之根本已絕。」

病情危重，每見散脈。正如《脈理求真》所云：「散為死脈，不言主病。」李中梓說：「諸病脈代散，皆死脈也。告人以代散為必死者，蓋散為腎敗之徵，代為脾絕之診也。腎脈本沉，而散脈按之不可得見，是先天資始之根本絕也，故二脈獨見均為危殆之候，而二脈交見，尤其必死之符。」周學霆在《三指彈》中云：「散脈最難醫，本離少所依。」說明臨床上要見到散脈的病證是比較難治的。

（五）芤脈

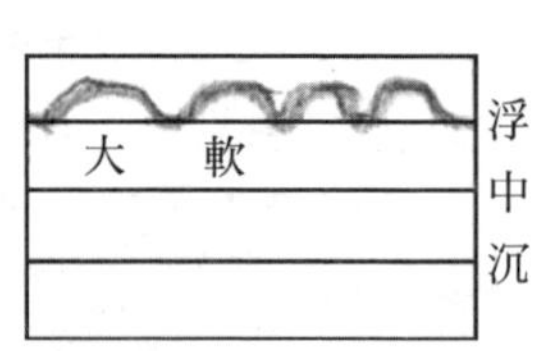

圖 1-12-5　芤脈

【概念】脈來浮大而軟，按之中空，如捻蔥管的脈象為芤脈（圖 1-12-5），多見於大出血後。芤脈最早見於《傷寒論》。《傷寒論·辨脈法》云：「病有戰而汗出，因得解者，何也？答曰：脈浮而緊，按之反芤，此為本虛，故當戰而汗出也。其人本虛，是以發戰，以脈浮，故當汗出而解也。若脈浮而數，按之反芤，此人本不虛，若欲自解，但汗出耳，不發戰也。」另外，《傷寒論·平脈法》云：「趺陽脈浮而芤，浮者衛氣虛、芤者營氣傷。其身體瘦，肌肉甲錯，浮芤相摶，宗氣衰微，四屬斷絕。」這在當時，醫家能提出芤脈是由於營血不足而能導致裡虛證，就真是難能可貴了。而營血不足，又多為大失血所致。王叔和在《脈經》中云：「寸口脈芤，吐血微衄者衄血，空虛去血故也。」「關脈芤，大便去血數斗者，以膈俞傷故也。」「尺脈芤，下焦虛，小便去血。」在當時，醫家們能提出，由於大失血，使營血不足，繼而出現裡虛證，從而出現芤脈，真是難能可貴的。

【脈象】脈來浮大而軟，按之中空，如芤草中央空無一樣，提示芤脈指感如按蔥管的感覺，按之中央空，四邊實。所說實，只是有脈，而不是實而有力罷了。

芤脈的脈象：最早見於《脈經》，《脈經・脈形狀指下秘訣》云：「芤脈，浮大而軟，按之中央空，兩邊實。」而李時珍在《瀕湖脈學》中云：「芤脈，浮大而耎（軟），按之旁有中央空。」

芤脈中央空兩邊實，各家也有不同說法。如《四言舉要》云：「浼漫不收，有邊無中，其名曰芤。」《診家樞要》云：「芤，浮大而軟，尋之中空旁實，旁有中無。」《診宗三昧》云：「按之旁至，似乎微曲之狀。」指出脈動應指。

從此可知，芤脈有脈位浮、脈體大、脈勢無力、按之中空邊實的特點。

【脈理】由於突然失血過多、血容量減少，脈管空虛，張力下降，但心臟收縮有力，而形成一種內真虛而外假實的芤脈，臨床多見於各種大失血，也見於腦出血、肺氣腫、夾層動脈瘤等。

滑伯仁在《診家樞要》中云：「診在浮舉重按之間，為失血之候。大抵氣有餘而血不足，血不統氣，故虛而大，若芤之狀也。」李士材說：「暴失血時，脈多芤。」指失血突然而來，其脈摶多見芤脈。

這是由於脈管血容量不足，加之脈管中間突出，因此在診脈時，中間指力較脈管兩側所受壓力大，要稍微按壓時就有空虛之感，使診得的脈「中央空」，而脈管被壓後，血流在指側脈管內流動，如之按壓使脈管腔隙縮窄，血流在局部阻力增加，就可傳出心搏動的衝擊感，覺得有脈搏動，但都無力，這就形成脈管指感有「兩邊實」的特點，再用手指加壓，就可使脈管凹陷，而只感到有微弱的脈搏。正如張璐所云：「芤則如指著蔥，浮取得上面的蔥皮，卻顯弦大，中取減小空中，按之又著下面的蔥皮，而有根據。」當經過交感神經心血管神經中樞調節，若維持血液循環，就要使脈管收縮，以緩解血容量不足狀態，於是就出現了弱脈和微脈。

【主病】芤脈多見於各種突發性大出血，如外傷大失血，還有吐血，衄血和咯血。一般寸脈出現明顯的芤脈時，可多見於各種原因導致的大便下血、血尿、血淋、崩漏、產後大出血、月經過多等。在大量失血情況下，出現芤脈多在關脈和尺脈顯著。正如《診家樞要》所云：「在寸芤，主心血妄行，為吐，為嘔；關芤，主脅間血氣痛，或腹中瘀血，亦為吐血、目暗；尺芤，小便血，婦人月事為病。右寸芤，胸中積血，為衄；關芤、腸癰瘀血及嘔血，不食；尺芤，大便血。」

又云：「前大後細，脫血也，非芤而何？」而戴同父說：「營行脈中脈以血為形，芤脈中空脫血之脈也。」李時珍補充說：「尺部見之多下血，赤淋紅痢崩漏中。」都說明由於脫血而造成了脫血症，再由於突然的失血症而形成芤脈的機制。

（六）革脈

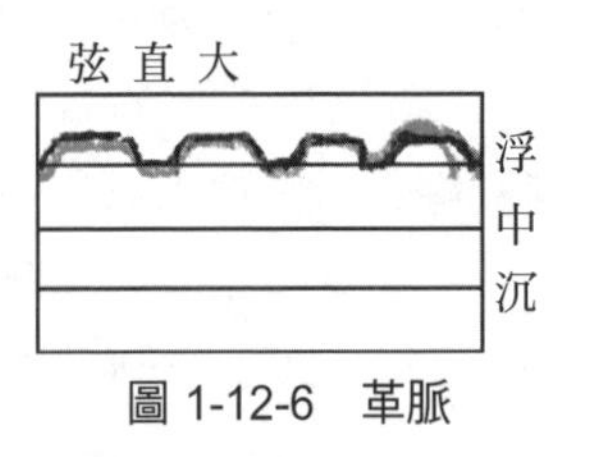

圖 1-12-6　革脈

【概念】革脈（圖 1-12-6）輕取脈來弦大，按之中空，見於亡血失精之症。革脈的命名在《內經》中早有記載，如《素問・脈要精微論》云：「渾渾革至如湧泉，病進而色弊。」就在其中提出革脈的名詞，但沒有詳盡闡述革脈的脈象。而張仲景在《傷寒論・辨脈法》中，對革脈論述較為翔實，他說：「脈弦而大，弦則為減，大則為芤，減則為寒，芤則為虛，寒虛相搏，此名為革。婦人則半產瀦下，男子亡血失精等。」

有關革脈的脈象，《內經》沒有具體描述，晉代王叔和對革脈的脈象描述成牢脈，而李中梓對革脈的脈象，描述得較為翔實，如在《診家正眼》中云：「革大弦急，浮取即得，按之乃空，渾如鼓革。」徐春甫也說：「革為皮革，浮弦大虛，如按鼓皮，內虛外急。」有關外急內虛的解釋，張璐說：「革則弦大而數，浮取強直，重按中空如鼓皮。」足見外急是指浮取強直，內虛是指重按中空。從此對革脈的脈象才有了完善的描述，總共有以下特點：浮、弦、大、外急和內虛的特點。

【脈理】精血不足，各臟腑血液供應減少，代謝所需養料和氧不足，使心臟冠狀動脈發生缺血、缺氧，心臟收縮無力，心搏血量減少，脈不益陽，氣無所歸。脈管因血容量減少，管壁感受器將脈壓低性刺激傳到心血管神經中樞，為維持代謝需用的血液，就使心臟代償性搏動加強，因此使脈來輕取強有，弦大而長。由於脈管血液供應不足，不得滋養血管壁，使脈管壁平滑肌彈性纖維緊張度下降，外周阻力降低，致使脈管擴張，脈位表淺，虛陽浮越於外，出現脈浮，輕取即得，即為外急。中按指感空虛，即為內虛。

【主病】革脈在臨床上多見於亡血失精的證候，尤其精血虧損並發外感風寒之證，更易多見於婦女，如月經過多、精血虧損、心脾血虛、崩漏、墮胎、外傷出血；男子腎之精氣虧虛者，如遺精、早泄、盜汗、腰膝痠軟。正如李中梓在《診家正眼》中所云：「革主表寒，亦屬中虛。左寸之革，心血虛痛；右寸之革，金衰氣壅。左關逢之，疝瘕為祟；右關逢之，土虛而痛。左尺診革，精空可必；右尺診革，殞命為尤。女人得知，半產瀦下。」認為革脈既見於表寒證，也見於裡寒證，並進一步明確革脈在寸口三部六脈中的不同主病。

革脈主風寒濕症。正如《傷寒論・辨脈法》中所云：「脈弦而大，弦則為減，大則為芤，減則為寒，芤則為虛，寒虛相摶，此名為革。」滑伯仁在《診家樞要》中云：「革易常度也。義為中風寒濕之診。」他們都認為風寒濕證和虛證都可見革脈。

革脈見於慢性病，正如黃宮繡在《脈理求真》中所云：「凡亡血失精，腎氣內憊，或虛寒相摶，故脈少和柔，而有中空之狀，若不固腎補精，舒木除寒，而以革脈屬表，妄用升發，其不真陰告絕者鮮矣。」《三指彈》又云：「勞傷神恍惚，夢破五更遺。」都說明慢性病，時間長久，便會造成亡血失精、虛寒證、腎氣內虧、遺精早泄。醫生脈診時都可見革脈。

革脈能預測疾病的預後和治療轉歸。慢性病見革脈可以治癒，急性病見革脈，表示病情危重，應當引起醫生注意。如革脈有和緩之感，為暫時虛陽外越。若能及時養陰扶陽，疾病還可援救，否則就病情危重。

若寸口三部六脈皆有革脈，就提示病情危重。正如《三因方》所云：「固結不移之狀，三部應之皆危候也。」

二 沉類脈

沉類脈有：①沉脈。②伏脈。③弱脈。④牢脈。

（一）沉脈

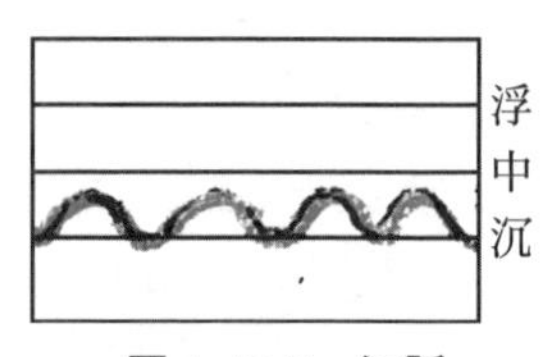

圖 1-12-7　沉脈

【概念】沉脈（圖 1-12-7）為脈來輕取不應指，因脈管搏動在筋肉之間，只有重按始得，為「舉之有餘，按之不足」的一種脈象。主病在裡。沉而有力為裡實，沉而無力為裡虛。

沉脈最早見於《內經》，而《內經》和《難經》又稱沉脈為石脈。《素問・玉機真臟論》云：「冬脈者，腎也，北方水也，萬物之所以合藏也，故其氣來沉以摶，故曰營，反此者病。」王叔和在《脈經》中又云：「沉脈，舉之不足，按之有餘。一曰重按之乃好。」李中梓在《診家正眼》中云：「沉行筋骨，如水投石，舉之不足，按之有餘。」使人們對沉脈有了明確的概念。

【脈象】由於各種原因，使脈管的搏動遠離體表而潛藏於筋肉之間，因而輕取不應指，重按乃得，或者輕、中、重取都應指，而屬重按最清楚，還有輕取不應指，中取應指，重取最明顯。主要因氣血虧虛程度不同而出現沉脈的變異，但萬變不離其宗，只有重按始得之基本脈象。

關於沉脈脈象，醫家眾說紛紜。何夢瑤在《醫碥》中云：「候之於筋骨之間乃得之者，謂之沉。」李延昰在《脈訣匯辨》中云：「沉行筋骨，如水投石，按之有餘，舉之不足。沉之為義，如右之沉水底也，其脈近在筋骨，非重按不可得，有深深下沉之勢。」

戴起宗對沉脈取法提出很好的見解，他在《脈訣刊誤》中云：「輕取於皮膚間不可得，徐按至肌肉中部間應指，又按至筋骨下部乃有力，此䀋脈也。」

李時珍對沉脈的脈形描述得逼真形象，惟妙惟肖，他在《瀕湖脈學》中云：「重手按至筋骨乃得，如綿裹砂，內剛外柔。如石投水，必極其底。」又云：「水行潤下脈未沉，筋骨之間軟滑勻。」

朱棟隆按五臟六腑各經脈的位置不同，進行了深刻的描述，給臟腑辨證提供了很好的臨床依據，使人們對沉脈，又有了新的認識。他在《四海同春》中云：「沉謂沉著見於諸脈之下，重按方有，如物沉水下之義。」又云：「不止沉於筋骨之下者，方為沉脈。凡深入於各部界限之下者，皆以沉脈斷各臟腑不足之症而治之，若肺脈沉入於六菽之下，心脈沉入九菽之下，脾脈沉入於十二菽之下，肝脈沉入於十五菽之下，腎脈沉入於骨之下，隱而不見者，具以各經不足斷治，若再下入於各經兩部三部之下者，則以各經太不足斷治矣。」

【脈理】由於各種因素的影響，使心排血量降低，血壓下降，橈動脈血流量減少，再加上外周血管收縮，血流阻力增加，就可形成沉脈。心電圖可見脈壓降低。臨床多見於慢性肺源性心臟病、充血性心力衰竭、再生障礙性貧血和慢性腎炎等疾病。

以上各病都可導致肺動脈高壓，使右心房負擔加重，導致右心室增大，心肌氧張力減低，二氧化碳張力增高，並能抑制心肌收縮，從而使心肌收縮無力、心排血量降低、血容量減少，繼而使血壓降低，血供減少，尤其冠狀動脈血管內血流量減少，使心肌組織缺血缺氧，細胞代謝障礙，三磷酸腺苷合成減少，導致心肌細胞能量來源不足，就會加重心肌收縮無力。

若血管平滑肌血供減少，缺血缺氧，在短期內可以代償。當血管內壓下降時，血管壓力感受器接受血管低壓刺激，並將這種低壓刺激由傳入神經作用於心血管神經中樞，使交感神經興奮，全身小動脈收縮，同時腎缺血缺氧，使腎素分泌增加，加重外周小動脈收縮，因而使橈動脈出現沉脈。

正如《醫碥》中云：「其因病而致者……在下在裡在臟者，其脈沉也。」《傷寒論脈法研究》云：「沉脈主裡屬陰，一般而言，多為裡虛寒證之脈。」

表證有時見沉脈，多因寒邪束表，寒性收引，體表血管收縮，血流減少，同時心搏減慢而無力，使脈氣被遏制而不得浮越於外。再加上素體陽虛或有少陽經心病，使機體代謝減慢，產生能量減少，使器官功能下降，導致陽虛升舉乏力，脈氣沉而無力，此屬陽虛外感，實為表裡同病。

張璐在《診宗三昧》中云：「脈顯陰象而沉者，則按久越微。若陽氣鬱伏，不能浮應衛氣於外，脈反伏匿而沉者，則按久不衰。陰陽寒熱之機，在乎纖微之辨。傷寒以尺寸俱沉，為少陰受病，故於沉脈之中，辨別陰陽為第一關矣。」從脈象可知其陰寒偏盛，還是陰陽俱虛等，以供辨證用藥。

正常人也能見沉脈，如胖人多脈沉。胖人皮下脂肪層厚，使脈管位置比較深，醫生切診不易摸到。還有冬季多沉脈，因冬天寒冷氣候的影響，使機體在中樞神經系統的調節之下，陽氣下潛，氣血趨於內裡而見沉脈。正如《難經・十五難》所云：「秋脈微石曰平。」又云：「有變於時令也……秋冬氣降而脈沉也。」所說的氣降，指大氣壓力大，由於壓力刺激，透過神經中樞的調節作用，迫使血管收縮，因而脈濕沉象。沉脈還見於性格沉靜的人，多因性情沉靜，氣血下沉潛藏，故多見沉脈。正如《醫碥》云：「鎮靜沉潛之士脈多沉也……腎脈沉屬常，因腎脈屬陰，在臟屬腎，因而腎脈沉。」最後沉脈與男女四時都有關係。

【主病】沉脈主裡證，如痰寒不振、水氣內伏、停飲不化、宿食不消、氣逆不通、洞泄不閉等疾病。若脈沉而有力，為裡實證；沉而無力，為裡虛證；沉而數脈，主裡熱證；沉而遲脈，主裡寒證；沉而細脈，主少氣；沉而滑脈，主宿食；沉而伏脈，主霍亂絞痛；沉弦而緊脈，主心腹疼痛；左寸沉者，主寒痛；左關沉者，氣不得申；左尺沉者，精寒血結；右寸沉者，痰停水蓄；右關沉者，主胃寒中滿；右尺沉者，主腰痛病水；沉而澀脈，主血結；沉而弱脈，主人體虛衰；沉而牢脈，主堅積；沉而緊脈，主冷痛；沉而緩脈，主寒濕；沉而弦脈，主衄血；沉芤脈、沉澀脈、沉結脈，皆主亡血傷津。

正如《診家正眼》所云：「沉脈為陰，其病在裡。寸沉短氣，胸痛引脅，或為痰飲，或水或血；關主中寒，因而痛結或為滿悶、吞酸筋急；尺主背痛，亦主腰膝；陰主濕癢，淋濁痢泄。」又云：「無力裡虛，有力裡實。沉遲痼冷，沉數內熱；沉滑痰飲，沉澀血結；沉弱虛衰，沉牢堅積，沉緊冷痛，沉緩寒濕。」

沉脈見於表證，多為表寒重症及陽虛外感表證。正如程杏軒《醫述》所云：「然沉脈亦有表證，此陰實陽虛，寒勝者然也。」而在《脈理求真》又云：「若使沉緊而數，又兼頭痛、發熱、惡寒，雖曰脈沉，仍屬寒蔽，當作表治，豈可概認為裡，而不用以升乎？」肖萬輿解釋沉脈的機制時說：「每見表邪初感之際，風寒外來，經絡壅盛，脈必先見沉緊，或伏，或止，是不得以陽證陰脈為惑，惟急投請表之劑，則應手汗泄而解矣，此沉脈之疑似，不可不辨矣。」

（二）伏脈

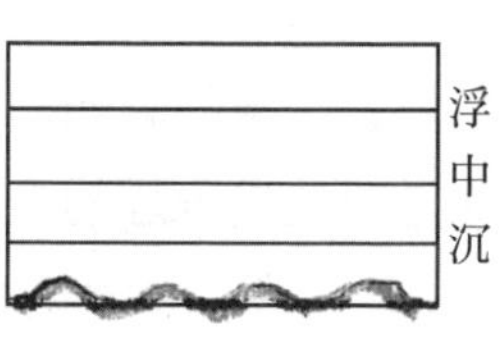

圖 1-12-8　伏脈

【概念】伏脈（圖 1-12-8），脈來潛藏深陷，重按著骨乃得之，多見於厥證、劇痛和邪氣內閉的病證。伏脈是沉脈的相似脈，不同的是沉脈在筋骨上取之，而伏脈在筋骨下取之，比沉脈更深。伏脈在《內經》沒有其名。《難經》對伏脈記載最早，如《難經・十八難》云：「伏者，脈行筋下也。」而晉代王叔和在《脈經》中寫得明確：「極重指按之，著骨乃得。」顯然與沉脈的「按之有餘」是不同的，但伏脈和沉脈相似，乃沉脈之甚也。

【脈象】伏脈的脈位極其沉在，浮取中取均不見脈，沉取又難得，只有推筋著骨，重按才得見脈。其脈來艱澀，似有似無，甚至隱而不見，唯有委曲求之，才可二部獨伏或三部皆伏之脈。

醫家對伏脈描述得非常精深。《四言舉要》云：「沉脈法地，近於筋骨，深深在下，沉極為伏。」說明伏脈和沉脈相似，但伏脈必須在筋下才能得到，說明伏脈的脈位極深。

《脈訣》云：「伏者陰也，指下尋之似有，呼吸定息全無，冉冉尋之，不離三關，曰伏。」認為伏脈的脈象似有似無。

李中梓在《診家正眼》中云：「伏為隱伏，更下於沉，推筋著骨，始得其形，按伏之為義，隱然而不見之謂也，浮中二候，絕無影響，雖至沉候，亦不可見，必推筋著骨，方始得見耳。」說明伏脈隱而不見，伏而不顯。

張璐在《診宗三昧》中云：「伏則匿於筋下，輕取不得，重按澀難，委曲求之，或三部皆伏，一部獨伏，附著於骨而始得。」說明診伏脈時，必須耐心尋之，不得關鍵，就是尋得，也急遽則不見，或一部獨伏，或三部皆伏。

【脈理】伏脈形成機制有兩種：一是邪氣阻塞脈道，使脈管氣血不暢；二是中醫有氣閉則伏、熱閉則伏、寒閉則伏和疾閉則伏之說，都可使人體氣機閉塞，氣血凝結，營衛不通，使脈氣不宣暢，難以鼓動氣血在脈管中暢通，使脈搏潛藏而伏。中醫閉證就是指現代醫學中的流腦、日本腦炎、敗血症、中毒性肺炎、中毒性菌痢、糖尿病酸中毒、尿毒症等範疇。

【主病】妊娠停經時，因為氣血凝聚於裡以養胎，以及循環血流量減少，致使營衛不足，可出現伏脈，不為病脈，而是正常脈象。正如劉冠軍在《診脈》中所云：「妊娠停經，營衛不暢，見伏脈也不作病證。」而《脈訣》云：「至有暴驚、暴怒、暴厥，亦見沉伏少待經盡氣復，不治自癒。」說明嚴重的精神刺激可致伏脈，但過後脈就恢復正常了，也不算病脈。

因多種邪氣內阻而見伏脈者，為病脈，因此稱伏脈是邪伏之證。

伏脈多見於邪氣內陰，而邪氣內阻，又能引起關格。所謂關格，就是上見吐逆，稱格，下見大小便不通，稱關。關格的形成，多因邪氣內阻，在上使三焦之氣不通暢，寒聚胸中，飲食不下，一般稱格拒。在下因熱結下焦，津液乾涸，氣化障礙，稱作關閉。兩者合稱「前格」。正如張仲景在《傷寒論・平脈法》中所云：「趺陽脈伏而澀伏則吐逆，水穀不化，澀則食不得入，名曰關格。」說明趺陽脈出現伏脈，可有關格，但不是指寸口脈。然而氣血相通，融為一體，也為寸口脈取伏脈提供參考。張仲景又提出：「關則不得小便，格則吐逆。」《諸病源候論》也認為關格指大小便不通。《雙峰普濟方》也提出「上有吐逆，下有大小便不通。」

伏脈見於氣滯血瘀導致的癥瘕，多因情志抑鬱、肝失條達、絡脈不暢，病久氣滯血瘀而成癥瘕。若氣滯血阻，其積塊固定不移，質軟而不堅，脹痛固有定處，甚則使氣血瘀結、閉塞不通，使積塊固定，按之質硬，痛有定處，神疲乏力，面容消瘦，飲食減少，面色黝黑，多由氣血瘀滯，凝結，脈管血液不通暢，使脈氣難以傳輸到末梢橈動脈處；同時瘀血內阻，血供不足，使心失所養，搏動無力；脈失所養，彈性降低，使其脈來搏動深伏而無力。

伏脈見於毒疫內閉所致的四肢沉重、手足厥冷，以及霍亂吐瀉，現代醫學多指休克、虛脫等症，也見於中毒性菌痢、敗血症、尿毒症、糖尿病酸中毒等症。

伏脈見於邪氣阻滯腸道而引起的腸癖。正如《脈訣》所云：「當關腸癖常瞑目。」腸癖多指腸道急性傳染病，如細菌性痢疾等，臨床上多見有腹痛、黏液膿血便、大便次數增多而量少、裡急後重。多因腸道虛虧，飲食不潔之物，內結濕熱、毒滯腸中而致病。

伏脈還見於情志不舒所引起的氣閉，多以左寸脈伏明顯，也就是現代醫學所指的是精神抑鬱症。

伏脈見於熱閉，病人表現為高熱，手涼，感熱深重，一般脈象不僅伏而且散。正如李中梓在《診家正眼》中云：「故其主病，多在沉陰之分，陰深之地，非清淺之劑所能破其藩垣也。火邪內鬱，不得發越，乃陽極似陰，故脈伏者，必有大汗而解，正如火旱降雨，必先雲合陰晦，一回雨後，庶物或蘇也。又有陰證傷寒，先有伏陰在內，而外邪感冒寒邪，陰氣壯盛。陽氣衰微，四肢厥逆。」而徐春甫也說：「伏因有積，脈益不出，伏細少氣，伏數熱厥。」

伏脈見於寒閉，寒邪傷人，或者腎陽不足，使其內生寒邪而致腹痛，下利清穀、疝氣、精少清冷、腰痛，一般伏脈和遲脈相兼出現。正如《景岳全書》云：「伏脈，此陰陽潛伏阻隔閉塞之候，或熱閉而伏，或寒閉而伏，或氣閉而伏。為痛極，為霍亂，為疝瘕，為閉結，為氣逆，為食滯，為食怒，為厥逆水氣，凡伏脈之見，雖與沉微細脫者相類，而實有不同也。蓋脈之伏也，以其本有如遠遠，而一時隱蔽不見耳。此有胸腹痛劇之伏者，有氣逆於經，脈道不通而伏者，有偶因氣脫不相接續而伏者，然此必暴病暴逆者乃有之，調其氣而脈自復矣……」張仲景詳細講述了寒閉等各種閉證形成伏脈的道理，提出伏脈既見於實證，也見於虛證。《脈診》云：「若久症正虛，心陽不足，陽氣欲絕者，症見吐利、霍亂、寒厥四逆，多見六脈沉伏無力，急投薑附宜陽溫裡，再灸關元為宜。」

伏脈見於水氣病。由於脾腎陽虛，氣化不利，水液停積於體內各臟腑，不得正常排出，便產生痰飲、水腫等水氣病。

正如《金匱要略》所云：「夫水病人，目下有臥蠶，面目鮮澤，脈伏其人消渴，病水。」又云「病者脈伏，其人欲自利，利反快，雖利，以下續堅滿，此為宿飲欲去也，甘遂半夏湯主之。」

水氣病指水腫、痰飲。水腫，現代醫學中多指急慢性腎炎、營養不良、充血性心力衰竭、內分泌功能失調等疾病在某發展階段所出現的水腫，以及肝硬化所致的腹水。痰飲，現代醫學中多指胃腸功能紊亂，不完全性幽門梗阻、腸梗阻等。

伏脈能預示疾病的預後和治療轉歸。各種病證，如兩手脈伏，而太谿脈、趺陽脈卻不見伏者，表明邪氣強盛，病情危重。如要先見細微脈象，繼而見伏脈時，表明病久體衰，元陽不足，腎氣欲絕，尤其六脈皆伏無力者，就更當提防病亡。

（三）弱脈

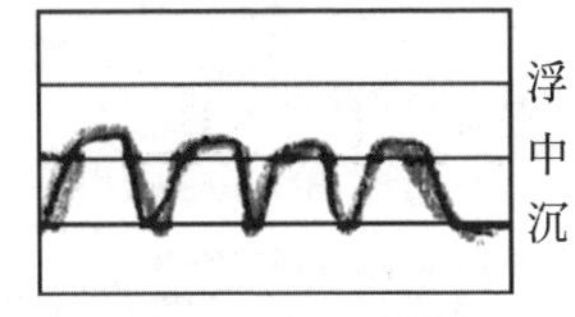

圖 1-12-9　弱脈

【概念】弱脈（圖 1-12-9）是脈來軟弱而沉的脈象，多見於氣血不足的虛弱病證，相當於現代醫學的自身免疫功能低下、內分泌功能紊亂、造血功能障礙、代謝障礙、營養缺乏、神經功能低下，或過分抑制引起的疾病，以及系統功能衰退性疾病。

弱脈最早見於《內經》，如《素問・平人氣象論》云：「脈薄弱以澀，謂之久病。」指出久病出弱脈的觀點。張仲景在《傷寒論·平脈法》中云：「寸口脈弱而緩，弱者陽氣不足，緩者胃氣有餘，意而吞酸，食卒不下，氣填於膈上也。」指出陰氣不足，陰血虧損時均有弱脈。

【脈象】脈來極其沉細，且搏動無力。浮取不應，沉取始得，勢如欲絕而未絕。怏怏不前，其脈艱澀，但指感明顯。

弱脈的脈象，最早記載於《脈經》。在《脈經·脈形狀指下秘訣》中云：「弱脈極軟而沉細，按之乃得，舉之無有。」乂云：「按之欲絕指下。」

《脈訣》云：「弱脈，陰也。」又云：「輕手乃得，重手稍無，怏怏不前，曰弱。」此處重手稍無，就是指醫者重按脈來無力，重按仍能切到弱脈，但脈位在沉脈之下，而浮取不見，只有細心尋按，才能見到弱脈。

《四言舉要》云：「無力為弱，柔小如綿。」滑伯仁在《診家樞要》中云：「弱，不盛也。極深細而軟，怏怏不前，按之欲絕未絕，舉之概無。」

齊德之在《外科精義》中云：「弱脈之診，似軟而極微，來遲而似有。」說得挺逼真，指脈來極軟極細，因脈搏動無力，使脈來得慢一些，但還是有的與怏怏不前呈同義詞，絕不是遲脈。

張璐在《診宗三昧》中云：「弱則沉細軟弱，舉之如無，按之乃得，細小分明。」在臨床上弱脈確實如此，細小分明，而不是似有似無之脈象。

諸家描述弱脈，屬虛脈，具有三大特點：脈體細小，脈位極深，脈勢無力，脈來分明。

【脈理】氣血虛弱，陽氣不足，是形成弱脈的主要原因。氣血虛弱，不僅循環血容量不足，而且還有血液在質方面的不足。循環血量不足，不能充盈脈管，使脈搏衝動難以傳播到末梢小動脈，使脈管相應變窄，因此脈來細小。就是傳到末梢小動脈，由於在傳播輸布中脈搏衝動力的消耗，也使脈搏衝動變得軟弱無力。

氣血不足多指慢性消耗性疾病，久病重病之後，機體失去代償功能，出現充血性心力衰竭，由於缺血、缺氧嚴重，血液成分改變，電解質紊亂，酸鹼失衡，嚴重造成血管內凝血，使血液循環障礙，血壓下降，腎血流量減少，腎小球旁器分泌腎素增多，致使全身小動脈收縮，因而脈來極沉極細，小而分明，軟弱無力。

正如《脈經》所云：「浮以候陽氣之盛衰。浮取沒有，陽氣虧虛。沉候陰分的病變，沉取乃得，陰液乃存，因為陽根於陰，此時陽虛而未至陽絕也，這就是弱脈的主要主病。單純陽虛為何就見了弱脈，陽氣不足，不能外鼓脈勢也。」這就說明弱脈是種虛脈，為陽氣虧虛。而陽氣虧虛是由氣血不足造成的，兩者相輔相成，陽根於陰，陰盛而陽衰。

王叔和在《脈經》中云：「寸脈弱，陽氣虛，自汗出而致短氣。關脈弱，胃氣虛，胃中有客熱，脈弱為虛熱作病，其說云有熱不可大攻之，熱去則寒起。尺脈弱，陽氣少、發熱、骨煩。」作者指出陽氣虛是形成弱脈的原因。

另外，王叔和又指出陰血不足，也是弱脈的主要原因。他在《脈經》中云：「寸口脈沉而弱，髮必墜落。」因為髮為血之餘，而腎又其華在髮。當腎陰血不足時，自然就要脫髮。

【主病】弱脈見於陰陽氣血虧虛的虛勞證，也見於陽氣不足的病證，就是許多慢性消耗性疾病都可見到弱脈的，例如：肺結核、血吸蟲病、消化性潰瘍、肺心病、慢性營養不良、慢性肝炎、各種嚴重貧血和甲亢等，都可在疾病的某一階段出現弱脈。

弱脈可用來預測疾病的預後和治療的轉歸。一般疾病治癒後見到弱脈是正常現象，中醫認為病順。老年人見到弱脈，也屬正常範圍，不屬於病脈。如青壯年機體抵抗力旺盛，如見弱脈時，可為病逆，不屬正常病象發展趨勢，而稱為病逆。如若少年白髮，就不能不為病了。正如李時珍說：「白頭猶可少年愁」的道理。

（四）牢脈

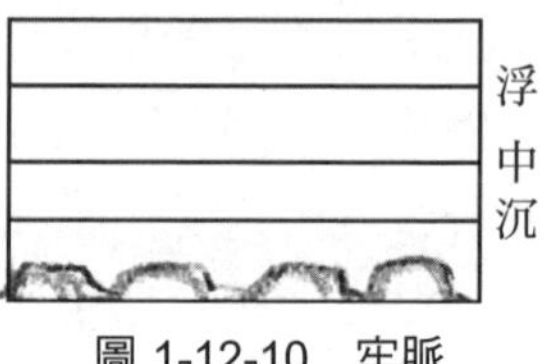

圖 1-12-10　牢脈

【概念】牢脈（圖 1-12-10），脈來實大而弦長，浮取中取都不應指，只有沉取方可得到，且不堅牢不變在伏脈深部。牢脈多見於陰寒積聚的病證，如癥瘕、痞塊和疝氣等。

牢脈在《內經》沒有記載，在《傷寒論》中也僅提出牢脈的病證，但沒有提出牢脈的脈象。實際上，牢脈最早記載於《脈經》，不過書中將牢脈稱作革脈。以後孫思邈在《千金翼方》中，才將革脈改為牢脈，自此醫家們皆說牢脈的脈象。如《脈經・脈形狀指下秘訣》云：「牢脈似有沉伏，實大而長微弦。」足見牢脈具有脈位深、脈體大而長、脈感微弦的特點。

【脈象】重按沉取可得，脈來實大弦長，堅固不移，指感強直，搏指有力，而浮取中取都不應指。

正如《脈訣》云：「指下尋之即無，按之卻有，曰牢。」《四言舉要》云：「有力為牢，實大弦長。」滑伯仁在《診家樞要》中云：「牢，堅牢也。沉而有力，動而不移，為裡實氣虛。」李時珍在《瀕湖脈學》中云：「牢脈似沉似伏，實大而長，微弦。」又云：「弦長實大脈牢堅，牢位常居沉伏間，革脈芤弦自浮起，革虛牢實要相看。」指出牢脈的脈位在沉脈和伏脈之間，與沉脈和伏脈相似脈。

【脈理】牢脈因內積邪氣，使脈氣受遏制而潛藏不起之故。如虛勞病的陰血不足，在胃氣將絕時，多見牢脈，固虛陽外浮，陰陽離絕所致。正如李中梓在《診家正眼》中所云：「按牢有二義，堅固牢實之意，又深居在內之義也，故樹木以根深為牢，蓋深伏於下者也。監獄以禁囚為牢，深藏於內者也。牢脈所主之證，以其在沉分也。故悉屬陰寒，以其形弦實也，故咸以堅積；若亡血失精之人，則內虛而當得革脈，乃為正象，若反得牢脈，是脈與證反，可以卜死期矣。」

張贊義更進一步探討：「凡腎臟萎縮者恆見之，素問謂之腎氣不足，仲景謂之腎著，皆為西醫所說腎臟萎縮相合，生理解剖學家謂脈搏只能診斷心臟和血管疾病，不能診斷其他臟器血管疾病，而不知中醫牢脈可以診斷腎臟疾病，已有數千年歷史矣。」

現代醫學中的胃腸功能紊亂、疝氣、急性胃擴張、腸梗阻、肝脾腫大、腹腔腫瘤和內臟下垂等疾病，多表現為牢脈。

動脈硬化可出現牢脈，因動脈硬化是一種非炎症性、退行性和增生性的病變，可導致血管壁增厚、變硬、失去彈性和管腔狹窄，如主動脈硬化，管壁彈性降低。當心臟收縮時，由於暫時膨脹使主動脈保留心臟排出的血液功能減弱，從而使收縮壓增高，脈壓增寬，並加重心臟負擔，促使心臟代償功能加強，搏動有力，才可完成排血功能。而腎動脈硬化，尤其腎動脈形成血栓，使管腔狹窄，入腎血量減少，導致腎素分泌增多，從而致使全身小動脈收縮。

四肢動脈硬化並形成血栓，使管腔狹窄，橈動脈血流減弱，因此動脈硬化病人脈沉而有力，實大弦長，而搏指強直，這樣便形成牢脈。

【主病】牢脈在臨床上可見如下病證：

陰寒內盛所致的疾病，多指骨間關節疼痛，如風濕性關節炎、肋間神經痛。正如《傷寒論・平脈法》中所云：「風則浮虛，寒則牢堅。」指出牢脈見於寒證。《脈訣》云：「牢者陰也，主骨間疼痛，氣居於表。」認為疼痛能出現牢脈，並多與遲脈相兼。

熱邪內盛所致的陽明腑實證，以及瘰癧、膿腫、結節病等疾病，都可見牢脈。正如王叔和在《脈經》中云：「關脈牢，脾胃氣塞，盛熱，即滿腹噴響。」又云：「尺脈牢，腹滿，陰中急。」齊德之在《外科精義》中云：「若瘰癧瘤腫診得牢脈者，不可內消也。」這些病所出現的牢脈多與數脈相兼。

氣滯血瘀所致的癥瘕積聚、疝等堅實之證，如腸梗阻、幽門梗阻和疝等病，可見牢脈。正如李時珍《瀕湖脈學》所說：「寒則牢實裡有餘，腹心寒痛木乘脾，疝癥瘕何愁也？ 失血陰虛卻忌之。」認為除了寒證肝病外，牢脈還可見於疝、癥瘕等疾病。

氣逆所致的奔豚病和息噴，現代醫學指胃腸神經官能症和細菌性肺炎等。正如李中梓在《診家正眼》中云：「牢主堅實，病在乎內。寸口之牢，伏梁為病；右寸為牢，息噴可定；左關見牢，脈家血積；右關見牢，陰寒痞癖。左尺牢形，奔豚為病；右尺牢形，疝瘕痛甚。」

風濕熱所致的痙病拘急，多指小兒舞蹈症。正如黃宮繡所說：「牢為堅積內著，胃氣將竟之候，故或見為濕痙拘急。寒疝暴逆，堅積內伏。」許淑微說：「風痙拘急，寒疝暴逆，堅積內伏，乃有此脈。」

陰血虛損所致的虛勞內傷肝病和動脈硬化症。正如滑伯仁在《診家樞要》中所云：「牢，堅牢也。關中氣促，為勞傷痿極，大抵其脈近乎無胃氣者，故諸家皆為危殆也。」認為勞傷痿者見牢脈。

牢脈也能預示疾病的轉歸和預後，如陰血不足症見牢脈，則為不祥之兆，說明病情逆轉而危重。正如《瀕湖脈學》所指：「失血陰虛卻忌之。」李中梓在《診家正眼》中云：「若亡血失精之人，則內虛而當得革脈。若反得牢脈，是脈與證反，可以卜死期矣。」

三 遲類脈

遲類脈有：①遲脈。②緩脈。③澀脈。④結脈。

（一）遲脈

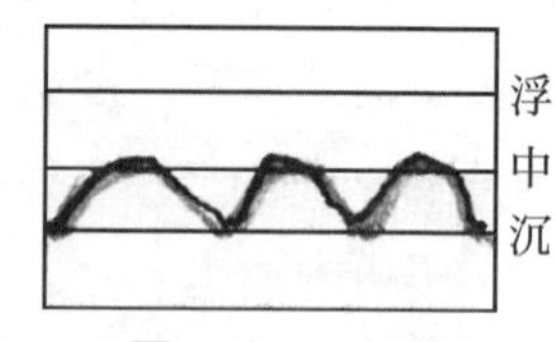

圖 1-12-11　遲脈

【概念】遲脈（圖 1-12-11），指脈來緩慢，一息不足四至的脈象，脈率在 60 次／分以下。《內經》有遲脈名字的記載，但沒有描述遲脈的脈象。等到了《難經》對遲脈的脈象還僅僅提到脈率快慢的不同，如《難經・十四難》所云：「脈有損至，何謂也？ 然，至之脈，一呼再至曰平……何謂損？一呼一至曰離經，再呼一至曰奪精，三呼一至曰死，四呼一至曰命絕，此損之脈也。」

【脈象】遲脈指脈率為 60 次／分以下、脈形小而衰的脈象，中醫描述為脈之來去緩慢，一息不足四至。最早描述遲脈脈象特點的是《脈經》。《脈經》云：「遲脈呼吸三至，來去極遲。」《診家正眼》云：「遲脈屬陰，象為不及，往來遲慢，三至一息。」《景岳全書》云：「遲脈，不及四至者也，皆是也。」諸位醫家都提出遲脈脈率一息不足四至。同時提出遲脈不僅脈率不足四至，而且又提出遲脈脈形為來去徐緩，形小而衰，如《四海同春》云：「遲遲徐徐而來，一呼一吸，三至或二至。」《四診抉微》云：「遲脈一息三至，去來極慢。」《中醫診斷學》云：「遲脈一息三至，形小而衰。」

【脈理】體質健壯的青壯年，以及鍛鍊有素的運動員，心血管系統功能強盛，心肌舒縮特別有力，血管彈性強健，心臟搏動有力，心每搏輸出量多，往往心率在 60 次／分以下，就能滿足各臟器組織的血供需求，因此可見緩而有力的脈象，屬於正常生理現象。而年老體衰之人也可見遲脈。正如張秉成所說：「若衛陽不足，腎陽氣餒，老人氣血虛衰，呼吸徐，脈皆見遲。」也屬正常生理範疇，但關鍵是遲脈主病證。

遲脈見寒證，寒證是指人體感受寒邪。寒邪為病因六淫之一，當人體感受寒邪時，人體就會產生應激反應。皮膚溫度覺感受器在受到寒冷刺激後，首先使皮膚溫度下降，皮膚和皮下組織代謝緩慢，又由神經反射，使皮膚毛孔收縮，起「雞皮疙瘩」，並引起血管收縮，血流阻力增大，流速緩慢，繼而寒冷刺激傳到大腦皮質感覺中樞，產生應激作用。

由於交感神經興奮，其神經末梢分泌兒茶酚胺，並作用於中樞神經系統，提高神經的興奮性，使人提高警覺，反應靈敏，呼吸加快，心率變快，心臟舒縮功能加強，心輸出血量增加，血壓升高，血液循環加快，四肢血管收縮，但內臟血管舒張，血流增多，血液重新分佈，以利於內臟的血液供應，使代謝生物氧化過程加強，肝糖原分解增多，血糖升高，脂肪分解，使血中游離脂肪酸增多。所有這些，都助於機體能產生更多的能量，使產熱增多，以抵抗寒邪的刺激，這就是中醫所謂正氣強盛、衛外之氣能及時應變之故。

寒邪乘襲，引起全身應激反應。而全身應激反應，又從局部表現出來，終於使機體因寒氣收、代謝障礙、心搏減慢、血管收縮、氣血凝滯，使脈氣稽遲，從而形成遲脈。

【主病】寒證見遲脈。脈遲而有力者，多主實寒證；脈遲而無力者，多主虛寒證；脈遲而浮者，多主表寒證；脈遲而沉者，多主裡寒證；脈遲滑有力者，多主藏寒脹滿；脈遲澀而弦者，多主血寒血結；脈遲弦者，多主寒飲冷積；脈遲結者，多主遲結物凝，冷物以滯；脈遲細者，多主寒濕傷寒；脈遲微者，多主陽脫、虛脫；脈弦遲者，多主瘧疾、多寒。正如《素問・舉痛論》所云：「經脈流不行不止，環周不休，寒氣入經而稽遲，泣而不行。」《難經・九難》云：「遲則為寒，遲者藏也。」《診宗三昧》云：「遲為陽氣失職，胸中大氣不能敷布之候，故昔人皆以隸之虛寒。浮遲為表寒，沉遲為裡寒，遲澀為血病，遲滑為氣疾，此論固是。」

實熱證見遲脈，如陽明腑實證，多因熱邪內結、痰熱互結，還有熱入血室等。正如《診宗三昧》所云：「然多有熱邪內結，寒氣外鬱，而見氣口遲滑作脹者，詎可以脈遲概為寒，而不究其滑澀之象，虛實三異哉？詳仲景有陽明病脈遲，微惡寒，而汗出多者為表不解；脈遲、頭眩、脹滿者不可下。有陽明病脈遲有力，汗出不惡寒，身重喘滿，潮熱便鞭，手足濈然汗出者，為外欲解，可攻其裡，又太陽病脈浮，因誤下而變遲，膈內拒痛者為結胸，若此者，熱邪內結之明驗也。」都說明實熱證見遲脈的精深道理。

實熱不著的實證，如癥瘕積聚、氣滯血瘀、濕阻，此外還有津傷血少的虛證，壅遏隧道而見遲脈。正如《脈學輯要》所云：「今驗有癥瘕、痃癖，壅遏隧道而見遲脈者。」又如《脈經》所云：「遲而澀中寒，有癥結。」還有《傷寒論》云：「脈浮緊者法當身疼痛，宜以汗解之。假令尺中遲者，不可發汗，何以知然，以營氣不足血少之故也。」

重病見遲脈，如中風疾病等。正如《金匱要略》所云：「寸口脈遲而緩，遲則為寒，緩則為虛，營緩則為亡血，衛緩則為中風。」如傷寒見遲脈，必死。這在《傷寒論》中云：「傷寒脈遲……腹中應冷，當不能食，今反能食，此名除中，必死。」

（二）緩脈

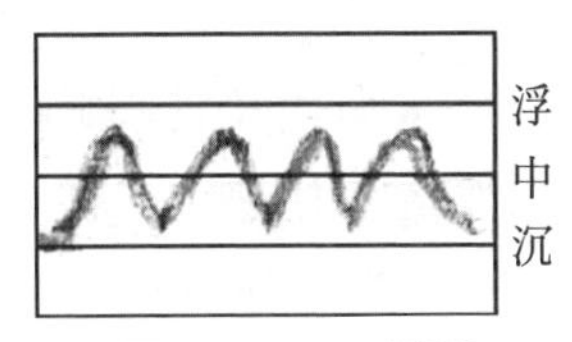

圖 1-12-12　緩脈

【概念】緩脈（圖 1-12-12），為一息四至、脈來緩慢的脈象，多因心臟搏動力量不足，使脈勢鬆懈無力。不快不慢，不浮不沉，不大不小。

緩脈可分 4 種，即和緩、怠緩、遲緩和縱緩之緩脈。其中的和緩脈，係正常脈象，其脈來從容和緩、不快不慢、不浮不沉、節律均勻，又稱平脈。正如《脈經》對和緩脈的論述所云：「張太素云，如係在經，不卷其軸，應指和緩，往來甚勻。」遲緩脈一息不足四至，稍慢於正常，脈率多在 70 次／分以下，但稍快於遲脈的脈率，脈來和緩。正如《脈經》所云：「小快於遲，以至數論緩亦一失也。」而《醫碥》云：「緩，柔軟之意甚，則失之軟弱而名軟名弱，舊以緩屬遲，蓋緩兼兩義也。」醫家當時含糊其辭地提出怠緩和遲緩脈的含義。怠緩脈，多因脈搏力量不足，使脈鬆懈無力。縱緩脈，其脈體稍大於正常，但脈勢不強，且脈道寬大。正如《脈經》所云：「緩脈四至，寬緩和平。」對縱緩脈描述得形象真切。而《四診抉微》將這 4 種緩脈描述得更為精確了，文中云：「凡診得至數調勻，而去來舒徐，有此從容和緩之象，此謂之平脈，即是胃氣也。諸脈之宜兼見者也。若來去舒徐，而至數遲慢不前，是曰遲緩，主於虛寒，治宜溫補者也。若脈形長大而軟，來去寬縱不前，即張太素所謂如係在經，不卷其軸之謂，是曰縱緩，病主於熱，治宜清降者也。」

【脈象】

和緩脈：一息四至，脈率 70 次／分左右，脈來從容節律，和緩有力，不浮不沉，不快不慢，不大不小，為正常平脈。正如《脈經》所云：「緩脈四至，來往和均。」《診家樞要》云：「緩而不緊、往來舒緩。」張璐云：「從容和緩，不疾不徐。」吳昆在《脈語》中對和緩脈也都描述得精確恰當。

遲緩脈：一息不足四至，脈率在 70 次／分以下，脈來緩而慢，但稍多於遲脈，脈搏至數在平脈和遲脈之間。張璐對遲緩脈的描述是：「從容和緩，不疾不徐，似遲而實未遲。」提出遲緩脈不足四至，但比遲脈稍快的觀點。

怠緩脈：從脈勢強弱看，脈來怠緩而鬆懈無力，而脈率仍為正常。正如《脈經》所云：「緩脈，去來變遲，小駛於遲，一曰浮大而軟。陽與陰同等。」縱緩脈：脈體寬大而縱緩。正如《四診抉微》中所云：「……若脈形長大而軟，來去寬縱不前……是曰縱緩。」

【脈理】和緩脈，說明機體代謝功能正常，因心臟搏動有力，節律均勻，能維持正常心搏輸出血量。而全身動靜脈血管平滑肌彈性張力正常，才能使循環血流暢通無阻，氣血充盈。所有這些，都是由神經—體液對心血管系統進行綜合性調整來實現的。

心臟的正常節律，是由心房和上腔靜脈處心外膜下的竇房結來進行調節的。竇房結有豐富的自律細胞。在細胞膜內外形成跨膜電位，由除極和復極過程，使竇房結自律細胞不斷地向心臟發出有節律的神經衝動，一般頻率為 70 次／分左右。這種生物電神經衝動的頻率傳向心房肌、房室結、房室束、左右束支和蒲肯野纖維，然後傳到心室肌。

當心房肌收縮時，心室肌開始舒張，使血液從心房經房室口進入心室。當心室肌收縮時，又驅使血液經過主動脈瓣口到主動脈，再經鎖骨下動脈、腋動脈、肱動脈到橈動脈，由於血管平滑肌的血液供應良好，富有彈性，保持良好的緊張度，因此在寸口脈就可形成從容和緩、不大不小、不浮不沉、不快不慢的脈象，中醫稱有胃氣的平脈。

和緩脈：在正常生理狀態下，受大腦自主神經中樞的控制和調節。當心搏快時，自主神經中樞，由迷走神經和迷走神經節後神經纖維末梢分泌乙醯膽鹼的作用，使心率由快變慢。當心搏過快時，自主神經中樞興奮，使交感神經末梢分泌兒茶酚胺，使心率由快變慢。由於神經體液機制的調節，使心率和脈搏保持生理穩態。因為機體物質代謝正常，神經體液系統就能正常調控心臟血管功能，使其保持恆定的從容和緩的脈象，為有胃氣的平脈，就說明人體沒有什麼疾病。

病理性緩脈，多由於迷走神經興奮性過高而形成的。如黃疸、傷寒、慢性胃炎、胃十二指腸潰瘍等疾病，對胃腸炎症性和理化性刺激，使迷走神經興奮性增強，使心率變慢，心輸出血量減少，血管舒張，使全身有效循環血容量下降，血管血流不充盈，從而形成各種病理性緩脈。

遲緩脈：多因濕性黏滯和氣機阻塞而形成的。濕為陰邪，其性質重濁而黏滯，能阻滯氣機的活動。濕分內濕和外濕。外濕是機體感受濕邪，如環境潮濕、常坐濕地、涉水雨淋以及水中作業，易致機體感受外濕之邪。而內濕多因脾腎陽虛，不能運化水濕，使水濕停滯於體內。由於體內積滯水濕，使組織細胞間液增多，勢必要影響細胞代謝所需營養物質和氧料的傳輸，使機體細胞代謝障礙，各臟腑功能受抑制，促使氣化不利，氣血不能很好地輸布和流注，引起臟腑功能障礙。

若濕積胃腸，病人就有食慾不振、腹脹、腹瀉、小便少、面黃、下肢水腫等，舌質淡，苔潤。若外濕積滯肌膚，病人就可出現頭重如裹、頸項痠痛、胸悶腰痠、四肢酸重和關節疼痛等症狀。若濕氣鬱積過久，使組織細胞代謝障礙，簇使細胞變性壞死，使濕氣變成濕毒。若濕毒積滯於胃腸，病人就會出現濕毒便血，面色紫暗，但腹部不痛；若濕毒久積肌膚，使小腿易於生瘡成癰，而引起濕毒流注，病人就可出現瘡形平陷、瘡根漫腫，瘡色紫暗，潰後膿血浸漬，並久不收口。同時，濕氣重濁黏滯、停留滯著，並能阻礙輕清陽氣的活動，使脈氣不足，心臟血管有失所養，故而脈來稽遲徐緩。

怠緩脈：由於陽氣衰微，臟腑功能不足，而產生陰寒證候，稱為寒從內生。若寒邪凝聚，寒性凝滯而收縮，反而易傷陽氣，氣滯血瘀，不得溫養脾胃，失之氣血生化之源，使其氣血不足，脈氣鼓動無力，故使脈來怠緩，無鬆懈力。

縱緩脈：若病人陽熱有餘，使機體細胞代謝有代償性加快。為保證機體代謝需求，使心臟代償搏動加快，心搏血量大增，脈管血容量多，形成脈形寬大。但濕性黏滯，氣機阻塞，使脾腎陽虛，再加上熱耗津液，則脈無洶湧之勢。

【主病】和緩脈：為有胃氣之脈，是平脈。若在疾病中發現此脈，就說明病情好轉，疾病不重。

正如《醫學心悟》所說：「惟有緩脈一息四至，號為平和，不得斷為病脈耳。」朱棟隆在《四海同春》中云：「緩脈獨與脾胃相宜。若與右關見之，則為無病之平脈，如隱然兼見於心肺肝腎諸脈之中，則為有胃脈而四經之臟腑平和矣，其人病雖危劇，亦為無害。四經若無緩脈，即為真臟脈見，而斷以必死矣。」《靈樞‧終始》篇云：「穀氣來也，徐而和。」都說明和緩脈，以胃氣為本，是正常脈象，不為病脈。

遲緩脈：多主濕證。如《脈訣啟語》所云：「濕以證驗，濕證脈緩有力，方可斷其為病。」《四海同春》云：「緩主風濕痿痹及自汗傷風等。」《脾胃論》云：「如脈緩，怠惰嗜外，四肢不收，或大便瀉，此濕勝，以平胃散。」《醫學傳心錄》云：「浮而緩者，濕之病，發散滲利不可差。」「二關緩作痺和癱。」薛生白在《濕熱病篇》云：「暑熱內襲，腹痛嘔痢胸痞脈緩者，濕濁內阻太陽。」都說明濕證脈緩的臨床見證。

遲緩脈主寒證。正如《脈經》所云：「寸口脈緩，皮膚不仁，風寒在肌肉。」《景岳全書》云：「緩而遲細者，多虛寒。」「若虛寒者，必緩而遲細，為陽虛，為畏寒，為氣怯，為疼痛，為眩暈，為痺弱，為痿厥，為怔忡健忘，為飲食不化，為鶩溏飧泄，為精寒腎冷，為小便頻數，女子為經遲血少，為失血下血，凡諸瘡毒等症，及中風產後，但得脈緩者皆易癒。」

怠緩脈：多主虛證，多為氣虛血虧。《醫學傳心錄》云：「緩主風虛，澀少血。」《四診抉微》云：「緩脈營衰，衛有餘。」《針灸甲乙經》云：「緩甚為痿厥。」都說明虛證皆可見怠緩之脈。

縱緩脈：多主虛熱和實熱等證。如《四診抉微》云：「……是曰縱緩，病主於熱，治宜清降者也。同一緩脈，而有曰和、曰遲、曰縱，三者之分；而其主病，有虛、實、寒、熱之不同。」《景岳全書》云：「若緩而曰大者，多實熱。」「然實熱者，必緩大有力，多為煩熱，為口臭，為腹痛，為癰瘍，為二便不利。或傷寒溫瘧初癒而餘熱未清者，多有此脈。」都說明縱緩脈主虛熱證和實熱證等疾病。

還有其他緩脈的主證，如浮緩脈主傷風、沉緩脈主寒濕、緩大脈主風虛，細緩脈主濕痺、澀緩脈主脾薄、弱緩脈主氣虛。而在各部脈主病又有所不同，如右寸浮緩，主風邪；左寸澀緩，主少陰血虛；左關浮緩，主肝風內鼓；右關沉緩，主土弱濕浸；左尺緩澀，主精官不及；右尺緩細，主真陽衰極。

又如《診家正眼》所云：「浮緩風傷，沉緩寒濕，緩大風虛，緩細濕痺；緩澀脾薄，緩弱氣虛；右寸浮緩，風邪所居；左寸澀緩，少陰血虛；左關浮緩，肝風內鼓；右關沉緩，土弱濕浸；左尺緩澀，精官不及；右尺緩細，真陽衰極。」說明各部脈不同緩脈，其主病也各有不同的。

（三）澀脈

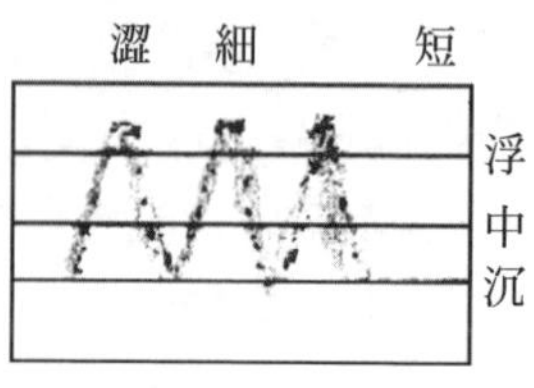

圖 1-12-13　澀脈

【概念】澀脈（圖 1-12-13）指脈搏往來艱澀，形成遲細而短散的脈象。多因脈管舒縮徐緩，血容量減少及血質濃稠所致。

但歷代醫家對澀脈的看法不一。葉子雨在《脈說》中云：「是澀不流利之止，與結代證不同。」王冰在《素問·脈要精微論注》中云：「澀者，往來時不利而蹇澀也。」《醫學心悟》中云：「澀，往來滯澀也，為血少氣滯。」《四診抉微》中云：「細遲短散時一止，曰澀。極細而軟，重按若絕曰微，浮而柔細曰濡，沉而柔細曰弱。」但多變不離其宗，皆能概括出澀脈的特徵。

【脈象】脈搏如輕刀刮竹，如雨沾沙般往來澀，且具有遲、細、短、散的脈象。正如《四海同春》所云：「澀謂蹇滯，往來欠利，似止不止，如輕刀刮竹然。」而《脈理求真》中又云：「澀則往來艱澀，動不利，如雨沾沙及刀刮竹，凡虛細微遲，皆屬澀類，不似遲脈之指下遲緩，緩脈之脈象行徐，濡脈之去來綿軟也。」《脈經》中也云：「澀脈，細而遲，往來難且散，或一止復來，一曰浮而短，一曰短而止，或曰散止。」諸家具體描述的澀脈，並與相似脈區別，也就突出了澀脈脈象的特點。

【脈理】澀脈的形成機制，有多種因素存在，促使血液循環的血液和血黏稠度的改變。

迷走神經興奮性增高，使心率減慢，心輸出量減少，血管中的血流不充盈，而且血流速度減慢，同時外周血管收縮、血液黏稠度增加，從而使脈往來艱澀，形成遲細而短散的脈象，稱為澀脈。

心臟病，如冠心病、心力衰竭等，能使心輸出血量減少，不能充盈血管，並反射性使周圍血管收縮，以維持全身血液供養，保持物質代謝順利進行。當血液循環不能代償時，引起血液瘀滯在末梢血管和微循環。因營養和氧供不足，使微血管舒縮障礙，並使血管壁滲出性增強，血液濃縮，血質黏稠度高，因而便形成了澀脈。

貧血能形成澀脈。只有貧血十分嚴重時，使心臟功能失代償，便可出現貧血性心臟病，引起心搏輸出血量減少，同時血紅蛋白又在 69%以下，全身嚴重缺氧，血管壁供血不足，缺氧嚴重，造成血管舒縮功能障礙，毛細血管通透性增加，腎血流量減少，引起水鈉瀦留，即可發生水腫，同時也相應出現血液濃縮，血黏稠度增高，從而也就形成澀脈。

【主病】實證中氣滯血瘀，食積痰滯，營衛不通，氣機鬱滯不暢，如肝氣鬱結、腹中癥症積聚、心痺、血痺、痛經、經閉，並有古代醫家見證。張景岳說：「往來艱澀，動不流利，為氣血俱虛之候，凡脈見澀滯者，多有七情不遂，營衛耗傷，血無以充，氣無以暢。其在上，則為上焦之不舒；在下則有下焦之不適；在表則有筋骨之疲勞；在裡則有精神之短少。凡此總屬陽虛。

諸家言氣多血少，豈以脈之不利，憂有氣多者乎。」張璐在《脈訣啟語》曰：「亦有痰食腹固之外，脈道阻滯，皆見澀數模糊者，陰受水穀之害也。」《脈經》云：「……脈來澀者病寒濕也。」「澀而緊，痺痛」「澀為寒血」「遲而澀，中寒有癥結。」《診家樞要》云：「澀……為少血，為無汗，為血痺痛，為傷精。」《脈訣》云：「女子失血，又為不月，為胎病。」《瀕湖脈學》云：「澀緣血少或傷精，反胃亡陽汗雨淋。寒濕入營為血痞，女人非孕即無經。」

虛證，多因汗出過多、嚴重吐瀉、多尿、氣血兩虛以及男子精冷遺泄、女子失血過多，都可造成精傷血少，津液耗傷而不足，在臨床上都可形成澀脈。

澀脈見各部脈，又有不同的主病。寸脈見澀，則主心痛或為怔忡；關脈見澀，則主陰虛，因而中熱；右關見澀脈，則主脾虛；左關見澀脈，則主脅脹；尺脈見澀，則主血少精傷和遺淋。正如《診家正眼》所云：「不問男婦，凡尺中沉澀者，必艱於嗣，正血少精傷之確切也。」「澀為血少，也主精傷，寸澀心痛，或為怔忡，關澀陰虛，因而中熱；右關土虛，左關脅脹。尺澀遺淋，血利可訣；孕為胎痛，無孕血竭。」

死證見澀脈。正如《傷寒論》所云：「傷寒若吐，若下後，不解，不大便五六日，上至十餘日，日晡所發潮熱，不惡寒，獨語如見鬼狀。若劇者，發則不認人，循衣摸床，惕而不安，微喘直視，脈弦者生，澀者死。」醫生在臨床上一定要注意病情發展，以預測疾病預後和轉歸。

（四）結脈

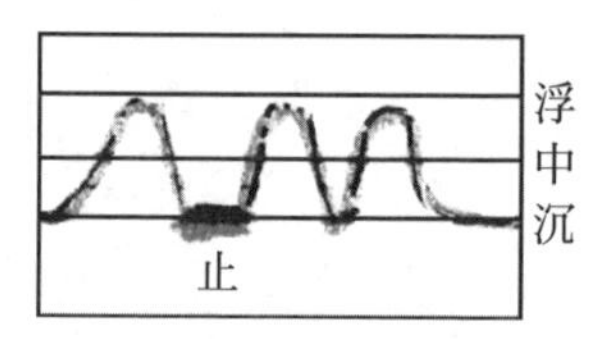

圖 1-12-14　結脈

【概念】凡脈來遲緩，時有一止，且止無定數的脈象，統稱結脈（圖 1-12-14）。有關結脈在《內經》沒有記載，只有在《難經》中才有最早的記載，如《難經》云：「結者，脈來去時一止，無常數，名曰結也。」指出結脈，時有間歇，但無一定規律。直到東漢張仲景《傷寒論．辨脈法》云：「脈來緩，時有一止，復來者，名曰結脈。」晉代王叔和在《脈經．脈形狀指下秘訣》所云：「結脈來緩，時一止復來。」「按之來緩，時一止者，名結陽。初來動止，更來小數，不能自還，舉之則動，名結陰。」

作者進一步提出，除結脈緩有一止外，又提出更來小數的特點。而周學霆更為明確地指出結脈為遲中一止。他在《三指彈》中云：「結脈遲中止，陽微一止寒。」所以後代醫家們多認為結脈是遲緩中一止。

【脈象】結脈為脈來遲緩，時有間歇，而且間歇又都毫無規律，歇止時間一般較短暫，而後搏動有力，有時再來脈搏就搏動得較快，又比正常為強，而加以補償之。這種脈象，就稱為結脈。正如張璐在《診宗三昧》中云：「結為指下遲緩中，頻見歇止，少頃復來。不似代脈之動止不能自還也。」說明結脈歇止時間相對較短，和代脈歇止是不同的。

而邢錫波在《脈學闡微》中云：「結脈在緩脈的搏動中，不定時的停止，其脈力有時較正常為強，常在 5～6 個脈力單位，有時忽強忽弱，而脈體寬窄無異常。」說明結脈在間歇之後，再來脈搏就搏動有力。

【脈理】結脈見於患有輕微先天性心臟病的病人，在心血管系統某一部位存在氣血運行障礙的毛病，如心房間隔缺損、動脈導管未閉、心室間隔缺損、主動脈口狹窄等，使血液循環障礙，血流不暢通，或動靜脈混血，使脈管中血流不銜接，其而繼流，然後復續，又續而復斷。正如張介賓在《景岳全書》中所云：「人有無病而一生結脈者，此其素稟之異常，無足怪也，此必氣血衰殘，首尾不繼之候。」

有形邪氣內阻，使人體正氣不足，如癥瘕積聚等有形邪氣內阻，是由於氣滯血瘀、痰濁等邪氣交結，阻滯血液循環，影響血液運行，津液交流，營養物質和氧料輸布失調，勢必使機體細胞代謝紊亂，心臟和脈管血供就要減少，使心肌收縮無力，心輸出血量減少，脈管血液量少而不充盈，血管平滑肌彈性纖維收縮無力，使末梢血管和微循環瘀血，反來加重代謝障礙，阻塞氣體，致使脈氣難以接續，脈行遲緩，並隨氣而止，或搏動，或間歇，都隨脈氣而變化，並且毫無規律。

陰寒內盛使陰寒邪氣內阻，氣滯血凝，全身代謝紊亂，陽氣不足，心肌舒縮無力，脈管緊張度下降，脈氣鼓動無力，甚致使脈管血流難以接續，出現斷斷續續、續續斷斷的現象，從而形成了結脈。正如滑伯仁在《診家樞要》中所云：「陰獨盛而陽不能相入也。」「先以氣寒脈緩，而至者或一有留滯於其間，則因而為結。」

食積和體內氣滯，能導致人體氣機活動不利，氣血運行不暢，妨礙營養物質和氧料在體內的轉運，從而使細胞代謝紊亂，心失所養，脈失所充，氣血接續而斷，斷而接續，便可形成結脈。

外生癰腫，多因局部氣滯血凝，肉腐血敗，使全身氣血運行不暢，脈氣受阻，並出現暫停脈流現象，或因逐毒敗血而影響心臟功能和血管舒縮，引起心臟搏動舒縮無力，時有一止，又使血管舒縮調節失常，皆可形成結脈。正如《瀕湖脈學》所云：「結脈皆因氣血凝，老痰結滯苦沉吟。內生積聚外癰腫，疝瘕為殃病屬明。」說明外生癰腫、內生疝氣是由氣血凝滯造成的。

情感內傷導致氣滯，可形成結脈。如李梴在《醫學入門》中所云：「亦有七情氣鬱者，脈道不通實由之。」說明人體為喜、怒、憂、思、悲、恐、驚等七情所傷時，大腦皮質神經中樞開始失去控制，自主神經功能紊亂。當迷走神經興奮性過高時，就出現血管功能紊亂，血液運行不暢，這就形成了氣滯血鬱，使脈氣難以接續，脈管中血流遲緩，並隨氣而止，搏動間歇，毫無規則，便出現了結脈。

熱證有時見結脈，氣鬱證也可見結脈，這在古中醫書籍中早有論述。正如《景岳全書》所云：「若使其結過甚，脈甚有力，多屬有熱，或氣鬱不調。」從古代醫家乃至現代醫家對有熱而脈結有些令人難解。此熱證使機體代謝率增高，產熱過多，營養物和氧耗過多，代謝紊亂，氣機不利，從而形成氣鬱，鬱久化火，氣有餘便是火，也可氣鬱阻滯，加上熱以內生，都會使心火熾盛，氣化不利，功能失調，心輸出血量減少，脈氣不足，出現間歇脈斷，從而出現結脈。

各種心臟病，因心臟功能紊亂、心律不整、心輸出血量減少，使脈管血流不充盈，甚而斷流，便形成結脈。

【主病】有形邪氣內阻，如癥瘕積聚、氣滯血瘀、痰濁、疝氣、食積等證。如有形邪氣結於咽喉和胸中，可有寸口結脈；若結於臍周，可有關部結脈；若結於下腹部，可有尺部結脈，多由氣血痰邪交結而成。

陰寒邪氣內阻病證多有結脈。正如張仲景所曰：「陰盛則結。」葛洪在《活人書》中說：「結者，陰也。陰盛則結，主胸滿煩躁。」而《診家樞要》又云：「為癥瘕，為積聚，為七情所鬱，浮結為寒，邪滯經絡，結為積氣在內，又為氣，為血，為飲，為食，為痰。」在臨床上多見心悸、煩躁、胸悶，甚而心痛，舌質淡色暗，多因心陽不足，陰寒內盛，可多見左寸結脈；若咳喘汗出，多因肺氣虛者，可多見右寸結脈；若腹痛、腹瀉，多因中焦寒盛，可見右關結脈。

外生癰腫可見結脈。如下焦寒盛，寒則氣滯血凝。出現疝氣者，右關可見結脈。

氣血虧虛，虛勞久病，可見結脈。張仲景在《景岳全書》中云：「結為氣血漸衰，精力不濟，所以斷而復續，續而復斷。凡虛勞久病，多有是虛，然亦有陰虛陽虛之別，故結而兼緩，其虛在陽；結而兼數，其虛在明，仍高察結之微期甚，以觀氣之消長。」

熱證有時見結脈。正如張景岳在《景岳全書》中云：「若使其結過甚，脈甚有力，多屬有熱，若氣鬱不調，使有熱而見結脈。」各種心臟疾病，多見結脈。在臨床上，多見於冠心病、風濕性心臟病和心肌炎，能引起竇性停搏、期前收縮、II度傳導阻滯。

四 數類脈

數類脈有：①數脈。②促脈。③疾脈。④動脈。

（一）數脈

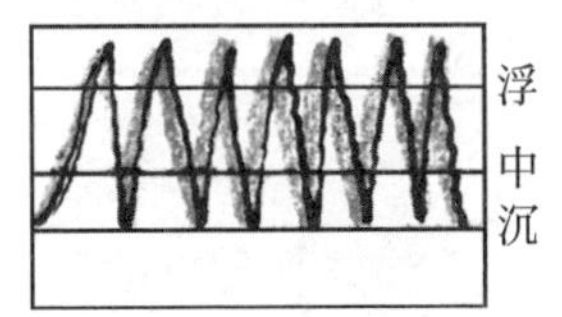

圖 1-12-15　數脈

【概念】數脈（圖 1-12-15），脈來一息五至以上，比正常脈搏速度快，一般脈率在 90 次／分以上。在《內經》只記載躁脈，如《素問・平人氣象論》云：「人一呼脈三動，一吸脈三動而躁，尺熱曰病溫。」但沒提到數脈至數，而到王叔和《脈理》才提到數脈，他云：「數脈去來促急，一曰一息六七至，一曰數者進之名。」《診家樞要》云：「數太過也，一息六至，過平脈兩至也。」說明數脈一息六至以上。古代醫家認為數脈和躁脈是名異實同，同時古代醫家又將數脈的不同程度，用以預測疾病的轉歸。《難經・十四難》云：「至之數，一呼再至曰平，三至再離經，四至曰奪精，五至曰死，六至曰命絕，此至之脈。」《瀕湖脈學》云：「數脈此間常六至。」「數比平人多一至。」又云：「七至為極也疾，八至為脫，九至為絕。」而《脈理求真》云：「數則呼吸定息，每見五至六至，應指甚速。」最後才肯定數脈為一息五至以上。

【脈象】數脈為一息五至以上，即每分鐘 90 次以上，而且脈來去急促。正如《醫學心悟》所云：「數，一息五至也。」《脈學闡微》又云：「數脈，脈來急數，一息六至以上。」王叔和在《脈經》中云：「數脈去來促急。」何夢瑤《醫碥》云：「數，疾也，躁也，一息六至，數而跳突名動。」諸醫家對數脈脈象的特點，作者描述得十分精確。

【脈理】生理狀態下可見到數脈，主要有以下幾種因素：①小兒，年齡越小，其脈越數。②重體力勞動和劇烈的體育運動者見數脈。③人在情緒激動時見數脈。④進熱餐時見數脈。⑤妊娠懷孕時也見數脈。⑥環境高溫者見數脈。

在病理狀態下可見數脈，要與生理性數脈相鑑別，才能富有臨床意義。一般數脈的形成，要考慮臨床證候如下：

熱證見數脈，多因陽熱亢盛，迫血妄行所致。陽熱，即為物質代謝率增高，產熱增多，而且血管神經舒縮功能調節失常，又使機體散熱量減少。

根據刺激物的質和量，人體對發熱反應的敏感性增高，使體溫不斷升高。而發熱的刺激物，多為生物性的，如細菌和病毒感染等，還有理化性的，以及精神因素等，由大腦皮質神經中樞的體溫調節機制，致使體溫升高。體溫升高發熱刺激交感神經中樞興奮，使心跳加快，心輸出血量增加，脈管充盈，搏動增強，從而出現數而有力的脈象。

無菌性組織壞死，如白血病，有大量的未成熟的白血細胞破壞，以及蛋白質分解代謝旺盛，都可刺激機體代謝率增高。還有癌症，有大量癌細胞壞死，蛋白質分解，有過多氨基酸和肽類物質刺激，都可引起機體發熱，同時出現脈數。

【主病】數脈主熱證。熱證一般包括感染性疾病和甲狀腺功能亢進、肺結核、貧血等。因為熱證有虛實之分。數脈和實脈相兼、主實熱證，如感染性疾病和甲狀腺功能亢進；數脈和虛脈相兼，主虛熱證，如肺結核貧血等病。其他還有數脈兼弦脈，主肝膽濕熱；數脈滑脈，多主痰熱和食積化熱；數脈兼洪脈，主氣分熱盛和陽明經證；細數無力脈，主陰虛內熱和血虛內熱；數脈兼芤脈，多主亡血；數脈兼浮脈，主表熱證；數脈兼沉脈，主裡熱證。

還有無菌性細胞壞死，如癌症、白血病、心肺梗塞、骨折和燒傷等疾病，都因發熱而出現數脈。

過敏性疾病，如血清、異性蛋白、青黴素類藥、磺胺類藥和硫氧嘧啶等都可致過敏反應，引起機體發熱，在臨床上就會出現數脈。

中樞神經調節失常，有精神性的，也有神經性的，如生物性的有病毒直接作用於中樞神經系統，物理性的有中暑，化學性的有安眠藥中毒，機械性的有腦震盪、硬腦膜下出血和腦出血等疾病。在臨床上都可致全身發熱，出現數脈。

（二）促脈

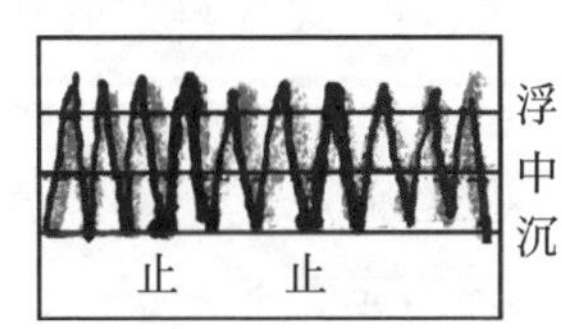

圖 1-12-16　促脈

【概念】促脈（圖 1-12-16）是脈來急數、止無定數且短、止後又能復來有力的一種脈象。促脈最早記載於《傷寒論》，正如《傷寒論・辨脈法》中所云：「來數，時一止復來者，名曰促脈，陽盛則促，陰盛則結，此皆病脈。」明確提出促脈有三大特徵：①搏動快。②歇止。③自行復來，但沒有記述歇止時間長短以及有無一定規律。但李時珍在《瀕湖脈學》中做出正確的回答，他說：「促脈來去，數時一止復來，如蹶之趨徐疾不常。」指出歇止時間短，而且無一定規律。張璐在《診宗三昧》中云：「促則往來數疾，中忽一止，復來有力。」對促脈又提出了復來有力的特點。

【脈象】促脈的脈象有五大特徵：①脈來急數，脈率一般在 90～100 次／分。正如《診家正眼》所云：「促為急促，數時一止，如趨而蹶，進則必死。」②止無定數，在單位時間內，所歇止的次數沒有一定。正如《診家正眼》云：「結促之止，此為定數。」③歇止時間較短。正如《診家正眼》云：「結促之止，一止即來。」④止後能回，正如《脈經・脈形狀指下秘訣》所云：「來去數，時一止復來。」⑤復來有力。正如《診宗三昧》所云：「促則往來數疾，中忽一止，復來有力。」

但在臨床上結、促、代三種脈象不好辨認。它們的脈象皆有歇止，而且結代脈都遲中一止，結代脈又止無定數，極易混淆不清，因此引起各代醫家的密切注意。

首先要鑑別出結代脈遲，促脈數，而結代脈為遲中一止，促脈為數中一止。正如《診宗三昧》中所云：「凡疾數代結，皆屬促類。不似結脈之遲緩中有止歇也。」這樣，就將結代脈和促脈區別開來了。

接著，就要辨認結脈和代脈的不同了。結脈止無定數，歇止較短，復來有力更數，而代脈止有定數，歇止時間較長，復來無力不數。正如《診家正眼》中所云：「結促之止，止無定數；代脈之止，止有常數；結促之止，一止即來，代脈為止，良久方至。」

【脈理】由心臟本身病變所致，如冠心病、心肌炎和其他心臟病，都可見到促脈。多因心房、房室結和心室出現病變和瘢痕，形成異位興奮點。當一時性興奮性增強時，與心搏基本節律比較，在時間上產生早發的搏動。在頻發過早搏動後面，原來應有的普通搏動多半被消滅，因此間歇時間較平時延長，於是就出現了頻發的過早搏動，也有脫漏搏動者，就易形成促脈，尤為房室傳導阻滯，心房纖顫，每分鐘可達 400～600 次／分，因此心室只能響應一部分從心房來的神經衝動，使心室搏動快而不規則，一般心室率在 120～160 次／分，心率快而不規則，同時微弱的心室收縮也能形成促脈。

還有心房撲動，使心室率大多呈現快而規則的心率和節律，因房室傳導阻滯，心室率僅為心房率的一半，每分鐘在 150 次左右，同時心室快慢有顯著的改變而成不規則的心律，過快的心搏使血液不能將其傳到橈動脈，則使橈動脈脈搏更不規則，結果在臨床就出現了促脈。

虛證見促脈、多因陰血虛少，真元衰憊，陰竭陽盛，陰陽失調。正如《脈訣匯辨》所云：「一人患脾泄，神疲色瘁，脈促，或十四至得一止，或十七八至得一止……此真元敗壞，陰陽交窮而促脈呈形，為稽留凝泣而見促，不相侔也。」從此可知，真元疲憊，陽氣不足的虛證，也可形成促脈的。

暴怒見促脈，暴怒等情緒刺激，使大腦邊緣系統的杏仁核神經細胞興奮，神經衝動傳到下丘腦整合內臟活動中樞，再使延髓前端網狀結構背外側部交感縮血管中樞興奮，作用於竇房結自律細胞和血管感受器，使心率增快，心肌收縮力加強，阻力血管和容量血管收縮，血液循環加快，出現氣機逆亂。

這是因為腎上腺髓質在交感神經興奮時分泌腎上腺素增多，使血壓上升，脈搏加速。而在延髓後端網狀結構腹內側部分，即為內側網狀核群，是外周傳入和高位中樞下達神經衝動的匯聚部位，是副交感神經中樞，也不能抑制住交感神經中樞的興奮性，使心血管神經中樞功能不協調，心血管系統功能紊亂，失去生理狀態，出現數中一止，從而形成促脈。

【主病】心臟病見促脈，如冠心病、活動性風濕性心肌炎及其他各種心臟病。正如《中醫脈學研究》所云：「節律較快而不勻，中間有停止。從心電圖的對照上，可以看到心律絕對不整，心房纖維性顫動。有的心臟跳動，由於心排血量少，在脈搏圖上表示不出，就形成了停止。」這都說明心臟病能形成促脈。

熱證見促脈，多見於各種感染性疾病，如肺炎、肝炎、敗血症等疾病，出現促脈還兼有洪脈，而且促脈數止甚則病情重，相反則病輕。正如《外科精義》所云：「主熱蓄於裡也。下之則和，瘡腫脈促，亦急下之。」而《瀕湖脈學》云：「此為陽極欲亡陰，三焦鬱火炎炎盛。」都說明熱證出現促脈。

氣滯血瘀、痰飲和食積等有形邪氣內阻的疾病見促脈。正如滑伯仁在《診家樞要》中云：「怒氣逆上，亦令脈促，促為氣湧，為狂悶，為瘀血發狂，或為氣，為飲，為食，為痰。蓋先以氣熱脈數，五者或有一留滯期間，則因之而為促，非惡脈也。」從此可知，血熱有瘀血發狂之證，痰飲內停化熱證、痰阻之痰喘、水腫發熱證、食積化熱證等。凡熱兼有形邪氣內阻者，都可見促脈。

虛證見促脈，為陰血虛少、真元衰微之證，其脈促而細小無力。

（三）疾脈

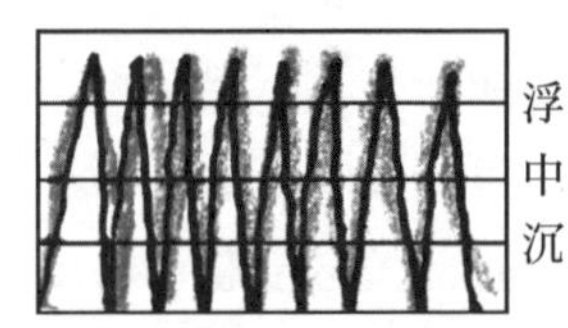

圖 1-12-17　疾脈

【概念】疾脈（圖 1-12-17），脈來急躁，脈搏跳動次數明顯增快，可達一息七～八至，脈率在 120～140 次／分。正如《難經・十四難》所云：「至之脈，一呼再至曰平，三至曰離經，四至曰奪精，五至曰死，六至曰命絕，以至之脈也。」從一呼四至到一呼六至，皆為一息八至以上。而《脈訣匯辨》中又明確地提出：「六至以上，脈有兩稱，或曰名疾，或名曰極。總是疾速之形，數之甚者也。」《醫術》云：「疾，一名極，總是疾速之形，數之甚者也。」說明疾脈脈搏往來急快，是數脈類的一種，其脈形躁動而急。在當時能提出這一疾脈的特徵，可謂難能可貴。

【脈象】疾脈，脈來急而跳動，其脈數一息七～八至，使脈率在 120～140 次／分。正如《醫學心悟》所云：「疾，數之甚也，為熱極。」而古醫家吳昆又明確指出：「數，醫者一呼一吸，病者脈來六至曰數，若七至八至，則又數也，九至十至、十一至、十二至，則數之極也。」又說：「疾即數也，所謂躁者，亦疾也，所謂快者，亦疾也。考《傷寒論》，脈若靜者為不傳，脈數急者為傳，躁乃靜之反，云躁亦疾也者，固是也。」而《診家樞要》對數脈的快、疾加以區別，云：「疾，盛也；快於數為疾。呼吸之間，脈七至八至。」作者將疾脈的脈象描寫得非常準確而逼真。

【脈理】正常健康人見疾脈，嬰兒代謝旺盛，為純陽之體，脈來生機勃勃。年齡越小，脈搏越快，如 3 歲以下嬰兒，脈率為 120～140 次／分。暴怒、驚恐，使交感神經興奮，心跳加快，氣血逆亂可見疾脈。

虛熱證見疾脈，多因機體真元內衰，物質代謝障礙，產熱減少，體溫不高。同時又因為陰盛陽虛，又使散熱中樞興奮，全身皮膚血管收縮，皮膚腠理關閉，汗腺分泌減少，使機體所產生的熱量不能由輻射和對流等作用而散發出體外，這樣就出現了體溫升高，使陽氣被格拒於外，或虛陽外越，正如中醫所主張的，由於陰寒內盛，使機體代謝功能衰退，特別是脾胃虛弱，陰盛於內，反而使機體出現浮熱，就是這個道理，屬於內傷發熱的一種病理變化。機體由於素體虛弱，或病原體嚴重感染之後，而且毒性又強，使機體無力抵抗外邪，使體溫調節中樞功能失調，產熱減少，如感染性休克病人就是如此，還有膿毒敗血症、癌症、白血病，由於大量失血和失水，加之毒素作用，白血病未成熟白細胞的大量破壞，癌症組織的大量壞死，使機體代謝旺盛，尤其蛋白質分解代謝增強，使機體產熱過多，而大量失血失水，使循環血容量減少，脈管血流不充盈，不能充分在全身放散熱量，再加之末梢血管收縮，更使散熱障礙，致使體溫升高，而四肢發涼，此為真元內竭，盛陽獨亢，從而形成躁急而無力的疾脈。

虛寒證，多因久病、重病，或素體虛弱，或後天失調，使機體代謝功能低下，正氣不足，導致陰陽氣血虧虛，使臟腑功能紊亂。在此基礎上，機體又復受寒邪，導致寒邪入裡，陰寒內盛，使血管舒縮調節失常，如貧血嚴重、出血性休克、心力衰竭等疾病，因心臟輸出血量減少，皮膚血管收縮，外圍血流量減少，使機體散熱障礙。蛋白質分解代謝增強，使大量蛋白分解產物被吸收入血，刺激機體產熱增多。又因有效循環血容量下降，加上貧血、休克和心力衰竭，使大腦皮質血供不足、功能障礙，還伴有血管運動神經的變化，都可影響體溫調節中樞的功能，使散熱發生障礙，便形成虛寒證的發熱，使其脈象躁急而數，但脈虛大無力、無根，說明病情嚴重。

【主病】實熱證見疾脈。如外感熱證極期、裡熱證極期，還有熱厥證，皆可見疾脈。正如古代醫家吳昆所說：「疾……為極熱。」《醫述》云：「疾惟傷寒熱極，方見此脈，非他脈所恆有也。」《診宗三昧》云：「疾脈……如疾而按之益堅，乃元陽無制，真陰垂絕之候……躁疾皆為火象。」

虛熱證見疾脈，多見於陰衰、陰陽離絕的危證。如《景岳全書》所云：「凡患虛損者，脈無不數，數脈之病，惟損最多，愈虛愈數，愈數則愈危，豈數皆熱病乎！」

虛寒證見疾脈，在陽虛欲脫之時，可見疾脈。正如《診家正眼》所云：「若一息八至……必喘促聲嘶，僅呼吸於胸中數寸之間，不能達於根蒂，真陰竭於下，孤陽亢於上，而氣之短已極矣，惟傷寒熱極，方見此脈，若勞瘵證，亦或見之，俱之死。」《診宗三昧》云：「陰毒身如被杖，六脈沉細而疾，灸之不溫者死，謂其陽絕也。然亦有熱毒於陰分而為陰毒者，脈必疾盛有力，不似陰寒之毒，雖疾而弦細無力也。」

陰陽離絕見疾脈，正如《脈訣匯辨》所云：「疾為陽極，陰氣欲竭，脈號離經，虛魂將絕，漸進漸疾，旦夕殞滅，毋論寸尺，短期已決。」《脈理求真》又云：「疾似元陽無制，亦有寒熱陰陽真假之異，如果疾兼洪大而堅，是明真陰垂絕，陽極難遇。如係按之不嘉，又為陰邪暴虐，虛陽發露之徵。然要皆屬難治，蓋疾而洪大者煩滿，疾而沉數者若腹痛，皆為陰陽告絕，惟暴厥暴驚脈見急數，俟平稍癒，為無陽耳，其有脈惟見疾而不大不細，則病雖困可治。」

暴厥、暴驚見疾脈。正如《診宗三昧》所云：「至若喘，至如喘，脈至如數，得暴厥暴驚者，待其氣復自平。」這在臨床上見到當氣平而疾脈自消，臨床意義不大，但可作辨證參考。

（四）動脈

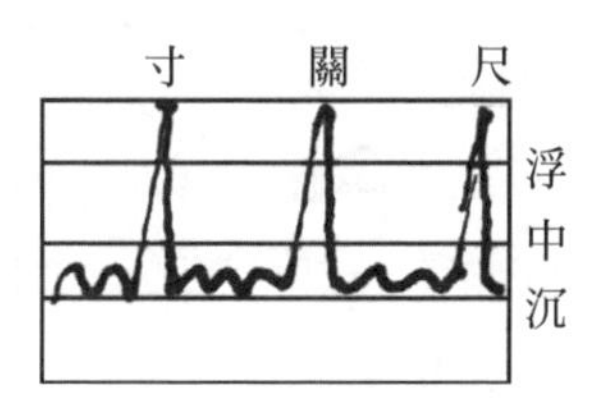

圖 1-12-18　動脈

【概念】動脈（圖 1-12-18），脈來滑數有力，脈短如豆，硬而有力，見於關上。

動脈最早的記載，見於《內經》，既有脈象，又有主病。在《脈經》云：「動脈見於關上，無頭尾，大如豆，厥厥然動搖。」《診家正眼》云：「動無頭尾其形如豆，厥厥動搖，必兼滑數。」又云：「按動之為忌，以厥厥動搖，急數有力得名也。」皆動脈的特徵描寫得真切形象。

【脈象】動脈應指跳突如豆，脈位狹小，脈來滑數有力，節律不均，多見於關上，因而總括動脈有以下 5 個特徵：①應指跳突如豆。正如《四言舉要》所云：「數見關中，動脈可候，厥厥動搖，狀如小豆。」說明動脈的脈形搏動，短小如豆，一蹶一蹶地跳動。②脈位狹小，跳突如豆，多見關上，說明動脈位狹小。正如《診家樞要》所云：「動其狀如豆，厥厥動搖，尋之有，舉之無，不往不來，不離其處，多於關部見之。」③脈來滑數有力，如《診家正眼》所云：「動脈為陽，且數，且硬（指有力），且滑也。」④節律不均匀，時慢時快，時小時大。⑤多見關上。《內經》記載，動脈可見於尺、寸兩部，而強調動脈見於關上。其實兩位醫家說得都正確。李中梓在《診家正眼》中云：「兩頭臍下，中間突起，極與短脈相類。」說明此脈若大時，寸、關、尺三部皆可按到，如脈體小時，僅見關脈是不足為怪的，因此劉冠軍一再重申「非真上不至寸，下不至尺，有深淺微甚殊。」

【脈理】正常人，如女子妊娠，在兩手寸尺兩部見動脈。妊娠子宮育胎，有衝任兩脈養胎，使少陰之氣偏盛，陰血因養胎而不足，兩陽氣偏盛，陰陽不和，導致脈氣衝動，可見寸、尺兩部有動脈，因為任脈和衝脈都起於子宮。任脈沿脊柱骨內側上行，上經胸部、頸部正中、正下唇正中，分左右兩支，止於眼部。

而衝脈，沿脊柱骨內側上行（見於《靈樞・五音五味》），同時由陰部的兩側，即氣衝穴部位開始，夾臍兩旁上行，至胸部而止（見於《素問・骨空論》）。此屬陰脈，在循行中，也都匯聚任脈中。衝為血海，任主胞胎，起胞宮，皆系於腎，至於心，使手少陰心經和足少陰腎經相互聯繫一起，使腎心水火相濟，陰陽調和。但在女性懷孕期間，任脈養胎生長，需要許多營養物質和氧料，就需要諸六陰經的氣血來濡養胚胎的生長發育，致使陰氣不足，氣血虧虛，就要由相鄰的衝脈供養氣血了，而衝脈也能匯聚六陰經的氣血，故有「衝為血海」之稱。陰氣不足，血亦不充。而血不足，就需要加強各臟腑的功能，使機體代謝增高，在脾胃吸收更多的營養物質，從肺吸入更多的氧料，再加強心臟舒縮功能，使富有營養的氣血更快地轉運到胞宮的胚胎中。而腎主命門之火，命門之火又主一身的陽氣。這是因為腎組織細胞分泌激素，具有生理活性，促使物質代謝，同時又能排除一切代謝廢物，因此《難經・三十六難》提出：「腎兩者，非皆腎也，其左者為腎，右者為命門。命門者，諸精神之所舍，原氣之所繫也……」從而可使人體一身陽氣亢盛。由於陰氣不足，陽氣又亢盛，因此在腎脈位和心臟位就要出現動脈。胚胎消耗的陰血越多，而心臟代償供血就越多，使脈壓差增大，有水衝脈之勢。從妊娠脈象上看，寸、關、尺三部皆有滑動脈，但以少陰經心腎脈位最為明顯。

女子崩漏出血，男子亡精，皆可見動脈。因陰血喪失，使體內津液不足，血液循環量減少，而且血漿蛋白也少，不能充分供給極強細胞代謝的需要，便出現陰虛陽亢，陰陽不和。同時崩漏失血，使血管血容量感受器所受神經衝動減少。當失血量繼續增加時，大約在總血量 20%以上，血壓便開始下降，壓力感受器傳入衝動少，加強交感神經興奮性。當血壓下降到 60mmHg 時，化學感受器開始起重要作用。當血壓下降到 50mmHg 時，便引起腦缺血反射，可導致更強的交感神經興奮。這樣便出現 3 種效應：①大多數阻力血管收縮，使體循環外周阻力增加，在心輸出量減少情況下，仍能維持正常的血壓水平，使各器官血流量重新分配，並保持腦和心臟的血液供應。②使血管收縮，機體在血容量減少情況下，仍有足夠的回心血量和心輸出量。③心率明顯加快，從而形成了動脈。

虛勞證見動脈，因胃腸疾病使病人食慾不振，攝食減少；胃腸功能紊亂，消化吸收減少；肝臟疾病，影響肝臟製造血漿蛋白、血糖控制和脂肪分解代謝，同時門靜脈阻塞不暢，胃腸瘀血，阻礙胃腸對食物的消化和吸收，使病人喪失營養來源，消瘦更加明顯。再由於生理上的需要，如在妊娠期間，由於體內組織增長，對食物的需要超過正常量的 30%～50%，如果滿足不了機體的需要，再加上過度勞累，疾病性發熱，排出多量糖尿和蛋白尿，使體內消耗增加，各臟器代謝功能紊亂，內分泌和神經系統功能失調，表現為代謝低下，陽氣不足，繼而陰寒內盛。而陰血無陽氣不行，陽氣無陰血不附。若陰盛陽衰，氣血不和，脈氣就會躁動不安，從而形成動脈。

究其脈氣躁動不安，多因虛勞證使各臟器功能衰竭，血中營養物質減少，中間代謝產物增多，毒性物質又不能排出。由於血管壁血供不足，毒性作用，可引起全身毛細血管擴張，滲出性增強，血漿液體滲出，血壓下降，減少血管壓力感受器傳遞壓力訊息，使交感神經中樞興奮，向下傳到胸部脊髓第 1～5 節中間外側，發出交感神經節前纖維，到星狀神經節和頸部交感神經節，由交感神經節後纖維末梢分泌去甲腎上腺素，作用於心臟竇房結自律細胞腎上腺素能受體，便產生交感神經興奮的 3 個效應，即大多數阻力血管收縮，外周阻力增加；容量血管收縮，保持回心血量；心率加快，使脈躁動不安。

因此，無論妊娠、痛、驚、虛勞等，都可因為腎陰不足，相火虛炎，陰陽不調，氣血不和。一句話，就是物質代謝障礙，交感神經興奮，引起血液動力學和生物化學改變，最後才能形成動脈。

【主病】妊娠見動脈。一般左手尺脈動懷男孩，右手尺脈動懷女孩。正如《靈樞·論疾診尺》中云：「女子手少陰動甚者，妊子。」說明動脈的脈位在尺部，可見於妊娠期婦女。陳夢雷對妊娠有動脈的解釋說：「以婦人的兩手尺部候之，若左手之少陰腎脈動甚者，當妊男子，以左男右女也。」又說：「手少陰者，兩手之少陰腎脈也。蓋胞系於腎，故少陰之脈動甚也。夫妊始成形，先天兩腎，猶太極中之陰陽。陰陽分而不行備，五行備而形始成，是以女子手少陰脈動甚者，主妊子也。」從此提出妊娠有男左女右的觀點。

驚恐、疼痛、痺證見動而有力的脈象。正如張仲景在《傷寒論》中云：「動則為痛。」《金匱要略》云：「動則為驚。」

泄瀉、菌痢，可形成沉而無力的動脈。正如《素問·陰陽類論》所云：「二陽一陰，陽明主病，不勝一陰，脈軟而動，九竅皆沉。」說明陽明經胃腸有病，可見有沉而無力的動脈象。《三因方》中云：「動為痛、為驚、為泄、為痺、為恐。」說明動脈不僅見於痛證、驚證，又可見於痺證、菌痢和泄瀉等證。

女子崩漏出血、男子亡精，出汗過多，皆可見動脈。正如李時珍所說：「動脈專司痛和驚，汗固陽動熱因陰，或為瀉痢拘攣病，男子亡精女子崩。」說明汗出過多，多因陽氣不足所致，而陰竭，不僅出現動脈，而且還全身發熱。

張仲景主張，寸和尺部見動脈，主病也不同。正如《傷寒論·辨脈法》所云：「陰陽相搏，名曰動，陽動則汗出，陰動則發熱，形冷惡寒者，此三焦傷也。」而《診家正眼》又云：「陽動則汗出，分明指左寸之心，汗為心為液，右寸之肺主皮毛，而司腠理，故汗出也。陰虛則脈動，分明指左尺見動，為腎水不足，右尺見動，為相火虛炎，故發熱也。」作者將左寸右尺見動脈的主病及其發病機制說得精確明白。

虛勞病見動脈。陰虛發熱，兩手尺部動脈明顯，因腎水不足，相火虛炎所致。正如滑伯仁在《診家樞要》中所云：「動為痛，為驚，為虛勞體痛，為崩漏，為瀉痢。」其中虛勞證，也可形成動脈。

動脈在寸、關、尺三部主病不同。左寸見動脈，主驚悸證；右寸見動脈，主汗出過多；左關見動脈，主驚悸拘攣證；右關見動脈，主心脾疼痛；左尺見動脈，主男子亡精；右尺見動脈，主腎火虛衰。正如李中梓在《診家正眼》中所云：「動脈主痛，亦主驚。左寸得動、驚悸可斷；右寸得動，自汗無疑；左關若動，驚悸拘攣；右關若動，心脾疼痛；左尺見之，亡精為病；右尺見之，腎火虛憊。」

五 虛類脈

虛類脈有：①虛脈。②細脈。③微脈。④代脈。⑤短脈。

(一) 虛脈

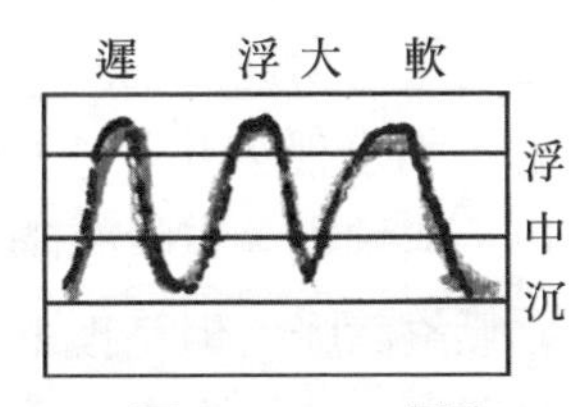

圖 1-12-19　虛脈

【概念】虛脈（圖 1-12-19）指脈來浮大遲軟，舉按無力的脈象，多因脈管內血液不充盈，按壓有空虛之感。正如《靈樞·始終》所云：「虛者，脈大如其故，而不堅也。」《脈經》云：「虛脈，脈大而軟，按之不足，隱指豁然空。」《診家正眼》云：「虛合四形，浮大遲軟，及手尋按幾不見……按虛之義，中空不足之象也。」

【脈象】虛脈指脈來浮大，遲軟無力，失於充盈，有空虛之感，總括有四大特點：①脈浮大。②脈遲軟。③脈無力。④脈空虛。正如崔氏《脈訣》所云：「形大力薄，甚虛可知。」《診宗三昧》云：「叔和以虛脈遲大，每見氣虛喘乏，往往有虛大而數者。」《醫學傳心錄》云：「浮而無力即為虛。」《脈學匯辨》云：「虛之為義，中空不足之象，專以軟而無力得名者也。」《脈理求真》云：「虛則豁然，浮大而軟，按之不振，如尋雞羽，久按根底不乏不散。」這些有名醫家，都將虛脈脈象描繪得十分逼真，惟妙惟肖。

臨床上，虛脈與相類脈鑑別，決不可混淆。如芤脈和虛脈皆為脈來浮大而中空無力，《診宗三昧》所云：「偽訣云，尋之不足，舉之有餘，是浮脈而非虛脈矣。浮以有力得名，虛以無力取象。」這就截然地將浮脈和虛脈鑑別開來。散脈和虛脈也不同，散脈，正如醫家所云：「狀如柳絮，散漫而遲。」而滑伯仁所說：「虛脈大而鬆，遲柔力少充。」又說：「按脈經言，隱指豁然而空，非是諸脈中惟芤革二脈言空，以虛脈而言空，能別於革，難別於芤。」這樣一來，虛脈言空，就和芤脈不好分開了。而《瀕湖脈學》卻將虛脈和芤脈鑑別開來，文中云：「舉之遲大按之鬆，脈狀無涯類谷空，莫把芤虛為一例，芤來浮大似慈蔥。」

還有微濡遲澀之脈，皆屬虛類脈，如何與虛脈相鑑別呢？在《醫聖階梯》中云：「虛，不實也，無力為虛，按至骨無脈者，謂之無力也。」張介賓又說：「虛脈正氣虛也，無力者也，無神也，有陰有陽……雖曰微濡遲澀之屬，皆為虛類，然而無論諸脈，但見指下無神，總是虛脈。」《內經》云：「按之不鼓，諸陽皆然，既此謂也。」

虛脈相兼脈，在臨床上多見，應引為重視。虛脈和浮脈相兼，其脈虛而無力；沉脈和虛脈相兼，其脈沉而無力；長脈和虛脈相兼，其脈長而無力；澀脈和沉脈相兼，其脈澀而無力；尺脈和虛脈相兼，其脈遲而無力等。

【脈理】機體陽氣不足，代謝功能低下，使陰血虧損，外周循環血量減少，血漿蛋白和血細胞不足，引起血壓下降。當血壓下降到一定程度時，心臟冠狀動脈血液循環不暢、血供不足，心臟舒縮無力，心搏出量減少，體循環血容量不足，全身血管壁血液供養少，血管擴張，血液循環外周阻力降低，血壓下降到一定程度，腦血流量減少，繼而使外周血管高度收縮，動脈血壓升高。當這一防禦機制反應不能代償時，尤其心血管中樞血供減少時，代謝功能紊亂，又使心血管中樞興奮性低下，血壓便持續降低了。

【主病】虛脈主虛證。正如何夢瑤在《醫碥》中所云：「虛實亦有得於生成者，肉堅實者脈多實，虛軟者脈多虛也。亦有變於時令也，春夏發泄，雖大而有虛象；秋冬斂藏，雖小而有實形也。若因病而異，則大而實，小而虛者，正驗正邪之主病；大而虛，小而實者，可驗陰陽之偏枯。」若脈大而實，說明俱盛邪盛；若脈小而虛，說明脈俱虛正衰；若脈大而實，說明氣有餘而血不足；若病脈小而實，說明血能充盈，但脈氣衰而鼓，就可知氣血不和，陰陽偏枯。

虛證分為陽虛、陰虛、氣虛、血虛、表虛和裡虛。重者元氣衰竭，虛陽浮越於外。其虛脈表現也就有所不同。

遲而無力的虛脈，多主陽虛證；細而數的虛脈，多主陰虛證；細或澀的虛脈，多主血虛；脈虛而弱，多主氣虛證；浮而無力的虛脈，多主表虛證；沉而無力的虛脈，多主裡虛證。浮大無力無根的虛脈，表明病情嚴重，元氣衰微，陽氣浮越於外。

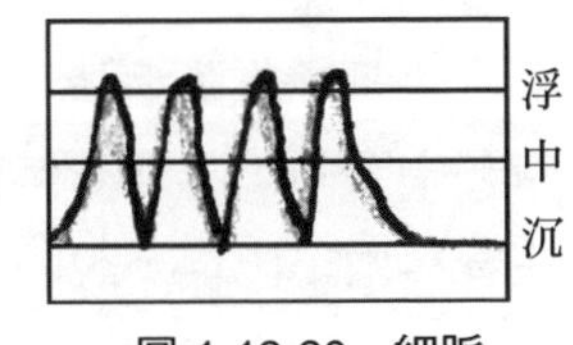

圖 1-12-20　細脈

（二）細脈

【概念】細脈（圖 1-12-20）就是

脈細如絲，為應指明顯的脈象。有關細脈的記載，最早見於《內經》。正如《素問・脈要精微論》所云：「形盛脈細，少氣不足一息者，危。」《素問・大奇論》云：「脈至如弦縷，是胞精不足也，病獸言，下霜而死，不言可治。」說明《內經》不僅對細脈的脈象描寫得準確、詳細，而且對主病也有翔實的見解，認為細脈是由諸虛勞損、氣血不足而造成的。

【脈象】細脈如絲，應指明顯，脈來整齊而微弱無力，具有四大特點：①細脈如絲。正如李中梓云；「細之為忌小也。」而吳鶴皋又曰：「小脈形減於常脈一倍。」說明細脈的脈體要比正常細小，而且脈道狹窄，蓋為氣血不足、血管收縮的徵象。②應指明顯，浮、中、沉三部皆可取到，尤其浮取要比中取、沉取能明顯得多。③脈來節律整齊。④脈微弱而無力。

【脈理】正常人見細脈。有人生來稟賦不足，素體虛弱，其脈見細；有人有解剖變異，橈動脈生來就比正常人為細。有時一臂橈動脈細，另一臂橈動脈粗，其實皆為正常脈，不當作病脈。正如《古今醫統大全》所云：「六脈均細，男平女懷胎。」

【主病】諸虛勞損見細脈，多因陽氣不足、陰血虧損所致。正如《內經》所云：「細則氣少。」陳夢雷云：「脈中營氣宗氣不足，故脈細如線。」皆說明諸虛證可致細脈的道理。王叔和在《脈經》中云：「寸口脈細，發熱嘔吐；關脈細，脾胃虛，腹滿。」「尺脈細微，溏泄下利。」「脈尺細而急者，筋攣痺不能行。」「主脛酸、髓冷、全身泄精。」說明氣虛陰傷，為形成細脈的主要原因。濕證、寒證、積證、疼痛、發熱均可見到細脈。

用細脈推斷病情，表示病情危重。正如李時珍在《瀕湖脈學》中云：「春夏少年俱不利，秋冬老弱即相宜。」指出細脈在春夏兩季出現，說明病重，因春夏兩季其脈洪大，若出現反脈，就說明人體調節功能喪失，是病危的徵兆。而秋冬兩季脈本細小而沉，病人年高氣弱，正適病情發展，此為順脈，就不為危證了。

而《診家正眼》云：「春夏之令，少壯之人，俱忌細脈，謂其不與時合，不與形和也。秋冬之季，老弱之人，不在禁忌之例，大抵細脈微脈，俱為陽氣衰殘之候。」一般說來，少壯年輕之人陽氣偏盛，物質代謝興旺增快，如果臨床上見到細脈，就說明病人陽氣衰微，病情危重，應引起醫生的注意。

（三）微脈

【概念】微脈（圖 1-12-21）指脈來極變細軟無力，應指似有若無，至數不明。多因代謝衰退，氣血虛衰，使脈管血流明顯減少；還因心陽衰竭，心肌收縮無力，心輸出血量減少，脈管壁血供不足，緊張度下降，使血液在脈管中緩衝能力減少，從而形成微脈的脈象。臨床上多見於大失血、冠心病、休克、心力衰竭、虛脫、慢性虛弱等病證。

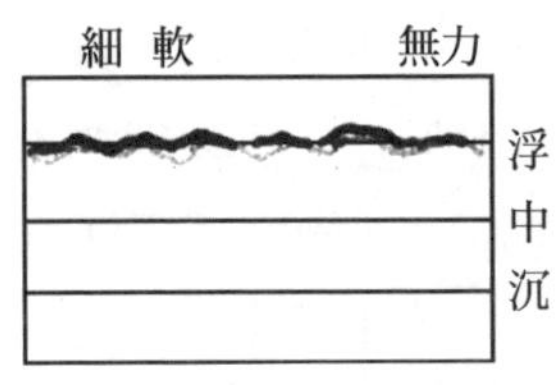

圖 1-12-21　微脈

【脈象】微脈極為細小，軟而無力，似絕非絕，欲有若無，至數不明。正如《醫碥》所云：「古以微屬浮，細屬沉，分微為陽衰，細為血少。本集各脈，皆直指本義，故以細甚無力為微。」指出微脈有細甚無力的特徵，並由血少陽衰所致。《診家正眼》云：「微脈極細，而又極軟，似有若無，欲絕非絕。」從中指出微脈具有細而軟的特點，又指出微脈無力，似有若無，欲絕非絕。

張仲景對微脈的描述很形象，他說：「縈縈如蛛絲狀，其細而難見也；瞥瞥如羹上肥狀，其軟而無力也。」

【脈理】微脈多由氣血虛衰所致。正如《難經》云：「氣主煦之，血主濡之。」文中之氣多指代謝功能，產生的熱能才能保持正常體溫 36.5～37 ℃水平。因為血液包含營養物質和氧料，能供養全身組織細胞的物質代謝，並可產生熱量和代謝功能，以維持全身各臟器功能活動的正常進行，使氣得存，使血得生。但「氣為血帥」，氣血的運行，先要依賴於氣的推動。

氣為陽，是動力；血為陰，是物質基礎。氣行則血行，氣滯則血瘀，但氣又必須依賴於營血而能發揮作用，使「血為氣母」，只有血液營養濡潤組織器官，臟腑組織才能營正常的功能活動。而只有這樣正常的功能活動，才能推動血液能夠正常地在周身各處運行，表現出「陰陽互根」的道理。

心主血脈，脈為血府，腎集元陰元陽之氣。當心腎陽衰時，可使心腎功能衰退，氣血虛極，勢必及陽，元陽虛損，氣虛則脈虛，氣衰則無力鼓動脈氣，繼而引致脈道不充，血少則脈細，血微則脈極細若無。

【主病】氣血虛衰，多為元氣衰竭，營血虧損，多見微脈。多因臟腑虛損，重病久病耗傷元氣，使各臟腑代謝功能障礙，化生精血不足，使全身氣血衰微。臨床上多見於心力衰竭、冠心病、休克、大失血和所有慢性消耗性疾病，如肺結核、血吸蟲病、慢性肝炎等。正如《脈經》云：「脈者血氣之候，氣血既微，則脈亦微矣。」《四診抉微》云：「氣血微則脈微也。」說明氣血虛甚而微，其脈也微。《景岳全書》云：「微脈……乃血氣俱虛之候，為畏寒，為恐懼，為懦弱，為少氣，為中寒，為脹滿，為嘔噦，為泄瀉，為虛汗，為食不化，為腰痠疼痛，為傷精失血，為眩暈厥逆。此雖氣血俱虛，而尤其元陽虧損，最是陰寒之候。」說明傷精失血，氣血俱虛，尤其元陽虧損的陰寒證，皆可見微脈。

寸、關、尺三部微脈主病不同。在寸見微脈，多主營血不足，病人氣促、心驚；左關見微脈，多主四肢惡寒拘攣；左尺見微脈，多主傷精血尿，女子漏帶；右寸見微脈，多主寒痞、氣促、冷痰不化；右關見微脈，多主胃寒、脾冷、氣脹、食穀不化、脾虛噯氣、腹痛；右尺見微脈，多主泄瀉、臍下冷痛、陽衰命絕。正如滑伯仁所云：「浮而微者陽不足，必身惡寒，沉而微者陰不足，主臟寒不利。」「左寸微，心虛驚怯憂惕，營血不足；左關微，四肢惡寒拘急。左尺微，傷精血尿，女子漏帶，右寸微寒痞，冷痰不化少氣；右關微，胃寒氣脹，食不化，脾虛噫氣腹痛。右尺微，泄瀉臍下冷痛。」

而李中梓在《診家正眼》中云：「微脈模糊，氣血大衰，左寸驚怯，右寸氣促，左關寒攣，右關胃冷，左尺得微，髓竭精枯；右尺得微，陽衰命絕。」

（四）代脈

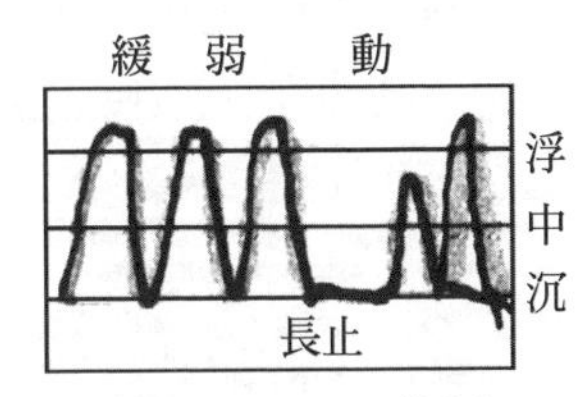

圖 1-12-22　代脈

【概念】代脈（圖 1-12-22）是指在脈來緩慢中有節律相對較長的間歇，然後脈再來無力的一種脈象。常由心臟本身疾病所致，如呈聯律的各種早搏、竇性停搏及 II 度竇房傳導阻滯等。

有關代脈脈象的記載，最早見於《內經》，如《靈樞・禁服》所云：「代則乍甚乍間。」是說代脈脈搏明顯或不明顯，或跳或止。

王叔和在《脈經・脈形狀指下秘訣》中云：「來數中止，不能自還，因而復動，脈結者生代者死。」至於「來數」之說，有時可見「來遲」，要視病情轉機。而從《三指彈》云：「代脈動中看，遲遲止復還。」作者提出代脈脈象有「遲中一止」的特點，而不是「數中一止」。

【脈象】代脈，脈來緩弱，搏動一定次數後，就要出現有規律的間歇，且遏止時間相對較長，脈再來無力，規律同前。臨床上常見於風心病和冠心病等。

從此觀察，代脈有以下 4 個特點：①代脈脈來緩弱而遲，正如《三指彈》所云：「代脈動中看，遲遲止復還。」指出緩慢即遲的特點。②代脈又有規律的間歇，如三跳一止，或五跳一止，或七跳一止，且始終如一，有一定節律性。③間歇時弊，相對比較長些。正如李中梓在《診家正眼》中所云：「代為禪代，止有常數，不能自還，良久復動。」說明代脈有節律，間歇有定數，且遏止時間相對較長。④脈再來無力，正如原湖南中醫學院中醫診斷教研室部郭振球對代脈的脈位和脈象的探討有兩種看法那樣：一種是遏止時摸不到，一種是遏止時能摸到的脈。又如《內經》所云：「乍甚乍止。」「摸不到」就是指間歇復來無力。

【脈理】正常人脈弱和緩而軟，《內經》也稱代脈。正如《內經・宣明五氣》中云：「脾脈代。」說明代脈是脈來軟而弱的一種脈象，為脾合長夏的一種正常脈象，是由機體稟賦異常造成的，就要看臨床表現了。若無臨床表現而僅有代脈，當屬正常；若有臨床表現，當屬病脈，如先天性心瓣膜病和先天性心臟房室間隔缺損等先天心臟畸形，臨床出現代脈，如病人表現有心悸、氣短、乏力、失眠和汗出等，就屬病態，本當積極治療。其次，人體要合四時五臟，每逢脾合長夏時，四季營衛協調，氣血通利，使脈弱和緩而軟，此為正常脈象。

此時出現代脈，是指氣候之代。正如《景岳全書》所云：「代，更代也，脾和耎（軟），分旺四季，此非中止之謂，乃氣候之代。」而《脈學輯要》卻反對這種說法，其文中云：「內經以代脈之見……脾氣脫絕之診也。」《診家正眼》也云：「代主脾衰，脾土敗壞，吐利為咎，中寒不良，腹痛難救。」作者主張脾氣衰竭時可有代脈的觀點。

其實，這兩種說法都是正確的，問題的關鍵是如何分別正常人的代脈和病態的代脈。正常人的代脈和有病之人所見的代脈之間，雖然都具備脈來緩慢和時有一止的特點，但要細究其代脈來，還是有些不同之處，正常人代脈遏止時間相對較短，而且正常人出現的代脈又極為少見，而病態的代脈，遏止時間相對較長，且忽強忽弱，臨床病人十分多見，尤其無病羸瘦的人，就更應當引起注意。正如《素問・平人氣象論》所云：「長夏胃微耎（軟）弱曰平，但代無胃曰死。」無胃氣之脈，即忽強忽弱，乃形體之代也。

【主病】上消化道出血、幽門梗阻、腸炎、痢疾、胰腺炎、膽結石、腎炎、腎結核、尿毒症、糖尿病、酸中毒及各種心臟病和腎上腺皮質功能減退等疾病，皆可造成五臟六腑氣血不足，形成代脈。

正如《靈樞・根結》所云：「日一夜，五十營，以營五臟之精，不應權者，名曰獨生。所謂五十營者，五臟皆受氣，持其脈口，數其至也。五十動而不一代者，五臟皆受氣。四十動一代者，一臟無氣；三十動一代者，二臟無氣；二十動一代者，三臟無氣；十動一代者，四臟無氣，不滿十動一代者，五臟無氣。予之短期，要在絡終。所謂五十動而不代者，此為常也。」這裡的營，正如《靈樞・經脈》所云：「脈為營。」指脈管為氣血的「營舍」，是說 24 小時氣血要移流 50 個地方，而每個地方就是心、肺、肝、脾、腎等五臟。

五十營就是氣血在一天一夜要循環 50 次，按現代科學觀察，也比較科學，形容正常的血液循環，其說法僅僅是個比喻而已。五十營是指五臟六腑都能在血液循環中皆可得到血液供應，以維持正常的代謝功能。若按寸口脈而言，一營為一動，一動就是指脈搏動一次。脈搏跳動 50 次而不見代者，是為正常的脈象；若脈搏跳動 40 次而能見到一次代脈，說明一個臟氣供血不足；脈搏跳動 30 次而見一次代脈者，說明 2 個臟器供血不足；脈搏跳動 20 次而見一次代脈，說明 3 個臟器供血不足；脈搏跳動 10 次而見一次代脈，說明 4 個臟器供血不足；脈搏跳動 10 次以下者而不見代脈，說明 5 個臟器都供血不足，並有功能障礙。總之，氣血不足逐漸嚴重，而出現代脈的次數也就逐漸地增多。

正如《傷寒淵源集》所云：「代，替代也，氣血虛憊，真氣衰微，力不支給。」說明嚴重者能使臟器病損，臟氣衰微。

代脈可推斷生老病死。正如《脈理求真》所云：「無病而見脈代，最為可危。」這一觀點，滑伯仁早已有所主張，並將疾病預後加以解釋，他在《診家樞要》中云：「若不因病而人羸瘦，其脈代止是一臟無氣，他臟之，真危亡之兆也。」這與

《內經》的觀點有所不同，說明病人出現代脈，為數極少，臨床上要是見到這種情況，醫生就要加以留心，尤其無病消瘦之人，就更應當引起注意了。

臨床上代脈主病，有虛有實，醫家必須瞭如指掌，至於如何判斷生和死，張鐵山在《診脈一得》中云：「脈象不論結、代、促，只要重按至筋骨不絕，尺部勻靜有力，便是有根有神有胃氣，隨症用藥，便可得生；若按之無力，或重按則無，是無根無神，也就是無胃氣之脈，不論新病久病，都是死脈。」

（五）短脈

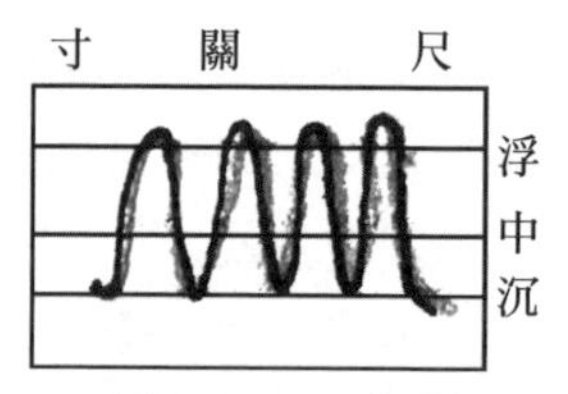

圖 1-12-23　短脈

【概念】短脈（圖 1-12-23），脈來短縮，不及寸、關、尺三部脈位。正如《醫學心悟》云：「短，不及本位也。」《四海同春》云：「短謂短縮於長脈的兩頭。」而戴起宗在《脈訣刊誤》描繪得更形象具體，他云：「寸口尺中皆退促，附近關中見一半，如龜縮頭曳尾之狀，以期陰陽不及本位，故曰短。」何夢瑤在《醫碥》中，從診脈的脈位體會上云：「歉於三指之中為短。」明確指出不及寸、關、尺三部的脈位為短脈。

【脈象】短脈指脈搏幅度短，不及寸、關、尺三部脈位，應指在關部明顯，而在寸、尺兩頭，則有不足之感。多主氣病。短而有，為氣鬱氣滯；短而無力，為肺氣虛和中氣不足。正如《難經・三難》云：「脈有太過，有不及……何謂也？然，關之前者，陽之動也，脈當見九份而浮，過者，法曰太過；減者，法曰不及……關以後者，陰之動也，脈當見一寸而沉，過者，法曰太過；減者，法曰不及。」說明短為不及之脈，不及本位。李中梓云：「短脈澀小，首尾俱俯，中間突出，不能滿部。」又云：「短脈只見於尺寸，然尺寸可短，依然落於陰絕陽絕矣；殊不知短脈非兩頭斷絕也，兩頭俯而沉下而中間突出浮起，仍自貫通也。」

短脈與短之相類脈各有所不同，古代醫家們皆做了鑑別。李中梓曰：「短脈極與動脈相類，但短脈為陰，不數不硬之謂也。」《脈理求真》云：「短則寸上尺下，低於寸尺。凡微澀動結，皆屬短脈，不似小脈之三部皆小弱不振，伏脈之獨伏匿不前也。」張璐在《診宗三昧》云：「尺寸俱短，而不及本位，不似小脈之三部皆小弱不振，優脈之一部獨伏匿不前也。」《醫述》云：「短類於動而衰於動。」又云：「動脈形滑而且數，短脈形澀而必遲。」

【脈理】脈搏靠脈氣的鼓動，以陽氣為動力，以陰血為基礎。陽氣指機體物質代謝產生能量，以臟腑功能為動力，如心臟舒縮張力，可驅動陰血循脈管流動，而陰血就是指血液。若血液量多，可使脈管充盈；若血液量大，可使脈管凹陷。而血液質地好壞，也可影響機體代謝功能的強弱和陽氣動力的大小。病人若大汗不止，吐瀉過劇，或其他原因耗傷陽氣，以致陽氣突然衰竭，出現大汗淋漓，汗出如珠，渾身怕冷，四肢發涼，面色蒼白，口不渴，或渴喜熱飲，呼吸微弱，舌唇淡潤，甚則口唇青紫，多是陰液耗損過度，繼而陽氣虛衰，病人表現有急性血管功能不全，即周圍循環衰竭和急性心臟功能不全，即急性心力衰竭和心源性休克。

【主病】氣虛證，多見短而無力的脈象。正如《診家正眼》中云：「短主不及，為氣虛證。」《內經》云：「短則氣病。」氣屬陽，而充於肺，故見短脈，為氣衰徵兆。《醫學心悟》云：「短……為少氣。」《醫述》云：「短僅乎長，彼應春，此應秋；彼屬肝，此屬肺，肺主氣，氣屬陽，宜乎充肺，短脈獨見，氣衰之兆。」相仁齊曰：「無力為氣虛，有力為壅，陽氣伏鬱不伸之象，下之則癒。」氣虛多是由於臟腑虛損，重病久病耗損元氣，使元氣虛弱，病人可有面色㿠白，頭眩耳鳴，心悸氣短，易於出汗，語氣聲微，倦怠無力。如氣虛不能攝血時，可使血不循經，便出現「氣虛不攝」，有便血、衄血、崩漏等出血病象。

短脈可斷疾病的預後，正如《傷寒論》所云：「發汗多，若重發汗者，亡其陽，譫語，脈短者死，脈自和者不死。」這裡的「死」只表示病情危重，但可救藥，只是要醫生引起重視罷了。但發汗過多，使有效循環血量減少，乃至引發休克，所以不治則有死的可能性。當然休克病人是可以治癒的。

六 實類脈

實類脈有：①實脈。②滑脈。③緊脈。④弦脈。⑤長脈。

（一）實脈

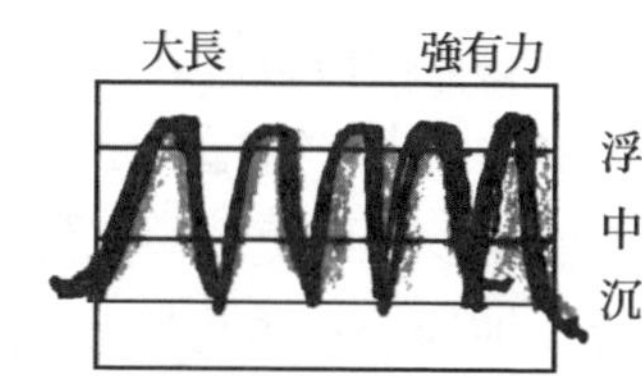

圖 1-12-24　實脈

【概念】實脈（圖 1-12-24）是指脈來去俱強，輕取重按皆應指有力，是因脈管內血充盈之故，多見於實熱內結、停痰食積等實證。王冰云：「脈實以堅，是邪氣盛，故蓋甚也。」說明致病外邪，如細菌病毒的毒性很強。《素問・玉機真臟論》云：「脈實以堅，謂之蓋甚。」說明身體健康，有很強的抗病能力。只有細菌和病毒的毒性強而且數量之多時，機體又有很強的防禦功能，正邪相爭非常劇烈，才能形成實脈，因此實脈在臨床上是非常多見的。

【脈象】實脈，脈來有力，應指強勁而明顯。正如《脈經》云：「實脈大而長微強，按之隱指然，一日沉浮皆得。」說明實脈具有大、長、強三大特徵。《景岳全書》云：「實脈，邪氣實也，舉按皆強，鼓動有力。」指出實脈浮、中、沉取皆實而有力。從而可以概括實脈具有 3 大特點：

①脈來形體寬闊，搏動幅度大。正如李中梓在《診家正眼》中所云：「實脈有力，長大而堅，應指愊愊，三指皆然。」②脈長，三指皆可觸及，甚至越過寸、關、尺三部。正如《醫述》所云：「實為邪氣盛滿堅勁有餘之象，既大矣，而且長且堅，又且三候皆然，則諸陽之象，莫不必備。」③脈勢

強盛，搏動有力。正如《瀕湖脈學》所云：「實脈浮沉有力強，緊如彈索轉無常。」說明實脈無論浮取和沉取，脈的搏動皆為應指有力。用浮、中、沉取脈，在寸、關、尺三部，皆應指明顯。正如《四海同春》所云：「實乃充實之謂，愊愊然浮中沉按之皆有力。」

實脈的相兼脈也比較多，如實脈和浮脈相兼，可有浮而有力的脈象；實脈與沉脈相兼，可出現沉而有力的脈象；實脈與數脈相兼，可出現數而有力的脈象；實脈與沉脈相兼，出現遲而有力的脈象。此外，還有大而有力、細而有力、長而有力和短而有力等相兼脈。

【脈理】青壯年，身體健壯有力。在生理狀態下，年輕人代謝旺盛，正氣充足，心臟搏動有力，搏出血量多，脈管充盈，彈性良好，因而脈來和緩有力，從而形成實脈。

正如黎民壽云：「脈之來，舉指有餘，按之不乏，浮中沉皆有力而言之也。」滑伯仁曰：「實，不虛也，按舉不絕，迢迢而長，重而有力，不疾不遲。」《醫學傳心錄》云：「微沉有力即為實。」《素問・刺志論》明確指出：「脈實血實，此其常也。」陳修園更為確切地說：「指下清楚而和緩，則為之氣之實。」因此青壯年身體健康者見實脈，說明元氣充足，為正常脈象。

如何分辨正常實脈和病態實脈呢？正如王德州在《脈搏示意圖說》中所云：「實而清長，臟氣之充；實而數大，腑熱之聚。」吳昆在《脈語》中云：「實而靜，三部相得，曰氣備有餘。」又云：「實而躁，三部不相得，曰裡有邪也。」而陳修園云：「指下清楚而和緩，則為元氣之實，指下愊愊而不清，為邪氣之實。」從中作者將正常實脈和病態實脈區分得十分透徹。

【主病】不柔和的實脈多主實證。《傷寒論》云：「病人煩熱汗出即解，又如瘧狀，日晡所發，熱者，屬陽明也，脈實者宜下之，下之與大承氣湯。」又云：「陽脈實，因發其汗，出多者，亦為太過。太過者，為陽絕於裡，亡津液，大便鞕也。」「傷寒瘥以後，更發熱，小柴胡湯之主……脈沉實者，以下解之。」而滑伯仁說：「為三焦氣滿之候，為吐，為痛，為氣塞，為氣積，為利，為伏陽在內。」皆說明實脈多主實證。而實證是指外來邪氣雖盛，而正氣尚強所產生的一系列的症狀概括，如外邪入侵，使痰飲、水濕、瘀血、食積等病邪停積於人體，臨床上皆認為實證。又因病邪性質不同以及受病臟器不同，其臨床表現也就不同，但一般實證臨床表現，多見形體壯實、精神煩躁、高熱氣粗、痰涎壅塞、胸腹脹滿、疼痛拒按、大便秘結、小便不利、舌質堅斂、舌苔厚膩、脈大有力。

實脈可見於虛證危重病患之元氣外越者。正如《脈理求真》中所云：「脈實而沉弦，更以氣血諸實等症兼現，則病情在外，而無可遁之病矣。但云脈實而有可虛；即有虛象，便不云實，總在醫人診其脈氣果實而實耳。」張秉成曰：「倘於浮沉遲數諸病脈中見之，則為邪氣有餘。」張璐云：「邪氣盛則實，非正氣充也，熱邪亢極而暴絕者有之。」實脈可斷疾病的預後和生死。正如《金匱要略》中所云：「久咳數歲者，其脈弱者可治，實大數者死。」周學海在《脈義簡摩》中云：「久病脈實者凶。」

（二）滑脈

【概念】滑脈（圖 1-12-25）往來流利、應指圓滑，如珠在盤中，滾動自如，多主痰飲，食滯如實熱等症，又主妊娠，正常人也可見滑脈。

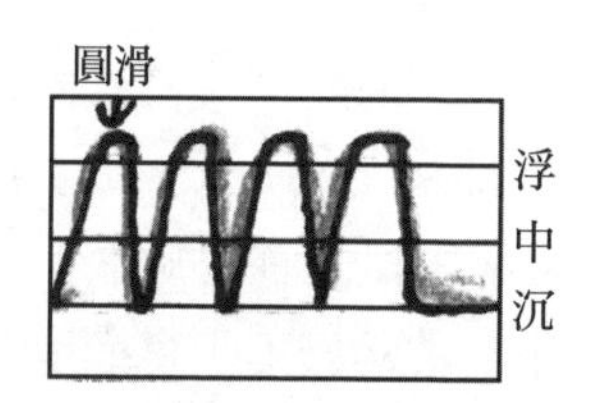

圖 1-12-25　滑脈

在《內經》許多篇章都記載有滑脈，但無具體描述。只有在《傷寒論》中，才最早做了具體描述。《傷寒論・平脈法》云：「翕奄沉名曰滑。」而《診家正眼》對此做了詳細的解釋，文中云：「蓋翕翕者，浮也，奄者，忽也，謂忽焉而浮，忽焉而沉，摩寫往來流利之狀。」《景岳全書》又云：「滑脈往來流利，如盤走珠，凡洪大芤實之屬皆其類也。」從而對滑脈，後人才有了較為完整的瞭解。

【脈象】滑脈是因血脈的暢通所致。心臟在收縮期搏出血量多，使脈管因血量多而充盈擴張，又因心臟在舒張期，使脈管因血量減少而迅速縮小，致使血流向前搏動而往來流利，應指圓滑，如珠滾盤。

滑脈有相兼脈。浮滑脈，為表熱；脈滑而厥，有裡熱；滑數脈，有宿食。正如《傷寒論》所云：「脈浮滑，此表有熱，白虎湯主之。」「脈滑而厥者，裡有熱也。」「脈滑而數者，有宿食也。」此為陽盛實熱之脈象。

【脈理】正常人見滑脈。健康人氣血充盈，心臟搏動有力，脈管平滑肌富有彈性。當心臟舒縮有力情況下，使心輸出血量充足，鼓動血管平滑肌舒張膨脹。在外周阻力減少時，使循環血流加快。在心臟處於舒張期時，脈管血流因血管舒張後反射性也使血管平滑肌張力性收縮，又可驅使血液向前搏動，並使脈壓保持在正常水平，從而形成脈來滑利和緩，遲而有力。

滑脈的形成，與生活條件關係密切。生活條件好的，營養豐富，消化吸收好，使氣血豐富充足，才能使「滑脈滑體圓淨，往來流利，圓神不滯，如荷上水珠然。」（《四海同春》），因此何夢瑤在《醫碥》中云：「富貴之子，神氣通暢，則脈亦流暢；貧賤之子，神氣沮抑，則脈亦謇澀，此即太素以脈之滑澀論窮通之意也。若夫時令，則肝脈屬春而微滑，肺脈屬秋而微澀矣。至其應病，則本乎氣血之通塞耳。」張景岳云：「若平人脈滑而和緩，此是榮衛充實之佳兆。」說明正常人的滑脈還受著氣候的影響。正如《素問·玉機真臟論》中所云：「脈從四時，謂之可治，脈弱以滑是有胃氣。」《脈理求真》也云：「至於平人脈，滑而和則為無病。」說明健康人見滑脈，沒有什麼病。

妊娠見滑脈，妊娠婦女需要更多的血液來濡養胚胎生長，脈為血府，血由氣生。只有機體代謝旺盛，元氣才能充足。氣能生血，氣只促血行，心臟舒縮功能強健，才能鼓動脈氣，氣血充實，脈管暢通，才能形成滑脈。

正如崔氏《脈訣》所云：「尺脈滑利，妊娠有嘉，滑疾不散，胎必三月，但疾不散，五月可別。」《四海同春》云：「若婦人尺脈滑利則主有孕無病，又兼洪脈來去和緩，又為氣血榮和，百事順利矣，不可執一面廢百也。」說明女人尺脈滑為孕脈。在解釋滑脈時，《醫述》云：「蓋脈者血主府也……血盛則脈滑。」《瀕湖脈學》又云：「女脈滑時定有胎。」說明女子懷孕時，氣血充盛而見滑脈。

因人不同，其孕脈表現也不同。當孕婦要臨產時，正如《四診抉微》所云：「早知道，脈滑疾者，曰離經。」說明婦女臨產時，機體正處於應激狀態，交感神經興奮，使心率加快，心輸出血量明顯增加，有一觸即發破血之勢，說明馬上要臨產。

實熱證見滑脈，多是機體代謝亢進，陽氣偏盛，使心臟搏動快而有力，心輸出血量增加，脈管充盈，循環血流暢通無阻，往來流利，且脈率加快，從而形成滑而數的脈象。

痰飲、食積和水濕等，在素體壯盛者，多見滑脈。痰飲是指水飲病，是因體內水液轉輸不利而停積於體腔、四肢等處的一類疾病，如慢性支氣管炎、支氣管哮喘、滲出性胸膜炎、肺心病、心力衰竭、胃幽門梗阻和腸梗阻等。

【主病】滑脈主實熱證，多見於熱與痰結、熱與屎結和食積化熱等病。熱與痰結，如上焦肺熱壅肺證；熱與屎結，如中焦濕熱證；食積化熱，如下焦陽明腑實證、大腸濕熱證、熱淋、濕熱帶下和陰囊腐爛痛癢等病，因此，凡邪熱熾盛、灼傷三焦，其脈象多見滑脈。

（三）緊脈

【概念】緊脈（圖 1-12-26）的脈象，最早記載於《內經》。正如《素

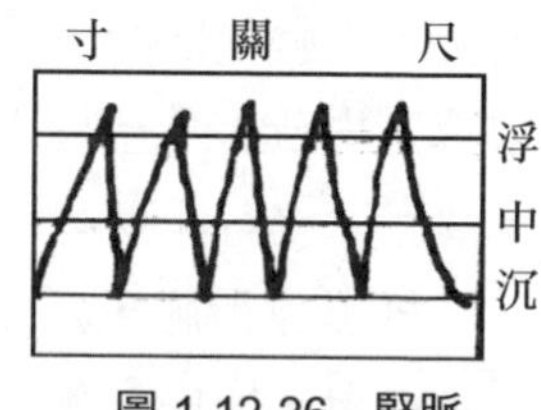

圖 1-12-26　緊脈

問》云：「往來有力，左右彈入手。」直到漢朝，醫家張仲景才對緊脈的脈象略有論述。《傷寒論・辨脈法》云：「脈緊者，如轉索無常也。」形象地描述緊脈應指如同轉繩狀。而《脈訣》又描述道：「緊者陰也，指下尋之，三關通度，按之有餘，舉指甚數，狀若洪弦，曰緊。」形容緊脈長，寸、關、尺三部皆有，而且具有洪脈和弦脈的特點。

《景岳全書》云：「急疾有力，堅搏抗指，有轉索之狀。」《診家正眼》云：「也有勢艱而撼，撼者左右彈也。」至此古代醫家對緊脈就有個比較完整的概念，並描述緊脈具有長、堅、數、切如轉索狀等 4 大特徵。

【脈象】緊脈有 4 大特徵：①緊脈繃急有力，應指如轉索狀。朱丹溪描述得很逼真，他認為：「緊如二股三股糾合為繩，必旋絞而轉，始得緊而成繩。」很形象地描繪成應指轉索之狀，並往來彈指有力。《四言舉要》云：「有力為緊，彈如轉索。」《診家樞要》云：「緊，有力而不緩也，其來勁急。」②脈來堅實而不柔弱。正如《素問・平人氣象論》所云：「盛而緊曰脹。氣血充盛，鼓動脈管抹去得堅實有力之故。」③往來脈數，正如王叔和在《脈經・脈形狀指下秘訣》所云：「緊脈數如切繩狀。」認為緊脈的脈率較快，臨床上常出現緊脈和數脈的相兼脈。④緊脈脈體較長，寸、關、尺三部皆有。

【脈理】緊脈的形成，主要由於心輸出血量增加，周圍血管收縮，或者動脈硬化，促使外周阻力增大，血壓升高之故。

【主病】寒證見緊脈。表寒，多為風寒外束所致，臨床表現多有惡寒發熱、頭痛身痛、噴嚏、咳嗽，多見緊而兼浮的脈象。正如張仲景在《傷寒論・辨脈法》中所云：「寸口脈陰陽俱緊者，法當清邪中於上焦，濁邪中於下焦。」又云：「脈陰陽俱緊者，口中氣出，唇口乾燥，蜷臥足冷，鼻中涕出，舌上苔滑，勿妄治也。」說明緊脈見於寒邪外感的病證。又云：「太陽病，或已發熱，或未發熱，必惡寒、體痛、嘔逆，脈陰陽俱緊者，名曰傷寒。」說明外感風寒之證，皆可見浮緊脈。

另外，裡寒所致的畏寒、腹痛、腹瀉，多見沉緊脈。肺寒咳嗽見緊脈；各種疼痛見緊脈；宿食所致的厭食、腹脹、腹痛，可見緊脈；疼病、抽搐、狂證見緊脈。

（四）弦脈

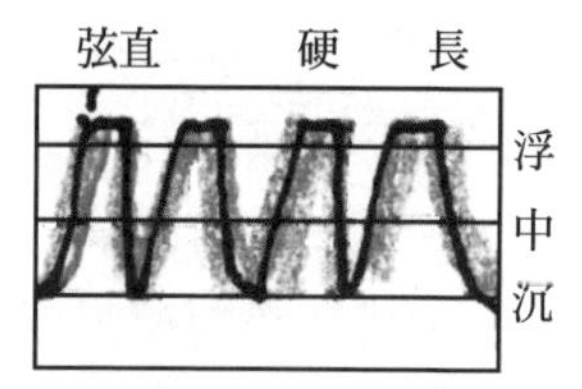

圖 1-12-27　弦脈

【概念】弦脈（圖 1-12-27），脈來挺直而長，有急勁之感，如同按壓繃緊的琴弦一般。

弦脈，最早記載於《內經》中，《素問》提到弦脈可見於生理、病理和死證等 3 種功能狀態。如《素問‧平人氣象論》云：「春胃微弦曰平。」是說春天有胃氣，脈象柔和而略弦，屬於正常人生理脈象。又云：「弦多胃少曰肝病……如循長竿。」是指脈弦而不柔和，如同手握長竿根部一樣，表明人有肝病。又云：「但弦無胃曰死……死脈來急益勁，如新張弓弦。」是說弦脈張力過大，表示病情嚴重。

【脈象】弦脈有獨自的特徵，其脈挺直而長，舉之應指，按之不移，從中直過，挺然指下，若無胃氣，則弦而疾勁。正如滑壽在《診家樞要》中所云：「弦，按之不移，舉之應手，端直如絲弦。」《脈訣刊誤》對弦脈的特點云：「從中直過，挺然指下。」

診弦脈時，要輕取不宜尋之，只有重按才非常明顯。正如《脈形狀指下秘訣》所云：「舉之無有，按之如弓弦狀。」《脈訣》云：「弦者，陽也，指下尋之不足，舉之有餘，狀若箏弦，時時帶數，曰弦。」說明各醫家在尋按弦脈時會有不同，但以筆者的臨床應用，觸之應指，舉按有餘，都可見弦脈。可能因為病情不同，浮有別而已。

但弦脈在臨床上一般分為 3 種類型，即柔和的弦脈、病理弦脈和疾勁的弦脈。

柔和的弦脈是指正常人生理弦脈，具有柔和而弦的特點，其脈體浮淺。正如張志聰曰：「鉤當作弦，弦當作鉤。一陽為初生之陽氣，鼓春者也。鼓一陽曰鉤，言春天初生陽氣，其脈應弦，是常脈也。」而齊德之云：「春脈浮弦而平。」認為正常生理弦脈脈體偏浮。

病理弦脈，其脈端直而長，舉按應指不移，挺直有力急勁，脈失柔和，則為肝病。正如《素問・至真要大論》云：「厥陰之至其脈弦。」是說足厥陰肝經有病，就可出現弦脈。

疾勁的弦脈是指當病情篤重時，脈的胃氣就沒了，失去柔和與緩慢之脈，繼而出現挺直急勁的脈象，顯示出脈搏具有直、硬、長的特點，如按琴弦，舉按應指不移，挺直指下而過，是指弦脈張力過大之故。正如《素問・脈要精微論》所云：「病進而色弊，綿綿其去，如弦絕死。」是說病情危重，要見弦脈，病人就會有死亡的可能。

【脈理】正常生理弦脈，一般見於健康人，而且春天多出現此脈。正如《素問・玉機真臟論》對春天脈弦做瞭解釋，云：「春脈如弦，何如而弦，岐伯對曰：春脈者，肝也。東方木也，萬物之所以始生也，故其氣來濡弱。輕虛而滑，端直以長，故曰弦。僅此病者。」而《傷寒論》云：「其脈微弦濡弱而長，是弦脈也。肝病自得濡弱者，癒也。」說明肝病脈弦，如若見濡弱脈象，就說明病人有了胃氣，表明疾病轉癒了。

春天，春暖花開，萬物復甦，都在開始生長發育，而人體的物質代謝也在開始活躍，生物化學反應強盛，而肝臟是代謝生化反應的大本營，其功能增強，少陽之氣生發。而少陽之氣是指膽的功能，膽和肝相表裡，肝膽舒泄條達，氣血調和，脈氣運行正常，因而使寸口脈柔和。

【主病】弦脈主肝膽疾病。臨床上多見於肝氣鬱結，症見鬱怒、脅肋疼痛，正如《四言舉要》所云：「弦脈主飲，病屬肝膽，弦數多熱，弦遲多寒，浮弦多飲，沉弦懸痛，陽弦頭痛，陰弦腹痛。」其中提到的肝膽疾病，有偏寒偏熱之分，而且痰飲、支飲、疼痛等又與肝膽疾病直接相關，臨床上皆可見弦脈，但弦脈又因疾病不同，可出現不同的相兼脈：若脈弦數時，說明疾病由邪熱所致；脈弦遲時，說明疾病發展到寒證階段；若脈浮弦時，說明病人有支飲；若脈沉弦時，說明病人有懸飲，懸痛；陽弦說明有頭痛，陰弦說明有腹痛。這裡所出現的相兼脈，是大有病理所在的。

李時珍提出弦脈，具有「大小單雙有輕重。」說明弦脈要大，雙手皆見時，病情就危重；若弦脈小，單手見脈，說明病情較輕。

李時珍在《瀕湖脈學》中又云：「弦脈迢迢端直長，肝經亢盛脾胃傷，怒氣滿胸常欲叫，翳蒙瞳子淚淋浪。」說明肝病弦脈而有鬱怒的情況。

弦脈多見於肝風內動，症見眩暈、昏仆等。正如王叔和所云：「肝病其色青，手足拘急，脅下苦滿，或時眩冒，其脈弦長。」說明肝膽疾病是由肝氣鬱結在發展到肝風內動時，可見弦長之脈。

還有肝火內盛，如肝炎等病，病人表現有目赤、咳血、脅肋灼痛，都可見弦數之脈。

另外，黃疸、高血壓、瘧疾、疼痛、水飲病、消化性潰瘍、寒證、痙病等都可見到弦脈。

（五）長脈

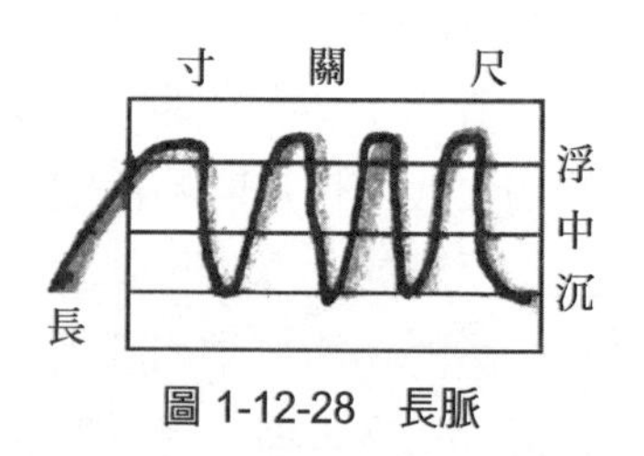

圖 1-12-28　長脈

【概念】長脈（圖 1-12-28）多因脈管搏動充量明顯，又搏動強而顯現，使脈來迢長，超過寸、關、尺三部脈位，這種脈象稱為長脈。正如張璐所云：「指下迢迢，上溢魚際，下連尺澤，過於本位。」而王貺又云：「長脈之狀指下有餘，如操帶物之長。」李中梓在《診家正眼》中云：「長脈迢迢，首尾具端，直上直下，如循長竿。」說明長脈迢長，超過寸、關、尺三部，更有甚者，在魚際穴和尺澤穴處皆可尋得長脈。

【脈象】脈來迢長，直上直下，首尾相應，超過寸、關、尺三部範圍之外，且有緩而少力的特點，舉按皆可取得。正如朱楝隆在《四海同春》中所云：「長謂長出於常脈之兩頭。」

而李中梓對長脈有其獨自見解，他說：「舊說過於本位各為長脈，久久審度，而知其並不言也，寸而上過則為溢脈，寸而下過則為關脈，關而上過即屬寸脈，關而下過即屬尺脈，尺而上過即屬關脈，尺而下過即為復脈，由是察之，長則過於本位，理之所必無，而義之所必合也。惟其狀如長竿，則直上直下，首尾相應，非若他脈之上下參差，首尾不匀者也，凡實、牽、弦、緊四脈皆兼長脈，故古人稱長主有餘之疾，非無本之說也。」說明寸、關、尺三部脈，都有上過和下過的問題，其長脈的意義，就不完全是指寸脈的上過和尺脈的下過了。

但更有其甚者，長脈在魚際和尺澤穴位都可查到，正如《脈理求真》文中所云：「長脈指下迢迢，上溢魚際，下通尺澤，過於本位，三部舉按幽鬼灰。」指出長脈浮取沉取都能檢查到，而且十分明顯。又云：「長脈，不似大脈舉之盛大，按之少力也。」說明長脈搏動力量不大。

長脈不僅少力，而且長脈還有脈緩的特點。正如程杏軒在《醫述》中所云：「長脈之應，與弦略同，但弦之本為萬物之始生，此含春生之正令，天地之氣至此發舒，故脈象之應為長。」又云：「長類於弦而盛於弦。」又云：「弦脈帶急，而長脈帶緩。」說明長脈有緩的特點。

而高鼓峰對長脈還有新的理解，他說：「有形體之長，有往來之長，謂來有餘韻也。按高說甚善。長短雖本言形體，而凡脈之以神氣悠長為貴者，固可因此說而想見其狀。」

【脈理】正常健康人可見長脈，其脈長而和緩。正如何夢瑤在《醫碥》中所云：「長短有得於稟賦者，筋現者脈恆長，筋不現者脈恆短也。」是說體魄健壯的人，筋肉發達，氣血充盛，脈搏動有力，而脈管舒縮彈性良好，其脈搏可見長脈。

《醫碥》又云：「有隨時令變異者，則春脈長而秋脈短也。」說明四季以春為生發，人應其氣血，百脈通暢，氣血充滿脈管，使脈長而和緩均勻。

因脈管搏動，完全依賴於心臟強大的收縮力，心率增快，才使脈氣鼓動有力。而這種脈氣鼓動之力，又完全依賴人體旺盛的物質代謝，生成更多的三磷酸腺苷的代謝能量，其中 40% 以上能量，完全用於機體的物質代謝，當然也用於心臟的搏動和脈管的舒縮功能。而神經系統的功能也依賴分解代謝所產生的能量，才可能使神經興奮性增高。

由於交感神經興奮，其神經末梢分泌去甲腎上腺素增加，腎小球細胞分泌腎素增加，以及腎上腺皮質分泌腎上腺皮質激素增多，還有腎上腺髓質分泌腎上腺素增多，才使心臟收縮有力，心輸出血量增多。全身血管收縮，血管張力增大，彈性增強，從而形成長脈。

從此可見，脈氣的鼓動，要以陽氣為動力，就是依賴於機體旺盛的物質代謝功能，使正氣強盛，還需要充盈暢通的血液循環，尤其需要氣血充足，營養豐富，才使其陰血有餘，氣血四通。只要有了充足的氣血，作為物質基礎，才能氣血暢達，正氣旺盛，從而才能形成和緩的長脈。

病理狀態下見長脈，多是因為人體稟賦氣強，勝氣而氣壅，再有外感內生有餘的病邪壅盛於體內，使脈管充實壅塞之至，才能形成硬滿的長脈。李時珍在《瀕湖脈學》中對病態長脈做了極為確切的描述，他說：「長脈不大不小，迢迢自若，若循長竿末梢為平。」又說：「如引繩如長竿為病。」

臨床上有餘之邪，多指實熱內結、肝陽有餘、陽熱內盛、熱盛風動、氣滯氣逆、痰壅積聚等證候，皆屬邪正俱盛的實證。

【主病】實熱內結，有肝膽有餘和陽熱內盛等症，皆可見長脈，並有其相兼脈。若陽熱有餘之證，可見端直以長的弦脈，而陽熱內盛之證，則見洪長之脈，也有時見大數實長之脈，這就根據具體的病理變化為轉移了，其脈理在弦脈、洪脈、數脈、實脈中都有詳細的論述，請參看有關章節。

正如李中梓所云：「舊說過於本位名曰長脈，久久審度，而其知必不然也……凡實、牢、弦、緊四脈皆兼長脈，故古人稱長主有餘之疾，非無本之說也。」說明見長脈為有餘之證。而肝陽有餘為端直以長的弦脈，需要將弦脈和長脈相鑑別。而《瀕湖脈學》云：「過於本位脈名長，弦則非然但滿張，相類弦脈與長爭較遠，良工尺度自能量。」說明弦脈不長，但脈末緊張，從而將弦脈和長脈分別開來。但長脈常和實、牢、弦、緊四脈相兼出現，如陽熱內盛之證，有大數實長之脈相兼，都應細心分析脈來出現的道理。

同時醫家也提出實熱內結之證的病情危重時，正如《素問・脈要精微論》所云：「肝脈搏堅而長，色不青，當病墜。」說明弦脈搏堅而長，面色發青紫，可有病危之勢。

有關陽熱內盛之證，崔氏《脈訣》說得挺逼真確切，文中云：「若是陽邪指下湧沸，長而勁急，弦脈可味。」說明有餘陽熱之脈象沸水滾騰一般洪大，其脈弦長勁急有力。又如《診家正眼》云：「長而鞕滿，即為火亦主形，而為疾病之應也。」說明陽熱內盛可見弦長脈。

熱盛風動，如實熱甚高，持之以久，可致高熱腦病，如流行性腦脊髓膜炎、流行性日本腦炎等，臨床可出現頸項強直、角弓反張、全身抽搐，中醫就認為病人已經熱盛風動了。

正如王叔和在《脈經》中所云：「脈弦而長，風眩癲。」說明病人見弦長之脈，不是患中風，就是得了癲癇。實際上中風、癲癇都有肌肉強直性收縮，如頸項強直、角弓反張、四肢抽搐等，出現脈來弦長。外感風熱，可見長脈，正如《脈理求真》所云：「若使長而浮盛，其在外感，則為經邪內損，則為陰氣不足，而脈上盛。至於風邪陷陰，脈應微澀；乃於陰脈微細之中，而忽兼有長脈，是為熱邪外發，而有將癒之兆矣。又豈可作病進之象乎？」從外感風熱證病程進展狀態來分析出現長脈的現象。

傷寒見長脈。張璐云：「傷寒以尺寸俱長為陽明受病……若長而浮盛，又為經邪方盛之兆。」

氣滯、氣逆可見長脈，古代醫家皆有見證。《診家正眼》中云：「長主有餘，氣逆火盛。左寸見長，君火為病，右寸見長，滿逆而定；左關見長，殺實之殃，右關見長，土鬱脹悶，左尺見長，奔豚氣；右尺見長，相火專令。」說明由各臟器的實熱發炎，導致氣滯氣逆之後，可見有餘之長脈，如左寸見長脈，說明心火盛；右寸見長脈，說明肺氣逆；左關見長脈，說明肝火盛，對人危害很大，右關見長脈，說明脾胃氣滯血瘀，胃滿脹悶；左尺見長脈，為奔豚氣，實際上是腎臟寒氣上攻，或由肝臟氣火上逆，而使胃腸道積氣，蠕動亢進，甚至出現胃腸痙攣性收縮，促使胃腸積氣上下亂竄，便可出現一系列的臨床症狀。

在現代醫學認為是胃腸神經官能證，或由各種疾病而造成的胃腸道積氣，如胃部疾病有胃酸缺乏、幽門梗阻、胃擴張、胃下垂；腸道疾病有腸梗阻、急慢性腸炎，習慣性便秘；營養性疾病有口炎性腹瀉；巨結腸症，還有腹膜炎、肝病、心血管疾病等，都可造成腸積氣，而出現奔豚症，臨床上可見長脈；若病人右尺長脈，就說明腎臟命門火盛了。

痰壅積聚，如中風、流腦、日本腦炎、癲癇等痰迷心竅之證、臨床上可見長脈。正如張仲景所云：「太陽中風、四肢煩痛，陽脈微陰脈澀而長者為癒，又有陰氣不充而脈反上盛者，經言寸口脈中乎長者，曰足脛痛是也。」說明痰積，使氣血鬱滯，經脈不通，便可形成長脈。若氣滯血瘀，不通則痛，則出現四肢疼痛。如出現微而澀的脈，說明有病癒之兆；如脈陰氣不充，而寸口又見長脈，說明病人有足脛疼痛。經由疼痛的神經反射，使交感神經興奮，心臟收縮有力，末梢血管收縮，有效循環血容量增多，從而也就形成了長脈。

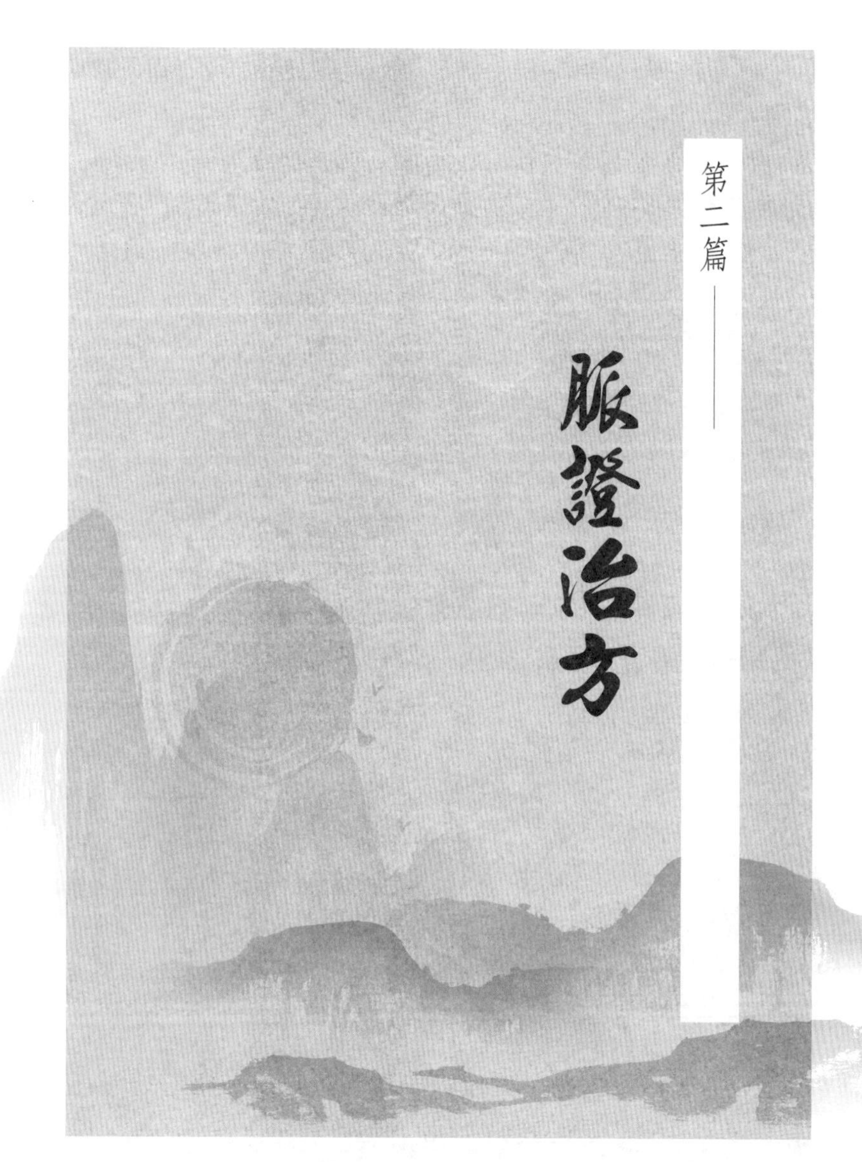

第二篇——脈證治方

總　論

辨證論治就是指醫生診治疾病的全過程，為中醫診治疾病的根本方法，即辨證論治講究理、法、方、藥。

要正確運用這一法則，就必須以中醫理論為基礎，再根據疾病的具體情況進行辨證，可從臨床證候中分析出病理機制，找出疾病的病因、病位和證候，使醫生做出正確的診斷，制訂出根治疾病的法則，確定處方用藥，辨證加減，因此中醫理、法、方、藥法則，也就成為中醫辨證論治的基本內容。

一 辨證論治的基本內容

辨證論治包括理、法、方、藥四步法則。

（一）理

（1）醫生從整體觀念出發，透過望、聞、問、切四診，全面體察病情，瞭解病史、症狀和體徵等全部病案資料。

（2）根據中醫理論，先進行八綱辨證：確定疾病類別，是陽證還是陰證；確定病位，是表證還是裡證；確定疾病性質，是寒證還是熱證；確定疾病的正邪盛衰，是虛證還是實證。在此八綱辨證中，凡表、實、熱證，皆屬陽證，而裡、虛、寒證，皆為陰證。這樣，就使醫生對疾病有個初步的瞭解，從病人證候表現，用八綱辨證進行歸納整理，從錯綜複雜的證候找出疾病的關鍵所在，掌握疾病的實質，執簡馭繁，明確梗概，理出辨證總綱，也就是說，醫生從各種辨證方法的個性中，才能概括出疾病的共性。

醫生要進行脈診辨證，首先對脈象進行綜合分析，如病人脈象浮數，可知浮脈病在表，數脈病屬熱證。

從此脈象，就可斷定，風邪侵襲肌膚，引起衛外功能降低，使細菌、病毒等病原體乘虛而入，在肌膚腠理，咽喉、呼吸道和肺黏膜局部生長繁殖，成為致熱原激活物，作用於白細胞和吞噬細胞，產生和釋放內生致熱原，激發人體發熱。

由於病原體在咽喉、呼吸道和肺黏膜局部刺激和破壞，使細胞變性、壞死、發炎，病人就會出現咽喉腫痛、咳嗽、咯黃稠黏液膿性痰；病人發熱，使體溫升高、惡風、舌苔薄黃；發熱致使末梢毛細血管擴張，毛孔發泄開放，使病人大量出汗，以揮發散熱，消耗大量體內津液，體液減少，興奮下丘腦口渴中樞，病人出現口渴；發熱使交感神經興奮，腦供血不足，使病人出現頭痛。因此中醫認為肺主氣，司呼吸，主宣發，又外合皮毛。當風陽之邪侵及皮膚黏膜後，使衛陽受遏，病邪乘虛而入，則可致病。

從而可知，病因為外感風熱，病變部位在呼吸道和肺等屬表證，病變性質屬熱證。病初，邪氣盛，正氣未衰，使其正邪相搏，病又屬實證，因此這一外感風熱的證候，是疾病處於某一階段中的病因、病位、病性和病勢的病理概括，而不是疾病所反映的個別症狀。

（3）在八綱辨證的基礎上，就要進行臟腑辨證了。臟腑辨證主要應用於雜病，又是其他辨證的基礎。八綱辨證的表裡，是辨別病變部位、病勢輕重和疾病發展趨向的兩個綱領，即表證指人體的皮毛、肌膚腠理、經絡等衛氣病證，而裡證是指體內五臟六腑病變所致的證候，多由表證不癒，病邪入裡，侵襲臟腑，或病邪直中臟腑而致病。這時醫生要在裡證的基礎上，深入細緻地進行臟腑辨證了。

首先，要明確臟腑致病的特徵問題。如果不明確臟腑致病，也就不能進行臟腑辨證。為此，醫生要詢問病史，審察病證的寒熱虛實，以及脈象、舌象變化。一般久病，病程長，多為臟腑致病；這時病人有發熱不惡寒，或但寒不熱，脈沉，舌質舌苔有各種異常表現，就可以肯定病人臟腑有病了。又由於臟腑證候範圍廣泛，臨床表現多種多樣，還需要按各臟腑進行具體辨證，最後才能確定臟腑所致的疾病。

而臟腑辨證，要依賴各臟腑的生理、病理和氣血的改變，結合八綱辨證，就需要醫生掌握準確的四診病案資料，進行綜合分析，歸納整理，繼而探索病機，確定病因，判斷疾病部位、性質以及正邪盛衰狀況的一種辨證方法。

從四診所知的臟腑病證，正是臟腑功能紊亂的表現。因各種臟腑生理功能不同，也就反映出不同的病理變化，在臨床上也就表現出各種不同的證候，因此醫生必須先掌握各臟腑的生理功能和病理變化規律，才是臟腑辨證唯一可靠的保證，又是掌握臟腑辨證的基本方法，尤其是中醫內科雜病的辨證。

由於部分臟腑的病變直接影響全身氣血，繼而可累及各臟腑致病，因此在病變過程中，各個臟腑疾病相互影響，往往在臨床上可見一個臟腑有病，更有多個臟腑接而致病，這就給臟腑辨證帶來複雜多變的病理狀態，使臨床表現多種多樣。

（4）六經辨證是《傷寒論》辨證論治的綱領，主要對外感病所反映的證候進行分類歸納的一種辨證方法。張仲景巧妙地結合八綱辨證，並聯繫經絡、臟腑和氣血的變化，再按著外感病的演變過程在各階段中的臨床表現、人體抵抗力的強弱、病邪的盛衰及病勢的進退，緩急等方面進行綜合分類，便能概括出外感病的 6 個發展階段，即太陽病→少陽病→陽明病→太陰病→少陰病→厥陰病。它能概括出病變的部位、性質、正邪盛衰、病勢趨向和六經病證的傳變關係，進而分析出外感寒邪所引起的一系列的病理變化及其傳變規律。

因此六經辨證可概括為三陽病和三陰病。三陽病包括太陽病、陽明病和少陽病；三陰病包括太陰病、少陰病和厥陰病。三陽病以六腑病變為基礎；三陰病以五臟病變為基礎。所以六經辨證能概括五臟六腑和十二經脈的病變，但不能等同於內傷雜病的臟腑辨證，也不等同於外感溫熱病邪的衛氣營血辨證和三焦辨證。

六經辨證按病變部位分析，太陽病為表證，少陽病為半表半裡證，陽明病為裡證，三陰病皆屬裡證；按病變性質分析，三陽病證、正盛邪實，表現為熱證、實證；三陰病證，病勢衰退，表現為寒證、虛證，因此六經辨證與八綱辨證緊密聯繫在一起。

六經辨證彼此有著密切的聯繫。因氣血按十二經脈環流，一經有病就會傳變到另一經，臨床上就稱作「傳經」；而一經有病未癒，又出現另一經的證候。兩經證候有先後次序交並出現，就稱作「並病」；若兩經或三經同時出現證候，就稱作「合病」；若病邪直入三陰經，起病就出現三陰證候，就稱作「直中」，這就使六經辨證帶來複雜多變性。

（5）衛氣營血辨證是將外感溫熱病的病理變化過程，概括為衛氣營血 4 個不同階段的證候類型，能表示病位的淺深、病情的輕重和疾病傳變規律。因此在運用衛氣營血辨證之前，首先要確定外感溫熱病的特點。它是人體感受溫熱病邪所引起的急性熱病。在臨床上，病人發病疾速、病情多變，易於化燥傷陰，熱象偏盛，口乾舌燥，重者耗陰動血，繼而出現神昏譫語、斑疹、吐衄。到疾病晚期，病人可出現動風痙厥。這一疾病發展過程，皆有一定客觀規律。

一般外感熱病多起始於衛分，漸次傳入氣分、營分和血分，但並非一成不變。若病人體質強壯，病邪較輕，使人得病或不得病，就是得病也從衛分開始；如病人體質軟弱，病邪侵襲力強，致病也可從氣分和營分開始；有時氣分有熱，血分也有熱，臨床上則稱為氣血兩燔。因此醫生要斟酌具體病情，做機動靈活的辨證。

（6）三焦辨證，根據《內經》三焦的概念，在衛氣營血辨證的基礎上，結合溫熱病的傳變規律而總結出的辨證方法。

三焦辨證，著重闡述三焦所屬的臟腑在溫熱病過程中的病理變化，並概括出三焦證候類型，皆以病變部位、病情輕重和疾病傳變規律為依據。

三焦病位不同：上焦病變在心肺，中焦病變在脾胃，下焦病變在肝腎。

三焦病變傳變規律各異：以三焦濕熱病的傳變為例，一般疾病多始於上焦心肺，再傳到中焦脾胃，最後傳到下焦肝腎。從各臟腑證候出現的前後順序分析，就可觀察疾病傳變的過程，尤其在《溫病條辨》書中，皆以三焦為濕熱病的辨證綱領，從中就可得出三焦辨證的精髓。

（7）從古代醫家的各種辨證分析來看，八綱辨證是辨證的總綱，醫生的辨證首先要診出疾病的陰陽、表裡、寒熱、虛實等證候。若是外感病，就要進行六經辨證；若是外感溫熱病，就用衛氣營血辨證；若是溫熱病，就用三焦辨證。無論如何，以上各種辨證，都要以臟腑辨證為基礎，並把疾病落實到臟腑上，這就必須深入探索各個臟腑的證候。

（8）脈診辨證論治，是醫生通過切脈去發現疾病的病機，然後從病機去探索臨床證候，再從臨床證候做出疾病的診斷，從病因病機來確定治療法則，最後選用切合病情的方劑和用藥。

為了在臨床上便於掌握運用脈診辨證論治這一法則，首先透過脈診分析病理機制，然後確定疾病的主要證候，因為脈診是最為客觀的診病方法。再由問診，就可明確病人主要證候所在，這裡包括主要症狀和體徵，還要詢問疾病的日期，主要病情經過，並要抓住疾病的主證。醫生在問診的時候，心中要有打算，為什麼要問，怎麼去問，然後把所得到的材料進行全面研究，做出初步印象診斷，當然還不是確診。

其次將病人所說的兼證進行剖析，做到細緻認真，也要做出初步印象診斷，然後把主證和兼證所做出的初步印象診斷結合在一起研究探討，最後就可做出明確診斷。這兩種初步印象診斷在大多數情況下是統一的，但在個別情況下，從脈、舌、面診所做出的兼證初步診斷，往往不與主證初步診斷一樣，但醫生能在鑑別比較中分出哪些是主要的，或哪些是次要的證候，就可做出正確的辨證，因此「理」為辨證論治的第一步。

（二）法

法指醫生根據診斷和病因而制訂出一整套的治療原則，也就是治法。

一般情況下，只有一個治療原則，並根據原則進行處方，這就需要醫生考慮病情輕重、疾病禁忌、病人體質和服藥經過，才能做出正確的論治，因此「法」是辨證論治的第二步。

（三）方

在論治的基礎上，醫生確定哪一方劑最為恰當，因此「方」為辨證論治的第三步。

有經驗的醫師，就會用奇方治癒疾病了。

（四）藥

在選用方劑的基礎上，按君、臣、佐、使篩選藥物，用效力最好的藥，還要進行辨證加減，擬訂處方，以供病人服用，因此「藥」為辨證論治的第四步。

二 辨證論治注意事項

（1）辨證首先要明確主證，做出初步診斷；還要體察兼證，包括脈、舌、面診在內，進而再去探討與主證的關係。再從脈舌面診分析出病理機制，便給主證的產生找到可靠的依據，並說明辨主證和辨兼證的初步診斷是正確的。否則，醫生就要做重新考慮。

例如：病人突然感到發熱、惡寒，就可確定為主證，從而可知病人外感風寒了。在此主證的基礎上，還要細緻認真地辨出兼證，分析兼證和主證是否一致。

病人兼證有：鼻塞、聲重、喉癢、咽痛、咳嗽、咯痰，便知外感風寒在肺；如病人嘔吐清水、胃痛、腹痛、腹瀉、下利清穀，腸鳴、舌苔薄白、口不渴，便可知外感風寒在胃腸。同為外感風寒，因所出現的兼證不同，就可知外感風寒所在的部位是不同的。只有認真細緻、逐步深入地探討，才能進行全面地分析和歸納，從而做出正確的辨證。

（2）醫生做出的這種正確辨證，僅表示疾病某一時期的病情變化。實際上病情無時不在變化，當然辨證也要隨著病情而有所改變，尤其外感急症，可隨時進行辨證論治，還有小兒疾病，來得急，變化快，一天之內可有不同的病情變化，因此疾病的辨證論治不能進行一次就一勞永逸了，而是每次診病都要重新進行辨證論治，也要重新開方，如外感風寒證，醫生第一次診治疾病時，病人怕冷、無汗、頭痛、身痛，說明病人有外感風寒表證，等到醫生第二次診病時，病人不怕冷、汗出、反惡熱，並出現臟腑證候，就說明病人已經從外感風寒表證而變成外感風寒裡證了。

但對慢性病就用不著每次辨證論治了，不過也要隨時掌握病情變化，如療效不明顯，更要審察病情，就是療效明顯，每次用藥也要辨證加減。只有這樣，才能提高療效，讓病人早日康復，絕不可「效不更方」。

（3）醫生要確認主證，一般要以全身證候為主，尤其最為嚴重的症狀，或者以病人感到最痛苦的症狀為標準，如發熱、水腫、噁心嘔吐、腹痛、腹瀉、譫妄、昏迷等，皆可作為主證，但主證也是不斷變化的，如外感證，起初發熱為主證，以後熱退出現咳嗽，就應以咳嗽為主證了。如辨證不認真細緻，有時醫生就誤把兼證當作主證，把主證當作兼證。只有醫生進行全面而深入的辨證，才能防止主證和兼證的混淆不清。

根據辨證找出病機病因，以決定疾病的治法，再按治法選用方藥，因此一切的論治，都是為了處方用藥。在診治疾病時，中醫的理、法、方、藥始終是一貫的，絕不可偏廢。辨證重要，論治也重要，正如喻嘉言強調：「先議病，後議藥。」議病就是辨證，議藥就是論治。不進行辨證論治，也就無從診治疾病，而處方用藥仍需斟酌審慎才行。

三 辨證論治臨床應用

懂得辨證論治之後，還要進一步理解為什麼要辨證論治，這是個根本問題。要是沒有理解好辨證論治的內在含意，也就不能做好深入細緻的辨證論治。

辨證主要依據症狀，而症狀正是五臟六腑病變的臨床表現，但有些症狀相同，而內臟病變卻不相同，這就需要鑑別出相關的疾病，以確定疾病診斷。如發熱，可有外感發熱和內傷發熱。外感發熱，有傷寒和溫病之分；內傷發熱有心、肝、脾、肺、腎五臟病變，都需要仔細辨證才能區別開來。

選方用藥，主要根據治療原則，還需考慮病情輕重、病人年齡、體質等狀況，也要針對病因、病位和症狀來選方用藥。我們知道，病因、病位是發病的根源，症狀是疾病的臨床表現，因此治療只有治本，疾病才會治癒。診斷要看全部症狀，處方要重視治法。正如《內經》所云：「治病必求其本。」但疾病的威脅往往隨著症狀的輕重而轉移，因此治標也是必要的，只有「急則治其標，緩則治其本。」才是治之大法，如大失血、劇痛等症，應以止血、鎮痛為首務，但處方用藥仍要從病位病因結合症狀來考慮。

例如：熱結胃腸，病位在胃腸，病因為發熱，症狀有潮熱汗出，大便燥結不通或便稀水，腹滿硬痛拒按，舌苔黃厚而乾，脈沉實。處方用藥時，就要在潤腸通便的原則下，進行對症治療。藥用玄參、麥門冬、生地能滋陰增液，以潤滑胃腸；大黃、芒硝能瀉下通便，兼有泄熱作用。

此方為寓瀉於補的一種治療方法，對熱結胃腸的證候最為恰當。這裡所用的玄參、麥門冬、生地是主藥，而大黃和芒硝為輔佐藥。在用藥之後，瀉下燥結，大便通暢，就不再有腹滿硬痛而拒按了。在熱退後脈舌都能恢復正常。

這樣處方用藥就必須分清主次。在疾病過程中，主要病因不是一成不變的。原始病因起初是主因，但隨著疾病的發展，病情不斷變化，而致病的主要病因和病機也在隨時變化。

中醫的病因是從病機中找到的，而病因驅使病機在不斷演化，如張仲景在治療痰飲中，根據疾病具體情況，所採用的治療原則是多方面的，如對於痰飲病，臨床類型不同，其治療方法也不同，或用溫化法，或用疏化法，或用溫養法，或用瀉下法。這樣，不僅治療方法不同，其治療目的也不同，療效特別好。這種靈活的治療原則，是根據疾病具體病情變化做以具體分析後而處方用藥的，而決不可主觀臆斷。

處方用藥，必須要經過不斷的臨床實踐，首先要練好辨證論治的基本功，才能臨證應變，熟能生巧，還要多看各家醫案。只有在具體的辨證論治中，才能使自己受到啟發和幫助。用醫案結合臨床實踐，才能抓住識證、立法和用方三大關鍵。辨不出證，也就立不正法，用方也就不對。只有平日多讀書，多實踐，辨證論治時才能遠見卓識，說明從醫案中學習辨證論治和練好基本功是特別重要的。

這裡應當強調辨證，並以此為依據，才能正確地決定治法。再按治法篩選處方用藥，使處方用藥與病情絲絲入扣，藥量也要輕重適當，這就仍然需要深入細緻的論治過程；相反，若草率從事，就很容易套用成方，藥量再較少斟酌，就會延誤療效，錯過治療時機，危及病人性命。

第一章

浮脈和相兼脈辨證論治

一 脈浮

脈浮：浮取顯著，沉取不空（圖 2-1-1）。

（一）風寒頭痛

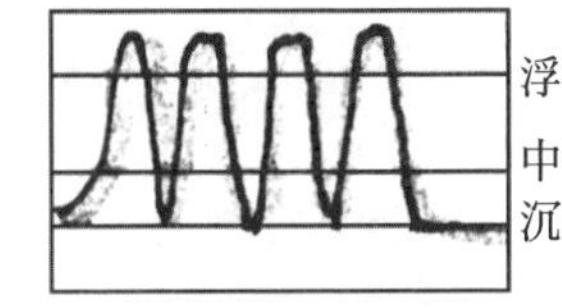

圖 2-1-1　脈浮

【脈象】脈浮或浮緊，主表證或表寒證。

【病因病機】①風寒侵及體表，即束表遏衛陽，影響體表肌膚細胞的代謝。②使末梢血管收縮，阻遏脈絡，氣血運行艱難，使清陽之氣受阻。③氣血凝滯，不通則痛，而發為頭痛。

【證候分析】①太陽經能主一身之表，而足太陽經循項背上行巔頂。②當風寒外襲肌膚時，使病邪客於太陽經脈，循經上行，故致頭痛。③累及項背疼痛。④風寒邪侵及肌表，使體表組織代謝障礙，防禦和免疫功能下降，使衛陽被遏，故致惡風畏寒。⑤寒屬陰邪，得溫則痛減，故病人喜裹頭。⑥無熱則口不渴。⑦因風寒居於體表，故脈浮或浮緊，舌苔薄白。

【主要證候】①頭痛時作。②痛及項背。③惡風畏寒，遇風痛重，常喜裹頭。④口不渴。⑤舌苔薄白。⑥脈浮或浮緊。

【治療原則】疏風散寒。

【處方用藥】川芎茶調散加減。

藥用：川芎 5 g，羌活 9 g，荊芥 9 g，防風 9 g，白芷 5 g，

細辛 1.5 g，蔓荊子 9 g，甘草 5 g，水煎服。

【方藥分析】①荊芥、防風、羌活、細辛能疏風散寒。②蔓荊子、白芷可祛風止痛。③川芎能行血中之氣，祛血中之風，上行於頭部，是治療風寒頭痛的主藥。④甘草能調和諸藥。

【臨床應用】①頭痛劇烈。②無汗。③遇風寒病情加重。④加生麻黃和製附子，能擴張末梢血管平滑肌，進而溫經散寒。⑤咳嗽，痰稀白，加杏仁、前胡，以止咳祛痰。⑥若寒襲肝經。可致巔頂頭痛、乾嘔、吐涎沫，甚至四肢厥冷、舌苔薄白、脈弦，可用吳茱萸湯去人參、大棗，加半夏、藁本、川芎。

（二）風寒感冒

【脈象】脈浮或浮緊，主表證或表寒證。

【病因病機】①氣候劇變，六淫肆虐，人體衛外之邪不能及時應變。②起居不當，寒溫失調。③過度勞累、肌膚腠理失密，而致營衛不和，易感外邪。③素體虛弱，衛表不固，稍感風寒即易致病。④一般陽虛者易受風寒。⑤陰虛者易感燥熱，使衛外功能降低，外邪風寒乘虛而入。⑥風性輕揚，其邪多侵襲上焦肺臟，或內侵皮毛，使衛表不和。⑦肺失宣肅，肺衛疏懈。

【證候分析】①風寒外束，肺失宣降，刺激發炎，故咳嗽、痰多稀薄、鼻塞聲重、噴嚏、流清涕；咽喉發炎水腫，故喉癢。②風寒之邪侵及肌膚，使衛陽受鬱，散熱障礙，體內病原體及毒素致熱，故而惡寒發熱。③末梢血管收縮，使經絡氣血不暢，則無汗、頭痛和身痛。④因風寒在表而使脈浮。

【主要證候】①鼻塞聲重，噴嚏，流清涕，喉癢，咳嗽，痰多稀薄。②甚則惡寒發熱，頭痛身痛，無汗。③舌苔薄白。④脈浮或浮緊。

【治療原則】辛溫解表，散寒宣肺。

【處方用藥】荊防敗毒散加減。

藥用：荊芥 9 g，防風 9 g，羌活 9 g，柴胡 9 g，前胡 4.5 g，枳殼 9 g，茯苓 9 g，桔梗 4.5 g，甘草 4.5 g，薄荷 4.5 g（後入），水煎服。

【方藥分析】①荊芥、防風辛溫解表。②羌活能祛風散寒除濕。③柴胡、薄荷能疏表解熱。④前胡、桔梗、枳殼、茯苓、甘草能理氣宣肺，止咳化痰。

【臨床應用】①頭痛甚者，加川芎、白芷。②鼻塞重者加蔥白。③惡寒重者加麻黃、桂枝，增強機體散寒作用。④若咳嗽痰多胸悶者；加萊菔子、陳皮、半夏理氣化痰。⑤胸悶泛惡，納呆口淡、舌苔白膩者，加川厚朴、蒼朮和藿香以化濕行氣。

（三）感冒夾暑

【脈象】脈浮或洪，主表證或熱證。

【病因病機】①夏暑之時，暑熱偏盛。②起居不慎，使邪侵入肌表。③暑熱內蒸而致病。

【證候分析】①暑濕傷表，致使表衛不和。②使病毒侵入體表。③出現發熱或壯熱、微惡風或不惡風，汗出。④暑濕困上，使腦血管收縮、痙攣，故頭痛。⑤暑濕傷肺，肺失宣降，發炎腫脹，滲出增加，故鼻塞流涕，咳痰黃稠。⑥暑熱內擾，熱灼傷陰，津虧液少，則心煩口渴，小便短赤。⑦舌苔黃，脈浮或洪，為感冒夾暑之證。

【主要證候】①發熱或壯熱。②微惡風或不惡風。③汗出後而熱不解。④頭痛。⑤咯黃稠痰。⑥鼻塞流涕。⑦心煩口渴。⑧小便短赤。⑨舌苔黃。⑩脈浮或洪。

【治療原則】解表清暑。

【處方用藥】新加香薷飲。

藥用：香薷 5 g，白扁豆花 9 g，厚朴 6 g，金銀花 15 g，連翹 15 g，佩蘭 9 g，荷葉 30～60 g，西瓜翠衣 30～60 g，滑

石 15 g（包），甘草 3 g，水煎服。

【方藥分析】①香薷辛溫芳香，能解表散寒，祛暑化濕。②厚朴辛苦溫，寬中理氣，清化濕滯。③白扁豆花芳香發散，能清解暑熱。④金銀花、連翹能清暑解熱。⑤佩蘭、荷葉、西瓜翠衣、滑石、甘草，皆可清暑化濕。

【臨床應用】①暑濕重者，加生石膏、黃連，能清暑解熱。②裡濕重者，加蒼朮、白荳蔻、陳皮、半夏，能和中化濕。③表濕重者，加藿香、豆卷，能化濕宣表。

（四）行痺

【脈象】浮脈，主表證。

【病因病機】①正氣不足，腠理空虛。②外感風寒濕邪，停滯於經絡、關節。③若外感風邪偏盛時，就形成行痺。

【證候分析】①風寒濕邪留住經絡和關節，使氣血痺阻，不通則痛，導致屈伸不利、關節疼痛。②風性輕揚，善行數變，故使關節疼游走不定、上下竄動，並多在上肢。③外邪束表，衛表不和，故惡寒發熱。④舌苔薄白，脈浮，為表證之象。

【主要證候】①肢體關節疼痛。②屈伸不利。③疼痛游走不定，上下走竄，多見於上肢。④兼有惡寒發熱。⑤舌苔薄白。⑥脈浮。

【治療原則】祛風通絡，散寒除濕。

【處方用藥】防風湯加減。

藥用：防風 9 g，麻黃 9 g，當歸 9 g，秦艽 9 g，桂枝 6 g，葛根 9 g，茯苓 9 g，生薑 6 g，大棗 4 枚，甘草 3 g，水煎服。

【方藥分析】①防風、麻黃能祛風散寒。②當歸、秦艽、桂枝、葛根能活血通絡，血行風自滅，便可解肌止痛。③茯苓能健脾滲濕。④生薑、大棗、甘草能調營和中。

【臨床應用】①關節疼痛以上肢為主者，可加桑枝、桂枝、羌活、川芎、薑黃等能祛風通絡止痛。②若以下肢為主者，加牛膝、獨活、萆薢、防己，能通經活絡，祛濕止痛。③若以腰背為主者，加杜仲、巴戟天、桑寄生、淫羊藿、川續斷，能溫補腎氣。④若關節紅腫，舌苔薄黃，有化熱之象，治宜溫經宣痺，滋陰清熱，可選用桂枝芍藥知母湯。

二 脈浮無力

脈浮無力：具有脈軟、細、虛的特點（圖 2-1-2）。

氣虛感冒

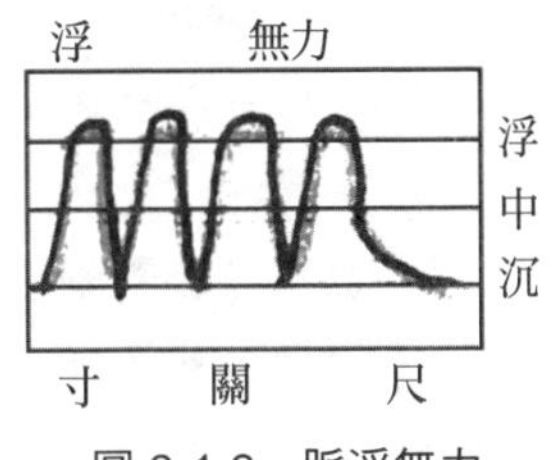

圖 2-1-2　脈浮無力

【脈象】脈浮無力，主表虛證。

【病因病機】①平日素體虛弱。②肺氣虛弱。③腠理空虛，衛表不固，體表防禦功能下降。④偶有不慎，就被風寒外襲，故而經常外感，反覆不癒。

【證候分析】①氣虛無力，風寒邪氣盛。②正邪交爭，故惡寒重發熱輕，或只惡寒而不發熱。③風寒從衛外侵及，使衛陽受陰，肺失宣降，病人頭痛，鼻塞，咳嗽，咯痰，痰稀而白。④病人素體虛弱，則出現氣短無力。⑤舌淡苔白，脈浮無力，均屬表證氣虛之證。

【主要證候】①惡寒重，發熱輕。②只惡寒不發熱。③頭痛鼻塞。④咳嗽痰稀而白。⑤氣短無力。⑥舌淡苔白。⑦脈浮無力。

【治療原則】解表益氣。

【處方用藥】玉屏風散加減。

藥用：黃耆 30 g，防風 30 g，白朮 30 g，桂枝 6 g，白芍 9 g，紫蘇葉 9 g，前胡 9 g，杏仁 6 g，水煎服。

【方藥分析】①黃耆、白朮能益氣扶正，增強體質，能抗邪禦外。②桂枝、白芍可補虛強心，調和營衛。③防風、前胡、紫蘇葉、杏仁能解表宣肺，止咳祛痰。

【臨床應用】①咯痰稀薄，口不渴，以肺氣虛為主，可加用補肺湯。②痰熱偏重者，可加黃芩、黛蛤散。

三 脈浮大

脈浮大：浮取為浮，比平脈大一倍（圖 2-1-3）。

暑溫兼濕

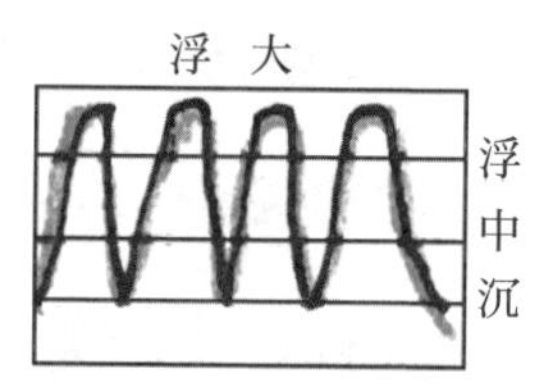

圖 2-1-3 脈浮大

【脈象】脈浮大，主表熱證。

【病因病機】①外感暑濕，使陽明熱盛，濕滯太陽。②暑濕瀰散三焦。③氣機不暢，代謝功能障礙，正如葉天士所說：「濕乃重濁之邪，熱乃薰蒸之氣，熱處濕中。」

【證候分析】①暑濕，形似傷寒，要比暑熱輕，但右脈浮大而數，左脈要小於右。在值盛夏當令，天暑地熱，人感暑病發熱，又因挾濕邪，傷人衛陽，衛陽受鬱，便有發熱惡寒，頭痛無汗，身形拘急。②長夏多濕，濕為陰邪，濕土主氣，傷於體表，陽氣閉鬱，困阻經絡，也致發熱惡寒。③濕從內生，鬱滯胃內亦發熱，耗傷中陽可惡寒。④若暑濕瀰漫三焦，氣機阻遏，可引起胸脘煩悶，舌苔薄膩，脈浮大。

【主要證候】①身熱惡寒。②頭痛無汗。③身重胸悶。④心煩惡熱。⑤舌苔薄膩。⑥脈浮大。

【治療原則】祛暑化濕，和解表寒。

【處方用藥】新加香薷飲加減。

藥用：香薷 5～9 g，金銀花 9～15 g，白扁豆花 9 g，厚朴 5～9 g，連翹 9～15 g，白荳蔻 3～6 g，水煎服。

【方藥分析】①香薷氣味辛溫，發汗解表作用強，兼有祛濕去暑的作用。②厚朴苦寒燥濕，白扁豆花健脾和中，不僅解表，還有化濕滯和胃的作用。③金銀花、連翹可清其熱。④白荳蔻消食理氣止痛。

【臨床應用】①若胸中煩悶，可加藿香葉，荷葉、佩蘭葉，可助芳香化濕驅散暑邪。②頭痛口苦，頻發腹瀉，去厚朴，加黃芩、黃連、葛根、澤瀉；噁心嘔吐者，去金銀花、連翹，加陳皮、半夏、竹茹。

四 脈浮緩

脈浮緩：指下脈無力為緩，不快不慢（圖 2-1-4）。

（一）外感風邪

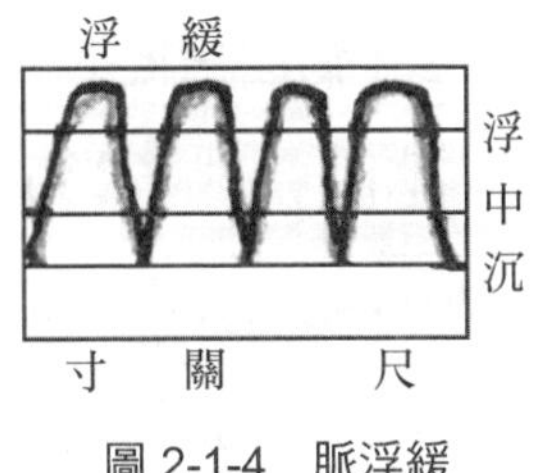

圖 2-1-4 脈浮緩

【脈象】脈浮緩，主表虛證。

【病因病機】①自然界之風邪侵犯人的肌表，致外風證。②風為百病之長，善行數變，故受之致病。③風邪傷衛，病居皮膚之間。④繼犯肺衛，具有升發、向上、向外的特點。⑤易於侵犯人的頭面部和肌表，使其營衛不和。

【證候分析】①衛陽浮盛於外，使肌表防禦功能下降，病毒細菌侵及，正邪相爭，散熱障礙，毒素作用而發熱。②營衛不和，營陰不能內守，皮毛腠理開泄，故惡風寒，汗出。③多因風中頭面部，可有頭痛。④風性開泄，汗液外泄，脈氣鬆弛，使脈浮緩。

【主要證候】①發熱。②汗出。③惡風。④頭痛。⑤苔薄白。⑥脈浮緩。

【治療原則】辛溫解肌驅風，調和營衛。

【處方用藥】桂枝湯加減。

藥用：桂枝 6～9 g，白芍 6～9 g，炙甘草 3～6 g，生薑 2～4 片，大棗 4～6 枚，水煎服。

【方藥分析】①桂枝溫通經脈，解肌發表；白芍酸苦微寒，斂陰和營。兩藥一散一收，調和營衛，能使表裡和解。②生薑辛溫發散，能輔助桂枝解表，還可開胃。③大棗甘緩，能協助白芍和裡補虛。④甘草和中，能調和諸藥。

【臨床應用】①若發汗太過，汗出不止，惡風，小便難，四肢運動不利，可加附子。②若外感風邪，經絡阻滯，使津液不能敷布，筋肉失其濡養，出現項背牽強，可加葛根，無汗者，可加麻黃。③傷風見寒脈或傷寒見風脈，可用大青龍湯。

（二）風邪犯肺

【脈象】脈浮緩，主表虛證。

【病因病機】①風邪外襲肌表致外風證。②由於肺主皮毛，因此風邪襲表往往與風邪犯肺症狀同時出現。③臨床上就稱作傷風。

【證候分析】①風邪襲表，使衛陽浮盛於外，正邪相爭而發熱。②營陰失於內守，則汗出。③汗出肌疏，衛陽不固，則有惡風。④風邪襲肺，肺主皮毛，表中風，肺衛不宣，故有鼻塞，流涕，咽癢和咳嗽。⑤風邪上行頭項，邪傷太陽經脈，經氣不利，使其頭項強痛。⑥病在表，汗出肌疏，故脈浮緩。

【主要證候】①發熱。②惡風。③汗出。④頭痛項痛。⑤咳嗽。⑥咽癢。⑦鼻塞流涕。⑧舌苔薄白。⑨脈浮緩。

【治療原則】解肌發表，調和營衛。

【處方用藥】桂枝湯加減，藥用與外感風邪的藥物相同。

【方藥分析】與外感風邪的方藥分析相同。

【臨床應用】與外感風邪的臨床應用相同。

（三）營衛不和

【脈象】脈浮緩，主表虛證。

【病因病機】①體質表虛，肌肉和腠理疏鬆一時感受風邪之。②易於留戀，導致營衛失調。③衛外功能低下，營衛不和。

【證候分析】①人體表虛，突然感受風邪，使腠理衛外不固，故而出現汗出，惡風，周身酸楚，時寒時熱。②營衛不和，津液外泄，因此使機體局部或半身出汗。③苔薄白，脈浮緩，為營衛不和，衛表失固之象。

【主要證候】①汗出。②惡風。③周身酸楚。④乍寒時熱。⑤有時見局部或半身出汗。⑥苔薄白。⑦脈浮緩。

【治療原則】調和營衛，解肌發表。

【處方用藥】桂枝湯。

藥用：桂枝 4.5～9 g，白芍 4.5～9 g，生薑 2～4 片，大棗 4 枚，甘草 3～6 g，水煎服。

【方藥分析】①桂枝通陽固衛。②白芍斂陰和營。③配上生薑、大棗和甘草增強調和營衛之力，並能和中養胃，又能發表解肌，營衛協調。

【臨床應用】①病人若汗多失眠，可加用龍骨、牡蠣，以斂汗安神。②出現氣虛，可加用黃耆，必要量可加多，以利於益氣固表。③若出現陽虛，代謝功能下降，可加用附子，以壯陽強衛，增強體表防禦功能。④半身或局部出汗，可加用甘麥大棗湯，能甘潤緩急，安中和營。⑤若因瘀血而致營衛不和並見心胸疼痛，且部位固定，舌紫暗，有瘀點、瘀斑，可用血府逐瘀湯，理氣活血，通營調衛，使陰平陽秘，機體代謝正常。

（四）風寒瘙癢

【脈象】脈浮緩或浮緊，主表虛證或表寒證。

【病因病機】①冬季之風多兼寒。②風寒傷衛，病在皮膚之間。③以衛行脈外，為陽主外。④又因素體虛弱，防禦功能下降，才使風寒之邪入腠理。⑤並與血氣相搏擊，引起皮膚瘙癢，但不為瘡疥。

【證候分析】①多發病於冬季，多因寒冷而誘發。②每在氣候急遽變化、寒熱不均之時，由於氣溫相差懸殊的皮膚刺激，瘙癢更甚，尤其風吹之後，瘙癢更加嚴重。

【主要證候】①皮膚瘙癢多發生在頭面部、頸項周圍、前胸和雙手等暴露部位。②得溫熱時瘙癢見輕。③皮膚乾燥，稍有脫屑。④舌苔薄白或白膩。⑤脈浮緩或浮緊。

【治療原則】祛風散寒。

【處方用藥】麻黃湯加減。

藥用：麻黃 3～5 g，桂枝 5 g，浮萍 6 g，白芍 9 g，白鮮皮 10～15 g，杏仁 5 g，五加皮 10 g，陳皮 10 g，甘草 5 g，水煎服。

【方藥分析】①麻黃辛溫解表，宣肺平喘，為本方的主藥。②桂枝溫經散寒，浮萍發汗解表，皆助麻黃發表。③杏仁降氣止咳，甘草化痰止咳，能助麻黃平喘。④白芍養血斂陰，可補表虛。⑤白鮮皮除濕祛風，五加皮能祛風濕，皆有散風止癢之功。⑥陳皮能理氣健胃，能壯衛陽之氣。

【臨床應用】表虛重者，可加用黃耆 15～30 g。

五 脈浮數

脈浮數：浮取脈五至以上者（圖 2-1-5）。

（一）絡脈空虛，風邪入中

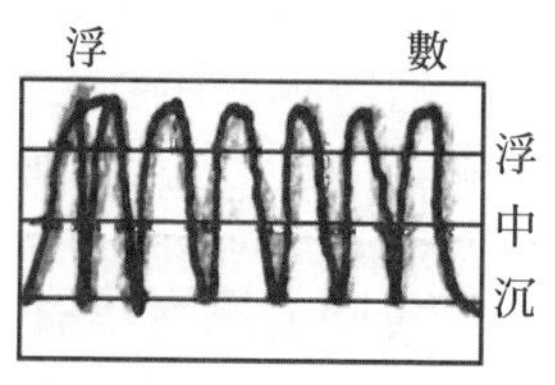

圖 2-1-5　脈浮數

【脈象】脈浮數，主表熱證。

【病因病機】①虛邪入中，多因先天稟賦不足。②後天勞役過累。③久病體弱。④年老體衰。⑤導致人體正氣虛弱。⑥氣血不足，風邪乘虛而入。⑦直中空虛經脈，導致氣血痺阻，肌膚筋脈有失滋養，從而致病。

【證候分析】①氣血不足，絡脈空虛，風邪乘虛入中經絡，引起氣血痺阻不通。②筋脈不得濡養，使神經、筋肉功能障礙，引起病人手足麻木，肌膚不仁，半身不遂，口眼喎斜，語言不利。③當風邪外襲之時，能使病人營血不和，正邪相搏，使末梢血管收縮，病原致熱，不得在末梢散熱，四肢體表溫度降低，內熱外涼，體溫差大，則使病人惡寒發熱，肢體因失養而拘急。④關節脈管痺阻而痠痛。⑤苔薄白，脈浮數，為表熱之證。

【主要證候】①手足麻木，肌膚不仁。②突發口眼喎斜。③語言不利。④口角流涎。⑤甚而半身不遂。⑥或有惡寒發熱。⑦肢體拘急。⑧關節痠痛不利。⑨舌苔薄白。⑩脈浮數。

【治療原則】祛風，養血，通絡。

【處方用藥】大秦艽湯加減。

藥用：秦艽 12 g，羌活 9 g，防風 6 g，白芷 9 g，細辛 1.5 g，當歸 12 g，川芎 6 g，赤芍 9 g，生地 15 g，白朮 9 g，茯苓 9 g，甘草 3 g，獨活 9 g，石膏 30 g，黃芩 9 g，水煎服。

【方藥分析】①秦艽、羌活、防風、白芷、細辛、獨活能祛風、解表、通經絡。②當歸、川芎、赤芍能補血、活血，還可緩解風藥的燥性，以期達到「治風先治血，血行風自滅」的目的。③白朮、茯苓、甘草能健脾、益氣、滲濕。④生地、石膏、黃芩能涼血清熱。

【臨床應用】①若無內熱時，可去生地、石膏、黃芩。②若有風熱表證，當減羌活、獨活和防風，再加用桑葉、菊花、薄荷，以辛涼解表。③若嘔逆痰多時，或有舌苔膩而脈滑者，減去生地，加用半夏、南星、橘紅，以祛痰燥濕。④若口眼喎斜明顯，加用白附子，治面風之游走。⑤若病久不癒、有痰瘀阻絡時，可加用白芥子、皂莢、丹參、雞血藤、穿山甲化痰通絡。

（二）表寒裡熱

【脈象】脈浮數，主風熱在肺、在表之證。

【病因病機】①風寒犯肺，誤治失治，使其氣血鬱而化熱。②當新邪引動伏火之時，使裡熱不得清泄，因而導致熱盛氣壅，肺氣奔迫。

【證候分析】①熱盛氣聚而滯，致使肺氣失其宣降，因而病人喘促氣急，鼻翼翕動。②若熱盛傷津液，病人就出現口渴。③當津液被熱灼成痰時，則使痰液黏稠，不易咯出。④若痰液交阻胸中，使氣血在脈絡流動不暢，病人自我感到胸悶疼痛。⑤若病人身熱又見出汗，怕風時，說明裡熱雖然壅盛，但表邪未解。⑥若風熱居戀在肺在表時，病人則舌苔薄黃，脈象浮數。

【主要證候】①病人發病喘促氣急，甚至病重可鼻翼翕動。②咳嗽，咯黃色黏稠痰，且不易咯出。③有時胸悶疼痛。④口渴。⑤身熱。⑥汗出怕風。⑦惡寒而慄。⑧舌苔薄黃。⑨脈象浮數。

【治療原則】清熱化痰，宣肺定喘。

【處方用藥】麻杏石甘湯加減。

藥用：麻黃 6 g，杏仁 9 g，石膏 24 g，甘草 6 g，魚腥草 30 g，黃芩 9 g，桑白皮 9 g，瓜蔞 12 g，金銀花 12 g，地龍 9 g，甘草 6 g，水煎服。

【方藥分析】①石膏、黃芩、金銀花能清泄肺熱；瓜蔞、桑白皮、魚腥草、地龍能清化痰熱。②麻黃使支氣管平滑肌舒張，能宣肺平喘。③甘草能止咳祛痰。

【臨床應用】①若痰熱壅盛，肺和支氣管的痰症比較嚴重，症見喘咳痰鳴，痰黃黏稠，不胸悶氣憋，可加用天竺黃、竹瀝、白果、膽南星、葶藶子，能滌痰定喘。②口乾舌絳，加用沙參、麥門冬，以養陰生津，以補津液不足。

（三）邪犯肺衛

【脈象】脈浮數，主熱證，可見各種肺炎初期。

【病因病機】①本病由暑熱疫癘之邪所致。②暑夏炎熱季節，時作陣雨，暑濕交蒸，皮膚腠理開泄。③汗出傷津，衛氣不固，最容易感受暑熱疫癘之氣。④寒溫不適，起居不慎，感受溫熱之邪而發病。⑤肺氣虛弱，夙疾痰飲，復受風寒。⑥麻疹邪毒內隱亦可致病。⑦邪犯肺衛，衛氣被鬱，肺失宣降，邪毒傳裡，留居於肺，鬱滯化熱，熱盛煉液成痰。⑧痰熱鬱阻，熱損肺絡，化燥伏火，生風生痰。

【證候分析】①風邪外侵，可使肺氣不宣。②溫熱同風乘虛而入，使正邪交爭，病原致熱，因此病人發熱，微惡風寒或不惡風寒，無汗或有汗不透。③熱盛傷津，體液減少，而致口渴，尿赤；暑熱鬱蒸，上擾清陽，而致頭痛。④熱傷肺衛，痰濁內阻，肺失清肅，故使病人咳嗽，呼吸喘促。⑤舌苔薄白，脈浮數，均為風溫犯肺之證。

【主要證候】①病人發病急遽。②發熱。③咳嗽。④頭痛。⑤無汗或少汗。⑥呼吸急促。⑦胸悶胸痛。⑧口微渴。⑨尿赤。⑩舌邊尖紅，舌苔薄白微黃。⑪脈浮數。

【治療原則】辛涼解表，清熱宣肺。

【處方用藥】方用銀翹散加減。

藥用：金銀花 25 g，連翹 12 g，牛蒡子 9 g，桔梗 9 g，杏仁 9 g，薄荷 6 g，桑白皮 9 g，生石膏 18 g，甘草 3 g，水煎服。

【方藥分析】①金銀花、連翹能清熱解毒，配伍薄荷，能解表散邪。②桔梗、杏仁、甘草、牛蒡子能宣肺化痰，清利咽喉。③桑白皮能清熱止咳平喘。④生石膏能清熱瀉火，多用於肺熱喘咳，主要用在清化氣分之熱。

【臨床應用】①痰多難以咯出者，加用瓜蔞皮、貝母。②口渴加用天花粉、知母；咽喉乾痛加用板藍根、射干。

（四）外感風熱

【脈象】脈浮數，主表熱證。

【病因病機】①起居不當，溫熱過高，疲勞過度，使肌膚失密，均可致營衛失和，易於引起風熱外邪襲表。②體質虛弱，衛表不固，使溫熱之邪由口鼻而入。③風熱上受，首先犯肺，肺衛失宣，熱蒸肌表，皆說明人體衛外功能低下，病毒細菌易於感染而致病。

【證候分析】①風熱外侵人體，使其熱鬱肌膚，衛表不和。②風熱為陽邪，故發熱惡寒，或有汗而熱不解。③風熱上擾，腦溫升高，使病人頭痛頭脹。④風熱上受，首先侵及於肺，肺失清肅，故而咳嗽。⑤風熱侵襲肺之門戶，使咽喉腫痛。⑥肺熱使津液敷布失調，津液蒸騰，使體液減少，出現口乾微渴，痰少黃稠。⑦舌苔黃，脈浮數，正為風熱犯肺之象。

【主要證候】①病人發熱。②微惡風寒。③時有出汗。④頭痛、體痛。⑤鼻塞、流涕。⑥咳嗽、咯痰、痰少黃而稠。⑦口乾微渴。⑧咽喉紅腫疼痛。⑨舌苔薄黃。⑩脈浮數。

【治療原則】辛涼解表祛風，清肺透熱。

【處方用藥】銀翹散加減。

藥用：金銀花 9 g，連翹 9 g，荊芥 9 g，豆豉 12 g，薄荷 6 g，牛蒡子 6 g，桔梗 6 g，蘆根 30 g，板藍根 15 g，甘草 3 g，水煎服。

【方藥分析】①金銀花、連翹辛涼透表。②薄荷、荊芥、豆豉能疏風解表，透熱於外。③甘草宣肺祛痰止咳，利咽散結。④蘆根、板藍根能清熱生津止渴。

【臨床應用】①頭痛，加桑葉、菊花；咳嗽痰多，加杏仁、貝母、瓜蔞皮。②月經期，可加丹皮、赤芍。③發熱不解者，加葛根、黃芩、石膏。④風熱蘊濕者，加藿香、佩蘭以祛濕解暑。

（五）濕毒浸淫

【脈象】脈浮數或滑數，主表熱證或痰熱證。

【病因病機】①濕毒浸淫，內損脾肺。②肌膚為脾肺所主，多因癰瘍瘡毒尚未清解透泄。③使瘡毒內陷脾肺，引起水液不能正常轉運敷布和下行，溢於肌膚，形成水腫。

【證候分析】①肌膚為脾肺所主。②脾肺濕毒浸淫，使肌膚也要傳染生瘡。這是因為濕毒在脾肺沒有被清除和消散，使細菌病毒入血流而使肌膚化膿感染。③脾胃不能運化水濕，失其升清降濁的能力，又使肺不能通調水道而小便不利，眼瞼水腫，進而影響全身。④風為百病之長，在病的初期，多有風邪致病，故臨床上多有發熱惡風的表現。⑤舌紅苔薄黃，脈浮數或滑數，多由風邪挾濕所致病之故。

【主要證候】①眼瞼水腫，繼而全身水腫。②小便不利。③全身各處生瘡化膿。④甚而形成瘡痍和潰爛。⑤病人惡風發熱。⑥舌紅苔薄黃。⑦脈浮數或滑數。

【治療原則】宣肺行水，清解濕毒。

【處方用藥】麻黃連翹赤小豆湯合五味消毒飲加減。

藥用：麻黃 4.5 g，連翹 4.5 g，赤小豆 12 g，甘草 6 g，金銀花 9 g，野菊花 9 g，蒲公英 9 g，紫花地丁 9 g，紫背天葵 9 g，水煎服。

【方藥分析】①麻黃、杏仁能宣肺行水，利濕消腫。②金銀花、野菊花、甘草、蒲公英、紫花地丁、紫背天葵能清熱解毒，治好瘡腫。

【臨床應用】①膿毒壅盛，甚能敗血症，要特別重用蒲公英、紫花地丁，使其加強清熱解毒作用。②體內濕盛糜爛者，要加苦參、土茯苓，以祛濕解毒。③風盛瘙癢者，加用白鮮皮、地膚子進行祛風止癢。④若瘡痍紅腫，就應加用丹皮、赤芍以進行活血涼血。⑤若大便不通，當加用大黃、芒硝以通便瀉下。

（六）時疫感冒

【脈象】脈浮數，主表熱證。

【病因病機】①時疫毒邪指細菌、病毒等病原體，從外襲入皮毛腠理和口鼻，使人衛表不和，皮表防禦功能下降。②肺衛受鬱，功能失調。③過度勞累，肌腠失密，進而發病。

【證候分析】①時疫毒邪從外襲入，正邪相爭，病原致熱，則發熱。②衛表不和，體熱不能外達，出現惡寒。③毒邪上擾清竅，出現頭痛。④營衛失和，出現身痛。⑤肺衛通體表，受邪受損，則鼻塞流涕，咽喉腫痛，咳嗽，咯痰。⑥舌苔薄黃，脈浮數，為外感時疫而致風熱之象。

【主要證候】①發熱惡寒。②重者壯熱寒戰。③頭痛身痛。④鼻塞流涕。⑤咳嗽。⑥咽喉腫痛。⑦舌苔薄黃。⑧脈浮數。

【治療原則】辛溫解表。

【處方用藥】柴葛解肌湯加減。

藥用：柴胡 3～9 g，葛根 9 g，黃芩 6～12 g，石膏 30 g，貫眾 9 g，羌活 6～12 g，大青葉 30 g，草河車 4.5～9 g，生薑 2～4 片，金銀花 15～30 g，連翹 15～30 g，水煎服。

【方藥分析】①葛根、柴胡能解肌清熱。②羌活、生薑能祛風散邪。③黃芩、石膏能清化邪熱。④貫眾、大青葉、草河車、金銀花、連翹能清溫解毒。

【臨床應用】①惡寒身痛無汗者，加荊芥、薄荷，以解表散寒。②咽痛重者，加羌活、板藍根能清熱利咽喉。③咳嗽者，加杏仁、貝母能宣肺止咳。④熱重口渴者，去羌活，加知母、麥門冬能養陰清熱。⑤熱盛傷津者，加天花粉、知母。⑥挾熱下利者，加黃連；惡寒不明顯，而裡熱熾盛者，去羌活、白芷，加金銀花、連翹，以清熱解毒。

六 脈浮滑

脈浮滑：脈浮，往來流利，應指圓滑（圖 2-1-6）。

（一）肺癰初期（風熱襲肺衛）

【脈象】脈浮滑而數，主表熱痰證。

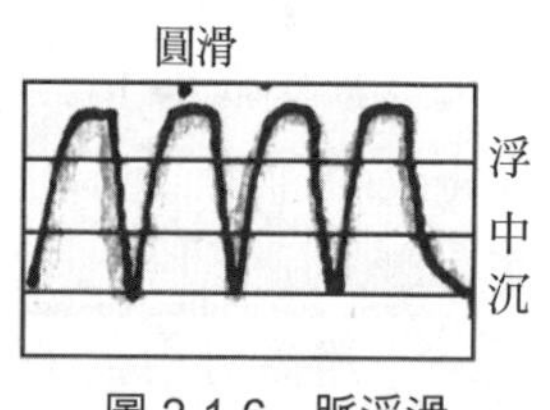

圖 2-1-6　脈浮滑

【病因病機】①正氣內虛。②痰熱素盛。③嗜酒不節。④過食辛辣厚味。⑤濕熱內蘊，上蒸於肺為內因。⑥外受風熱病毒或風寒化熱。⑦內外合邪，熱毒壅肺。⑧蓄熱內蒸、熱壅血瘀。⑨熱盛內腐血敗而成癰。

【證候分析】①風熱所傷，表衛受邪，正邪交爭，故惡寒發熱。②邪犯於肺，肺為熱毒薰灼，肺失清肅，不得宣揚，故胸痛、咳嗽、咯痰、呼吸不利等症。③熱灼津液，故痰黏稠而其痰量減少。④口乾鼻燥。⑤苔薄黃，脈浮滑數，為風邪痰熱較盛之證。

【主要證候】①惡寒發熱。②咳嗽，咯痰，痰黏而少。③胸痛，咳時尤其重。④呼吸不利。⑤口乾鼻燥。⑥舌苔薄黃。⑦脈浮滑而數。

【治療原則】疏散風熱，清肺化痰。

【處方用藥】銀翹散加魚腥草治之。

藥用：連翹 10 g，金銀花 15 g，桔梗 9 g，薄荷 6 g，牛蒡子 10 g，竹葉 10 g，魚腥草 30 g，黃芩 10 g，杏仁 9 g，生甘草 6 g，水煎服。

【方藥分析】①金銀花、連翹、竹葉能疏風清熱解毒。②薄荷辛涼透表。③桔梗、牛蒡子、杏仁能宣肺祛痰，清利咽喉，並能散結。④黃芩、魚腥草能清除肺熱。

【臨床應用】①頭痛加菊花、桑葉、蔓荊子，能疏散風熱，清利頭目。②咳嗽痰多，加瓜蔞、貝母能潤肺化痰。③口乾鼻燥加沙參、麥門冬、天門冬、元參，能養陰生津。④胸痛劇烈者，加瓜蔞、鬱金、桃仁能潤肺化痰、活血止痛。⑤壯熱寒戰者，加石膏、黃連，能清泄火熱。

（二）外感風邪，熱鬱於肺

【脈象】脈浮滑而數，主表熱痰證。

【病因病機】①氣候巨變，寒濕失調，起居不慎，過度勞累，體質虛弱，使肌腠失密，衛表不固，衛外功能降低。②營衛失和，細菌、病毒等病原體便可乘虛而入。③風性輕揚，病邪侵犯上焦，可從皮毛外襲。④也可從口鼻而入，致使肺衛不固、宣降失司而致病。

【證候分析】①風熱外侵，使熱鬱肌腠，衛表失調，故有發熱，有汗或無汗。②風熱薰蒸，體液減少，故口乾口渴。③肺失清肅宣降，則有咳逆氣喘，甚至重者有鼻翼翕動。④舌苔薄白而黃，脈浮滑而數，為風熱侵襲肺衛之兆。

【主要證候】①身熱口渴。②咳嗽咯痰。③氣逆喘促。④甚而出現鼻翼翕動。⑤有汗或無汗。⑥舌苔薄白或黃。⑦脈浮滑而數。

【治療原則】辛涼宣肺，降逆平喘。

【處方用藥】麻杏石甘湯加減。

藥用：麻黃 9 g，杏仁 9 g，生石膏 30 g，甘草 6 g，水煎服。

【方藥分析】①麻黃擴張支氣管平滑肌，能開達肺氣，疏泄平喘。②杏仁能宣肺止咳，降氣平喘。③生石膏能清透肺胃鬱熱，止渴除煩。④甘草和中解毒，調和方中諸藥。⑤全方可用於內外實熱和喘逆諸證。

【臨床應用】①高熱者，加用黃芩、山梔子、金銀花、連翹、魚腥草、蒲公英等藥。②咯痰量多色黃黏稠者，加用天竺黃、貝母。③若咯痰不爽，加用桔梗。④氣急喘促重者，加用桑白皮、地龍。⑤吐痰稀白量多，或有水腫者，加用葶藶子、車前子。⑥胸痛，加橘紅、白芥子。⑦咯血者，加用白茅根、山梔子炭，用以止血。

七 脈浮緊

脈浮緊：緊脈急促有力，應指彈手，脈體長（圖 2-1-7）。

（一）冷哮

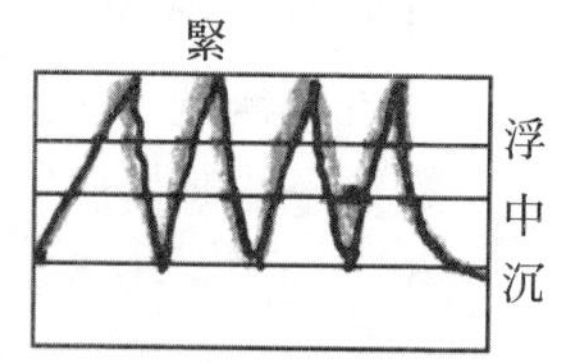

圖 2-1-7　脈浮緊

【脈象】脈浮緊，主表寒證。

【病因病機】①病人多感風寒，失於散疏，使寒邪襲肺。②常食生冷，傷及肺氣，皆使上焦不布，凝聚成痰，內伏於肺。③正如《靈樞‧邪氣臟腑病形》所云：「形寒，寒飲傷肺。」包括風寒、寒飲兩種因素。

【證候分析】①寒痰伏肺，氣道阻塞，故氣喘哮鳴，痰液難咯。②肺氣受阻，胸陽不升，故有胸膈空間，而色晦暗發青，口不渴無熱，渴喜熱飲為寒。③舌苔白膩，脈浮緊，或兼有頭痛，發熱惡寒，無汗等表證。

【治療原則】溫脈散寒，豁痰利竅。

【處方用藥】射干麻黃湯加減。

藥用：射干 10 g，麻黃 9 g，細辛 5 g，五味子 5 g，半夏 10 g，紫菀 10 g，款冬花 10 g，生薑 2 片，大棗 6 枚，水煎服。

【方藥分析】①細辛、半夏、生薑溫化寒痰。②麻黃能宣肺平喘。③五味子能收斂耗散之氣。④射干、紫菀、款冬花能化痰利咽喉，與麻黃合用，適用於表裡皆寒之證。⑤大棗可以調和諸藥。

（二）外感風寒

【脈象】脈浮緊，主表寒證。

【病因病機】①人體感受風寒，尤其冬季嚴寒。②又因起居不當，過度勞累，使衛外之氣不能及時應變，才使風寒之邪侵及體內而致病。③多為皮毛腠理衛陰閉鬱，肺衛疏懈，使衛表不和，肺失宣肅，使臨床表現虛實寒熱等。

【證候分析】①風寒外襲，使肺氣失宣，則出現咳嗽，咯痰，稀薄量多，鼻塞聲重，噴嚏，流清涕。②咽喉為肺內的通道，風寒搏結於咽，故出現咽癢。③風寒外束，衛陽被鬱滯，故能出現惡寒發熱。④氣血被阻，肺失敷布，使經脈氣血運行不暢，則出現頭痛身痛。⑤風寒邪上擾清竅，血管收縮，則出現頭痛。⑥舌苔薄白。⑦脈浮緊，為風寒在表之證。

【主要證候】①鼻塞聲重。②噴嚏，流清涕。③喉癢，咳嗽。④痰多稀薄。⑤甚則惡寒發熱，頭痛，身痛，無汗。⑥舌苔薄白，脈浮緊。

【治療原則】辛溫發表，宣肺散寒。

【處方用藥】荊防敗毒散加減。

藥用：荊芥 9 g，防風 9 g，羌活 9 g，柴胡 9 g，前胡 4.5 g，

枳殼9 g，茯苓12 g，桔梗6 g，甘草6 g，薄荷4.5 g，水沖服。

【方藥分析】①荊芥、防風能辛溫解表。②柴胡、薄荷能疏表解熱。③前胡、桔梗、枳殼、茯苓、甘草宣肺理氣，止咳化痰。④羌活祛風散寒除濕。

【臨床應用】①表寒重，加麻黃、桂枝，能增強散寒之力。②咳嗽，咯痰多者，加陳皮、半夏。③胸悶食少，可加萊菔子，皆有理氣化痰作用。④泛惡，納呆，口淡，舌苔白膩，加厚朴、蒼朮、藿香，能行氣化濕。⑤若風寒感冒輕者，用蔥豉湯加味，以解表散寒。⑥風寒感冒挾食者，用保和丸，能消食導滯。

（三）太陽傷寒證

【脈象】脈浮緊，主表寒主。

【病因病機】①由於風寒外束，使人體陽氣被鬱。②經脈受阻，營衛失調而致熱證。

【證候分析】①寒邪襲來，衛陽被束，則出現惡寒。②正邪相爭，則出現發熱。③寒邪束表，腠理閉塞，則出現無汗。④營陰氣血運行滯澀，經脈氣血不利，則引起頭和全身疼痛。⑤肺合皮毛，皮毛閉塞，肺氣不宣，則氣短喘促。⑥風寒外束，則舌苔薄白，脈浮緊。

【主要證候】①惡寒。②發熱。③頭痛，身痛，關節疼痛。④無汗而喘促。⑤舌苔薄白。⑥脈浮緊。

【治療原則】辛溫發汗，宣肺平喘。

【處方用藥】麻黃湯加減。

藥用：麻黃9 g，桂枝6 g，杏仁9 g，炙甘草3 g，水煎服。

【方藥分析】①本方重用麻黃，發汗解表，宣肺平喘為主藥。②桂枝溫經通陽，能助麻黃發汗解表，又能解除頭痛、全身痛，在方中為輔藥。③杏仁能宣肺降氣，也助麻黃平喘，在方中為佐藥。④甘草性甘平而潤，能調和諸藥，在方中為使藥。⑤甘草之甘與麻黃之辛，可辛甘發散以解表，是常規配伍方法。

【臨床應用】①若惡寒輕而喘咳較重，可去桂枝，加前胡，以增加止咳平喘之功。②如挾濕邪，惡寒無汗，骨節疼痛和頭痛，加蒼朮，以健脾燥濕。

（四）風寒襲肺

【脈象】脈浮緊，主表寒證。

【病因病機】①重感風寒，邪襲於肺，使肺衛受損。②邪滯鬱肺氣，宣降不利，則導致氣機升降失常而致病。

【證候分析】①風寒束肺，內合於肺，肅降不行，故咳嗽喘息，咯痰薄白。②肺開竅於鼻，故有鼻塞、流清涕。③風寒外侵，腠理閉塞，衛陽受遏，故有惡寒發熱、無汗、頭痛、骨楚。④舌苔薄白，脈浮緊，為風寒襲表之證。

【主要證候】①咳嗽咯痰，痰稀色白，痰量不多。②並有鼻塞，流清涕，噴嚏。③重者惡寒發熱。④頭痛骨楚。⑤舌苔薄白。⑥脈浮緊。

【治療原則】疏風散寒，宣通肺氣。

【處方用藥】杏蘇散加減。

藥用：炒杏仁 9 g，蘇葉 9 g，前胡 9 g，半夏 6 g，橘皮 9 g，茯苓 12 g，枳殼 9 g，生薑 3 片，水煎服。

【方藥分析】①蘇葉、炒杏仁、前胡、生薑能解表宣肺。②半夏、橘皮、茯苓、枳殼能豁痰理氣。

【臨床應用】①外感風寒重者，有氣急喘促，可加用麻黃，能宣肺散寒。②咳嗽、嘔逆，加蘇子，能降氣止嘔。③咳嗽痰多，胸腔作悶，舌苔白膩，加用蒼朮、藿香，能行氣燥濕。④有外寒內熱，痰稀量多，舌苔白膩，脈浮緊者，加用細辛、麻黃、乾薑，能解表化飲。

（五）外感風寒，內停水飲

【脈象】脈浮緊，主表寒證。

【病因病機】①多因起居不當。②寒濕失調。③過度勞累。④素體虛弱。⑤肌腠失密，營衛不和，風寒從皮膚和口鼻侵入。⑥使人體感染細菌、病毒而致病。

【證候分析】①風寒之邪侵及皮毛腠理，使衛氣閉塞，衛陽被鬱，故有惡寒發熱無汗等症狀。②寒邪束表，肺氣不宣，肺竅不利，故而出現咳嗽喘急，胸滿肺脹，痰白清稀。③乾嘔水腫，則多因風寒襲胃，胃氣上逆。④若寒濕久侵人體，或勞倦過度，使人體肺衛失宣。⑤陽氣被鬱，脾腎化飲，不能生化轉輸，以及肺陽偏虛，使人體水飲內停。⑥水隨氣泛，可因胸滿肺脹，形成水腫。

【治療原則】解表化飲，止咳平喘。

【處方用藥】小青龍湯加減。

藥用：麻黃 9 g，桂枝 9 g，乾薑 9 g，炙甘草 9 g，半夏 12 g，細辛 3 g，五味子 4.5 g，水煎服。

【方藥分析】①麻黃、桂枝發汗解肌，止咳平喘。②細辛、半夏、乾薑溫化寒飲；五味子斂肺止咳。③炙甘草調和諸藥。全方有散有收，配伍嚴謹，對外感風寒，內停痰飲療效甚佳。還可用於急慢性氣管炎、支氣管哮喘和肺氣腫病人。

【臨床應用】①發熱、煩躁，加石膏。②怕冷，無汗，重用麻黃、桂枝。③怕冷，自汗，重用桂枝、白芍，還可加煨乾薑、大棗，以調和營衛。④外寒正解，尚有喘咳，可去麻黃、桂枝，或用少量炙麻黃。⑤飲邪滯留三焦，氣化功能不足，小便短少，用肉桂代替桂枝，能行水化氣。⑥胸滿咯稀痰，氣急喘促，喉癢而不燥，舌苔白滑而潤，脈弦緊或弦滑，宜重用細辛、半夏，以降逆、散寒、化痰，亦可加陳皮、茯苓，但要防止辛溫燥裂太過而傷陰。⑦若痰飲咳嗽，用細辛、乾薑、五味子能溫肺止咳。⑧細辛、乾薑辛散大熱，與五味子、白芍、甘草配伍，使之疏散飲邪而不耗傷肺氣。

第二章

洪脈和相兼脈辨證論治

一 脈洪大

脈洪大：洪脈來盛去衰，大脈比平脈大一倍（圖 2-2-1）。

（一）氣分大熱

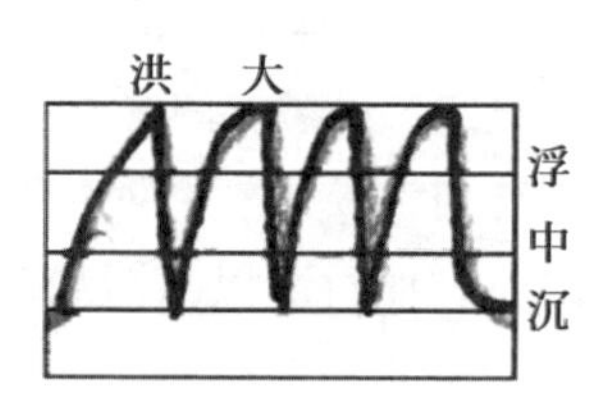

圖 2-2-1　脈洪大

【脈象】脈洪大。

【病因病機】①溫熱之邪多指細菌病毒等病原體侵襲人體。②若人體質強健，抵抗力強時，可不得病。③若溫熱邪強於人體，溫熱邪侵入體表，即衛分，繼而從衛分進入氣分。④若人體質差，抵抗力弱，溫熱外感之邪就直接進入氣分，出現外感溫熱病的邪氣分證候。⑤氣分證是指溫熱邪進入臟腑，但尚未入營血，在臟腑組織中發炎，由於正盛邪實，病人陽熱亢盛而出現裡熱證候。⑥多因邪侵臟腑不同，所出現的臨床類型也不同。⑦氣分大熱，就是氣分證其中的一種臨床類型。

【證候分析】①裡熱亢盛，灼傷津液，體液減少，因而病人高熱，大渴，喜冷飲。②邪熱蒸騰，使體液隨熱蒸發，出現大汗。③熱擾心神，使顱腦溫度升高，高溫刺激引起腦神經功能失調，過度興奮性強，從而導致心煩意亂。④面赤，脈洪大，舌苔黃燥，均為裡熱壅盛之證。

【主要證候】①高熱。②大汗。③大渴。④喜冷飲。⑤心煩。⑥面赤。⑦舌苔黃燥。⑧脈洪大。

【治療原則】清熱生津。

【處方用藥】白虎湯加減。

藥用：石膏 30 g，知母 9 g，甘草 3 g，粳米 9 g，水煎服。

【方藥分析】①本方是治療陽明熱盛或外感溫熱病氣分熱盛的主要方劑。②方中石膏能清泄肺胃之熱，生津止渴，解肌透邪。③知母能泄熱潤燥。④甘草、粳米和胃，保持津液。⑤本方能清熱生津，能清氣分大熱。⑥多用於急性傳染病，如流行性日本腦炎、流行性腦脊髓膜炎、肺炎、流行性感冒。⑦也用於非傳染性急性熱病的極期，如中暑和糖尿病等。

【臨床應用】①治療流行性感冒，本方加連翹、大青葉，能清熱解毒。②治療流行性出血熱，本方加生地、金銀花、連翹、板藍根、丹參、白茅根，能清熱瀉火。③治療流行性日本腦炎，本方加大青葉、連翹、荷葉、黃芩，以清氣分之熱。④中暑時用本方，加竹葉以清泄暑熱，生津止渴。⑤肺炎用本方，要加杏仁、黃芩、金銀花、連翹，能清泄肺熱。⑥小兒痲疹，疹毒內陷，要加人參、五味子、龍骨、牡蠣，能益氣斂陰固脫。

（二）陽明熱盛

【脈象】脈洪大，主熱盛。

【病因病機】①裡熱熾盛，多因風寒入裡發熱，或病人感受風溫，暑熱，邪客於肺，肺熱內熾，蒸化津液。②肺胃熱盛，使病人津傷腸燥。③外邪侵入陽明胃腸，因陽明胃腸主燥，使邪化熱化燥，表現陽亢熱極的證候。④這一證候，在臨床上多由太陽之邪不解，使熱邪向裡發展。⑤病在少陽階段，誤治津傷，也可轉入陽明熱盛，使無形熱邪瀰漫全身。

【證候分析】①邪熱客於陽明，裡熱蒸騰於外，使全身火熱。②熱迫津液，則汗出淋漓；汗出津傷，熱邪轉盛，故病口渴嚴重。③不惡寒，反惡熱，可知邪入陽明化熱，熱邪上薰，則見面紅氣粗。④熱邪擾亂心神，則出現心煩躁擾。⑤脈來洪大，為裡熱熾盛之象。⑥舌苔黃燥，為熱盛傷津的表現。

【主要證候】①大熱。②大汗。③口大渴。④脈洪大。⑤

不惡寒反惡熱。⑥面赤氣粗。⑦心煩躁擾。⑧舌苔黃燥。

【處方用藥】白虎湯加減。

藥用：生石膏 30 g，知母 9 g，甘草 6 g，粳米一小撮，水煎服。

【方藥分析】與「氣分大熱」的方藥分析相同。

【臨床應用】①熱甚者，可同服兩劑，分 4 次服用。②如便泄可重用粳米以養胃。③若汗多、口渴，可加人參以益氣生津。④若出現便秘，可用調胃承氣湯，能通便泄熱。

（三）暑入陽明

【脈象】脈洪大，主熱盛陽明。

【病因病機】①多用夏月傷暑，或因汗出過多，耗津傷氣，或因露宿貪涼，暑邪乘虛侵襲而入。②暑為火熱之邪，灼熾陽明，暑熱內蒸，迫津外泄汗出，傷及氣陰而成暑熱。③暑熱挾濕氣蒸，貪涼飲冷，暑濕鬱裡新寒束表。邪入氣分。

【證候分析】①暑熱之邪，重灼陽明而使氣分熱盛，故病人面紅煩熱。②暑熱內蒸，迫津外泄，體液減少，則汗出口渴。③熱盛汗多，耗傷氣陰，則心煩、氣粗、脈洪大。④熱為陽邪，上擾清竅，顱腦壓力增高，故而頭痛頭暈。

【主要證候】①頭痛頭暈。②面赤煩熱。③口渴欲飲。④汗多氣粗。⑤脈象洪大。

【治療原則】清化暑熱，補氣生津。

【處方用藥】白虎加人參湯加減。

藥用：生石膏 30 g（先入），知母 15 g，黨參 15 g，甘草 9 g，粳米一把，西瓜翠衣 12 g，水煎服。

【方藥分析】①方中石膏能清肺胃之熱，生津止渴，解肌透邪。②知母能清熱潤燥。③甘草、粳米能和胃護津，能解生石膏對胃之寒。④黨參補氣補中。⑤西瓜翠衣能清熱解暑利濕。

【臨床應用】①若煩躁耗津，加金銀花、黃芩、石斛、竹葉能生津除煩。②呼吸短促，大汗淋漓，神疲乏力，脈虛大者，宜用清暑益氣湯，以扶正清暑。③藥用西洋參、石斛、麥門冬、黃連、竹葉、荷梗、甘草、知母、粳米、西瓜翠衣、五味子等。

二 脈洪數

脈洪數：洪脈來盛去衰，數脈 90 次／分以上（圖 2-2-2）。

（一）邪在氣分，熱勢偏重

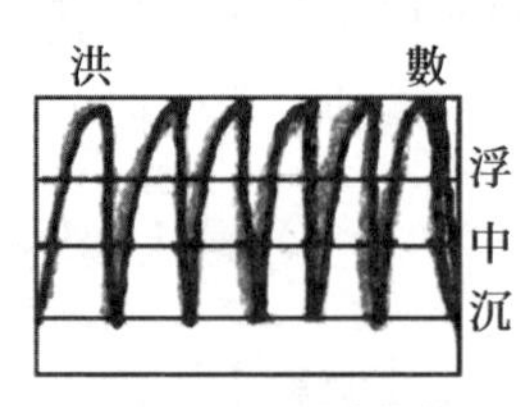

圖 2-2-2　脈洪數

【脈象】脈洪數或沉實有力，主氣分熱盛或內有熱結之證。

【病因病機】①由暑熱疫癘之邪所致。②當暑夏炎熱，陣雨頻繁。③暑濕蒸騰，使肌膚毛孔開泄。④衛氣失固，人體易感暑熱疫癘之邪。⑤由表入裡，由衛分傳至氣分而致病。

【證候分析】①暑濕熱毒內陷，蒸騰於外，使病人發熱，汗出多。②汗出傷津，則病人口渴。③熱邪上擾心神，使病人心煩意躁。④舌苔黃而乾燥，脈象洪數，此為熱盛陽亢之證。⑤若熱邪進入胃腸，燥屎內結，則使大便秘結不通。⑥若腑氣不利，胃腸功能下降，蠕動減慢，消化吸收障礙，使病人出現腹滿腹痛拒按。⑦若正邪相搏，則病發潮熱。⑧若胃之燥熱上擾心神，使病人出現神昏譫語。⑨這時舌苔燥裂，就有燥熱內結。⑩脈象沉實有力，有裡熱成實之象。

【主要證候】①發熱，不惡寒。②煩躁。③面赤。④口渴。⑤頭痛。⑥嘔吐。⑦嗜睡。⑧汗出較多。⑨呼吸氣粗。⑩舌苔黃而乾燥。⑪脈象洪數。⑫當胃熱腸結之時，大便不通，腹滿拒按，舌苔燥裂。潮熱，神昏譫語、脈沉實有力。

【治療原則】清熱解毒，逐穢通裡。

【處方用藥】白虎湯加減。

藥用：生石膏 30 g，知母 12 g，金銀花 12 g，連翹 15 g，竹茹 9 g，天花粉 9 g，大青葉 30 g，板藍根 30 g，鮮荷葉 9 g，甘草 3 g，水煎服。逐穢通裡，急下存陰，方取大承氣湯加減。藥用：大黃 9 g（後下），元明粉 9 g（沖服），枳實 12 g，厚朴 6 g，玄參 9 g，黃芩 12 g，水煎服。

【方藥分析】①生石膏辛寒清氣除煩。②天花粉、知母苦寒瀉火。生津止渴。③金銀花、連翹、大青葉、板藍根能清熱解毒，涼血清心火。④鮮荷葉能清暑熱而又能活血，理脾和胃。⑤竹茹能袪痰止嘔。

【臨床應用】①若表證明顯，可加羌活、獨活、荊芥。②若陽明熱結時，有便秘、腹脹，舌苔黃膩，加生大黃，元明粉（沖服）。③若熱毒熾盛，逆傳入血，可加野菊花、紫菀、紫花地丁、半枝蓮。④熱盛昏迷，加紫血丹。

（二）肺熱津傷

【脈象】脈洪數，主氣分熱盛或陽明經證。

【病因病機】①素體虛弱，每因房事不節，勞慾傷身，耗精傷陰，陰虛火旺，上灼肺胃，逐致肺燥腎虛。②飲食不節，多因過食肥甘，醇酒厚味，使脾不健運，積熱傷津。③情志失調，使肝氣鬱結，鬱久化火，熱盛傷胃肺陰津。④心氣鬱結，心火熾盛，耗傷心脾精血，使腎陰虧損，水火不相濟，也可使肺陰化燥。⑤燥熱傷肺，使肺失治節，減弱敷布津液功能，而致上消。

【證候分析】①肺熱熾盛，耗傷津液，同時肺不布津，則煩渴多飲，口乾舌燥。②肺主治節，為水之上源，當肺燥熱失之治節，水不化津，而使水液直趨下行，則小便頻數，尿量增多，舌邊尖紅，苔薄黃，脈洪數，均為內熱熾盛之證。

【主要證候】①煩渴多飲。②口乾舌燥。③小便頻數。④尿量增多。⑤舌邊尖紅，舌苔薄黃。⑥脈洪數。

【治療原則】清熱潤肺，生津止渴。

【處方用藥】消渴方加減。藥用：黃連末 4～6 g，天花粉末 20～30 g，生地汁 30 mL，藕汁 30 mL，薑汁 10 mL，蜂蜜

10 mL，葛根末 8～10 g，麥門冬末 10～15 g，攪拌成膏服用。

【方藥分析】①方中重用天花粉，以清熱生津。②黃連能清熱降火。③生地汁、藕汁、薑汁能養陰生津。④葛根、麥門冬、蜂蜜能生津止渴。

【臨床應用】①若煩渴不止。②小便頻數。③脈洪數無力。④若肺腎氣陰兩虛，宜用二冬湯補氣生津，清熱解渴。⑤煩渴引飲，舌苔黃燥，脈洪大。⑥肺胃燥熱，耗損氣陰，宜用白虎湯加人參湯清瀉肺胃、生津止渴。

（三）痰火壅肺

【脈象】脈洪數，主內熱證。

【病因病機】①表邪未解，化熱傳裡。②或過食辛辣，致使熱從內生。③上衝傷肺，並灼津成痰。④痰鬱而化熱生火，形成痰火。⑤素體虛弱，便可痰火壅肺。

【證候分析】①熱從內生，上衝肺臟，煉液成痰，使病人咳吐黃痰，痰稠難咯出。②痰熱鬱積，使病人惡熱、口渴，小便黃赤，大便乾燥；舌苔黃燥，脈洪數，為內熱之證。

【主要證候】①咳吐黃痰，痰稠難咯出。②惡熱口渴。③小便黃赤。④大便乾燥。⑤舌苔黃燥。⑥脈洪數。

【治療原則】清泄肺熱，止咳化痰。

【處方用藥】瀉白散加減。

藥用：桑白皮 12 g，地骨皮 9 g，黃芩 9 g，生石膏 30 g，青黛 12 g，瓜蔞 12 g，大青葉 12 g，魚腥草 25 g，水煎服。

【方藥分析】①桑白皮、黃芩、生石膏、瓜蔞能清泄肺熱。②青黛、大青葉能清化肝火。③地骨皮能退熱除蒸。④魚腥草能清熱解毒。

【臨床應用】①大便乾燥、便秘，加大黃能通便泄熱。②口舌生瘡，加黃連、木通能清心泄熱。③痰多難咯吐者，加用膽南星、天竺黃、貝母，能清熱化痰。④咳嗽乾嘔者，加蘇子、枇杷葉，可以降逆止嘔。⑤身熱不清者，加金銀花、連翹，以清熱解毒。⑥咳嗽喘促、胸悶時，可加用葶藶子，以瀉肺平喘。

（四）熱結腸道

【脈象】脈洪數，主裡實熱證。

【病因病機】①熱邪外襲胃腸，或濕鬱化熱。②恣食辛辣厚味。③由於熱邪鬱滯腸腑，或者食積不通，使胃腸氣機閉塞，濁陽不降，胃逆蠕動。④腸熱傷津易致腸燥，加之腸蠕動減慢，出現便秘。⑤內熱傷陰失津、體液減少，使尿量減少。

【證候分析】①腸胃積熱，感染發炎，刺激胃氣機閉塞，功能失司，出現逆蠕動，則使嘔吐頻發。②耗傷津液，致使腸熱化燥，大便秘結。③熱移膀胱，體液喪失，使小便黃赤短少。④胃腸積熱，腑氣不通，熱能化燥，形成大便熱結，可使腹脹痞滿，腹痛拒按。⑤內熱蒸騰，津少不能散熱，故全力發熱。⑥口渴唇燥，甚熱高則神昏譫語。⑦內熱上擾，可有舌紅，苔黃膩乾燥。⑧脈洪數，為裡實熱證之兆。

【主要證候】①嘔吐頻作。②大便秘結不下。③小便黃赤短少。④腹脹痞滿。⑤腹痛拒按。⑥全身發熱。⑦口渴唇焦。⑧甚而神昏譫語。⑨舌紅，苔黃膩乾燥。⑩脈洪數。

【治療原則】泄熱通便。

【處方用藥】大承氣湯加減。

藥用：厚朴 12 g，枳實 12 g，生大黃 9～15 g（後下），芒硝 9 g（沖入），炒萊菔子 30 g，桃仁 9 g，水煎服。

【方藥分析】①芒硝能軟堅潤燥，枳實可行氣導滯。②厚朴寬腸除滿，生大黃攻積泄熱。四藥配伍，相互協同，可奏清瀉實熱、保陰液、發散氣結而消痞滿之功。

【臨床應用】①若陰液耗損時，可加生地、元參、沙參、麥門冬，以滋補津液。②若鬱怒傷肝，見有目赤易怒者，可加更衣丸，以清肝通便。

第三章

濡脈和相兼脈辨證論治

一 脈濡

脈濡：浮而無力，具有脈位淺、脈體細小、軟而無力三大特點（圖 2-3-1）。

（一）風濕頭痛

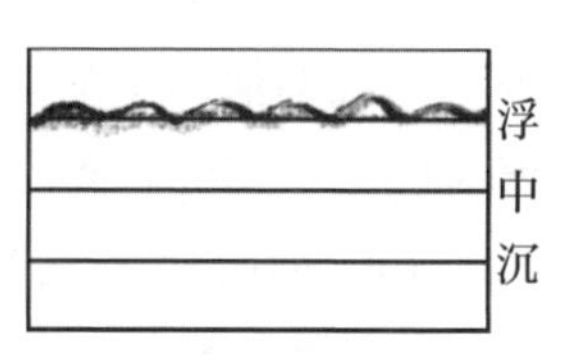

圖 2-3-1　脈濡

【脈象】脈濡，主濕邪內邪之證。

【病因病機】①風濕外邪侵入肌表。②阻遏清陽之氣。③蒙蔽清竅，而致頭痛。

【證候分析】①濕為陰邪，其性重濁。②外感風濕、上蒙清竅，故使病人頭痛如裹。③濕困脾土，而脾主四肢。④若脾陽不達四肢，故使病人肢體睏倦，飲食納呆。⑤若有濕邪困阻，使陽氣失宣，病人表現為胸悶。⑥濕邪內蘊腸道，使小腸不能分清清濁，則引起病人小便不利，大便溏薄。⑦舌苔白膩，脈濡，為濕邪內積之候。

【主要證候】①頭痛如裹。②肢體睏倦。③胸悶納呆。④小便不利。⑤大便溏薄。⑥苔白膩。⑦脈濡。

【治療原則】祛風勝濕。

【處方用藥】羌活勝濕湯加減。

藥用：羌活 9～15 g，獨活 9 g，川芎 9 g，蔓荊子 9 g，防風 9 g，藁本 9 g，白芷 9 g，細辛 1.5 g，水煎服。

【方藥分析】①羌活、獨活能祛風勝濕。②防風、白芷、藁本、蔓荊子、細辛袪風止痛。③川芎袪血中之風，行血中之氣，以治頭痛，是治頭痛的要藥。

【臨床應用】①若嘔吐，可加半夏、生薑，以降逆止嘔。②煩悶、口苦黏膩，小便黃，苔黃膩，脈濡數，乃濕鬱化熱，可加黃連、黃芩、黃柏、半夏以清濕化熱。

（二）寒濕

【脈象】脈濡，主濕症。

【病因病機】①外感寒濕，陽氣受阻滯，鬱而化熱。②留戀三焦，濕熱薰蒸，而致寒濕之證。

【證候分析】①寒邪侵入肌表，衛陽受阻，代謝障礙，防禦功能下降，末梢血管收縮，使其衛表不和，出現惡寒發熱。②濕邪侵入體內，上擾清竅，可出現頭痛如裹，頭暈頭重。③濕戀胸膈，出現胸悶作脹。④濕鬱中焦，食慾不振，泛噁心嘔吐，或瀉下稀水。⑤口淡或甜，舌苔薄白，脈濡，為寒濕之兆。

【主要證候】①惡寒發熱。②頭痛如裹。③頭暈頭重。④胸悶作脹。⑤食慾不振。⑥泛惡嘔吐。⑦瀉下稀水。⑧口淡或甜。⑨舌苔薄白。⑩脈濡。

【治療原則】解表散寒，芳香化濕。

【處方用藥】藿香正氣散加減。

藥用：藿香 10 g，蘇葉 6 g，白芷 6 g，佩蘭 9 g，厚朴 6 g，茯苓 10 g，陳皮 10 g，神麴 10 g（包煎），大腹皮 10 g，白朮 10 g，甘草 6 g，生薑 2～4 片，大棗 6 枚，散劑，水煎服。

【方藥分析】①本方用於外感風寒、內傷濕滯的病證，治宜解表化濕，理氣和中，用藿香作主藥。②蘇葉、白芷有解表化濕之功，作臣藥。③厚朴能理氣燥濕，清除胸腹脹滿。④神麴、陳皮能和胃降逆止嘔。⑤白朮、茯苓能健脾利濕。⑥甘草、生薑、大棗能和中益脾。全方能使濕去脾運，氣機調暢，則使各種症狀迎刃而解。

【臨床應用】①本方對四時感冒，尤其夏季外受表寒而內蘊濕滯，就更為合適。②若表寒重，可加香薷。③若食滯、胸悶、腹脹，去甘草、大棗，可加枳實、山楂。④濕重苔膩，可加蒼朮、檳榔，用以加強香燥化濕之效。

（三）濕瘧

【脈象】脈濡，主濕證。

【病因病機】①人體感受濕邪，情志勞倦，起居不慎，痰食內滯時，再受瘧邪侵入，居於半表半裡，出入營衛之間。②瘧邪入與陰爭，衛陽受阻，內熱薰灼，表溫低於裡熱，相差懸殊，則惡寒，濕瘧寒重。③瘧邪與陽爭，從紅細胞破潰後出來，在血中因異種蛋白激活物作用，使白細胞產生內生致熱原，刺激機體代謝率增高而發熱。④但濕瘧熱少。⑤瘧邪居於營衛，正屬少陽半表半裡，故有寒熱往來。

【證候分析】①暑多夾濕，熱被濕所阻，故而身熱不揚、寒熱起伏。②暑濕阻於經絡，濕性重濁，則病人身體盡痛而重，手足重痛而沉。③濕滯中焦，病人泛惡脹滿。④濕重滯胸膈，病人出現胸陽痺阻，胸膈不暢。⑤寒濕重熱少，則使舌苔薄白而膩，脈濡。

【主要證候】①身熱不揚，往來寒熱。②一身盡痛。③手足沉重。④嘔逆脹滿。⑤胸膈不暢。⑥舌苔薄白而膩，脈濡。

【治療原則】和解少陽，燥濕止瘧。

【處方用藥】柴平湯《景岳全書》方。藥用：柴胡 9 g，人參 3 g，半夏 6 g，黃芩 6 g，甘草 6 g，陳皮 6 g，厚朴 6 g，蒼朮 6 g，生薑 3 片，大棗 3 枚，水煎服。

【方藥分析】①柴胡能和解少陽，為主藥。②人參健脾補虛。③黃芩清熱。④半夏燥濕，甘草和中。⑤陳皮、厚朴、蒼朮能燥濕行氣，透邪從募原外達。⑥生薑、大棗健脾和胃。

【臨床應用】①如表實少汗而惡寒重者，加桂枝、羌活，能辛溫解表。③口乾欲飲，加葛根、石斛、麥門冬能生津止渴。③如痰濕素盛，胸悶、苔膩，可選用清脾飲，可從小柴胡湯化裁而來，藥用青皮、半夏、白朮、厚朴、草果、茯苓能燥濕化痰。④柴胡、黃芩和甘草能和解化熱。⑤若暑濕偏重，要加藿香、佩蘭；偏於暑熱，加香薷，以清熱解暑。

（四）水飲內停

【脈象】脈濡，主濕證。

【病因病機】①肺、脾、腎對津液的輸布和排泄發生障礙。②使全身或局部皆能停積過量的水液，從而形成水飲內停。

【證候分析】①水液內停，聚而成痰成飲，飲停於肺，引致肺失宣降，故病人咳嗽、痰多。②痰閉清竅，使清陽不升，頭暈目眩；水飲上凌於心肺，使心陽不振，肺失宣降，出現心悸氣短。③如水停脅下，經絡阻塞，氣機不利，使病人脅下脹滿，咳嗽飲痛。④脾陽不運，飲留胃腸，使腹滿納少，口淡無味，腸鳴腹瀉。⑤舌苔膩，脈濡，為濕盛之象。⑥若水飲停積於肌膚，形成水腫。⑦水飲停積於腹腔內，日見脹大，故見腹大如鼓。⑧脈沉弦，苔白滑，為陽虛不運，水飲內停之象。

【治療原則】化氣利水。

【處方用藥】茯苓 9 g，豬苓 9 g，澤瀉 9 g，白朮 9 g，桂枝 9 g，水煎服。

【方藥分析】①本方為水腫和小便不利的常用方，方中茯苓、豬苓、澤瀉能滲水利濕，是本方的主藥。②配以白朮能健脾運濕，使水濕不能積聚。③桂枝通陽化氣，使膀胱氣化，則水自行。諸藥合用，具有化氣利尿作用。

【臨床應用】①若濕困脾胃，腸鳴泄瀉，小便不利者，用胃苓湯利水化濕。②水濕壅盛，水腫明顯，本方與五皮飲（桑白皮、茯苓皮、生薑皮、陳皮、大腹皮）合用，能增加化氣利水之功。③若濕熱黃疸，小便不利，濕重於熱，加用茵陳，可利水退黃疸。④本方常用於水濕停聚，膀胱失司之小便不利、水腫、泄瀉等證，如急性腎炎、慢性腸炎、產後尿瀦留、腦積水等。

（五）濕痺

【脈象】脈濡，主濕證。

【病因病機】①機體感受外界濕邪，直中關節、經絡，多因居處潮濕、冒雨涉水、汗出受風，冷熱交錯，使衛外功能低下。②正氣不足，使濕邪偏盛，流經經絡關節。③氣血循環不暢，血淤為痰，濕凝為痰，使關節滑膜形成風濕小結。④因此痰瘀互結，阻閉經絡，深入骨骼，可使關節腫脹、畸形。⑤久病氣血耗損，以致由實轉虛。⑥臟腑虛弱，濕邪由經絡轉至臟腑，產生相應臟腑病變。

【證候分析】①濕為陰邪，其性質濁黏滯，濕凝成痰，痰瘀聚結，影響經脈氣血阻滯不通則痛，故有痛有定處、麻木腫脹、活動障礙。②濕邪侵入肌肉關節等處，可有手足麻木不仁、沉重活動不便。③舌苔白膩，脈濡，為濕邪偏盛之證。

【主要證候】①肢體關節沉重。②痠痛。③腫脹。④活動不利。⑤肌膚麻木不仁。⑥痛有定處。⑦手足活動沉重。⑧舌苔白膩。⑨脈濡而緩。

【治療原則】祛濕通絡，散風祛寒。

【處方用藥】薏苡仁湯加減。藥用：薏苡仁 9 g，蒼朮 9 g，羌活 6 g，獨活 6 g，防風 9 g，川烏 9 g，麻黃 3 g，桂枝 9 g，當歸 12 g，川芎 6 g，生薑 2～4 片，甘草 3 g，水煎服。

【方藥分析】①薏苡仁健脾滲濕，蒼朮健脾燥濕。②當歸、川芎補血活血行氣。③羌活、獨活、防風祛風除濕。④麻黃、桂枝溫經散寒除濕。⑤生薑、甘草健脾和中，調和以上諸藥。

【臨床應用】①關節腫脹、加萆薢、薑黃、木通，能利水通絡，以減輕關節腫脹。②若肌膚麻木不仁，加豨薟草、海桐皮以祛風通絡。③手足麻木，發涼，加桑枝、桂枝，能祛風除濕通絡。④胸脘滿脹，納食不佳，用白朮、茯苓、山藥，以健脾滲濕。

（六）脾腎陽虛

【脈象】脈濡或軟弱無力，主氣血不足之證。

【病因病機】①多因素體不足，年老體衰，久痢久瀉，大病過後，過度勞累，皆可耗傷中氣。②虛損誤攻，使脾腎陽氣虛弱，胃氣衰敗，清氣不升，濁氣下降，氣逆動膈而發生呃逆，皆示病深之候。

【證候分析】①脾胃是後天之本。脾主運化和統血，胃主受納和腐熟，使脾胃升降協調，能使水穀精微，化赤為血，輸布全身。②若勞倦傷中，飲食不節，使脾胃陽氣受損，虛氣上逆，尤其陽氣素虛之人，可出現呃聲低微，氣不相接，口泛清水，納少便溏。③脾土能剋腎水，致使腎不納氣，則出現腰膝無力。④手足不溫、舌淡苔白、脈濡，為陽虛之候，即代謝功能下降。

【主要證候】①呃逆低長、氣不相接。②吐清水、脘腹不適、喜熱和按。③面白不華。④納少睏倦。⑤便溏或久瀉。⑥腰膝痠軟無力。⑦神疲氣怯。⑧手足不溫。⑨舌質淡，苔白潤。⑩脈濡。

【治療原則】和胃降逆，溫補脾腎。

【處方用藥】附子理中湯加丁香、香荳蔻。

藥用：乾薑 3 g，黨參 9 g，白朮 9 g，炙甘草 3 g，丁香 3 g，白荳蔻 6 g，附子 15 g，水煎服。

【方藥分析】①附子溫脾腎之寒，補下焦之虛陽。②乾薑溫中散寒。③黨參補氣，能增強脾胃功能。④白朮、炙甘草能健脾燥濕和中。⑤丁香、白荳蔻辛溫芳香，行氣暖胃，寬膈消痞，止呃止嘔。

【臨床應用】①虛甚者，重用人參。②寒甚者，重用乾薑。③若陽虛下陷及陽虛失血，改用炮薑而不用乾薑，能溫中止血。④臨床上多用於有上述症狀的胃腸痙攣性疼痛和慢性腸炎等疾病。

二 脈濡弱

脈濡弱：脈浮細如線，無力（圖 2-3-2）。

（一）脾胃虛寒

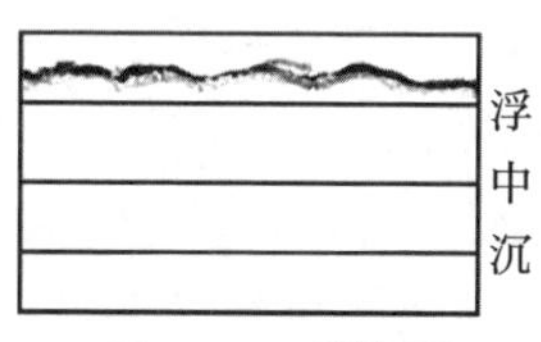

圖 2-3-2　脈濡弱

【脈象】脈濡弱，主脾陽不足之證。

【病因病機】①長期飢飽，勞倦過度，耗傷中氣。②脾胃久病，致脾陽不足，中焦虛寒。③胃陰受損，胃失濡養。④過服寒涼藥物及脾胃虛寒而疼痛，故《證治匯補・心痛選方》云：「服寒藥過多，致脾胃虛弱，胃脘作痛。」⑤若久病體虛，中陽不振，脾虛不能承受水穀，使水穀精微不能生化氣血，以致寒濁中阻，不能消化吸收，方可引起嘔吐。

【證候分析】①脾胃虛弱，中陽不振，使水穀腐熟和運作功能減弱，故飲食稍有不慎就出現嘔吐，時作時止。②陽虛不能溫煦和輸布，使代謝功能下降，產生代謝能量減少，病人出現面色白，四肢不溫，倦怠乏力。③中焦脾胃虛寒，氣不化津，使脾虛運化功能失職，病人出現口乾不欲飲，而大便溏薄。④舌質淡白，脈濡弱，乃為脾陽不足之證。

【治療原則】溫中健脾，和胃降逆。

【處方用藥】理中湯加減。藥用：黨參 9 g，白朮 9 g，茯苓 12 g，炙甘草 6 g，陳皮 9 g，半夏 9 g，砂仁 6 g，乾薑 3 g，水煎服。

【方藥分析】①黨參、白朮健脾寬胃。②乾薑、炙甘草甘溫和中。③陳皮、半夏、砂仁、茯苓能理氣降逆。諸藥合用，共奏溫中散寒，健脾益胃之功。

【臨床應用】①嘔吐痰涎清水，加桂枝、吳茱萸。②嘔惡不止，噯氣頻繁，加代赭石、旋覆花，枳殼能理氣降逆。③脘腹寒冷，四肢發涼，加附子、肉桂、蜀椒，以溫陽散寒。④病致腎虛，出現嘔吐，完穀不化，汗出肢冷，腰膝痠軟，舌質淡胖，脈沉細，用附子理中湯加肉桂、吳茱萸，以溫補脾陽。⑤反酸者，加吳茱萸、瓦楞子，能溫胃制酸。⑥疼痛止後，用香砂六君子湯加減進行調理。

（二）氣虛血虧，子宮寒冷

【脈象】脈濡弱，主氣血不足，虛寒濕證。

【病因病機】①多因臟腑虛損，重病久病耗損元氣，還有失血過多，化生精血功能減退。②氣虛則寒，陽氣不足，代謝低下，不能溫養臟腑。③腎虛則寒，胞宮氣虛則寒，因而形成氣虛血虧，子宮寒冷。

【證候分析】①氣虛血虧，則倦怠食少。②腎虛則寒，出現腰痠腿軟。③子宮虛寒，寒濕帶下，行經腹痛，幼女白淫。④脾虛失職生濕，運化不利，濕積生痰。⑤舌淡苔白，脈濡弱，多為氣血不足，虛寒濕證。

【主要證候】①濕寒帶下。②腰痠腿軟。③行經腹痛。④倦怠乏力。⑤脘腹脹滿。⑥胃納減少。⑦幼女白淫。⑧舌淡苔白。⑨脈象濡弱。

【治療原則】補氣養血，除濕止帶。

【處方用藥】白帶丸。藥用：黨參 9 g，白朮 9 g，茯苓 12 g，甘草 4.5 g，山茱萸 9 g，山藥 15 g，丹皮 9 g，黃柏 9 g，當歸 9 g，川芎 6 g，白芍 12 g，阿膠 15 g，肉桂 3 g（後下），巴戟天 10 g，補骨脂 10 g，續斷 9 g，牡蠣 20 g，龍骨 20 g，赤石脂 20 g，烏賊骨 10 g，製丸，每服 25 粒。

【方藥分析】①方中黨參、白朮、茯苓、甘草能益氣健脾除濕。②當歸、川芎、白芍、阿膠能養血平肝。③肉桂溫經散寒。④巴戟天、補骨脂、續斷健壯腰腎。⑤牡蠣、龍骨、赤石脂、烏賊骨固澀止帶。⑥全方能補養氣血，溫經散寒，除濕止滯。⑦適用於子宮虛寒帶下之證。

【臨床應用】①食慾不佳，加用白朮、白扁豆、山楂。②

嘔惡噯氣，加代赭石、枳殼以理氣降逆。③配製丸劑時，要酌情加用。

（三）脾虛濕盛，泛溢肌膚

【脈象】脈濡弱，主脾虛濕盛之證。

【病因病機】①天災人禍、生活饑饉、飲食不足。②因脾虛失司，攝用水穀精微障礙，加之勞倦傷脾、臟腑功能失調，尤其肺、脾、腎臟。③當風濕邪外襲，反覆多次，與臟氣相爭，使臟腑受損。④肺虛損，則氣不化精而化水，脾虛則土不制水而反剋，腎虛則使水無所主。⑤若腎水上泛到肺，不能通調水道，使肺氣下降，腎氣更虛。⑥脾虛生濕，水濕壅盛，必損腎陽。⑦腎陽虛衰，不能溫養脾，可致脾虛濕盛之皮水證。

【證候分析】①脾虛失職，失其運化功能，使水濕漫溢皮膚，出現頭面四肢水腫。②脾虛化源不足，出現食少納呆，神疲乏力，少氣懶言，面色不華，舌質淡白舌苔油膩，脈象濡弱。③脾虛失運，水濕在大腸吸收減少，使水濕下注，故大便溏薄。

【主要證候】①頭面四肢水腫。②食少納呆。③神疲乏力。④少氣懶言。⑤面色不華。⑥大便稀溏。⑦舌淡苔白膩。⑧脈濡弱。

【治療原則】理氣健脾，利濕消腫。

【處方用藥】五皮散（五皮飲）。

藥用：桑白皮 9～12 g，陳皮 6～9 g，乾薑皮 3～6 g，大腹皮 6～9 g，茯苓皮 12～30 g，水煎服。

【方藥分析】①本方為利水消腫的通用之劑。②桑白皮能肅降肺氣，通調肺之上源水道。③水濕阻滯，氣機不暢，用大腹皮和陳皮，既可理氣又能除濕。④乾薑皮辛散利水。⑤茯苓皮能利水滲濕，兼能健脾以助運化。全方共奏消腫、理氣、健脾利水之效。

【臨床應用】①有時方用五加皮換桑白皮，因桑白皮性涼，能降氣利水。②五加皮性溫，能通脈除濕，臨證可酌情選用。③若妊娠水腫，可去桑白皮加白朮，能健脾、利水、安胎。

（四）濕邪流注

【脈象】脈濡弱，主脾虛濕盛之證。

【病因病機】①當外感風濕之邪，使肺失通調水道，脾氣受困。②飲食勞倦，傷及脾胃，運化失職，使水濕壅積三焦。③若房勞過度，耗傷腎氣，導致臟腑功能失調，泛溢肌膚和臟腑、形成水腫。④若濕鬱久而化熱，又可形成濕熱。⑤濕熱壅結，不能化氣行液，腎陽不足，不能蒸化水液，也導致氣不化水。⑥加重水濁內瘀而水腫。

【證候分析】①濕邪流注要比脾濕嚴重。②體內水液瀦留，氾濫於肌膚，引起頭面、四肢等全身水腫，嚴重時可有腹水。③臟腑經絡氣機窒塞不暢而痞滿腹脹，四肢水腫，小便不利，大便溏瀉，舌苔白膩，脈濡弱，為脾虛濕盛之證。

【主要證候】①頭面四肢全身水腫嚴重。②有時可有腹水。③痞滿腹脹。④小便不利，大便溏瀉。⑤舌苔白膩，脈濡弱。

【治療原則】益胃健脾，溫中化濕。

【處方用藥】五苓散加減。

藥用：白朮 6～9 g，桂枝 3～6 g，豬苓 9～12 g，澤瀉 9～12 g，茯苓 9～15 g，水煎服。

【方藥分析】①本方為利尿的主要方劑。方中豬苓、茯苓、澤瀉能滲濕利水。②白朮能健脾利濕，使其水濕不能停聚。③桂枝辛溫通陽，促進膀胱氣化行水，發揮滲濕利水藥物的作用。

【臨床應用】①本方去桂枝，為四苓散，屬健脾滲濕的一般方劑，用於脾虛濕阻，小便不利，大便溏瀉。②本方加茵陳，用於濕熱黃疸，小便赤黃。③若症見氣虛，可加黨參，稱春澤湯，對小便不通，甚至癃閉，都有明顯效果。④在臨床上，常在五皮飲合用，可加強利水作用。

三 脈濡緩

脈濡緩：脈一息四至，浮細鬆懈之感（圖 2-3-3）。

（一）表濕（濕遏衛陽）

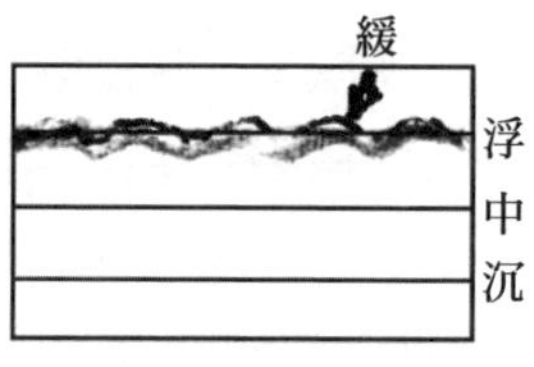

圖 2-3-3 脈濡緩

【脈象】脈濡緩，主濕盛之證。

【病因病機】①由於夏秋季節，雨多濕重，氣候炎熱。②若素體脾胃虛弱者。③飲食不節，恣食肥甘生冷又可損傷脾胃。④脾失運化，內濕聚結，使外濕之邪乘虛而入。⑤濕熱邪直趨中焦脾胃。⑥但先傷表。⑦濕為陰邪，阻滯衛陽，使氣血不得輸布，引起衛氣不宣，衛外功能低下，引致表濕。

【證候分析】①衛氣不宣，熱被濕遏，肌表血管收縮，病人惡寒發熱，汗出不退。②頭身酸重，多因濕客肌表，濕性重濁，蒙蔽清竅，阻滯陽氣，引起體表組織代謝異常所致。③裡濕之邪，因外濕之邪引動，阻塞氣機，而使清陽不升；病人頭重如裹，胸痞，渴不欲飲。④舌苔薄白而滑膩，脈濡緩，為濕盛之證。

【主要證候】①惡寒無汗。②身熱不揚。③頭重如裹。④全身酸重。⑤胸痞悶。⑥不渴或不欲飲。⑦四肢酸重而痛。⑧舌苔薄白滑膩。⑨脈濡緩。

【治療原則】芳香化濕，疏中解表。

【處方用藥】藿朴夏苓湯加減。藥用：藿香 6～12 g，豆豉 9 g，半夏 9 g，厚朴 3 g，白蔻仁 3 g，赤茯苓 9 g，澤瀉 9 g，薏苡仁 12 g，杏仁 6 g，豬苓 9 g，炒枳殼 3～6 g，水煎服。

【方藥分析】①藿香、豆豉芳化宣透。②半夏、厚朴、白蔻仁、炒枳殼理氣燥濕。③赤茯苓、澤瀉、薏苡仁、豬苓淡滲利濕。④杏仁宣肺利氣，通利三焦，分濕表裡。

【臨床應用】①咳痰不爽，舌苔略黃，去厚朴，加杏仁、鬱金、橘紅、炒黃芩。②惡寒無汗，加蒼朮皮、香薷、蔥白，助其透達之力。③頭重身痛，加羌活。④噁心，小便短赤，加飛滑石、淡竹葉、通草；神志淡漠，沉困似睡，加石菖蒲。

（二）濕熱感冒

【脈象】脈濡緩，主濕證。

【病因病機】①長夏濕盛。②外濕侵表。③衛陽被遏。④濕困中焦、阻塞氣機而致病。

【證候分析】①夏濕傷表，衛氣不和，故身熱不揚，惡寒少汗。②夏濕困上，濕熱內擾。③熱灼傷陰，則頭重體倦，胸悶嘔惡，食少納呆、小便黃，大便溏泄，苔白膩，脈濡緩，為寒濕之證。

【主要證候】①身熱不揚。②惡寒少汗。③頭重體倦。④胸悶嘔惡。⑤食少納呆。⑥小便黃，大便溏泄。⑦舌苔白膩。⑧脈濡緩。

【治療原則】解表化濕

【處方用藥】羌活勝濕湯加減。藥用：羌活 9 g，獨活 9 g，防風 9 g，川芎 6 g，藿香 9 g，佩蘭 9 g，蒼朮 9 g，半夏 9 g，水煎服。

【方藥分析】①羌活、獨活、防風能散寒除濕，祛風解表。②川芎能昇陽止痛。③藿香、佩蘭、芳香化濁。④半夏能和胃降逆。本方主治風寒濕邪外束之證，能調和營衛；通暢經絡，為宣散濕邪的代表方劑，並為後世醫家重用。

【臨床應用】①若高熱口苦，加黃芩、黃連；若泄瀉嚴重，加煨葛根、白朮、炮薑、焦山楂。②腹脹重者，加木香、厚朴。

（三）脾虛氣弱

【脈象】脈濡緩，主氣血不足。

【病因病機】①勞倦過度，致使心、脾、腎受損而致氣傷，氣不攝血。②熱病和久病，耗傷津液，陰損傷氣。③氣血統攝無權，導致精血錯亂妄行，滲於脈外，血耗氣弱，加重脾虛，再因飲食不節或飲食失調，又有其他疾病影響，從而進一步損傷脾氣，引起脾虛氣弱。

【證候分析】①脾主運化，脾虛則運化失司，胃腸消化吸收障礙，病人出現食慾不振，食少納呆，食後脘腹脹滿。②脾主濕，脾虛，則水濕不化，流於腸外而不被吸收，使病人便溏或先乾後溏。③脾虛氣弱，氣血生化不足，無以濡養四肢和全身，使病人神疲乏力，少氣懶言，四肢睏倦，全身消瘦，面色萎黃。④氣不攝血，脾虛統攝無權，使血不循經而行，而引起各種出血。婦女衝任不固，使其月經過多，以及崩漏等，舌淡苔白，脈濡緩，為脾虛氣弱之證。

【主要證候】①食慾不振，食少納呆。②食後脘腹脹滿。③大便溏泄或先乾後溏。④神疲乏力，少氣懶言，四肢倦怠，全身消瘦，面色萎黃，甚而月經過多，出血等。⑤舌質淡苔薄白。⑥脈濡緩。

【治療原則】健脾益氣，引血歸經。

【處方用藥】歸脾湯加減。藥用：黨參 12 g，黃耆 12 g，白朮 10 g，茯苓 10 g，當歸 9 g，白芍 10 g，龍眼肉 10 g，旱蓮草 12～15 g，炙甘草 3～6 g，大棗 6 枚，水煎服。

【方藥分析】①本方主治心脾兩虛，氣血不足，是補心養脾的代表方劑。②黃耆、黨參、白朮、茯苓、炙甘草能健脾益氣。③龍眼肉能養血益脾，養心安神。④旱蓮草補益肝腎，涼血止血。⑤大棗能補脾和胃，益氣生津。

【臨床應用】①若病久不癒，脾腎陽虛，病人面色㿠白，四肢發涼，腰痠便溏，舌質淡胖，脈沉細無力，可加附子、肉桂、巴戟天。②若中氣下陷，食少、神疲、肢軟、出血，可加升麻、柴胡以提升中氣。

（四）濕熱犯表，濕重於熱

【脈象】脈濡緩，主濕重於熱證。

【病因病機】①夏秋季節氣候炎熱，易於生濕熱。②若素體脾虛，飲食不節，恣食肥甘生冷，損傷脾胃，失其運化，使內濕積聚，導致外濕乘虛襲入。③濕邪為重濁之性，開始鬱滯清陽，阻塞氣機，尤其衛陽功能。④若熱動濕蒸、可向氣分轉化，高熱而惡熱，濕遏熱伏，濕重而熱輕，而引起身熱時高時低。⑤正邪相爭，有化燥之勢，多於日晡發熱轉盛。⑥由於濕邪困擾頭身，使病人頭重身重，胸悶脘痞。⑦又因濕熱困擾脾胃，使脾不健運，故使病人腹脹，便溏，小便短濁。⑧舌苔白膩，脈濡緩，實為濕證。

【主要證候】①身熱時高時低，午後日晡發熱。②頭重裹而體睏倦。③胸膈滿悶而脘腹痞硬而脹。④大便溏泄。⑤小便短濁。⑥舌苔白膩。⑦脈濡緩。

【治療原則】宣氣化濕，淡滲清熱。

【處方用藥】三仁湯加減。藥用：杏仁 15 g，白蔻仁 6 g，半夏 15 g，厚朴 6 g，薏苡仁 18 g，滑石 18 g，竹葉 6 g，通草 6 g，水煎服。

【方藥分析】①本方能宣暢氣機，清利濕熱，多用於胃腸炎、腎盂腎炎、波浪熱等為濕重熱輕者，方中杏仁、白蔻仁、半夏、厚朴能行氣化濕。②薏苡仁、滑石、竹葉、通草能淡滲利濕清熱。③使肺氣宣發，氣化而行，導致濕鬱疏通，無濕也就不能化熱，病也就治癒了。

【臨床應用】①若衛分症狀顯著，加藿香、香薷；若往來寒熱，病在少陽，可加用青蒿、草果。②若兼挾穢濁，可加石菖蒲、佩蘭。③發熱甚高時，要加黃芩、山梔子、蘆根。④若濕濁偏重者，要用蒼朮、陳皮、茯苓健脾去濕。

（五）外邪犯胃

【脈象】脈濡緩，主濕濁蘊阻之證。

【病因病機】①人在感受風寒暑濕之邪和穢濁之氣，侵及胃腑。②使胃失宣降，水穀隨氣上逆。

【證候分析】①外邪犯胃，擾亂胃腑，蠕動逆亂，使濁氣上逆，使病人突然發生嘔吐。邪束肌表，營衛失和，從而出現惡寒發熱，頭痛身痛。②濕濁中阻脾胃，使人體氣機不利，代謝功能下降，消化吸收障礙，使病人胸脘滿悶。③舌苔白膩，脈濡緩，為濕濁阻遏脾胃之證。

【主要證候】①突然嘔吐。②發病急暴。③並伴有惡寒發熱。④頭痛骨楚。⑤全身疼痛。⑥胸腔滿悶。⑦舌苔白膩。⑧脈濡緩。

【治療原則】疏邪解表，芳香化濕。

【處方用藥】藿香正氣散加減。藥用：藿香 9 g，紫蘇 6 g，白芷 6 g，厚朴 6 g，大腹皮 9 g，陳皮 6 g，半夏 9 g，茯苓 9 g，白朮 9 g，白蔻仁 9 g，生薑 2 片，大棗 3 枚，水煎服。

【方藥分析】①方中藿香、紫蘇、白芷、厚朴疏邪化濁。②大腹皮、陳皮、半夏、茯苓、白朮、白蔻仁、生薑、大棗，能降逆和胃。

【臨床應用】①食滯，脘腹噯腐，去白朮、大棗，加雞內金、神麴消食導滯。②表邪偏重，寒熱無汗，加荊芥、防風祛風解表。③氣機阻滯、胸悶腹脹，加木香、枳殼行氣消脹。④若感受暑濕，症見嘔吐心熱，心煩口渴，舌苔黃膩，脈濡數，可清暑利濕，和胃止嘔，用新加香薷飲加佩蘭、荷葉治療。⑤穢濁犯胃，症見胸悶，嘔吐，舌苔濁膩，可泄濁、辟穢、止嘔，先服玉樞丹。

（六）寒濕痢

【脈象】脈濡緩，主寒濕內盛之證。

【病因病機】①素體陽虛。②常食生冷。③傷及脾胃。④脾虛不運化，使水濕內停。⑤中陽不足，濕從寒化，寒濕內蘊。⑥加之飲食不節，寒濕壅滯腸中。⑦大腸氣機阻滯，損傷氣分。⑧氣滯血瘀，氣血和腸中穢濁之氣相搏擊，化為膿血，則成寒濕痢。

【證候分析】①寒濕積滯腸中，使氣機阻抑，發炎腫痛，病人裡急後重，腹痛拘急。②寒濕傷氣動血，釀膿破潰腐爛，故病人下痢白多赤少，或呈純白凍狀。③寒濕中阻，脾胃運化不及，病人則有飲食乏味，食慾不佳，口黏不渴。④舌質淡，苔白膩，脈濡緩，為寒濕內盛之證。

【主要證候】①裡急後重。②脹痛拘急。③下痢白多赤少，或純白凍便。④飲食不佳。⑤口黏不渴。⑥舌質淡，苔白膩。⑦脈濡緩。

【治療原則】溫寒化濕，行氣止血。

【處方用藥】胃苓湯加減。

藥用：蒼朮 9 g，白朮 9 g，厚朴 9 g，藿香 9 g，炮薑 6 g，赤茯苓 9 g，黃連 6 g，木香 6 g，當歸 12 g，水煎服。

【方藥分析】①蒼朮、白朮、厚朴、藿香、赤茯苓能健脾除濕。②炮薑能溫中祛寒，化滯散瘀。③當歸能理氣和血。④黃連、木香能清除腸道濕熱穢濁。

【臨床應用】①表邪重者，加紫蘇、葛根，能解表祛邪。②暑熱致病，加藿香、扁豆衣、佩蘭以和中解暑。③過食生冷致病者，加炒檳榔、乾薑、酒大黃，能溫中消滯祛瘀。

四 脈濡數

脈濡數：脈浮細弱，一息四至以上為數（圖 2-3-4）。

（一）暑濕

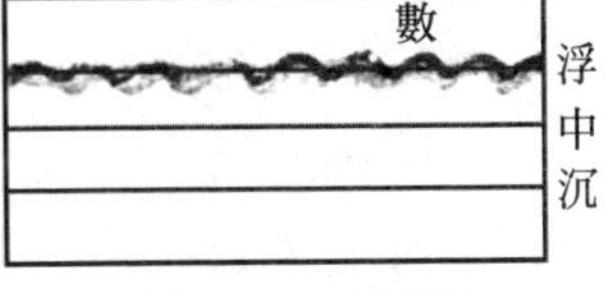

圖 2-3-4　脈濡數

【脈象】脈濡數，主暑熱兼濕之證。

【病因病機】①夏暑季節，由於勞倦、飢餓，使元氣虧乏。②先虛其內，再外受暑熱邪毒，乘虛襲入，口鼻迅速侵及人體。③先傷肺衛，但暑熱易速入陽明，從而病初就可出現衛氣同病，或陽明氣分熱證。④暑熱熾盛，耗傷心液，易陷心營，逆傳心包。⑤暑熱挾濕瀰漫三焦，上侵肺衛，中阻脾胃，下結下焦，阻滯氣機。

【證候分析】①陽明暑熱壅盛，病人壯熱煩渴，汗多尿少。②濕邪困阻脾胃，細胞間液水分增多，影響細胞代謝出入物質的轉運，代謝低下，代謝產物積蓄增多。③胃腸功能低下，病人出現胸脘痞悶，身重肢酸，嘔惡食少。④濕熱下擾胃腸，不能分清泌濁，出現腹瀉下痢，但排尿減少且赤。⑤若暑濕戀肺傷絡，宣降失司，病人咳痰帶血。⑥濕邪久困中氣，代謝低下，病人出現肢體睏倦，氣短，脈象無力。⑦舌紅苔黃膩，脈象濡數，則為暑熱挾濕之證。

【主要證候】①暑濕中困，壯熱煩渴，汗多尿少。②胸脘悶脹。③身重嘔惡。④下瀉清水。⑤小便短赤。⑥渴不多飲。⑦咳痰或帶血。⑧若暑濕傷氣，四肢睏倦，胸悶氣短。⑨舌紅苔黃膩。⑩脈象濡數。

【治療原則】清暑利濕，泄熱除煩。

【處方用藥】黃連香薷飲加減。

藥用：香薷 9 g，藿香 9 g，佩蘭 9 g，黃連 3 g，厚朴 4.5 g，生石膏 30 g（先煎），淡竹葉 9 g，荷葉 12 g，西瓜翠衣 15 g，水煎服。

【方藥分析】①藿香、佩蘭能芳香化濁，辛溫散寒。②香薷辛溫解表，利濕祛暑。③厚朴苦溫燥濕。④黃連清熱燥濕。⑤生石膏、淡竹葉能清胃熱，瀉胃火。⑥荷葉能清熱解暑，外發清陽。⑦西瓜翠衣清熱解暑，止渴除煩。本方用於外有表寒，內有濕熱的證候，多用於胃腸道感染的疾病。

【臨床應用】①病人惡寒無汗兼有表證者，可加用薄荷（後下）。②若舌紅汗多，熱盛傷陰者，加石斛、玄參、知母，去厚朴。③若暑濕傷氣，尚需清暑利濕，補益元氣，酌用清暑益氣湯，藥用黃耆、黨參、甘草、白朮、升麻、葛根、蒼朮、青皮、陳皮、麥門冬、五味子等。④若暑耗津氣，出現身熱氣高，神疲肢困，心煩不寧，汗多欲脫者，需要清暑除熱，益氣生津，可用清暑益氣湯合生脈散治療之。若病勢嚴重者，採用綜合措施治療。

（二）體虛中暑傷濕

【脈象】脈濡數。

【病因病機】①久病體弱，老年身衰，產後體虛之人，多為氣虛血虧，抗病能力下降。②由於夏秋季節暑熱旺盛，身居潮濕之地，或多雨天氣，冒雨涉水，復受暑濕之邪，使其暑傷肺衛，易入陽明，使病在衛部，此為暑傷氣分。③暑熱挾濕，遍及三焦，易傷心營。

【證候分析】①暑濕之邪從鼻入口，侵及體內，先犯肺衛，病邪勢盛，而正氣不足，邪正相搏擊，引起發熱氣高。②肺失清肅，則咳嗽氣短。③衛氣受遏，則身熱惡風。④熱高蒸騰，體虛衛弱，則有汗出和自汗。⑤熱傷體液，病人咽乾口渴，小便短赤。⑥熱傷心液，出現心煩不寧。⑦暑熱上擾清竅，出現頭痛。⑧暑濕侵及肌表，則四肢倦怠無力。⑨暑熱挾濕，脾胃受困，運化失職，故病人胸悶，肢體沉重、舌苔滑膩。⑩暑熱擾動脾胃，又可出現腹脹便瀉。⑪舌淡苔薄白，脈濡數，為暑濕犯表之證。

【主要證候】①發熱頭痛。②汗出或自汗。③咽乾口渴。④四肢倦怠無力。⑤胸悶。⑥腹脹。⑦便瀉。⑧小便短赤。⑨舌淡苔薄白。⑩脈濡數。

【治療原則】清暑利濕，益氣生津。

【處方用藥】清暑益氣丸，專治久病體虛，老人身弱，虛不勝暑之人。

藥用：人參5g，黃耆15g，當歸10g，五味子5g，麥門冬5g，蒼朮15g，白朮10g，澤瀉15g，黃柏15g，青皮5g，陳皮5g，神麴15g，升麻5g，葛根15g，甘草3g，水煎服。

【方藥分析】①人參，黃耆能補氣固表止汗。②當歸養血滋陰。③五味子，酸澀止渴，又能固澀止瀉。④麥門冬養陰生津止渴，以利咽喉。⑤蒼朮、白朮能健脾燥濕止瀉。⑥澤瀉、黃柏苦寒以清熱勝濕。⑦青皮、陳皮、神麴能理氣消滯除脹滿。⑧升麻、葛根能提升中氣，又能止瀉，解肌清熱。⑨甘草能調和諸藥合用，並能清暑解熱。

【臨床應用】①主要用於元氣本虛，而又傷暑濕者，症見長夏濕熱薰蒸，四肢倦怠，精神疲睏，身熱氣高，心煩便黃，渴多自汗，脈濡數。②若暑熱熾盛，煩躁不寧，小便短赤，應重用石膏、知母以清氣分之熱。③暑熱傷肺，喘咳痰帶血，加杏仁、牛蒡子、桑葉、貝母。④體倦神疲，脈濡數者，加用人參。⑤身熱已退，汗多不止，反見喘渴者，去石膏，加五味子。⑥口渴甚者，加生地、麥門冬、玄參、烏梅。⑦心煩假寐，加黃連。

（三）濕熱受暑

【脈象】脈濡數，主暑濕之證。

【病因病機】①夏暑季節，因勞倦、飢餓使元氣不足，易於感受濕熱之邪。②素日內蘊濕熱而未發病者，當外感暑邪，使暑熱兼濕先侵入肺衛，又易入陽明而致病，以氣分證候為主。③當暑熱挾濕之時，便可瀰漫三焦化鬱而疾。

【證候分析】①暑熱盛於陽明，氣分發熱。②熱損津液而心煩口渴。③濕熱暑邪困阻中焦脾胃，使脾胃失其健運生化之力，病人出現嘔吐和水瀉。④若暑濕下注，膀胱氣化失職，故見小便不利。⑤痱毒刺激，使陰囊濕癢。⑥舌尖紅，苔薄微白膩，脈濡數，均為心血濕熱受暑之證。

【主要證候】①身熱。②煩惱口渴。③嘔吐、水瀉。④小便不利。⑤陰囊濕癢。⑥舌尖紅，苔薄白膩。⑦脈濡數。

【治療原則】解熱止渴，祛暑止瀉。

【處方用藥】六一散加減。

藥用：滑石 6 份，甘草 1 份，研為散劑，水煎服。

【方藥分析】①滑石既能解暑，又能利水通淋，為本方主藥。②甘草能和中清熱，又能緩解滑石之寒滑。兩藥相配伍，則能清熱化濕，使內蓄濕熱，從尿排出，則熱可退，煩渴可解，熱瀉可止。

【臨床應用】①若煩躁不安，可加硃砂，安神定志，而成益元散。②若有目赤、咽痛、口舌生瘡，加青黛，以清上焦暑熱，而成碧玉散。③若暑熱病兼有表證，畏寒，鼻塞，聲重，可加薄荷，而成雞蘇散。

（四）肺熱脾濕

【脈象】脈濡數，主濕熱之證。

【病因病機】①常因脾氣素虛，或久咳傷肺，或感受寒濕，而成痰濕阻肺，使肺宣降失常，肺不布津，水液停聚而成痰濕、濕痰凝聚，使氣機阻滯，鬱而化熱，而成肺熱。②若病人脾氣虛，運化失常，輸布紊亂，水濕聚而成痰、上漬於肺，輸布水飲功能減弱，從而肺虛脾虛皆能釀痰。③脾虛成濕，濕鬱化熱，上蒸於肺，形成肺熱脾濕，使氣機阻滯，鬱積而致病。

【證候分析】①痰濕犯肺，痰熱鬱阻，肺氣不利，清肅失常，故有咳嗽痰盛。②氣機中阻，胃失和降，向下蠕動減弱，吸收減弱，則使胸膈脹滿，噁心嘔吐。③陰濁凝聚，阻遏清陽，則使病人頭暈目眩，心悸氣短，煩躁不安。

【主要證候】咳嗽痰多，胸膈脹悶，噁心嘔吐，頭目眩暈，心悸不安。

【治療原則】燥濕化痰，理氣和中，降逆止嘔。

【處方用藥】二陳湯加減。藥用：陳皮 9 g，半夏 9 g，茯苓 6 g，生薑 5 片，甘草 3 g，烏梅 1 枚，水煎服。

【方藥分析】①濕因脾不運化而生，痰由水濕凝聚而成。陳皮能理氣燥濕，調暢胸膈、導滯消痰。②半夏能燥濕化痰，健脾和胃。③茯苓補虛滲濕，濕化則痰消。④甘草和中健脾，調和諸藥。⑤生薑能溫中止嘔。⑥烏梅能斂肺止咳，澀腸止瀉，生津止渴。

【臨床應用】①痰熱重，加黃芩、瓜蔞、天竺黃；濕痰重，加蒼朮、白朮、木香。②風痰重，加膽南星、前胡。③寒痰重，加乾薑、白芥子、砂仁。④本方臨床應用中，若燥濕化痰治其標，健脾和中培其本，使中氣運化而化濕，則痰無以生，因此本方是治痰濕之主方。⑤若臨證加減，應用範圍就十分廣泛，如治慢性氣管炎，本方加當歸。⑥外感風寒，加防風、蘇葉、杏仁。⑦久咳肺虛，加黨參、黃耆、五味子。⑧治肺炎，本方加魚腥草。⑨熱盛陰虛者，加沙參、麥門冬、貝母。⑩食少納呆，消化不良者，加萊菔子、穀芽、麥芽、山楂。⑪面虛浮或雙下肢水腫，加葶藶子、澤瀉等。

（五）濕熱壅滯

【脈象】脈濡數，主濕熱內蘊之證。

【病因病機】①暴熱之邪外侵，暑熱挾濕，或腹中寒邪，鬱久化熱。②積滯於中，熱壅氣滯，氣機不和，不能傳導，致使腹痛。

【證候分析】①濕熱內結，氣機壅塞不通，血脈不通則痛，腫脹發炎，壓迫神經末梢，使病人腹痛，脹滿不舒。②邪氣壅結，腑氣不通暢，使腸蠕動減慢，水分被腸吸收，使大便秘結或溏稀不爽，口乾口苦。③小便短赤。④舌苔黃膩，脈象濡數，均為濕熱內蘊之證。

【主要證候】①腹痛拒按。②胸悶不暢。③大便秘結或溏稀不爽。④口中乾苦。⑤小便短赤。⑥舌苔黃膩。⑦脈濡數。

【治療原則】通腑泄熱。

【處方用藥】大承氣湯加減。藥用：大黃 9 g，厚朴 9 g，枳實 9 g，芒硝 3 g（沖），水煎服。

【方藥分析】①大黃苦寒泄熱，攻下燥屎。②芒硝鹹寒潤燥，軟堅散結。③厚朴、枳實破氣導滯。

【臨床應用】①濕熱重燥結輕，去芒硝，加黃芩、梔子以清化濕熱，加木香、檳榔能行氣導滯。②濕盛，舌苔白膩，重用厚朴，加蒼朮、薏苡仁、砂仁，能燥濕健脾和中。③腹痛引及兩脅時，加柴胡、鬱金以疏肝止痛。④壯熱煩渴，加金銀花、敗醬草，能清熱解毒。⑤腹有癥塊時，加丹參、赤芍、紅花以活血消癥。⑥邪滯腸中，症見小腹右側急痛拒按，或累及脘腹，或以脘腹疼痛為主，或見發熱嘔吐，腹壁拘急；或口渴喜冷飲，舌紅苔黃、脈數，或在壓痛處觸及包塊，用大黃牡丹皮湯加敗醬草、紅藤、連翹，以清熱通下，解毒化鬱。⑦熱證腹痛，多見於急腹症，病勢較急，病程進展較快，可參照外科處理。

（六）濕熱蘊結

【脈象】脈濡數，主濕熱證。

【病因病機】①素體中虛脾弱，或飲食不節，恣食生冷甘肥，損傷脾胃。②脾不健運，內濕停聚。③外感濕熱乘虛襲入體內。④多在夏末秋初季節雨多濕重，氣候炎熱，故易釀生濕熱。⑤濕熱之邪往往「直趨中道」，以脾胃為中心，因脾為濕土之臟，胃為水穀之海。⑥病人中陽不足，病變多偏於脾。⑦而濕重於熱。⑧若中陽旺盛，病變多偏於胃，而多熱重於濕。⑨濕熱內盛，能使脾胃之陽受阻抑。⑩濕為重濁陰邪，開始鬱遏清陽，然後阻滯氣機。⑪濕熱相合，使病黏滯纏綿，流連難解，使脾胃樞機不利，三焦氣化障礙，因此邪阻氣機，濕熱蘊結為其主要病理特點。

【證候分析】①濕熱內盛，使脾胃陽氣受阻，病人身體困重，肢體倦怠，胸脘痞悶不飲。②濕濁上擾犯胃，病人嘔惡。③濕濁下趨流注、病人出現便溏。④臨床辨濕熱察舌苔相當重要，濕熱證舌苔黃膩，黃苔為熱邪，苔膩為濕邪，各有偏重，還能燥化，這要從舌苔顏色深淺和厚薄乾潤來分辨了。⑤脈濡數或滑數，為濕熱內盛之證。

【主要證候】①身重體倦。②肢困無力。③胸脘痞悶不飢。④嘔惡便溏。⑤苔黃膩。⑥脈濡數。

【治療原則】清熱化濕。

【處方用藥】甘露清毒丹加減。藥用：滑石 15 g，茵陳 15 g，黃芩 9 g，石菖蒲 4.5 g，木通 3 g，象貝母 6 g，射干 9 g，連翹 9 g，薄荷 3 g（後下），白蔻仁 3 g，藿香 6 g，水沖服。

【方藥分析】①藿香、白蔻仁、石菖蒲能芳香開竅化濕。②滑石、茵陳、木通清熱利濕。③黃芩、射干、連翹能清熱解毒，殺滅細菌病毒。④象貝母能祛痰散結；薄荷能疏散外邪，用來治療夏秋濕熱阻滯，熱重於濕，低熱不退，並有胸悶、肢倦、納呆、小便短赤等證，皆有一定療效。

【臨床應用】①胸悶脘痞，加厚朴、枳殼；小便短赤，加薏苡仁、茯苓、車前子以祛濕利尿。②濕重熱輕者，症見頭痛身重，面色淡黃，胸悶不飢，午後身熱，口淡不渴，舌苔白，脈濡，用三仁湯加減。③藥用杏仁、滑石、半夏、通草、淡竹葉、薏苡仁、厚朴、白蔻仁，水煎服，就可宣肺化濕，佐以淡滲，濕去熱退而病癒。

（七）濕熱蘊脾

【脈象】脈濡數，主濕熱證。

【病因病機】①素體脾虛，或飲食不節，恣食肥甘，損傷脾胃，脾失健運，則內濕積聚。②當夏秋之際，雨多濕重，氣候炎熱，易生濕熱。③濕熱之邪侵入人體，直趨脾胃。④濕熱濁邪阻塞氣機，鬱遏清陽，濕熱流連難解，致三焦氣化不利，阻抑氣機。⑤濕熱之邪有從衛分來，也有直入氣分的，使濕熱蘊脾。

【證候分析】①熱為濕遏之後，使病人身熱不揚。②濕熱纏綿，不易分解，故病人出汗熱減，繼而復熱。③濕滯中焦，氣機不暢，脾運失職，則使病人胸脘痞悶，嘔惡納呆，便溏不爽。④熱盛傷津而口渴。⑤濕邪停聚，故口渴而不多飲。⑥濕性重濁黏滯留著，故肢體困重。⑦濕熱鬱蒸肌膚，故身見白。⑧小便短赤，苔黃膩，脈濡數，亦為濕熱阻遏氣分。

【主要證候】①身熱不揚。②汗出熱減。③繼而復熱。

④胸脘痞滿發悶。⑤嘔惡納呆。⑥口渴不多飲。⑦肢體困重。⑧小便短赤。⑨便溏不爽，或見白。⑩舌苔黃膩。⑪脈濡數。

【治療原則】清熱化濕。

【處方用藥】三仁湯加減。

藥用：杏仁 15 g，滑石 18 g，通草 6 g，白蔻仁 6 g，淡竹葉 6 g，厚朴 6 g，薏苡仁 18 g，半夏 15 g，水煎服。

【方藥分析】①杏仁能擴張氣管，宣通肺氣。②白蔻仁行氣化濕，健脾利濕。③薏苡仁清利濕熱，疏導下焦。④半夏、厚朴行氣散滿消脹除濕。⑤滑石、通草、淡竹葉能淡滲濕熱利尿。諸藥合用能宣上暢中利下，使濕熱從三焦分清，促使諸症自解而癒。

【臨床應用】①若病人畏寒不甚，舌苔白膩而中黃者，可加重竹葉、薏苡仁用量。②胸脘痞悶重者，加荷葉、桔梗、鬱金以理氣開鬱。③頭重而脹者，加天麻、白蒺藜。④本方對於一般病毒上感，產後感染、敗血症等各種熱證，均有明顯療效。⑤急性黃疸性肝炎者，本方加茵陳、丹參、虎杖；腎盂腎炎，重用連翹、苦參、馬齒莧、金錢草、黃芩、金銀花清熱解毒，抑制殺滅細菌效果良好。

（八）濕熱中阻、熱重於濕

【脈象】脈濡數，主濕熱證。

【病因病機】①病人素體脾虛，飲食不節，恣食生冷，暴飲暴食，嗜茶醉酒，過食肥甘，損及脾胃，運化失調，內生濕熱。②或梅雨天氣，氣候潮濕，久居濕地，冒雨涉水，汗出沾衣，皆使外邪襲入體內，阻滯脾胃，使運化功能失調。③外因由內因起作用，外濕通過內濕乘虛而入，濕鬱化熱，形成濕熱中阻脾胃。④若病人素體胃陰不足，中陽偏旺，脾胃功能亢進，代謝偏於增強，病人在感受濕熱之邪易從熱化而成熱重於濕。

【證候分析】①濕鬱化熱，而素體偏旺中陽，脾胃代謝增強，產熱增多，而提供化熱條件，使熱偏重於濕。②熱盛陽明氣分，而濕尚未盡生化，病變多以中焦脾胃為主，也見濕熱瀰漫三焦，波及內外。③濕熱圍阻脾胃，可出現身熱壯盛，口渴引飲，舌紅出汗。④濕熱中焦，使脾不健運，胃納不佳，出現胸悶納呆，多腹脹。⑤濕熱下焦，使膀胱氣化失調，可出現小便短赤。⑥舌苔黃膩，脈濡數，乃為濕熱之證。

【主要證候】①身熱壯盛。②口渴引飲。③舌紅出汗。④胸悶納呆。⑤多腹脹。⑥小便短赤。⑦舌苔黃膩。⑧脈濡數。

【治療原則】清利滲濕，芳香化濁。

【處方用藥】連朴飲合甘露消毒丹加減。

藥用：黃連 3～5 g，厚朴 6 g，石菖蒲 6 g，半夏 9 g，炒山梔子 9 g，蘆根 30 g（去節），生薏苡仁 15 g，白蔻仁 3 g（後下），碧玉散 12 g（包煎），甘露消毒丹（包煎）15～30 g，水煎服。

【方藥分析】①黃連性苦寒，厚朴性辛溫，相配伍而成寶藥，具有清熱燥濕作用。②半夏、石菖蒲能芳香開竅，燥濕止嘔。③炒山梔子能清熱解鬱達邪。④蘆根能清胃保津而不滋膩。⑤生薏苡仁能利水滲濕，健脾止瀉。⑥白蔻仁能溫中化濕，下氣止嘔。⑦碧玉散由滑石、甘草和青黛組成，能清熱利尿，具有消炎作用。⑧甘露消毒丹能清熱解毒，化濕利濕。諸藥合用，就有清熱利濕，化濁利尿作用。

【臨床應用】①口苦、胸脘痞悶作嘔者，加青蒿、黃芩、竹茹、半夏。②口渴、尿少者，加石斛、麥門冬、生地。本方多用於各種發熱病症，如傷寒，副傷寒，夏季流行性感冒，流行性日本腦炎等。

（九）濕熱腰痛

【脈象】脈濡數，為濕熱之證。

【病因病機】①長夏季節，濕熱蒸騰。②寒濕蘊積日久，鬱而化熱，轉為濕熱。③病邪鬱滯腰部，阻遏經絡，而形成腰痛。

【證候分析】①濕熱侵及腰部筋脈，使其經氣不通，故腰部弛痛而伴有熱感。②濕困腰部，則有重感。③久坐傷筋，在熱天雨天，熱重濕增，故使腰部疼痛加重。④濕熱向下流注於膀胱，故使小便短赤。⑤舌苔黃膩，脈濡數，乃為濕熱之證。

【主要證候】①腰部弛痛，重墜感。②痛處伴有熱脹，久坐加重，但活動後轉輕。③小便短赤，舌苔黃膩。④脈濡數或弦數。

【治療原則】清熱利濕，舒筋止痛。

【處方用藥】四妙丸加減。

藥用：蒼朮 10 g，黃柏 10 g，牛膝 10 g，薏苡仁 10 g，木瓜 10 g，絡石藤 10 g，水沖服。

【方藥分析】①蒼朮能苦寒燥濕。②黃柏苦寒能清下焦之熱。③薏苡仁能清利濕熱。④牛膝能清利筋脈，引藥向下，又能強壯腰膝。⑤木瓜、絡石藤能舒筋通絡止痛。上藥合用，就能清熱祛濕，舒筋活血止痛。

【臨床應用】①若熱象偏重，症見舌紅、口渴、小便短赤，脈弦數，加梔子、澤瀉、防己以清熱利濕。②若濕邪偏重，症見腰重墜感者，加萆薢、豬苓能祛濕利尿。③若病人濕熱日久，或熱象偏重，並耗傷阻津，口乾腰痠，手足心熱，不可濫用苦寒滲濕藥，因苦能化燥，容易耗傷陰津。

（十）濕熱瀉

【脈象】脈濡數，主濕熱之證。

【病因病機】①因飲食過量，宿食停積，或恣食生冷不潔之物，損傷脾胃。②脾虛生內濕，或素體脾虛不健。③當外感暑濕寒熱時，損傷脾胃，運化失職，升降失常，使脾受其濕熱所困，清濁不分。④若惱怒傷肝，肝氣橫逆。⑤憂思傷脾，脾胃受制約運化失司。⑥綜合上三種因素，皆可致濕熱瀉。

【證候分析】①因濕熱俱盛，內蘊胃腸，再復受暑濕，使細菌在腸內損害發炎，刺激胃腸蠕動加快，消化吸收障礙，而致腹痛，瀉下急促，勢如水注，大便黃褐惡臭。②濕熱下注，肛門灼熱，小便短赤。③邪正相爭，細菌菌體和毒素等致熱激活物使白細胞產生內生致熱原，引起機體發熱。④末梢血管收縮，體表溫度下降，與體內熱度相差甚大時，便出現畏寒形寒。⑤胃腸受濕熱之邪擾動，使胃氣上逆，而致泛惡嘔吐，腸氣下注腹瀉，使體內津液大量耗損，使心氣不足，腦供血不足，出現心煩口渴。⑥舌質紅，苔黃膩，脈濡數，為濕熱凝結脾胃之證。

【主要證候】①腹痛絞動，腹瀉急下，勢如水注，大便黃褐惡臭，肛門灼熱。②小便短赤。③形寒發熱。④心煩口渴。⑤舌質紅，苔黃膩。⑥脈濡數。

【治療原則】清利濕熱。

【處方用藥】葛根芩連湯加減。

藥用：煨葛根 15～30 g，黃連 3 g，炒黃芩 12～15 g，生甘草 5 g，水煎服。

【方藥分析】①本方重用葛根為主藥，能解肌透表。②佐以炒黃芩、黃連能清熱燥濕。③生甘草和中，調和諸藥。④故本方既能解肌透表，又能清熱止瀉，為表裡雙解之劑。⑤多用於急性胃腸炎、細菌性痢疾和熱瀉等。

【臨床應用】①方中葛根多煨用，就可解肌清熱止瀉。②濕重，症見胸悶、苔膩者，可加薏苡仁、厚朴、蒼朮、車前子（包煎）；發熱重者，加馬齒莧、一見喜。③若風熱表證，症見形寒、發熱、頭痛者，加用金銀花、連翹、薄荷（後下）。④夏季暑濕入侵，表裡同病，加藿香、佩蘭、六一散（滑石、甘草）。⑤食滯不下，可加山楂、神麴、麥芽。⑥湯劑外，還可加用香蓮丸。⑦若嘔吐重者，加用半夏、竹茹。

（十一）下焦濕熱

【脈象】脈濡數，主濕熱之證。

【病因病機】①濕熱之邪，從中焦傳入下焦，阻滯膀胱和大腸的氣化。②使其膀胱氣化失職，大腸腑氣不通。

【證候分析】①濕熱蘊結膀胱，使其氣化失司，代謝障礙，故而引起病人小便不通。②濕熱聚於下焦，使津液不能上承，因此病人口渴但不多飲。③濕熱阻抑大腸，使大腸傳導失職，腑氣不通，引起病人大便不通，脘腹脹滿。④濕熱蘊結，使濕熱之邪不能外泄，繼而上蒙清竅，清陽不升，使病人頭脹昏沉。⑤舌苔黃膩，脈濡數，均為濕熱之證。

【主要證候】①小便癃閉。②口渴而不多飲。③或大便秘結不通。④小腹硬滿。⑤頭脹昏沉。⑥舌苔灰白黃膩，脈濡數。

【治療原則】淡滲分消，導濁行滯。

【處方用藥一】茯苓皮湯加減。

藥用：茯苓皮 6～18 g，生薏苡仁 6～30 g，豬苓 6～15 g，大腹皮 15 g，通草 3～6 g，淡竹葉 3～18 g，水煎服。

【方藥分析】①茯苓皮能利水消腫，為主藥。②生薏苡仁能利水滲濕，健脾止瀉。③豬苓能利水滲濕。④大腹皮、通草、淡竹葉能清熱利水消腫。

【處方用藥二】宣清導濁湯加減。

藥用：豬苓 6～15 g，茯苓 6～18 g，寒水石 9～30 g，蠶沙 4.5～9 g，皂莢 3～9 g，水煎服。

【方藥分析】①茯苓、豬苓能健脾補虛，利水滲濕。②寒水石能清熱瀉火，除煩止渴。③蠶沙能祛風燥濕；皂莢辛寒而溫，能祛痰開竅，消腫排膿。全方能宣清導濁，以治下焦濕熱。

【臨床應用】①濕熱傷氣，需要健脾補氣，加用黨參、黃耆、白朮。②若陰血不足，加當歸以養血斂陰。③若身熱，便秘嚴重，可加用生大黃。④若舌苔黃而厚者，加蒼朮、黃柏以清化濕熱。⑤若心煩、口舌生瘡者，可合導赤散，以清心火，利濕熱。

（十二）暑濕過盛，濕熱下注

【脈象】脈濡數，主濕熱證。

【病因病機】①多在夏暑季節，由於勞累過度和飢餓，耗傷元氣，先虛其內，然後暑熱邪毒乘虛而入，先傷肺衛，遂中陽明。②若暑熱與濕相鬱結，可瀰漫三焦，若流下焦，阻滯下焦氣機，可使濕熱致病。

【證候分析】①濕熱下注，若濕積蓄下肢，可使腿腳困重，腫脹疼痛。②若濕熱侵及過重，甚至膝生瘡；流膿淌水。③濕熱蘊結陰囊，可使陰囊腫脹、瘙癢，甚至滲出異味黏液。④舌苔黃膩，脈濡數，為濕熱之證。

【主要證候】①腿腳困重，腫脹疼痛，甚而膝下生瘡。②流膿淌水，時有陰囊腫脹、痛癢，滲出異味黏液。③舌苔黃膩，脈濡數。

【治療原則】清熱，燥濕，利小便。

【處方用藥】五皮散加減。藥用：桑白皮、橘皮、生薑皮、大腹皮、茯苓皮各等份，共研粗末，每服 9 g，水沖服。

【方藥分析】①桑白皮能瀉肺降氣，肺氣清肅，則水向下趨，再用茯苓皮從上導下利水，大腹皮宣胸行水，生薑皮辛涼散解，陳皮理氣化痰。②因病在皮，以皮行皮論治。

【臨床應用】①若濕熱下經，腰以下腫，可加澤蘭、車前子、防己、薏苡仁。②若正氣不足，脾虛體弱，加黨參、白朮。③若寒濕內盛，腎陽不足，可加附子、乾薑、肉桂。④若熱壅盛，加黃芩、黃柏、大黃、黃連以清熱解毒、燥濕祛毒。本方多用於急慢性腎炎、心悸、水腫等。

五 脈濡弱

脈濡弱：脈浮細無力，如棉絮受風於水面（圖 2-3-5）。

脾虛濕阻

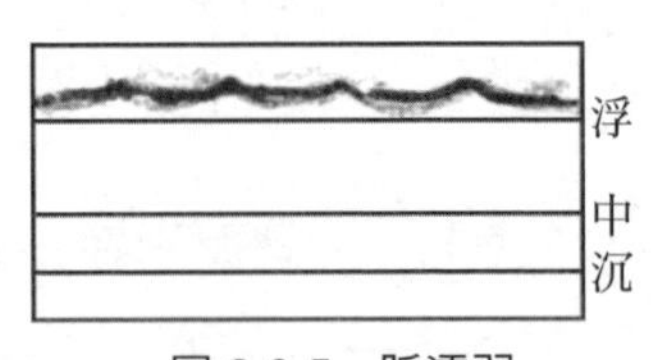

圖 2-3-5 脈濡弱

【脈象】脈濡弱，主脾虛濕阻之證。

【病因病機】①脾胃素日虛

弱，飲食不節，恣食生冷，暴飲暴食，嗜茶飲酒，過食肥甘，損傷脾胃，運化失調，水濕內生，病人在梅雨季節，氣候潮濕，或久居濕地，或涉水冒雨，汗出沾衣，濕邪外侵，阻滯脾胃，運化失司。②夏令暑濕之邪阻抑脾胃，脾濕不運化，或脾胃虛寒，濕邪中阻，濕從寒化，損傷脾陽，而致虛。

【證候分析】①脾虛不化，失其水穀精微生化之源，機體代謝障礙，氣血化生不足，四肢肌肉無以充養，使病人面色萎黃，神疲乏力。②四肢受濕所浸，濕性黏滯重濁，使病人四肢困重。③脾氣虛，使水穀運化失常，使病人食少納呆，厭油膩之物；濕阻中焦，脾胃運化失職，消化吸收障礙，胃腸蠕動加快，病人大便溏薄或泄瀉。④舌苔薄膩，舌質淡胖，脈濡弱，皆為脾虛濕阻之證。

【主要證候】①病人面色萎黃。②神疲乏力，四肢困重。③食少納呆，厭油膩。④大便溏薄或泄瀉。⑤舌苔薄膩，舌質淡胖。⑥脈濡弱。

【治療原則】補中益氣，健脾燥濕。

【處方用藥】香砂六君子湯加減。

藥用：炒黨參 9 g，炒白朮 9 g，茯苓 12 g，製半夏 9 g，陳皮 6 g，廣木香 6 g，砂仁 3 g（後下），厚朴 6 g，炙甘草 5 g，水煎服。

【方藥分析】①炒黨參能補脾益胃補氣。②炒白朮能健脾燥濕。③茯苓滲濕益脾。④炙甘草養胃和中。⑤陳皮、製半夏能益氣補中，健脾養胃，行氣化滯，燥濕除痰。⑥廣木香、砂仁能益氣補中，化痰燥濕，治脾胃氣虛，痰濕內生之證。

【臨床應用】①清氣不升，腸鳴泄瀉，可加藿香和煨葛根。②若脾虛不運，氣血不足，可加黃耆、扁豆。③若脾陽不振，症見形寒肢冷、大便溏泄，可加桂枝、乾薑、製附子。④脾胃虛弱，若忌恣食生冷、瓜果、油膩甘肥之品，以防濕阻中焦脾胃，飲食要易消化和清淡些。

六 脈濡細

脈濡細：脈浮虛細無力，如水上棉絮之受風（圖 2-3-6）。

（一）心血不足

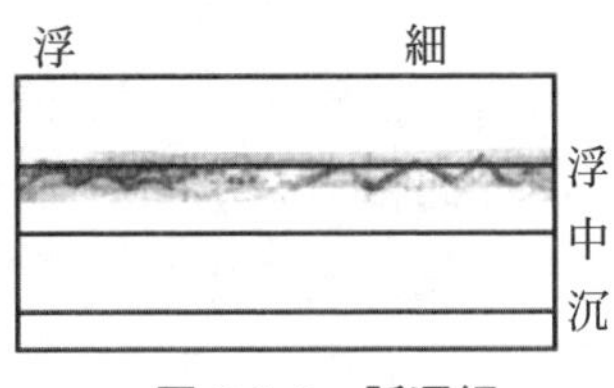

圖 2-3-6　脈濡細

【脈象】脈濡細，主氣血不足之證。

【病因病機】①勞心過甚，暗耗心血。②失血日久，產後未復。③脾胃氣虛，生化之源不足。④慢性久病，血耗氣弱，均可使心血不足，心失所養，而致本病。

【證候分析】①血虛，使病人面色不華，全身疲倦無力，口唇和指甲蒼白。②血虛不能養心，使病人心悸氣短。③血虛不能上榮於腦，使病人頭暈頭痛。④血不養筋，使病人四肢倦乏無力。⑤舌淡苔薄白，脈濡細，則為血虛之象。

【主要證候】①心悸氣短。②面色不華。③口唇和指甲淡白。④全身無力。⑤舌淡苔薄白。⑥脈濡細。

【治療原則】補氣養血，強心安神。

【處方用藥】歸脾湯加減。

藥用：黨參 9 g，黃耆 9 g，白朮 9 g，茯神 9 g，炙甘草 9 g，當歸 9 g，龍眼肉 3 g，遠志 6 g，酸棗仁 9 g，大棗 15 g，木香 9 g，水煎服。

【方藥分析】①當歸、龍眼肉補心養血。②黨參、黃耆、白朮、炙甘草能益氣健脾。③酸棗仁、茯神、遠志能安神定志。④木香能行氣健脾，使其補而不滯。

【臨床應用】①若病人氣陰兩虛，脈結代，可加桂枝、炙甘草、麥門冬、沙參。②失眠甚時，加用夜交藤、合歡皮。③心悸重時，加龍骨、牡蠣、珍珠母。④精血虧虛，用河車大造丸，以補養精血。

（二）肝濕濁內閉

【脈象】脈濡細，主濕濁之證。

【病因病機】①脾腎陽衰。②濕濁之邪不得轉輸，外泄，留滯於內。③上蒙清竅而致昏迷，多見於肝硬化晚期病人。

【證候分析】①脾陽不足，運化失職，代謝障礙，使濕濁內留，上蒙清竅，乃至昏迷。②腎陽虛，則氣不化水，使病人小便不利。③濕濁不得外泄，留滯而聚甚，增強蒙蔽清陽之力。④嗜睡懶言。⑤舌苔厚膩，脈濡細，乃為濕濁之證。

【主要證候】①精神呆滯。②表情淡漠。③嗜睡懶言。④語言不清。⑤神志模糊，逐漸轉入昏迷。⑥舌苔厚膩。⑦脈濡細。

【治療原則】化濕泄濁，開竅祛痰。

【處方用藥】菖蒲鬱金湯加減。

藥用：石菖蒲 6 g，鬱金 9 g，遠志 4.5 g，茯苓 12 g，澤瀉 9 g，竹葉 9 g，半夏 9 g，沉香 3 g，水煎服，另服蘇合香丸。

【方藥分析】①石菖蒲能芳香開竅，逐痰去濁，能鎮靜、鎮痛、健胃利尿。②鬱金能舒肝解鬱，理氣散瘀，利膽止痛。③遠志能益智安神，化痰消腫。④茯苓、澤瀉能滲濕利水；竹葉、半夏能和胃止痛，燥濕祛痰。⑤沉香能降氣溫中，暖腎助陽。

【臨床應用】①如濕重加蒼朮、厚朴。②腹滿尿少，加沉香、琥珀、蟋蟀，研末沖服。③在臨床上，有時用《溫病全書》之菖蒲鬱金湯，其藥用：鮮石菖蒲、鬱金、山梔子、連翹、菊花、滑石、丹皮、竹葉、牛蒡子、玉樞丹（沖）、竹瀝（沖）、薑汁（沖）。

（三）濁邪犯胃

【脈象】脈濡細，主濕困脾陽之證。

【病因病機】①風邪外襲，肺氣不宣，不能通調水道，下輸膀胱，溢於肌膚，使水濕浸潤，損及脾陽。②或久居濕地，冒雨涉水，水濕內侵，濕困中焦，脾運失職，損傷脾陽。③飲食不節，飢飽失調，過食鹹味，脾氣損傷，健運失常，濕濁內生，損傷脾陽。④因過度勞累，酒色無度，內傷腎氣，腎虛致水濕內盛，濕易傷陽，而致腎陽虛，若命門火衰亦可損傷脾陽，因脾陽無腎陽溫煦，可使脾陽更虛。⑤脾腎陽虛，氣不化水，陽不化濁，使水濕損傷陽氣，三焦通道不利。⑥當脾虛損時，飲食不化精微，而成濁邪，並壅塞三焦，使正氣不得升降，導致濕困中焦脾胃，多因脾陽不振，則使陽不化濕之故，從而形成濁邪犯胃。

【證候分析】①脾胃相表裡，脾主運化，胃主受納，主要起著對食物消化和吸收的功能。②當脾陽虛損時，使陽不化濕，濕濁內生，內困脾胃，運化失職，使胃納而不化，納而不行，使濕濁困脾而犯胃，在臨床上出現濁邪困脾和犯胃的症狀，往往同時出現。③脾主升，胃主降，濕濁內困脾胃，使胃應降而反升，出現胃的逆蠕動增多，故使病人噁心、乾嘔或嘔吐頻作，食少納呆，腹脹硬滿。④若寒化者，又可使脾應升而反降，故大便溏稀，便次增加，少則數次，多則十餘次。⑤濕濁犯胃，使胃之受納功能障礙，故見食少納呆和腹脹硬滿，食不消化下行。這是因為濕困脾陽使陽更虛，往往向寒化方向發展之故。⑥脾陽虧虛，代謝功能減退，失其生化作用，氣血生成減少，故有神疲乏力，面色無華。⑦四肢肌肉主脾，濕濁困脾，故使肢體困重無力，噁心嘔吐，厭食腹脹，口膩而甜，舌苔厚膩，是濕濁侵犯中焦之象。⑧舌質薄胖，有齒痕，為脾陽虧損之證，而脈象濡細或沉細，乃為濕困脾陽的表現。

【主要證候】①噁心。②乾嘔或嘔吐頻作。③食少納呆。④腹脹硬滿。⑤大便溏稀，次數增加，每日少則幾次，多則十餘次。⑥神疲乏力。⑦面色無華。⑧肢體困重。⑨口膩而甜。⑩舌質淡胖，有齒痕。⑪脈象濡細或沉細。

【治療原則】和胃，降逆，化濁。

【處方用藥】小半夏湯合旋覆代赭湯加減。

藥用：生半夏 5～10 g（先煎半小時），生薑汁 5～10 滴

（後入），太子參 10～30 g，旋覆花 10～20 g（包煎），代赭石 30 g（先煎），大棗 10 枚，炙甘草 5 g，生龍骨（先煎）15～30 g，生牡蠣 15～30 g，六月雪 30 g，紫丹參 30 g，白糖 30 g（沖服），水煎服。

【方藥分析】①生半夏能燥濕降痰，和胃降逆，是止吐的首選之藥，配以生薑，可減少半夏的毒性，又能加強溫胃、散寒和祛痰的作用。②本方改用生薑汁，而不用生薑，使辛散開結的作用較強，能治似嘔非嘔，似呃非呃，煩悶不舒者。③旋覆花能淡痰下氣；代赭石能重鎮降逆，配伍同用，能治療胃失和降所致的噯氣、嘔吐、呃逆等證。④太子參、炙甘草、大棗能補胃氣虛弱。⑤方中其他藥物具有和胃、降逆、化濁的作用。

【臨床應用】①若濕濁犯胃化熱者，可加用黃連、陳皮、茯苓、竹茹、枳實等藥，用以清化痰熱。②濁邪犯胃寒化者，加吳茱萸、乾薑，或焦白朮、乾薑等。③大便溏稀，便次增加至每日數次或十餘次者，可加用赤石脂、禹餘糧，或加用四神丸，忌用生大黃，對製大黃並不禁用，要應用時可加製大黃 10～15 g，應煎半小時後服用，以減少瀉下作用，反而起止瀉作用。④生半夏是治療濕濁犯胃的主要用藥，但藥性有毒，應配伍生薑或白蜜，先煎半小時。⑤若濕濁尚輕時，可加用製半夏。⑥濁邪已重時，而又傷了元氣者，應急宜生用，但用生半夏時，就必須要慎重了，以免發生意外。⑦若腹瀉嚴重時，可加大生龍骨、生牡蠣用量，可起到止瀉收斂固澀作用。⑧若腹瀉輕者，可酌情不用。

（四）脾虛黃疸

【脈象】脈濡細，主脾虛血虧之證。

【病因病機】①素體脾胃虛弱，或內傷不足，脾虛而氣虧血敗，血不榮華。②脾胃虛寒，濕從寒化，寒濕鬱結於中焦，使膽汁受阻，不能外泄。③以上諸因而致脾虛內生。當飲食不節，嗜酒過量，損傷脾胃，加重濕濁形成。③若時邪外襲，阻於中焦，脾胃運化失常，濕熱交結肝膽，但膽汁不能循常道而外泄，便形成了黃疸。④此稱脾虛黃疸，屬陰黃。

【證候分析】①脾胃虛弱，使水穀精微不能化生氣血，出現人體內氣虛血少，血敗而不榮華，不能滋養肌膚，故病人面目肌膚發黃，失其光澤，肢體軟弱而無力。②氣血不足，則心悸氣短故血虛使心失所養，心功不全，血流緩慢，氧供不足，心肌缺氧，肺氣不足所致。③脾胃虛弱，運化無權，使胃納不佳，導致食少納呆。④脾不健運，胃腸蠕動加快，消化吸收減退，使腸中水穀不得吸收水濕，從而使病人便溏。⑤舌淡苔白薄，脈象濡細，為脾虛血虧之證。

【主要證候】①面部和眼白發黃，黃色較淺。②小便黃。③肢軟無力。④心悸氣短。⑤納呆便溏。⑥舌淡苔薄。⑦脈濡細。

【治療原則】健脾溫中，補氣養血。

【處方用藥】黃耆建中湯加減。藥用：炙黃耆 9 g，當歸身 6 g，桂枝 6～9 g，白芍 15 g，炙甘草 3 g，大棗 5 枚，生薑 1 片，飴糖 30 g（沖），水煎服。

【方藥分析】①黃耆能補氣壯身，增加免疫功能。②桂枝配生薑、大棗，能辛甘合而生陽。③白芍配甘草酸甘化陰。④當歸身能補血和血活血，一般習慣認為當歸身重在養血。⑤飴糖能緩中健脾。⑥諸藥相合用，能使脾胃健旺，氣血滋生，中氣自主陰陽相濟，陰黃消退，還有用小建中湯治療的，其療效可觀，也要酌情臨床應用。

【臨床應用】①若氣血虧損，中州虛弱時，加用黨參、川芎、白朮、茯苓能健脾溫中，補氣養血。②若黃疸病情遷延，病時以年計算，而湯藥不便，可用十全大補丸，用藥時間長時也可見效的。③本病氣虛甚重時，可加用黨參、黃耆，用藥量要適當增加。④若血虛嚴重時，加用當歸、生地，用來養血補氣。⑤若陽虛而寒時，可將桂枝改用肉桂，熱藥以濕寒證，壯陽補虛止痛，可明顯提高療效。

（五）脾腎氣虛，水濕逗留

【脈象】脈濡細，主脾腎氣虛，水濕逗留之證。

【病因病機】①因飲食不節。②勞累過度。③久病虛損。④損傷脾胃功能，使身體虛弱。⑤久病失調，引起腎陽衰微。⑥不能溫化水液，以致水濕氾濫和逗留。

【證候分析】①脾氣虛，則使水穀精微運化失常，水濕不化。②濕屬陰邪，陰損及陽，可致脾腎陽虛。③脾陽虛，使水濕不能運化，溢於肌膚。④腎陽虛，不能溫脾陽，又使膀胱氣化功能障礙。⑤不能化氣行水，水積肌膚，停於胃腸，導致全身水腫。⑥水液不能蒸騰，勢必下沉，濕性重濁，使病人腰以下水腫嚴重。⑦因脾腎陽虛，代謝功能低下，組織纖維彈力減弱，不能驅水運化，故按之凹陷不易恢復。⑧脾氣虛失其運化功能，水濕不化，滯瘀胃腸。⑨腎陽虛不能化氣行水，皆可使水濕積滯於胃腸，使病人脘悶腹脹。⑩腎陽虛衰，膀胱氣化不利，不能氣化津液，故使小便短少。⑪脾氣虛弱，使氣血生化不足，機體代謝所需養料缺乏，使代謝功能降低，產生蛋白、脂肪、糖、維生素、無機鹽等減少，可致人體消瘦，面色萎黃，機體代謝紊亂，產生代謝能量也減少，甚至機體活動能量不足，便出現神疲乏力，少氣懶言，四肢倦怠。⑫舌淡，苔白滑，脈濡細，皆為脾腎陽虛，水濕停留之證。

【主要證候】①全身水腫，尤其腰以下水腫嚴重，按之凹陷不易恢復。②脘悶腹脹。③食少納呆。④小便短少。⑤全身消瘦。⑥面色萎黃。⑦神疲乏力，少氣懶言。⑧四肢倦怠。⑨舌淡苔白滑。⑩脈濡細。

【治療原則】補氣健脾，分利水濕。

【處方用藥】防已茯苓湯加減。藥用：黃耆 15 ～30 g，防已 6 ～ 12 g，白朮 12 ～ 15 g，茯苓 10～30 g，澤瀉 9～15 g，黨參 9～30 g，桂枝 6～9 g，水煎服。

【方藥分析】①黃耆補氣昇陽，利尿消腫。②防已利水消腫，祛風止痛。③白朮、甘草健脾和中。④黨參、茯苓能補中益氣，利水滲濕，健脾安神。⑤澤瀉泄熱，利水滲濕。⑥桂枝能濕通經脈，通陽化氣，發表解肌，因此本方主要能化氣行水，對氣虛水腫最為適宜，常用於治療慢性腎炎水腫。

【臨床應用】①若面色皖白，形寒肢冷，大便溏泄，須加附子、乾薑能增強脾陽，使胃腸功能加強。②若因飲食失調，脾胃虛弱，營養不足，可用參苓白朮散加減。③若氣虛甚重者，可重用黨參、黃耆，也可用人參。

七 脈濡滑

脈濡滑：脈浮細圓滑，無力（圖 2-3-7）。

（一）外有表證，內有水濕

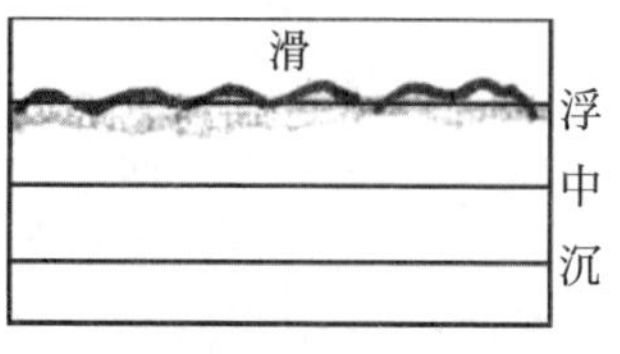

圖 2-3-7　脈濡滑

【脈象】脈濡滑，主內蘊水濕之表證。

【病因病機】①當氣候突然變化，寒熱不均時，風邪常在梅雨季節挾濕而乘虛侵襲人體。機體防禦功能強弱決定感冒的發生，因外邪只有由機體內在因素起作用。②如機體正氣不足，禦邪功能減退；若疲勞過度，腠理疏解，衛氣不固，極易外感風寒濕之病邪，首先侵襲肺系衛表，病變多侷限於肺衛，因為肺合皮毛，職司衛外。③肺主呼吸，氣道為肺氣出入的通道，開竅於鼻。④肺屬嬌臟，最易風寒所侵。⑤若衛陽受阻，營衛失和，邪正交爭而致病。

【證候分析】①外感風寒邪，傷及肌表衛陽，衛表不固，病毒乘虛而入，加之毒素等致熱激活物作用於機體，產生內生致熱原，而致發熱。②內有濕邪束表，故身熱不揚。③衛陽受遏、血管收縮，使體表溫度降低，內熱不得放散，內外體溫差大，出現惡寒。④外邪犯肺，肺衛失司，肺氣失於宣降，而致鼻塞聲重，咳嗽咯痰。氣血被阻，經脈運行不暢，則少汗，頭痛、身痛。⑤若脾失健運，水濕內停，聚濕生痰，上漬於肺，故咳嗽痰白而稀，易於咯出；痰濕內停，肺失肅降，則胸脘痞滿；水濕胃腸，失其運化功能，胃氣上逆，則有食少納呆，噁心嘔吐；水濕漬腸，失其消化吸收功能，蠕動加快，出現腹瀉便溏。⑥濕積體表，出現水腫。⑦吐瀉失水，膀胱氣化受阻，則小便不利。⑧濕積痰飲，臍下動悸，吐涎沫而頭眩，或氣短而咳者。

【主要證候】①身熱不揚。②嚴寒少汗。③鼻塞聲重。④咳嗽咯痰白稀而多。⑤易於咯出。⑥頭痛身痛。⑦胸脘痞悶。⑧食少納呆，噁心嘔吐。⑨腹瀉便溏。⑩全身水腫。⑪小便不利。⑫舌淡苔白膩。⑬脈濡滑。

【治療原則】解表化氣，利水滲濕，溫陽健脾。

【處方用藥】五苓散加減。

藥用：澤瀉 9 g，茯苓 12 g，豬苓 9 g，白朮 9 g，肉桂 6 g，羌活 9 g，防風 9 g，藿香 9 g，蒼朮 9 g，水煎服。

【方藥分析】①澤瀉為主藥，能滲濕利水，輔以茯苓、豬苓能淡滲利水，佐以白朮健脾，能運化水濕；肉桂壯陽，能濕化膀胱之氣。②羌活、防風能祛風解表。③藿香、蒼朮能祛濕解暑。全方能利水滲濕，解表化氣，健脾化濕。

【臨床應用】①痰多胸悶，加枳殼、薏苡仁、杏仁，能除濕、化痰理氣。②若濕痰化熱，咯出黃痰。舌苔黃膩者，加魚腥草、黃芩、冬瓜仁。③泄瀉次數較多，加煨葛根、白朮、炮薑、焦山楂。④若神疲便溏者，加黨參、黃耆以健脾補氣。⑤若噁心嘔吐重者，加陳皮、半夏、竹茹，以止嘔惡。⑥若冒雨受涼，風寒挾濕，頭重如裹，肢體酸重，可改用羌活勝濕湯，以散風祛濕。

（二）暑濕感寒，胃腸不和

【脈象】脈濡滑，主氣滯濕阻之症。

【病因病機】①夏秋之際，梅雨濕重，暑多挾濕，睡中著涼，或貪涼食冷，飲食不節，損傷脾胃，脾不健運，胃腸不和。②暑濕寒邪阻遏中焦脾胃，阻滯氣機，抑鬱清陽，而致本證。

【證候分析】①暑為夏令大熱之氣所化，其性炎熱，因此暑邪為病，可出現頭痛身熱。②濕性重濁黏滯，使四肢酸懶。③暑多挾濕，因此暑濕傷人頭身困重，胸悶脘痞，噁心嘔吐，食少口黏，為濕阻中焦脾胃之故。④濕傷陽氣，氣機阻塞，升降失常，經絡不暢，又因脾陽受阻，聚濕為患，流竄胃腸，而致腹痛作瀉。⑤舌苔白膩，脈濡滑，均為暑濕受寒，胃腸不和之證。

【主要證候】①身熱頭痛。②頭重如裹。③四肢酸懶。④體重倦怠。⑤胸悶脘痞。⑥噁心嘔吐。⑦食少口黏。⑧腹痛作鳴。⑨舌苔白膩。⑩脈濡滑。

【治療原則】祛暑解表，健胃和中。

【處方用藥】六合定中丸。藥用：藿香 3～9 g，蘇葉 3～9 g，香薷 3～9 g，檀香 1～3 g，木香 3～9 g，陳皮 3～9 g，枳殼 3～9 g，厚朴 3～9 g，茯苓 6～18 g，扁豆 6～18 g，木瓜 3～9 g，神麴 6～15 g，麥芽 6～30 g，穀芽 6～15 g，山楂 6～12 g，硃砂 0.3～1.8 g，甘草 6 g，製丸，水沖服。

【方藥分析】①藿香、蘇葉、香薷能祛暑解表散寒。②檀香、木香、陳皮、厚朴、枳殼能舒理中焦氣滯，醒脾開胃，促進食慾。③茯苓、扁豆、木瓜能祛暑利濕，健脾止瀉。④神麴、麥芽、穀芽、山楂能健脾消食，化滯除滿。⑤硃砂能安神定志。⑥甘草和中，調和諸藥。全方配伍，能行氣化滯，健胃消食，祛暑解表，利濕止瀉。

【臨床應用】①暑濕甚重者，加重藿香、香薷和厚朴的用量，甚以此藥為主，能解表發汗，化濕，使暑濕從汗和小便排出。②若煩躁傷津，加金銀花、黃芩、石斛、竹葉以除煩生津。③若邪盛正虛，症見神疲乏力、呼吸短促，加西洋參、麥門冬、石斛、西瓜翠衣。④若噁心嘔吐甚者，加陳皮、半夏、竹茹等。

（三）氣滯濕困

【脈象】脈濡小滑，主氣滯濕阻之證。

【病因病機】①飲食所傷脾胃，積滯不化，阻塞氣機。②情志抑鬱，惱怒傷肝，氣機不暢。③當寒濕之邪侵及體內，阻於脾胃，使痰濕內生。④濕熱蘊結肝膽，失之疏泄，以及血瘀日久，形成氣滯。

【證候分析】①因素體濕痰內盛，飲食不節，恣食肥甘，嗜酒炙 。②因勞累、憂思驚怒，使脾不運化。③胃失順降，從而痰濕內生，出現腹脹，或脅下脹滿，胸悶。④若痰濕困於中焦脾胃，清濁升降失常，使清陽不升，濁氣上逆，出現噯氣，納呆，甚至噁心欲吐，胸悶不飢。⑤若因七情鬱結，氣機不暢，出現脅下脹滿，腹脹滿悶，按之不堅。⑥若食滯久鬱化熱，有口乾不多飲；耗傷大腸津液，而使大便乾結。⑦舌苔膩，脈濡小滑，均為氣滯濕困之兆。

【主要證候】①腹脹按之不堅。②脅下脹滿。③胸悶。④食少納呆。⑤噯氣。⑥口乾不多飲。⑦或大便乾結。⑧舌苔膩。⑨脈濡小滑。

【治療原則】順氣寬中，祛濕化痰。

【處方用藥】四磨飲子合溫膽湯加減。

藥用：枳實 10 g，帶皮檳榔 15 g，烏藥 9 g，陳皮 9 g，半夏 9 g，茯苓 10～20 g，降香 3 g（後下），砂仁 3 g（後下），黨參 10 g，水煎服。

【方藥分析】①枳實，能破氣行痰，散積消痞，能治胸腹脹滿。②檳榔、烏藥能緩瀉消積，利氣行滯，散寒止痛。③陳皮、半夏能行氣、化滯、開結。④茯苓能健脾利濕，和胃利氣，痞滿自除。⑤降香能行瘀止血鎮痛。⑥砂仁能溫中行氣，溫脾止瀉，治胸腹脹滿，氣滯食積，黨參補中益氣。全方能消滯和胃，祛濕化痰。

【臨床應用】①腹脹過甚，加沉香以降氣溫中。②大便乾結，加大黃能攻積導滯。③若腸失津液便秘，可加火麻仁，適當減少香燥藥。④口乾欲飲，舌苔黃膩，有濕鬱化熱時，舌質暗紅，有血瘀氣滯時，可加丹參、川芎、赤芍以活血散瘀。⑤若脅下脹滿，腹脹按之不堅。⑥噯氣可用柴胡疏肝散，以疏肝理氣。

（四）疰夏兼表

【脈象】脈濡滑，主暑濕生痰之證。

【病因病機】①由暑濕之氣，損傷脾胃元氣，耗傷陰津，又外感傷表所致。②素體虛弱，又遇暑熱，使元氣所傷，衛陽不健，陰液失於固澀而致氣陰兩傷，使其暑傷元氣陰液。③若素體脾胃虛弱，加之夏暑濕熱氣盛，熱傷元氣，濕困脾胃，使其升降失調，運化無權，引起元氣不足。④暑熱傷肺和脾虛元氣不足，皆致肺氣虧虛。若外感風寒，易傷肺衛和肌表，綜而引致疰夏兼表之證。

【證候分析】①天氣暑熱，地氣蒸騰，濕熱內蘊，正邪相搏，濕性黏滯重濁，而使人體低熱纏綿。②暑耗元氣，致使中氣不足。③脾胃暑濕所擾，運化無權，遂使肢體乏力，不思飲食。④脾氣阻抑，胃氣不和，臟腑失於宣通，則胸脘痞滿。⑤脾開竅於口，暑濕困脾，則口中黏痰。⑥津不上乘，則渴而不欲飲。⑦外感風寒，衛陽不固，衛表失和，故惡寒發熱，邪擾清竅，則頭痛頭暈。⑧衛陽失和，肌膚血管收縮，腠理密閉，則少汗或無汗。⑨舌苔膩，脈濡滑，均為暑濕兼表之證。

【主要證候】①低熱纏綿。②肢體乏力。③不思飲食。④胸脘痞滿。⑤口中黏痰。⑥渴而不欲飲。⑦還有惡寒、頭痛頭暈，少汗或無汗。⑧舌苔膩。⑨脈濡滑。

【治療原則】芳香化濕，解表宣化。

【處方用藥】藿朴夏苓湯加減。

藥用：藿香 5～10 g，半夏 5～10 g，赤茯苓 10 g，杏仁 10 g，生薏苡仁 5～10 g，白蔻仁 2～4 g（後下），豬苓 5～10 g，

澤瀉 10 g，豆豉 10 g，厚朴 3～5 g，水煎服。

【方藥分析】①本方由三仁湯去滑石、通草、竹葉，加藿香、豆豉、赤茯苓、豬苓、澤瀉而組成藿朴夏苓湯。②方中藿香能疏散暑濕表邪，又化胃腸濕濁。③杏仁能宣通上焦肺氣。④白蔻仁能開中焦濕滯。⑤生薏苡仁能清利下焦濕熱。⑥半夏、厚朴能輔佐杏仁、白蔻仁宣通上焦和中焦的濕熱。⑦赤茯苓、豬苓、澤瀉能清熱利尿，化濕熱於下焦。⑧豆豉能解表散熱，和胃除煩，以治感冒，寒熱頭痛。全方能治暑濕寒冷等證。

【臨床應用】①如有發熱甚重，心煩口渴，乃為暑濕鬱滯而化熱，可加用香薷、扁豆、黃連以解表化濕，清除煩熱。②如頭脹、頭痛、怕冷時，可加重藿香、豆豉用量，以解表透邪。

（五）暑濕食物中毒

【脈象】脈濡滑而數，主暑濕生痰熱證。

【病因病機】①素體脾胃虛弱，加之飲食不節，貪涼飲冷，飲食不潔，損傷胃氣，可致胃氣上逆。②胃腸傳化失司，停滯不化，阻於中焦，使胃腸功能失調，清濁不分，故而驟發食物中毒。

【證候分析】①因飲食不潔，吃了污染食物，加之素日脾胃不好，使胃氣受損，逆蠕動增強，引起胃氣上逆，嘔吐酸腐、噁心、噯氣。②同時污染食物在胃腸向下傳化，沙門氏菌屬及毒素在胃腸發炎腫脹，影響胃腸功能，腸蠕動加快，吸收障礙，引起腹瀉和腹痛，胸腔脹悶。③濕熱下注，則使肛門灼熱。④腸道濕熱，細菌生長繁殖，使胃腸處於應激狀態，影響肝臟功能加強分泌更多膽汁而排出，故而大便黃褐穢臭難聞。⑤由於劇烈的嘔吐和腹瀉，耗傷體內大量津液，並有濕熱困阻中焦脾胃，引起心煩口渴，小便短赤。⑥舌苔黃膩，脈濡滑而數，均為濕熱之證。

【主要證候】①嘔吐酸腐。②噁心欲吐。③噯氣上逆。④腹痛即瀉。⑤胸腔脹悶。⑥肛門灼熱。⑦大便黃褐穢臭難聞。

⑧心煩口渴。⑨小便短赤。⑩舌苔黃膩。⑪脈濡滑而數。

【治療原則】清暑熱化濕濁，辟穢物，脾胃。

【處方用藥】連朴飲加減。藥用：黃連 3 g，厚朴 6 g，豆豉 9 g，山梔子 9 g，半夏 9 g，蘆根 30 g，藿香 10 g，佩蘭 10 g，滑石 12 g，竹茹 9 g，水煎服。

【方藥分析】①黃連清熱燥濕，清心火除煩亂。②厚朴化濕導滯。③山梔子、豆豉能解鬱達表，半夏能化濁和胃止嘔。④蘆根能清胃熱，保津不滋膩。⑤藿香、佩蘭能解暑辟濁，醒脾化濕，和中止吐。⑥滑石、竹茹能清熱解暑，利水化濕止嘔開鬱。

【臨床應用】①若嘔吐劇烈，加旋覆花、代赭石以降逆止嘔，或用玉樞丹調開水溫服，能辟穢和中。②若見血水樣便，加用炒槐花、地榆，能清熱止血。③腹瀉腹痛嚴重，可加用木香。④嘔吐酸腐，大便穢臭難聞，加枳實、神麴、麥芽能清積導滯。⑤若口渴舌燥傷津，加用石斛、麥芽以養陰生津。⑥若有表證，加葛根、黃芩，能解肌清熱。

（六）濕困脾胃

【脈象】脈濡滑，主濕盛之證。

【病因病機】①梅雨季節，氣候多雨潮濕，或久居濕地，冒雨涉水，汗出沾衣漬水，皆可使濕邪侵入肌膚、肺衛。②若素體脾胃虛弱，再飲食失調養，使濕邪內蘊，損傷脾胃。③運化失職，就可內生水濕。④外濕和內濕相合，導致濕困脾胃。

【證候分析】①濕為重濁陰邪，最初能鬱遏清陽阻抑氣機，影響物質代謝功能，使脾胃氣機不利，三焦氣化失職。②病入氣分，濕遏熱伏，使熱不高，身熱起伏，午後熱重。③但濕重鬱遏，阻抑氣機，故出現頭重如裹，肢體睏倦乏力，胸悶腹脹。④濕困中焦，使病人食少納呆。⑤脾開竅於口，濕阻困脾，故口淡而黏，或有甜味。⑥舌苔白膩，脈象濡滑，均為濕象。

【主要證候】①身熱起伏，午後熱高。②頭重如裹。③肢體睏倦乏力。④胸悶腹脹。⑤食少納呆，口淡而黏。⑥口有甜味。⑦舌苔白膩。⑧脈象濡滑。

【治療原則】芳香化濕，和中。

【處方用藥】藿香正氣散加減。藥用：藿香 9 g，蘇梗 9 g，桔梗 4 g，生甘草 5 g，大腹皮 9 g，杏仁 9 g，炒白朮 9～12 g，厚朴 6 g，製半夏 9 g，白芷6 g，生薑 2 片，大棗 5 枚，水沖服。

【方藥分析】①藿香、蘇梗、白芷能解表祛濕。②厚朴、大腹皮能疏裡，使表裡雙解。③蘇梗、白芷、桔梗能升清。④茯苓、大腹皮、半夏降濁，使升降宣通。⑤藿香、蘇梗、白芷、厚朴芳香化濕祛邪。⑥茯苓、白朮、甘草健脾和中扶正，使人體祛邪扶正。⑦杏仁能宣肺利氣，分利水濕。⑧生薑、大棗能溫中解表，補脾和胃，益氣生津。

【臨床應用】①口甜淡，加佩蘭、砂仁，能增強芳香化濁之力。②食積不化，加神麴、萊菔子，能消食導滯。③山楂、雞內金能消痞去積。④濕重氣阻，症見胸腹脹滿，納呆泛惡，肢體倦怠，大便溏泄，加用蒼朮、石菖蒲、木香，能健脾燥濕，行氣和胃。⑤若濕鬱寒化，症見形寒肢冷腹滿便泄，苔白膩而潤，脈濡弱，表現出濕勝陽微者，可加用桂枝、乾薑、附子溫運脾陽，四陽化濁。

（七）痰濁中阻

【脈象】脈濡滑，主痰濕內蘊之證。

【病因病機】①飲食肥甘厚味，損傷脾胃。②勞倦內傷，使脾陽不振，健運失司，不化水穀精微，從而聚濕生痰。③或腎虛不能化氣行水，水泛為痰。④肝鬱氣結、氣鬱濕滯而生痰。⑤痰濕困阻脾胃，使清陽不升，濁氣下降，導致眩暈。正如《丹溪心法・頭眩》所云：「頭眩，痰挾氣虛閅火，治痰為主，挾補氣降火藥。」

【證候分析】①痰濕中阻，上蒙清竅，使病人眩暈。②濕聚化痰，濕性重濁，阻抑清陽，故頭重如裹，多寐。③痰濁中阻，氣機不利，病人吐涎胸悶。④脾陽不振，則病人多寐少食。⑤舌苔白膩，脈濡滑，由痰濁內蘊所致。

【主要證候】①眩暈，而見頭重如蒙。②胸悶吐涎。③食少多寐。④舌苔白膩。⑤脈濡滑。

【治療原則】燥濕祛痰，健脾和胃。

【處方用藥】半夏白朮天麻湯加減。

藥用：半夏 9 g，白朮 9 g，天麻 9 g，茯苓 12 g，陳皮 9 g，厚朴 9 g，枳殼 9 g，生薑 6 片，水煎服。

【方藥分析】①半夏燥濕化痰。②白朮、茯苓健脾化痰。③陳皮、枳殼、厚朴理氣化痰。④天麻能息風治頭眩。⑤生薑化痰止嘔。

【臨床應用】①眩暈重，頻繁嘔吐，加代赭石，澤瀉、竹茹鎮逆止嘔。②脘悶不食，加用砂仁、白蔻仁能開胃化濁。③耳鳴、耳聾，加青蒿、鬱金、石菖蒲，能通陽開竅。④痰濁蒙蔽心陽，心悸怔忡，加石菖蒲、鬱金、桂枝、酸棗仁以通陽、化痰、安神。⑤痰鬱化火，症見頭目漲痛，心煩易悸，口苦，苔黃膩，脈弦滑，加黃連、黃芩能化痰泄熱。

八 脈濡緊

脈濡緊：脈浮繃急，數而體長（圖 2-3-8）。

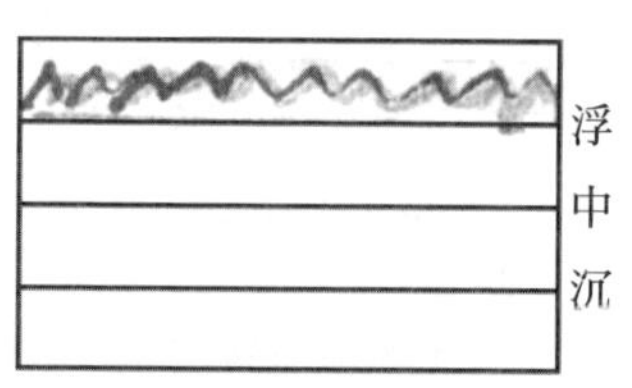

圖 2-3-8　脈濡緊

風寒濕侵入，經絡失和

【脈象】脈濡緊，主風寒濕證。

【病因病機】①素體虛弱，氣血不足，腠理空疏，外邪易於入侵，無力驅邪於外。②當居嚴寒處，雪天露宿，住處潮濕，臥睡當風，衝風冒雨，水中作業，感寒受濕，日久積而為病，引起氣血運行不暢，阻滯經絡。③病變主要在肢體皮肉經絡。④風寒濕邪鬱久化熱而發病。

【證候分析】①人體衛陽不固，腠理失密空疏，衛陽不固，衛外防禦功能低下，風寒濕邪侵入肢體經絡皮膚和肌肉。②風為陽邪，流走血脈經絡，使經絡不通，血行不暢。③寒為陰邪，其性留滯，氣血為寒所阻遏。④濕性重濁黏滯，停積經絡，血行不暢，皆可引起腰腿疼痛，關節屈伸不利，筋脈拘攣，手足麻木，風濕瘙癢。⑤遇熱後寒邪暫散，氣血又復流通，故遇熱痛輕。⑥遇寒使氣血凝滯，故遇寒痛重。⑦風寒濕邪使氣血凝滯不通，關節失之濡養，肌肉失之滋潤，炎症腫脹疼痛，活動受限。⑧外感寒濕，損傷脾胃，使脾不健運，因此病人多有濕困脾胃的症狀，如胸悶腹脹，食少納呆，大便稀溏，脈濡緊。⑨濕盛則陽微，故病人喜暖畏寒。

【主要證候】①腰腿疼痛。②關節屈伸不利。③筋脈拘攣。④手足皮膚麻木不仁。⑤風濕瘙癢。⑥遇熱痛輕。⑦遇冷加重，重者關節腫脹，活動受限。⑧胸悶腹脹。⑨食少納呆。⑩大便溏稀。⑪舌淡苔薄白。⑫脈濡緊。

【治療原則】祛風散寒，活絡止痛。

【處方用藥】追風丸。藥用：川烏9g，草烏9g，羌活9g，獨活6g，地楓子9g，麻黃3g，木瓜9g，蘄蛇3～9g，馬錢子0.3～1g，千年健9g，當歸12g，紅花9g，乳香3～9g，沒藥3～9g，杜仲3～9g，菟絲子3～9g，川續斷6g，麝香0.2～0.5g，甘草3g。

【方藥分析】①川烏、草烏能祛風濕；羌活、獨活、地楓子、麻黃、木瓜能散風祛濕，舒筋活絡。②蘄蛇、虎骨、馬錢子、千年健能驅風邪，壯筋骨，引諸藥以達病處。③邪犯經絡，則使人體血行阻滯，故用當歸、紅花、乳香、沒藥，能養血化瘀，活血止痛。④風寒濕容易侵及肝腎，用杜仲、菟絲子、續斷，以補益肝腎強筋壯骨。⑤麝香能芳香開竅，甘草調和諸藥。⑥諸藥配伍能標本兼治，適用於風濕性關節炎。

【臨床應用】①上肢疼痛，加用威靈仙。②下肢疼痛，加用牛膝、木瓜。③關節痛甚，加用麻黃、草烏、川烏、細辛。④關節腫脹，舌苔白膩者，加用蒼朮、防己、生薏苡仁。⑤發熱者，加知母、黃芩。⑥肢體皮膚麻木不仁者，加桑枝、蠶沙。

第四章

沉脈和相兼脈辨證論治

一 脈沉

脈沉：舉之不足，按之有餘（圖 2-4-1）。

（一）邪熱入裡，結於陽明

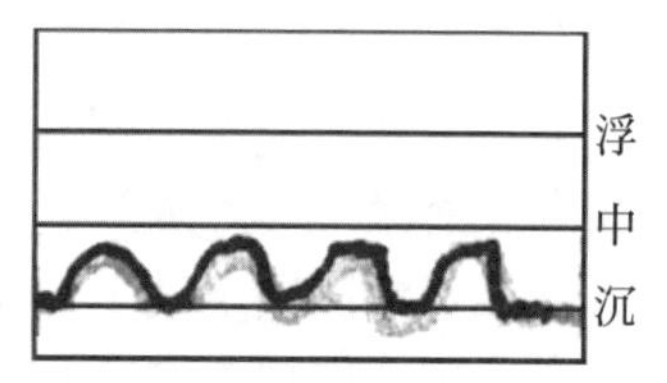

圖 2-4-1　脈沉

【脈象】脈沉有力，主邪熱入裡之證。

【病因病機】①素有伏痰鬱火，又感風邪，或驟然暴怒，痰火閉阻，多因臟腑功能失調，脾虛失之運化水濕，肝火灼熬津液，肺氣失宣，失卻水之上源，不能分化水液，又蒸騰肺津，從而形成痰濁。②痰濁阻塞經脈，筋脈失其濡養，津血不榮者，使熱鬱於裡，火鬱化風，挾痰襲入。③金創破傷，邪熱入裡，結於陽明，化燥傷津，使筋脈拘急，而成痙病。

【證候分析】①風火痰邪壅滯經脈，或傷及氣陰經脈失養，使大腦神經中樞不能營生理功能，風火痰邪多為細菌、病毒之類，作用於腦和胸膜，引起發炎腫脹，全身高熱，一般在體溫 40 ℃以上皆能出現腦膜刺激症狀，使交感神經極度興奮，引起病人精神恐慌，胸悶氣促，不能平臥，發熱汗出，兩膝屈曲，不能伸直。②張口困難，咽食哽噎，腹肌緊張，抽搐時板樣硬。③風痰火邪阻塞經脈，使脾虛不能運化水濕、濕鬱久化熱，使胃腸積熱薰蒸，濁氣上逆，則口苦且臭。④腸熱傷津，便燥失潤，則出現便秘。⑤熱結陽明，胃津被劫，汗出熱不解，體內傷津液，出現小便短赤。⑥舌苔黃膩，脈沉有力，皆為結熱陽明之證。

【主要證候】①精神恐慌。②胸悶氣促，不能平臥。③發熱汗出。④兩膝屈曲，不能伸直。⑤張口艱難。⑥咽食哽噎。⑦腹肌緊張，硬如板樣。⑧口苦且臭。⑨便秘。⑩小便短赤。⑪舌苔短期黃膩。⑫脈沉有力。

【治療原則】泄熱存陰，攻下通便。

【處方用藥】大承氣湯加減。藥用：生大黃 9 ～ 18 g，玄明粉 15 g（沖），厚朴 15 g，枳實 12 g，香附 9 g，桃仁 9 g，水煎服。

【方藥分析】①大黃苦寒泄熱，瀉下燥屎。②玄明粉鹹寒潤燥，軟堅破結。③厚朴、枳實能破氣導滯。④香附能理氣行血。⑤桃仁能活血消癥。全方諸藥相合，就有泄熱通便，行氣活血存陰的作用。

【臨床應用】①若濕熱甚重者，可去玄明粉，加黃芩、梔子以清化濕熱。②若濕盛者，要重用厚朴，加蒼朮、薏苡仁、砂仁健脾燥濕和中。③腹痛引及兩脅者；加柴胡，鬱金以疏肝止痛。④若壯熱煩渴，加金銀花、敗醬草以清熱解毒；若熱結旁流，可用葛根芩連湯合用，或加抗炎靈。⑤若便通，抽搐未止，可用玉真散合牽正散加減，能驅邪外達，搜風定搐。⑥若抽搐輕微，步履艱難時，宜祛風和營，益氣養陰，以待康復。

（二）濕熱積滯於胃腸

【脈象】脈沉有力，主裡熱熾盛之證。

【病因病機】①飲食所傷有：過食肥甘厚味，以及不潔之物，以致濕熱內結。②外感濕熱，疫毒之邪，也有感受寒濕之邪而發。③濕熱疫毒內侵，傷及胃腸，導致運化失職，氣血阻滯，熱毒壅盛。④還有內傷七情，鬱怒傷肝，肝氣犯脾，氣滯血凝，消化不佳。⑤憂思傷脾，運化失司，使飲食不停，與氣血膠結而致病。

【證候分析】①濕熱積滯，蘊結腸中，氣血阻滯，傳導失司，可使胃腸食積內停，痞悶脹滿。②若濕熱內結蘊蒸，腸氣血瘀滯，化為膿血，而成下痢。③濕熱熾盛，脾虛失其運化，炎症刺激使腸蠕動加快，又消化吸收不佳，而致火熱之性急迫，故而腹痛泄瀉。④濕熱疫毒多指細菌及其毒素，所致直腸刺激，縱有急促便意，則成裡急。⑤便後氣滯濕阻，痢下不暢，而見後重，還有直腸刺激存在，仍有便意，合稱裡急後重。⑥若裡熱甚重，結於陽明，瀰漫三焦。⑦熱盛傷津，腸津枯涸，而致大便秘結。⑧又因液枯津傷，裡熱偏盛，使小便黃赤澀少。⑨舌苔濁膩或黃膩，脈沉有力，乃為裡熱熾盛，濕滯胃腸之證。

【主要證候】①痞悶脹滿。②下痢，或泄瀉腹痛。③裡急後重，或大便秘結。④小便黃赤澀少。⑤舌苔濁膩或黃膩。⑥脈沉有力。

【治療原則】清利濕熱，消食導滯。

【處方用藥】枳實導滯丸。藥用：大黃 30 g，枳實 15 g（炒），神麴 15 g（炒），茯苓 9 g，黃芩 9 g，黃連 9 g，白朮 9 g，澤瀉 6 g，共研細末，湯浸蒸餅為丸，每服 9 g。

【方藥分析】①大黃、枳實能攻下積滯。②黃芩、黃連清熱燥濕。③茯苓、澤瀉能滲利濕熱。④神麴能和中消積。⑤白朮能健脾燥濕。各藥合用，能清化濕熱，排除積滯，儘快恢復脾胃的運化功能。

【臨床應用】①若濕熱積滯成痢，裡急後重，脘腹痞脹較重時，可加木香、檳榔，而成木香導滯丸。②若裡熱盛，又表證未解時，則用葛根芩連湯，能解肌清熱；如熱毒甚重，用白頭翁湯以清熱解毒，酌加金銀花、地榆、赤芍、丹皮。③若濕重於熱，用胃苓湯；若兼食滯，用山楂、雞內金。④若暑日感痢，病情不重，用香連丸合藿香正氣散。⑤若轉為厥逆，輕者用四逆散，重者用大承氣湯。

（三）真熱假寒證

【脈象】脈沉而有力，主有內熱過盛，因陽氣被鬱而不能外發之證。

【病因病機】①由於內熱過盛，陽氣閉鬱於內，末梢血管收縮，使血液不能將體內高熱傳佈四肢。②寒熱格拒，陽盛於內，拒陰於外，又稱陽盛格陰，陽鬱熱盛而致手足厥冷，又稱陽厥或熱厥。

【證候分析】①在高熱急證中，由於熱極和寒極的病理過程，使寒熱真假的出現，與本病寒熱不相符，即真熱假寒之象，也就是寒證見熱象，多在病情危重時出現。②多陽盛於內，陰格於外時，由於四肢末梢血管收縮，使體內高熱不能傳佈四肢，因而病人手足厥冷，脈沉等，似屬寒證。③內熱過盛，多因外感之邪化熱傳裡，使病人身熱不惡寒，反惡熱，脈沉有力，煩渴而喜冷飲，口臭咽乾，譫語，小便短赤，大便燥結，或熱痢下重，舌色深紅，苔黃而乾等熱象。

【主要證候】①病人手足厥冷。②身熱不惡寒反惡熱。③煩渴喜冷飲。④口臭咽乾。⑤譫語。⑥小便短赤。⑦大便燥結，或熱痢下重。⑧舌色深紅，苔黃而乾。⑨脈沉有力。

【治療原則】清泄裡熱，疏達陽氣。

【處方用藥】葛根湯加減。藥用：桂枝 3～9 g，白芍 6～9 g，炙甘草 3～6 g，生薑 2～4 片，大棗 4～6 枚，葛根 3～18 g，麻黃 1.5～9 g，水煎服。

【方藥分析】①桂枝發表解肌，溫經通絡。②白芍斂陰和營，養血柔肝。兩藥配伍，一散一收，調和營衛，能使表邪得解，裡邪得和。③生薑辛溫發散，能協助桂枝解表發汗，並能開胃。④大棗甘緩和胃，能協助白芍和裡。⑤甘草和中，調和諸藥。上述組方為桂枝湯，能解肌發表，調和營衛，治宜外感發熱。⑥再用葛根解肌發表，透發邪毒，生津止渴。⑦麻黃發汗解表，能使四肢血管擴張，加強發汗解表解肌之力，從而使裡熱得清，表邪得解，表裡雙解，使真熱假寒證治癒。

【臨床應用】①傷津較甚者，症見渴喜冷飲，苔黃舌乾者，加用蘆根 30 g，石斛 15～30 g，增生津液，使邪熱透達。②小便短赤澀痛，可加蒲公英、車前子。若大便秘結明顯，可加火麻仁、酒大黃以潤腸通便，又清泄內熱。

（四）陽虛感冒

【脈象】脈沉無力，主陽虛感冒。

【病因病機】①氣候巨變，衛外功能不能及時應變，如起居不當，寒溫失調，過度疲勞，肌腠失密。②風性輕揚，由口鼻而入，使肺衛失宣。③風由皮毛而入，使肌表不和。加之素體陽虛，風寒乘虛而入，多次反覆而致病。

【證候分析】①素體陽虛，衛外功能低下，腠理空疏，風寒易侵肺衛肌表，因此病人多次感冒而難以痊癒。②陽虛之體，又多次外感風寒，故惡寒重發熱輕，或只惡寒，四肢發涼，而不發熱。③背為陽，腹為陰，寒襲陽位，使背脊怕冷。④風寒外襲，衛陽阻抑，肺失宣降，氣管和肺黏膜發炎腫脹，黏稠分泌物滲出增加，使病人鼻塞聲重，流涕噴嚏，咳嗽咯痰，稀薄痰多。⑤衛表不固，風擾清陽而頭痛。⑥經脈不暢，出現身痛和肢體痠痛。⑦舌淡苔白，脈沉無力，皆為陽虛之證。

【主要證候】①經常外感反覆不癒。②惡寒重發熱輕，或僅惡寒而不發熱，尤其背脊怕冷。③四肢發涼。④頭痛身痛。⑤鼻塞流涕。⑥噴嚏咽癢。⑦咳嗽吐痰稀薄而多。⑧舌淡苔白。⑨脈沉無力。

【治療原則】助陽益氣，解表散寒。

【處方用藥】麻黃附子細辛湯加減。藥用：附子 9 g，麻黃 6 g，細辛 3 g，桂枝 6 g，黃耆 12 g，黨參 12 g，炙甘草 6 g，水煎服。

【方藥分析】①附子、桂枝能溫經通絡，助陽益氣。②麻黄髮汗解表。③細辛內解少陰寒邪，外發太陽之表。④氣屬陽，陽虛氣也不足，加用黃耆、黨參、炙甘草能健脾益氣和中，增強代謝功能，能解陽虛氣之不足，使病人發汗而不傷陰，益氣而不戀邪。

【臨床應用】①若表證重者，可加用荊芥、防風；若夏季感冒夾暑，可用藿香、佩蘭。②若咳嗽痰多，黏稠發黃，可加桔梗、黃芩、金銀花。③如症見頭痛身熱，惡寒無汗，肢冷倦怠，語音低微，可用再造散，藥用：黃耆 3 g，人參 3 g，桂枝 3 g，白芍 3 g，熟附子 3 g，細辛 3 g，甘草 3 g，羌活 3 g，防風 3 g，川芎 3 g，煨生薑 3 片，大棗 2 枚，水煎服。此方來自《傷寒六書》。

（五）脾陽虛弱，水濕逗留

【脈象】脈沉，主陽氣虛弱，陰寒內盛之證。

【病因病機】①風濕傷人，與臟腑相搏，使臟氣受損，不能化氣行水，多因風濕搏結不散。②也有因飲食不足，饑饉勞倦，使脾虛失運。③脾虛不能制腎，反被腎水反剋，水濕壅盛，必損及陽，故脾虛進一步發展，就必然導致腎陽衰微。④而腎陽虛衰，不得溫養脾臟，加重脾虛，而使水腫更加嚴重。⑤從而可知，水腫以腎為本，以脾為制水之臟，為其脾陽水濕的關鍵。

【證候分析】①多由脾氣虛發展而來，也可因飲食不節，過食生冷，過用寒涼藥而損傷脾陽。②脾虛水濕運化遲緩，因眼泡屬脾，故脾胃氣虛使眼瞼水腫。③脾陽虛弱，水濕停滯，故使病人脘腹脹悶，小便不利而少尿。④脾虛不能運化水穀精微，營養障礙，使病人面黃肌瘦，神疲乏力，四肢發涼。⑤食少便溏，多因水濕內盛，不能運化，流注腸中而致。⑥脾虛濕阻，不能消磨水穀，輸布精微，營養減少，產能不多，使病人腹脹滿而按之鬆軟無力。⑦舌淡苔白，脈沉，為陽虛陰盛之證。

【主要證候】①眼瞼水腫，脘腹脹悶，腹脹而按之鬆軟無力。②食少便溏。③小便短少。④面色萎黃或白。⑤神疲乏力，四肢發涼。⑥舌淡苔白。⑦脈沉。

【治療原則】溫脾行水。

【處方用藥】實脾飲加減。

藥用：炮薑 3～4.5 g，附子 3～9 g（先煎），草荳蔻 3～6 g（後下），白朮 12～15 g，厚朴 3～9 g，木香 3～6 g，大腹皮 9～12 g，豬苓 15 g，茯苓 15 g，澤瀉 15 g，水煎服。

【方藥分析】①炮薑、附子、白朮、厚朴、草荳蔻、茯苓能溫運脾陽。②木香能理氣行水。③大腹皮、豬苓、澤瀉能化氣行水。本方主要以溫陽健脾利水為主，從而疏導水氣下行，消除胸腹脹滿，以退水腫。

【臨床應用】①本方多用於水腫、腹水等證，能溫寒行氣利濕，因寒濕最容易損傷脾陽。②若病人面色㿠白，神疲乏力，加黨參、黃耆以補其正氣，多用於慢性腎炎水腫，且常與五苓散合用，以加強利水作用。③本方與防己黃耆湯用途不同，治宜納呆、噁心、腹脹、便溏、腹水和全身水腫者，而防己黃耆湯多用於氣虛較重，全身水腫為主，無明顯腹水、胃腸症狀較少的症狀。④臨床應用必須細心斟酌。

二 脈沉弱

脈沉弱：弱者虛細無力，脈位極沉（圖 2-4-2）。

（一）陽虛痺

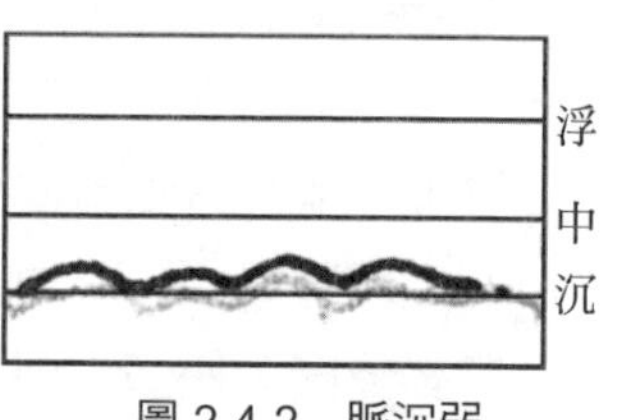

圖 2-4-2　脈沉弱

【脈象】脈沉弱，主陽虛之證。

【病因病機】①痺證日久，氣血周流不暢通，血停為瘀，濕凝為痰。②痰瘀互結，閉阻經脈，深透骨骼關節，病久正氣耗傷，損傷臟腑，而導致陽虛痺。

【證候分析】①風寒濕痺流注經絡，痺阻氣血通暢，使病人痺證日久，骨節疼痛。②若痰瘀交結，阻塞經絡脈管，並深入骨骼，而使根深難以逐除之，在痺證晚期，可致關節僵直變形，筋肉萎縮。③肝腎陽虛，氣血鬱滯不流，筋肉失養，使肌肉萎縮，面色晄白少華，形寒肢冷，腰膝痠軟，關節冷感，尿多便溏，或五更泄瀉，舌淡苔白，脈沉弱，為陽虛之證。

【主要證候】①痺證日久不癒。②骨節疼痛，關節僵直變形。③筋肉萎縮。④面色晄白少華。⑤形寒肢冷。⑥腰膝痠軟。⑦關節冷感。⑧尿多便溏，或五更泄瀉。⑨舌淡白，脈沉弱。

【治療原則】溫陽益氣，強筋壯骨，補益肝腎。

【處方用藥】真武湯合右歸丸加減。藥用：熟附子 9 g（先煎），茯苓 12 g，焦白朮 9 g，白芍 9 g，乾薑 5 g，肉桂 5 g（後下），炙甘草 5 g，當歸 9 g，炙黃耆 12 g，巴戟天 12 g，菟絲子 12 g，杜仲 12 g，鹿角膠 12 g（烊化），水煎服。

【方藥分析】①真武湯能溫腎散寒，健脾利濕。方中熟附子大辛大熱，能溫腎陽，祛寒邪。②焦白朮、茯苓能健脾利水。③乾薑能溫散水氣，可加強蒼朮的利水作用。④白芍和營止痛，酸寒斂陰，並可緩和乾薑、附子之辛熱，而不致傷陰。⑤右歸丸方中鹿角膠、當歸能補充精血，枸杞子、菟絲子、杜仲、炙黃耆能溫養肝胃，助火壯陽。適用於陽虛火衰之證，能挾陽以配陰，溫腎壯陽。

【臨床應用】①氣虛者，去乾薑，加人參，參附相合，能溫補元陽，再加桂心、甘草、乾薑，治陽氣虛，陰寒盛，肢體針刺刀割樣疼痛。②痺痛甚者，加草烏，生用川烏、草烏，需要加入白蜜少許。③痺痛緩解之後，需要補益氣血，溫養肝腎，強筋壯骨，需加用：黃耆、當歸、淫羊藿、桑寄生、續斷、巴戟天、狗脊、牛膝、松節。

（二）脾虛哮喘

【脈象】脈沉弱，主脾虛之證。

【病因病機】①過食生冷，凝結津液，內生痰飲；過食肥甘酸鹹甜膩之類，積痰化鬱生熱。②進食海鮮魚蝦等發物。以上各種因素，皆能阻礙脾主運化功能，脾不運化，痰濁內生，上逆入肺，阻滯肺氣的肅降，而使其致病。③外邪侵襲，多為乘虛而入。原來素體先天不足，腎氣虛弱，易受侵襲，如先天哮喘病，多為先天遺傳。④病後體弱，幼年患痲疹，百日咳，或反覆感冒、咳嗽日久，引起氣管炎肺氣腫，使肺氣虛，氣不化津，痰飲內生。⑤患過肺結核，使其陰虛陽盛，熱蒸液聚，痰熱膠固。最後外感風寒，或吸入煙塵、花粉、異味氣體，誘發此病。

【證候分析】①脾氣虛弱，運化障礙，使食物不能化生精微，反成痰濁，因此素日病人咳嗽痰多，脘脹納呆，神疲乏力，大便不實。②若飲食不當，損傷脾氣，脾虛生濕，濕損肺氣，有時能誘發致病。③舌淡苔白滑，脈沉弱，乃為脾虛之證。

【主要證候】①病人咳嗽痰多。②脘腹納呆。③神疲乏力。④大便不實，每因飲食不當而誘發致病。⑤舌淡苔白滑。⑥脈沉弱。

【治療原則】補氣健脾，祛痰止哮。

【處方用藥】六君子湯合苓桂朮甘湯加減。

藥用：黨參 6 g，白朮 9 g，茯苓 9 g，陳皮 9 g，半夏 9 g，黃耆 12 g，砂仁 6 g，桂枝 9 g，水煎服。

【方藥分析】①黨參、白朮、黃耆能健脾補氣。②茯苓、半夏、陳皮化痰平喘。③砂仁、桂枝能溫脾陽助消化。

【臨床應用】①若用四君子湯，常加山藥、薏苡仁甘淡益脾，且五味子能收斂肺氣止咳。②若表虛自汗時，加用炙黃耆、大棗、浮小麥。③若療效不佳時，可加製附子、龍骨、牡蠣，能壯陽固衛斂汗。④若食少納呆，腹脹，痰多，多為脾虛生濕化鬱，濕滯肺氣，可加用陳皮、半夏、前胡、款冬花。⑤若病人面色皖白，形寒肢冷，心悸氣短，可用四君子湯合保元湯或黃耆建中湯能溫陽補氣。⑥平時可常服六君子丸或資生丸。

（三）腎氣不固

【脈象】脈沉弱，主腎氣不足之證。

【病因病機】①多因腎陽素體虧虛。②過度勞倦。③年老多病。④致使腎氣虧損，失其封藏固澀作用。

【證候分析】①腎氣不固，功能障礙，膀胱失其制約之力。②不能貯藏津液，使病人小便頻數清長，甚至遺尿，小便失禁，尿後餘瀝不盡。③夜間為陰盛陽衰之時，腎氣虛，使陰寒更盛，使病人夜尿增多。④腎氣虛，失其封藏固澀之功，使病人滑精早泄，帶下清冷。⑤腰膝痠軟，舌淡苔白，脈沉弱，乃為腎氣虛之證。

【主要證候】①腰膝痠軟。②小便頻數清長，甚而遺尿，小便失禁，或餘瀝不盡，夜尿增多。②有時滑精早泄。③帶下清冷。④舌淡苔白。⑤脈象沉弱。

【治療原則】固澀腎氣，補腎益精。

【處方用藥】金鎖固精丸。

藥用：沙苑蒺藜 60 g，芡實 60 g，蓮鬚 60 g，鍛龍骨 30 g，鍛牡蠣 30 g，共研細末，蓮肉煮爛糊丸，每服 6～9 g，水沖服。

【方藥分析】①腎氣不足，精關不固，出現遺精滑泄等病，當用金鎖固精丸。②方中沙苑蒺藜、芡實、蓮子肉能補腎益精。③鍛龍骨、鍛牡蠣、蓮鬚能固腎澀精，因此本方是治療腎虛遺精滑泄的常用方劑。

【臨床應用】①本方加入金櫻子、菟絲子、五味子其療效更佳。②病人陽虛過甚時，加肉蓯蓉、山萸肉、補骨脂。③若陰虛過重時，加熟地、龜板。④發熱過高時，加用知母、黃柏。⑤從而可知，在臨床應用中，本方劑只用於收澀固腎。⑥若由心肝火旺、肝經濕熱所導致的遺精早泄，就不能用金鎖固精丸了，必須禁止應用。⑦有時不用本方，就用封髓丹（《醫宗全鑑》方）。

（四）脾腎陽虛

【脈象】脈沉弱，主陽虛之證。

【病因病機】①脾腎陽氣能溫煦肢體，使代謝功能正常，可維持臟腑活動，運化水穀精微，氣化水液。②若脾腎陽虛，陽虛則陰盛，因此脾腎陰寒內盛，使水穀精微運化失職，不能氣化水液，則形成水濕瘀滯。③脾腎陽虛，多因久病耗氣傷陽，或水邪久居，或久瀉遷延，使腎陽虛衰，不能溫煦脾陽，或脾陽久虛不能充養腎陽，終使脾腎陽氣俱傷。

【證候分析】①脾腎陽虛不能溫養形體四肢，使病人面色晄白，形寒肢冷，多因代謝產能產熱減少，而使體溫偏低，反來影響機體代謝。②陽虛寒盛，氣血在經脈凝滯，使少腹腰膝冷痛。③水穀不得運化，消化吸收障礙，則腸道水穀下利，甚則五更泄瀉。④陽虛則無以運化水濕，血漿蛋白減少，血管滲出增加，使血漿滲出到組織間，出現水濕停滯，故病人面浮肢腫。⑤水濕內聚，膀胱失其氣化，使病人小便不利，水膨脹滿。

【主要證候】①面色晄白。②形寒肢冷。③腰膝少腹冷痛。④下利清穀。⑤甚而五更泄瀉。⑥面浮肢腫。⑦小便不利。⑧重者水膨脹滿形成腹水。⑨舌質淡胖，舌苔白滑。⑩脈沉弱。

【治療原則】溫補脾腎。

【處方用藥】真武湯加減。

藥用：製附子 9 g，白朮 9 g，白芍 9 g，茯苓 9 g，澤瀉 9 g，陳皮 9 g，生薑 6 g，水煎服。

【方藥分析】①製附子溫補腎陽。②白朮、茯苓、澤瀉能通利小便。③生薑能溫散水寒之氣。④白芍能調和營陰。⑤陳皮能理氣健胃，燥濕化痰。全方諸藥合用，具有溫腎逐寒，健脾利水的作用。

【臨床應用】①氣虛甚者，氣短聲低，可加人參、黃耆以健脾補氣。②若小便短少者，加用桂枝、豬苓、澤瀉，使膀胱氣化行水，以利小便。③若脾氣虛弱，不能運化水濕，症見面色萎黃，遍身水腫，神疲乏力，大便溏瀉，小便反多，可用參苓白朮散加減。④若小便清長量多，加菟絲子，補骨脂以溫固下元。⑤若水邪上逆，心陽閉阻，症見心悸，唇紺，脈虛數或結代，應重用附子，再加桂枝、炙甘草、丹參，能溫陽化瘀。⑥若水邪凌肺，腎不納氣，症見喘促、汗出，加用人參、蛤蚧、五味子、鍛牡蠣，以防喘脫。

三 脈沉遲

脈沉遲：脈一息三至，沉取可得（圖 2-4-3）。

（一）寒中脾胃

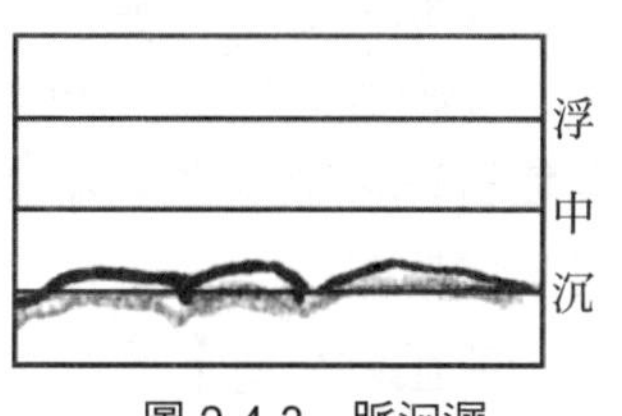

圖 2-4-3　脈沉遲

【脈象】脈沉遲，主虛寒證。

【病因病機】①病久虛損。②過勞倦怠。③飲食不節，過食生冷。④損傷脾胃。⑤多由脾氣虛發展而來，由脾陽受損所致。

【證候分析】①脾陽氣不足，脾氣虛衰，陽虛寒盛，使病人腹中冷痛，喜按喜溫，口吐清水。②陽虛不能溫煦肌膚，使病人形寒肢冷。③寒濕下注，使病人腰腹酸沉，婦女白帶清稀。④舌淡苔白，脈沉遲，乃為虛寒之象。

【主要證候】①在脾氣虛弱基礎上，病人證見面色萎黃。②神疲乏力。③少氣懶言。④食少腹滿便溏。⑤形體消瘦。⑥出現腹中冷痛。⑦喜按喜溫。⑧口吐清水。⑨腰腹酸沉。⑩形寒肢冷。⑪婦女白帶清稀。⑫小腹下墜。⑬舌淡苔白。⑭脈象沉遲。

【治療原則】溫中散寒，健脾補氣。

【處方用藥】理中丸。藥用：人參 9 g，乾薑 3 g，白朮 9 g，炙甘草 3 g，研末做成蜜丸，每丸 6 g，每服 1 丸，溫開水送服。

【方藥分析】①本方為溫中補脾的代表方劑。方中人參，白朮、炙甘草能健脾補氣。②乾薑能溫中散寒，振奮中陽，恢復脾胃運化功能。③炙甘草補氣健脾，緩急止痛，調和諸藥。

【臨床應用】①若體虛較甚時，可加黨參、當歸，能益氣養血。②陽虛症狀明顯，可加製附子、乾薑，以壯脾陽，增強脾胃功能。③若泛吐清水不止者，可加吳茱萸 1.5～3 g，若療效不顯著時，則可加伏龍肝 30 g，煎湯代水煎藥，便可提高治療效果。

（二）五更泄瀉

【脈象】脈沉遲，主脾腎陽氣不足之證。

【病因病機】①多因脾腎久病，耗氣傷陽。②水濕久居，以使腎陽虛衰為主，不能溫養脾陽。③脾陽久虛不能濡養腎陽，導致五更泄瀉。

【證候分析】①腎陽衰微，不可溫煦脾陽，而人體在黎明之前，陽氣未充之時，陰寒內盛，氣血凝滯不暢，不通則痛，故使病人及臍腹疼痛。②腸蠕動加快，出現腸鳴泄瀉，瀉後即安。③腎臟陰虛寒盛，代謝功能減退，產能產熱減少，故使病人形寒肢冷，腰膝痠軟，食少納呆，神疲乏力，舌淡苔白，脈象沉遲，乃為脾腎陽虛之證。

【主要證候】①黎明之前臍腹疼痛。②腸鳴即瀉。③瀉後舒適。④同時病人神疲乏力。⑤形寒肢冷。⑥腰膝痠軟。⑦食少納呆。⑧舌淡苔白。⑨脈象沉遲。

【治療原則】溫補脾腎，固澀止瀉。

【處方用藥】四神丸。藥用：補骨脂 120 g，五味子 60 g，肉荳蔻 60 g，吳茱萸 30 g，大棗 180 g，共研細末，用生薑 180 g 煎湯，加麥粉 7%～20%，打糊為丸，每服 6～9 g，空腹溫開水送服，每日服 2～3 次。

【方藥分析】①五更瀉多因脾腎虛寒，治療應側重於補腎，因此本方重用補骨脂，為主藥，以溫補腎陽，輔用吳茱萸，能溫中散寒。②肉荳蔻、五味子能澀腸固脫。③生薑、大棗能調和脾胃。④吳茱萸、肉荳蔻有通散和固澀兩種藥理作用，本方用其固脫收澀，因酸性收斂用五味子，對五更泄瀉更有較好的療效。

【臨床應用】①四神丸還另有一方，去五味子、吳茱萸，加小茴香、木香。②小茴香能行氣溫腎。③木香能行氣止痛，澀腸止瀉。④故止瀉方，一般都多用木香，但用藥偏重於行氣。⑤如病人氣滯偏重，便可酌用此方。⑥如年老體弱，久瀉不止，中氣下陷，加用黃耆、訶子肉、赤石脂，能益氣，昇陽和止澀，也可用桃花湯固澀止瀉。⑦在治法上強調溫腎和固澀兩種方法，因為久瀉脾陽虛弱，也可導致命門火衰，因「久瀉無火」「久瀉無不傷腎」，特別重視溫腎一法。⑧久瀉用固澀法，必須慎重，只有邪去正衰方可使用。⑨在措施上，一般虛者久病者可固澀止瀉。⑩實證暴瀉不可用此法。

（三）寒濕腰痛

【脈象】脈沉遲而緩，主寒濕停聚之證。

【病因病機】①久住冷濕之地，冒雨涉水，衣著冷濕，勞動汗出，皆可外感寒濕之邪。②寒凝收引，濕邪黏聚不化，致使經絡受阻。③氣血運行不暢，因而發生腰痛。

【證候分析】①寒濕之邪侵襲腰部，寒能收引，濕能重濁，故使病人腰冷痛而重濁，並且轉側不便。②濕屬陰邪，其性黏滯重濁，靜臥時濕邪易於停聚不散，故使病人靜臥疼痛加重。③若天氣陰雨寒冷，使寒濕加重，則使腰痛篤重。④舌苔白膩，脈沉遲而緩，乃為寒濕積聚之證。

【主要證候】①腰部冷痛重著，轉側不能，逐漸加重。②靜臥疼痛不減輕，陰雨寒冷天氣又使腰痛加重。③舌苔白膩。④脈象沉遲而緩。

【治療原則】散寒化濕，溫經通絡。

【處方用藥】乾薑苓朮湯加減。藥用：乾薑 6 g，甘草 10～

15 g，白朮 10 g，茯苓 10～15 g，桂枝 20 g，牛膝 10 g，水煎服。

【方藥分析】①本方又名腎著湯。方中乾薑、甘草能溫中散寒，白朮、茯苓健脾滲濕。②桂枝、牛膝能溫通經絡。因脾主肌肉，運化水濕，若脾陽不振，不能運化水濕，則使寒濕留在肌肉。若溫脾壯陽，寒去濕化，才去諸證而愈。此方正著，療效明顯。

【臨床應用】①寒濕過重，以冷痛為主。②筋肉拘急不舒，加用附子，就可溫腎祛寒。③若濕邪偏盛，疼痛加重，舌苔厚膩，加用蒼朮，就可燥濕散邪。④若慢性寒濕腰痛，並伴有腎虛，加用杜仲、桑寄生、續斷，能補腎壯腰。⑤寒濕之邪多可傷及陽氣。⑥若年高體衰，久病不癒，可使腎陽不足，症見腰膝痠軟，脈沉無力，加用菟絲子、補骨脂能祛寒化濕，溫補腎陽。⑦若痛處游走不定，關節疼痛，並受風邪，可用獨活寄生湯，能祛風通絡，補益肝腎。

（四）脾陽虛

【脈象】脈沉遲，主虛寒證。

【病因病機】①飲食不節。②過食生冷。③或久病傷脾，皆可損傷脾陽。④多由脾氣虛加重發展而致病。

【證候分析】①脾陽虛弱，久病難癒，可致脾氣衰微。②若陽虛受寒，使病人腹中冷痛，喜按喜溫，自覺見輕，同時口吐清水。③陽虛不能溫暖肌表，代謝產熱減少，使病人形寒肢冷。④寒濕下注，使病人腰腹酸重，婦女白帶清稀。⑤舌淡苔白，脈沉遲，也為虛寒之證。

【主要證候】①有脾氣虛證候外，同時出現腹中冷痛。②喜按喜溫而疼痛見輕。③口吐清水。④形寒肢冷。⑤小腹下墜。⑥腰腹酸沉。⑦婦女白帶清稀色淡。⑧舌淡苔白。⑨脈沉遲。

【治療原則】溫中散寒。

【處方用藥】理中湯加減。藥用：炒黨參 12 g，焦白朮 9 g，乾薑 3 g，炙甘草 5 g，水煎服。

【方藥分析】①炒黨參、焦白朮能健脾益胃。②炙甘草、乾薑能和中溫陽。

【臨床應用】①若嘔吐，吐痰涎清水，加用桂枝、吳茱萸，能溫中降逆止嘔。②若脘冷肢涼，宜加附子、肉桂、蜀椒能溫陽散寒。③嘔吐噯氣不止，加用代赭石、旋覆花、枳殼、陳皮、半夏、砂仁、茯苓能理氣降逆止嘔。④若病重及腎，腎陽不足，出現腰膝痠軟，舌淡胖，脈沉細者，可用附子理中湯加肉桂、吳茱萸，以溫補脾腎之陽，便可見卓效而治癒。

（五）腎陽虛

【脈象】脈沉遲而尺弱，主腎陽虛之證。

【病因病機】①素體虛弱。②年老久病。③房勞過度，皆可損傷腎陽而致病。

【證候分析】①腎陽虛衰，氣血虧損，使病人面色晄白，神疲乏力。②陽氣不能達於肌表，多因末梢血管收縮，氣血凝滯，體溫不能疏散於外，則病人形寒肢冷，自汗；腎藏精，為生殖之源，使腎陽不足，故而陽痿或不孕。③腰為腎之府，腎主骨生髓，通腦。④當腎陽虛弱時，則使腰膝痠軟，頭昏耳鳴。⑤舌苔白質淡，脈沉遲而尺弱，皆為腎陽虛弱之證。

【主要證候】①病人面色晄白。②形寒肢冷。③腰膝痠軟無力。④頭暈耳鳴。⑤神疲睏倦。⑥自汗。⑦陽痿或不孕。⑧舌淡苔白。⑨脈沉遲而尺弱。

【治療原則】溫補腎陽，填充精血。

【處方用藥】右歸丸加減。

藥用：熟附子 9～15 g（先煎），肉桂 3 g（後下），熟地 15～30 g，砂仁 3 g（後下），枸杞子 9 g，山藥 15 g，山茱萸 9 g，黨參 10～15 g，焦白朮 9～15 g，枳實 10 g，水煎服。

【方藥分析】①附子、肉桂能祛寒而補腎陽。②熟地性溫，滋腎填精。③砂仁能調中行氣，溫脾止瀉。④山茱萸、枸杞子能滋腎養肝。⑤山藥能補中益脾，黨參、焦白朮能補中益氣，燥濕利水，固表止汗。⑥枳實能破氣行痰，散積消痞。綜合諸藥作用，能扶陽以配陰，側重在溫腎壯陽，補益腎陰。

【臨床應用】①若病人尿少、水腫，可加用茯苓、澤瀉、車前子、懷牛膝。②便溏不止，加炮薑炭、煨肉果。③若陽損及陰，可合真人養臟湯加減。④氣虛欲脫、昏厥、汗出、眩暈、氣短，加用人參。⑤若胃氣虛寒、嘔惡、吞酸，加乾薑、吳茱萸。⑥小便淋漓不止，加用補骨脂。⑦若肝腎不足而虛寒者，加用鹿角膠、當歸以補充精血，枸杞子、菟絲子、杜仲以溫養肝腎，能助火壯陽，祛其虛寒。

（六）胸中大氣下陷

【脈象】脈沉遲微弱，主氣虛下陷證。

【病因病機】①素體怯弱，形氣不充，臟腑不榮，生機不旺。②多因先天不足，如父母體虛，胎氣不足，或胎中失養，臨產損傷。③生活因素，包括房事不節，過度傷陰，過度勞累，情志內傷，飲食不節，起居失常，皆可引起氣血虧損臟腑生病，氣隨血耗，而成氣虛。④氣虛。則固攝無權，不能衛外，不能固攝於下，血行滯瘀；氣以血母，氣虛不升、氣不歸元，而使肺中大氣下陷。⑤《素問・通評虛實論》中云：「氣虛者，肺虛也。」因肺主氣，而肺氣又由中焦脾氣所生，因此臨床多見脾肺兩虛。⑥脾虛失其運化功能，使水穀精微難以運化和輸布，因肺虛為水之上源，使精微津液難以濡養全身，使腎不納氣，引起氣不歸元，肺之呼吸肌無力舒縮，引致一系列臨床症狀。

【證候分析】①脾肺兩虧，腎不納氣、使氣不歸元，使胸中大氣下陷，則病人出現氣短不足一息，呼多吸少，或動則喘息。②嚴重時腎陽衰敗，而見汗出肢冷，面青唇紫。③舌紫苔白。④脈沉遲微弱，重者六脈不全或至數不齊，均為腎陽衰微之候。

【主要證候】①病人氣短不足一息，呼多吸少，或動則喘息。②嚴重時汗出肢冷。③面青唇紫。④舌紫苔白，脈象沉遲微弱。⑤或六脈不全，至數不整。

【治療原則】提升中氣。

【處方用藥】升陷湯加減。

藥用：黃耆 18 g，知母 9 g，柴胡 4.5 g，桔梗 4.5 g，升麻 3 g，水煎服。

【方藥分析】①黃耆能補氣昇陽，治氣虛血少。②知母能瀉肺滋腎，清熱除煩。③柴胡能昇陽舉陷，舒肝解鬱。④桔梗開提肺氣，宣肺袪痰。⑤升麻能昇陽舉陷，發表解毒。⑥全方能昇陽補氣，升提肺氣，以解胸中大氣下陷。

【臨床應用】①若腎不納氣，氣不歸元，可用金匱腎氣丸合參蛤散加減。方中熟地、山茱萸補腎滋陰。②肉桂、附子、補骨脂能補腎溫陽，人參、山藥、茯苓健脾益氣化痰，丹皮活血清相火而補腎陰。③澤瀉利尿泄熱，以和陰陽，蛤蚧溫腎納氣，五味子止咳平喘，共能補腎納氣，止咳平喘。④若見足冷面紅，汗出如油，可加龍骨、牡蠣，能潛鎮浮陽。⑤若肺氣壅阻，症見氣急胸悶，痰多喘促，上實下虛，可用蘇子降氣湯，以降逆平喘。⑥若腎陽虛，水濕上犯，凌心犯肺，症見心悸喘咳，四肢水腫，舌淡胖，脈沉細，用真武湯加葶藶子、防己能溫腎行水。

四 脈沉緩

脈沉緩：沉取應指，一息四至，脈勢鬆懈無力（圖 2-4-4）。

（一）水濕浸漬

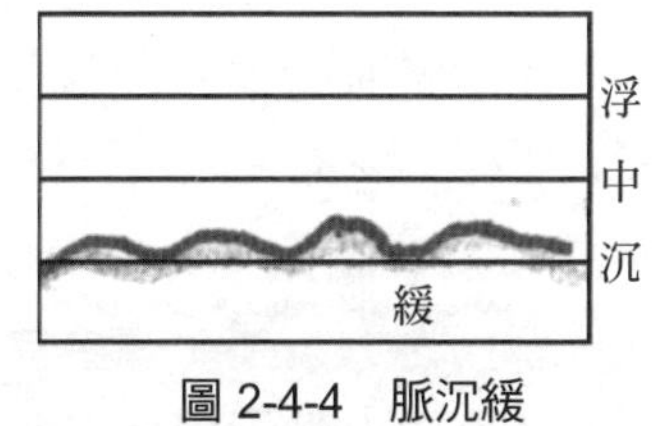

圖 2-4-4 脈沉緩

【脈象】脈沉緩，為濕盛脾弱之證。

【病因病機】①水濕浸漬，脾氣受困。②多因久居濕地。③或涉水冒雨。④濕邪浸漬，滲浸經絡，留著臟腑。⑤先要困脾，使脾陽受損害，脾失健運，水濕停聚，泛溢肌表，而形成水腫。

【證候分析】①濕性黏滯重濁，不易驟化，因此病人起病緩慢，病程較長。②水濕之邪，浸漬肌膚，壅滯不化，使皮膚水腫。③水濕內聚，三焦決瀆失職，使膀胱氣化不利，所以病人小便短少。④水濕漸增而重，橫溢肌膚，故使水腫加重，按之沒指，脾被濕困，陽氣不展，代謝減弱，功能紊亂，使病人身重神疲，胸悶腹脹，納呆泛惡。⑤舌苔白膩，脈象沉緩，為濕盛脾弱之候。

【主要證候】①病人發病緩慢，病程較長。②全身水腫較重，按之沒指。③小便短少，身體困重。④胸悶納呆，泛惡欲吐。⑤舌苔白膩。⑥脈象沉緩。

【治療原則】健脾化濕，通陽利水。

【處方用藥】五皮散合胃苓湯加減。

藥用：桑白皮 9～12 g，生薑皮 6～9 g，大腹皮 9 g，茯苓皮 30 g，蒼朮 9 g，厚朴 6 g，陳皮 4.5 g，甘草 6 g，生薑 6～9 g，大棗 4 枚，桂枝 4～6 g，白朮 9 g，澤瀉 15 g，茯苓 12 g，豬苓 9 g，水煎服。

【方藥分析】①桑白皮、茯苓皮、生薑皮、大腹皮、陳皮能利尿消腫。②白朮、茯苓能健脾化濕。③蒼朮、厚朴健脾燥濕。④豬苓、澤瀉能利尿消水腫。⑤桂枝能通陽利水。⑥甘草、生薑、大棗能調和營衛，溫散水氣。

【臨床應用】①水腫而喘急，加麻黃、杏仁、葶藶子能宣肺利水平喘。②若腹脹和水腫嚴重時，加用蜀椒、防己、車前子。③若陰盛陽衰，畏寒肢涼，脈沉遲，加用附子、乾薑。④腹滿便秘，要加用大黃，以助攻瀉之力。

（二）脾虛水泛

【脈象】脈沉緩，主脾虛證。

【病因病機】①多因久病傷脾胃，或過食生冷，損耗脾陽功能。②脾虛，不能制水，失其運化，反而生濕。水濕壅滯，必損其脾陽，因此脾虛必然導致腎陽虛衰。③腎陽虛衰，不能溫養脾胃，不能養肺，肺濕積聚，使肺氣衰微，不能敷布水液，失水之上源。④肺、脾、腎失調，而使脾虛水泛，但水為至陰，故其本在腎。⑤水生化在氣，故其標在肺。⑥水唯畏脾，其制水在脾，從而明確三者關係，也就明確水腫的關鍵所在了。

【證候分析】①脾主運化水濕，脾失健運，使水濕積聚而溢於肌表，故全身水腫。②因水濕重濁，水趨於下，則以腰下部水腫較重。③脾虛，運化減弱，積鬱胃腸，則使病人食少納呆，脘腹脹滿，大便溏泄，濕傷腎陽，小便短少。④陽虛不能達表，代謝產熱減少，血運緩慢，使體表和體內溫度相差懸殊，因而形寒肢冷。⑤舌淡苔白，脈象沉緩，均為脾虛之象。

【主要證候】①全身水腫，腰以下較重。②小便不利。③形寒肢冷。④食少納呆。⑤脘腹脹滿。⑥大便溏稀。⑦舌淡苔白。⑧脈象沉緩。

【治療原則】溫陽健脾，利水。

【處方用藥】補脾飲加減。藥用：製附子 9～15 g，乾薑 3～6 g，白朮 9～30 g，大腹皮 15 g，茯苓 15～30 g，木香 9 g，厚朴 6～9 g，車前子 15 g，豬苓 9 g，砂仁 6 g，肉桂 6 g，水煎服。

【方藥分析】①製附子、乾薑、肉桂、白朮、茯苓能溫陽健脾，以祛寒濕，是重要的組成部分。②厚朴、木香、砂仁為理氣藥物，能流暢氣機，能充分使其溫陽健脾，祛濕散寒。③大腹皮、車前子、豬苓能利水祛濕消腫。諸藥合用，就達到溫陽、健脾、行氣、利水，從而達到消除水腫的目的。

【臨床應用】①若水濕甚重，加桂枝、澤瀉，促進膀胱氣化，通利小便。若大便溏泄重者，加用炒扁豆、炒薏苡仁，能健脾利濕。②若氣短而喘者，加黨參、黃耆、麻黃、杏仁，能補益脾肺之氣，宣肺通氣，若脅腹脹痛明顯，加用鬱金、川楝子、白芍能疏肝止痛，理氣行水。

（三）脾胃不和，水濕不化

【脈象】脈沉緩，主脾陽虛、水濕不化之證。

【病因病機】①脾氣素虛，或原有食滯，或本有濕阻，但當未發病。②若加之飲食過量，停滯不化。③恣食肥甘，濕熱內蘊。④誤食生冷不潔之物，損傷脾胃，引致運化失職。⑤長期飲食失調，或勞倦內傷，或久病纏綿，可致脾胃虛弱，因脾主運化，胃主受納。⑥脾胃虛弱不能受納水穀和運化精微，以致水反成濕，穀反成滯，濕滯內停。⑦復因情志失調，憂鬱惱怒，精神緊張，以使肝氣失於疏泄，橫逆乘脾犯胃，脾胃受制，運化失常。⑧若年老體弱，久病耗傷，損傷脾腎陽氣，脾陽不足，腎陽衰微，命門火不能溫煦脾土，使其脾胃不和，水濕不化。

【證候分析】①脾腎陽虛，使水濕不能氣化，而引起小便不利。②脾胃損傷，致運化失職，水穀精微難以消化吸收，反停積濕濁，而發生大便泄瀉。③水濕停積於胃腸，使胃腸氣機不利，激發腸蠕動加強，水濕脹滿壓迫腸神經，而致腹痛。④濕性重濁，下部濕積嚴重，刺激直腸神經，便有下墜感。⑤食積胃腸氣脹，水穀不化，胃腸逆蠕動，則出現胸滿嘔逆。⑥舌淡苔白，脈沉緩，均為脾虛水濕不化之候。

【主要證候】①小便不利，大便泄瀉。②腹痛下墜。③胸滿嘔逆。④舌淡苔白。⑤脈沉緩。

【治療原則】健胃補脾，利濕止瀉。

【處方用藥】調脾止瀉丸加減。

藥用：蒼朮 15 g，白朮 15 g，乾薑 5 g，肉桂 5 g，赤茯苓 10 g，車前子 10 g（包煎），澤瀉 10 g，滑石 10 g（包），砂仁 10 g，木香 10 g，藿香 15 g，枳實 10 g，檳榔 10 g，黃連 10 g，甘草 10 g。

【方藥分析】①蒼朮、白朮能健脾燥濕。②乾薑能溫中散寒，鼓動脾陽。③肉桂能通陽化氣。④赤茯苓、車前子、澤瀉、滑石能通利小便，可引水濕下行。⑤砂仁、木香、藿香能和中醒脾，舒氣消脹，降逆止嘔。⑥枳實、檳榔能寬腸行滯，消除下墜。⑦黃連能清腸中濕熱。⑧甘草能扶脾益氣，又可調和諸藥。諸藥配伍相合用，就能調理脾胃，利濕止瀉。

【臨床應用】①本方多用於急慢性腸炎，屬於脾陽虛，水濕不化者。②若有食積者，可加山楂、麥芽、雞內金；脾胃虛弱，可用參苓白朮散，能健脾益氣，助運止瀉。③若腹瀉時久不癒，可加罌粟殼、訶子，能收斂固澀止瀉。④中焦虛寒，手足發涼，加用附子、乾薑，以溫中散寒。⑤若脾腎陽虛，加肉桂、乾薑，以增強溫陽之功。

（四）脾胃虛寒，寒積於中

【脈象】脈沉緩。

【病因病機】①外感風寒，尤其濕邪最為多見，損傷脾胃，運化失常。②飲食所傷，如飲食過量，恣食肥甘，或誤食生冷；或勞倦內傷，久病纏綿。③或情志失調，憂愁惱怒，精神緊張，使肝鬱氣結，肝氣橫逆犯胃腸，皆可損傷脾胃，導致脾胃虛寒，脾虛濕困，寒性收引，聚結於中焦。

【證候分析】①脾胃虛寒，使氣血化源不足，同化代謝減退，水穀精微不多，難以滋養人體。②代謝產能減少，使人體神疲乏力。③氣血不足，使人面色㿠白，舌淡少華。④脾胃虛寒，功能降低，使病人食少納呆。⑤寒濕內盛，胃腸氣機受阻，則使病人胃脘作痛，痛而喜按，渴而熱飲。⑥寒濕之邪侵及脾胃，致使胃腸升降失司，清濁不分，升降失調，胃逆蠕動，濁氣上逆，能使病人嘔吐清水或黏痰，也有嘔吐宿食者。⑦脾胃陽虛，代謝產熱產能減少，則使病人形寒喜暖。⑧舌淡而胖，苔薄潤，脈沉緩，均為脾胃寒濕鬱結之證。

【主要證候】①神疲乏力。②面色㿠白。③舌淡少華。④食少納呆。⑤胃脘作痛，痛而喜按。⑥渴喜熱飲。⑦嘔吐清水或黏痰，亦有嘔吐宿食者。⑧形寒喜暖。⑨舌淡而胖，苔薄潤。⑩脈沉緩。

【治療原則】溫胃散寒，消症止痛。

【處方用藥】黃耆建中湯加減。

藥用：黃耆 15 g，肉桂 3 g（後下），白芍 12 g，乾薑 6 g，甘草 12 g，大棗 7 枚，飴糖 30 g（沖），黃藥子 10 g，腫節風 15 g，草河車 15 g，喜樹果 10 g，水煎服。

【方藥分析】①黃耆能益氣固衛。②肉桂能溫經通陽。③白芍能養血和營。④乾薑、大棗能調和營衛，乾薑能溫中回陽。⑤甘草補脾益氣，調和諸藥。⑥飴糖能緩急止痛，潤肺補虛。⑦黃藥子涼血解毒，止血。⑧腫節風治腫癥癰。⑨草河車能清熱解毒、息風定驚。⑩喜樹果能減少細胞核有絲分裂，其中的喜樹鹼能降低肝中核糖核酸的磷含量，從而抑制核酸代謝。⑪腫節風、草河車和喜樹果對癌症都有明顯療效。

【臨床應用】①疼痛嚴重者，加用徐長卿、延胡索，對胃癌疼痛都有明顯止痛。②嘔吐痰涎多者，加用豬苓、南星以祛痰利水，能治嘔吐痰涎。

（五）腎陽虛損

【脈象】脈沉緩無力，主腎陽不足之證。

【病因病機】①先天體弱，稟賦素虧，下元虛憊，精關不固。②房勞傷腎，多因青年早婚，房事過度，使腎精虧虛。③腎氣不能固攝，精關失約，命門火衰。④久病不癒，損傷脾胃。脾胃為水穀之海，生化之源。⑤脾虛必致氣血不足，代謝功能減弱，使產熱產能減少，從而臨床出現一系列症狀。

【證候分析】①腎陽虛損，不能溫養脾陽，使脾陽虛衰，運化失職，代謝功能減退，產生水穀精微不多，而分解代謝加強，引起病人消瘦變黑。②代謝產能產熱少，加之氣血不足不能充養肌膚，因而病人形寒肢冷。③腰為腎之府，若精氣虧損，則使病人腰膝痠軟。④氣血不能上榮於面，故病人面黑枯瘦，頭暈耳鳴，精神萎靡。⑤腎陽虛損，使腎氣不能固攝，精關不固失約，則出現遺精早泄。⑥若精氣虧虛，命門火衰，故見陽痿，精薄清冷。⑦若腎陽虧損，代謝障礙，使腎不納氣，氣不能歸元，使肺氣虛弱，則出現喘息。⑧舌淡苔白，脈沉緩無力，為命門火衰之候。

【主要證候】①形瘦面黑。②腰膝痠軟。③腰寒怕冷。④遺精、陽痿、早泄或喘息。④舌質淡苔白。⑤脈沉緩無力。

【治療原則】溫補腎陽，暖脾理氣。

【處方用藥】右歸丸合枳朮丸加減。藥用：熟附子 9～15 g（先煎），肉桂 3 g（後下），熟地 15～30 g，山茱萸 9 g，山藥 15 g，枸杞子 9 g，菟絲子 6～12 g，鹿角膠 3～15 g，杜仲 9 g，當歸 12 g，焦白朮 9～15 g，枳實 10 g，水煎服。

【方藥分析】①腎為水火之臟，元氣所關。②腎陽虛損，陰寒內盛，故有氣衰神疲，畏寒肢冷，陽痿滑精，腰膝痠軟，臍腹冷痛，嘔惡膨脹，肢節冷痛等症狀，治宜補腎之元陽，因此方中熟地滋腎填精，菟絲子益陰扶陽補腎，填精益髓。③附子、肉桂補腎陽又能祛寒。④山茱萸、枸杞子補養肝血，以滋腎養肝。⑤山藥補中益脾，鹿角膠能補益精血。⑥當歸能補血活血。⑦杜仲能補益肝腎，強壯筋骨。⑧右歸丸是培補命門火衰陰寒內盛的主要成藥，但也可做湯劑用。⑨白朮能補脾益氣，燥濕利水。⑩枳實能破氣行痰，散積消痞，能治脾胃運化不良，脘腹痞滿之證。

【臨床應用】①若命門之火尚不甚衰，只因氣血薄弱者，治宜左歸丸，全鹿丸。②火土既濟丹等藥。③若尿少水腫者，加用茯苓、車前子、澤瀉和牛膝。④若大便溏泄，加用炮薑炭、煨肉果。⑤若水飲上犯，凌心犯肺，可用真武湯加防己、葶藶子以溫腎行水。

五 脈沉澀

脈沉澀：按之有餘為沉脈，脈往來不暢如輕刀刮竹為澀（圖 2-4-5）。

（一）太陽蓄血

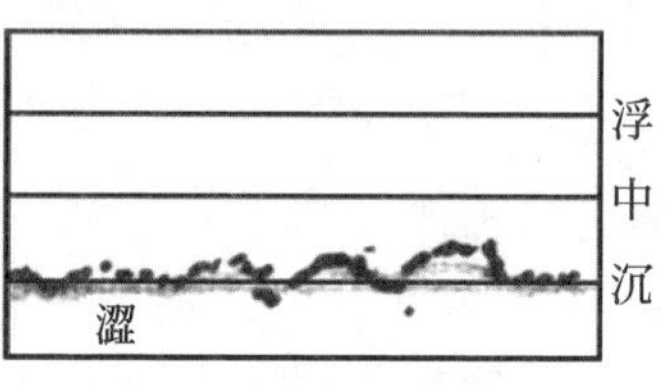

圖 2-4-5　脈沉澀

【脈象】脈沉澀或沉結，主血瘀證。

【病因病機】①太陽邪熱多因感受風寒和濕熱病所致。②寒屬陰邪，其性凝聚收引，而血遇寒則凝，使血脈瘀阻，正如《靈樞・癰疽》所云：「寒邪客於經脈之中，則血泣不通。」③溫熱病邪致病也較多。④因溫熱病邪灼傷津液，血受薰灼，則凝血瘀塞津液虧耗，不能載血運行，均可導致瘀證。正如《聖濟總錄・傷寒統論》云：「毒熱內瘀，則變為瘀血。」⑤也因溫熱病，雜病和其他原因，使津液虧耗，不能足以載血運行，可導致血行不暢，甚而發生瘀塞而成瘀證。⑥有時久病不癒，正氣虧虛，不能推動血液運行而引致血瘀，正如《靈樞・經脈》云：「於少陰氣絕則脈不通，脈不通則血不流。」⑦而太陽蓄血症，是太陽邪熱，隨經入腑，瘀熱結於下焦所致，病位在血分。

【證候分析】①太陽熱邪，隨經入血，使熱和血結於下焦，故致病人少腹急結而硬滿。②熱邪進入營血，上擾清陽，激發心神，使病人煩躁發狂，善忘。③但邪熱入血，還沒有使膀胱氣化過程受到影響，小便自利，排尿正常。④熱邪入營血，在裡瘀血，使脈象沉澀或沉結。

【主要證候】①病人少腹急結而硬滿。②煩躁發狂，善忘。③小便自利。④脈象沉澀或沉結。

【治療原則】行血祛瘀，通裡攻下。

【處方用藥】桃仁承氣湯加減。

藥用：桃仁 9 g，芒硝 9 g（沖），桂枝 3～6 g，甘草 3 g，紅花 9 g，赤芍 15 g，當歸 15 g，枳殼 9 g，柴胡 9 g，牛膝 9 g。

【方藥分析】①桃仁破血行瘀，芒硝軟堅散結以助桃仁之破血化瘀之力；桂枝通利血脈。②甘草甘緩以解諸藥之峻烈。

③紅花、赤芍能活血化瘀，通經止痛，消癰散腫。④當歸能補血和血，潤腸通便。⑤枳殼能破氣行痰，散積消痞。⑥柴胡能疏肝解鬱，和解退熱，昇陽舉陷。⑦牛膝能破血通經，利水通淋，補益腰腎，諸藥相合，治宜瘀血內結，古代文獻上稱下焦蓄血症，發熱多因瘀久化熱。譫語如狂，多因瘀熱上衝，擾動清陽。因病情較重，必須急當活血化瘀。服藥後瘀血得下，邪熱自去，狂躁自安。

【臨床應用】①臨床多與失笑散合用，能增加化瘀止痛作用。②氣滯，加用青皮、木香、香附。③發熱如狂，改用製大黃，又可去芒硝。④本方還可治療吐血，面色紫黑者。⑤跌打損傷，瘀血停積，疼痛嚴重。⑥婦女血瘀經閉。⑦或產後惡露不下，少腹堅痛，喘脹難忍。⑧但諸證必須有瘀血內結見證，方可應用本方治療。

（二）血瘀成積

【脈象】脈沉澀，主血瘀證。

【病因病機】①當外傷、出血、情志內傷、外感寒熱邪，皆可傷及心肝脾臟。②若肝脾不和，氣滯血瘀，久則瘀血成積。③外傷成瘀，為常見病因，《聖濟總錄・傷折門》云：「若用傷折內動經絡，血行之道不得宣通，瘀積不散則為腫為痛。」④各種出血成瘀原因有兩個：一為出血離經，而來排出體外者，二為治療出血過用寒涼，使離經之血凝結不能排出體外，而未離經之血又鬱滯不暢，因而形成瘀血。⑤情志內傷導致氣滯血瘀，如怒則氣逆，氣血不暢而成瘀血。⑥鬱則氣滯，初病在氣分，久病在血分，形成氣滯血瘀，脈絡瘀阻。⑦外感寒熱之邪，寒凝血脈，熱重血結，津液虧損，不能載血運行，均可導致血瘀。⑧久病正虛，不能推動血液運行，而發生血瘀。正如《讀醫隨筆・承制生化論》云：「氣虛不足以推血，則血必有血瘀。」

【證候分析】①肝脾不和，氣滯血瘀，瘀結而成積，因瘀病位臟腑有所不同，其症積在腹中或在脅下。②症塊積於脈外，固定不移。③腫脹壓迫神經血管，則使局部疼痛拒按。④積塊日久，壓迫瘀阻脈絡血液暢通，則使皮膚出現赤絲縷紋，甚至腹壁青筋顯露。⑤脈絡瘀阻，胃腸失其濡養，障礙脾胃功能，運化失常，則可導致腹瀉，甚而久瀉。⑥舌質紫暗，脈沉澀，為血瘀內結之證。

【主要證候】①積塊在腹中或脅下，位置固定。②疼痛拒按，久則皮膚赤絲縷紋。③甚或腹部皮膚青筋顯露。④有腹瀉或久瀉。⑤或大便色黑。⑥舌紫暗。⑦脈沉澀。

【治療原則】行氣活血，消堅散積。

【處方用藥】荊蓬煎丸或三棱湯加減。

藥用：荊蓬煎丸——三棱 3～9 g，莪朮 3～9 g，木香 3～9 g，青皮 3～6 g，茴香 1.5～4.5 g，枳殼 3～9 g，檳榔 6～18 g，水沖服。三棱湯——三棱 3～9 g，莪朮 3～9 g，木香 3～9 g，檳榔 6～18 g，白朮 3～12 g，當歸 3～12 g，水煎服。

【方藥分析】①荊蓬煎丸方中三棱、莪朮能活血軟堅消積。②木香、青皮、茴香、枳殼、檳榔能理氣散結，多用於血瘀成積中氣滯偏勝病人。③三棱湯方中以三棱、莪朮活血軟堅消積為主，木香、檳榔能理氣散結。④白朮、當歸能健脾養血，多用於血瘀成積偏於氣血不足之證。

【臨床應用】①瘀積甚重時，可用膈下逐瘀湯活血化瘀，並要加入丹參、莪朮、三棱、鱉甲以加強活血消積的作用。②或用化症回生丹，鱉甲煎丸以消症散結。③若腹瀉嚴重或久瀉不癒者，加用白朮、茯苓、薏苡仁、補骨脂、肉豆蔻能溫補脾腎。④若久病正虛，在活血化瘀消積的同時，若益氣養血或滋陰溫陽，要扶正祛邪，攻補兼施。

（三）寒客血脈

【脈象】脈沉澀，主血瘀凝結之證。

【病因病機】①出血之證，若治療不當，如過用寒涼。②

或專事止澀之藥，病人雖然血止住了。③但能出現敗血凝結。

【證候分析】①寒性凝滯，使寒邪客於經絡，則使血凝澀不通。②脈絡氣血不通則痛，故而輕者局部疼痛。③重者周身疼痛，狀若針刺，固定不移，並且拒按，因瘀血腫塊壓迫神經，並始終固定一處之故。④若瘀血時間長久，影響到皮膚動靜脈的血液循環，形成瘀滯，則使皮色紫暗。⑤溫暖使血散結暢通，但若受寒稍重，症狀就可轉重了。

【主要證候】①周身或局部疼痛，狀若針刺，固定不移。②重者皮色紫暗不光澤，疼痛拒按，得溫稍減。③舌紫暗。④脈多沉澀。

【治療原則】溫經通絡。

【處方用藥】當歸四逆湯加減。

藥用：桂枝 3～9 g，細辛 1～3 g，當歸 9～12 g，赤芍 3～12 g，通草 3～6 g，甘草 3～6 g，大棗 4 枚，水煎服。

【方藥分析】①桂枝、細辛能溫經散寒。②當歸、赤芍、通草能養血通脈。③甘草、大棗能溫養脾氣，推動氣血運行。

【臨床應用】①寒邪偏盛，加川烏、草烏能溫經散寒。②瘀血嚴重者，可加用雞血藤、穿山甲、王不留行、蜂房能化瘀通絡。③若表虛不固者，可用黃耆、桂枝五物湯，能益氣溫陽通痺。

（四）瘀血阻滯

【脈象】脈沉澀，主血瘀之證。

【病因病機】①各種外傷，組織腫脹，壓塞脈管，皆可使血脈瘀阻。②驚恐傷腎，氣機紊亂，氣鬱閉阻，氣血運行失調。③痰濁傷絡，阻滯鬱結血絡。④諸所種種原因，可使氣血運行不暢，使陽氣痺阻不通，而形成瘀血阻滯。

【證候分析】①瘀血阻絡脈，使氣血不能上衝養腦，使腦供血不全，脈管收縮，使病人頭昏頭痛。②瘀血阻滯，水穀精微物質不得輸布全身，影響代謝正常進行，肌膚不得充養，全身肢體疲倦無力。③氣血不充清竅，使腦功能抑制，則出現神倦嗜睡。④舌苔薄白，舌紫暗或有瘀斑，脈沉澀，均為瘀血阻滯之候。

【主要證候】①病人頭昏頭痛。②全身疲倦乏力。③神疲嗜睡。④舌紫暗或瘀斑，舌苔薄白。⑤脈沉澀。

【治療原則】活血化瘀，通陽開竅。

【處方用藥】 通竅活血湯加減。藥用：桃仁 9 g，紅花 9 g，川芎 6 g，赤芍 12 g，麝香 0.05～0.15 g，蔥白 2～8 枚，生薑 2～4 片，大棗 6 枚，水煎服。

【方藥分析】①桃仁、紅花、赤芍、川芎能活血化瘀。②麝香、蔥白通陽開竅，生薑、大棗能調和營衛。諸藥合用，就有活血通絡作用，以治瘀血阻滯之證。

【臨床應用】①用於瘀血證，多用赤芍代替白芍，用熟地代替生地。②若虛中有瘀，就可用赤芍、熟地，既補血又活血清熱。③氣滯偏重時，加青皮、陳皮、枳殼、香附能理氣和血。④發熱重時，加用黃芩、山梔子，以清熱解毒。⑤兼有陰虛者，加用生地、丹參、丹皮。⑥若氣虛偏重時，加用黨參、黃耆。⑦若陽虛明顯，加用附子、肉桂、乾薑以壯陽。⑧痰濁偏重時，加用陳皮、半夏、白芥子。⑨若上方無效者，血瘀過甚者，可由大黃蟅蟲丸加減使用。

（五）瘀結於腹

【脈象】脈沉澀，主瘀血在裡之證。

【病因病機】①情志過激，鬱怒傷肝，肝失條達。②或憂思傷脾，脾虛氣結。③若邪氣客於血脈，血行不暢，使血脈凝澀而成瘀。④脾虛失運，積濕化鬱，濕性重濁，滯留脈中。⑤濕鬱熱化，或濕積寒化，可留著肌膚。⑥還可使溫邪熱毒進入營血，傷津耗血，使陰津不足，血行澀滯而成血瘀證。

【證候分析】①腹中屬脾，肝絡兩脅，肝脾不和，氣血瘀結於腹，久而積滯，結聚成形，形成腹中癥塊。②癥塊辨結脈內，也滲出脈外，聚結成形，不易消散，固定不移，疼痛拒按。③血水互結，水濕停留，使病人腹大堅滿。④腹部癥塊時間長久，脹大阻滯肌膚血絡，則使腹部青筋暴露明顯。⑤若影響門脈循環，肝臟硬化，使血脈瘀阻，則出現血縷紅痣。⑥若脾氣失運，小腸清濁不分，使病人久瀉不癒。⑦脾失統血，氣不攝血，血動妄為，則大便紫黑。⑧舌紫暗，脈沉澀，均為瘀血在裡之象。

【主要證候】①腹中或脅下癥塊，疼痛拒按，固定不移。②或腹大堅滿。③青筋暴露，血縷紅痣。④久瀉。⑤或大便紫黑。⑥舌紫暗。⑦脈象沉澀。

【治療原則】消癥散結。

【處方用藥】膈下逐瘀湯。藥用：桃仁 6 g，紅花 6 g，當歸 9 g，川芎 9 g，赤芍 9 g，丹皮 9 g，五靈脂 9 g，延胡索 12 g，香附 9 g，枳殼 9 g，烏藥 9 g，甘草 6 g，水煎服。

【方藥分析】①桃仁、紅花能活血通經，破血祛瘀；當歸、川芎、赤芍、丹皮、五靈脂能養血活血，消腫祛瘀。②烏藥、枳殼、香附、延胡索能理氣止痛，疏通經絡；甘草緩急止痛，調和諸藥。諸藥合用，重血逐瘀，可使瘀血去而生新血，鬱結散而癥塊得除。

【臨床應用】①積塊堅久，而身體好者，可加三棱、莪朮，能散血消積。②腹大堅滿，加用陳葫蘆、水紅花子、車前子、澤蘭葉能化瘀行水。③久瀉者，加用白朮、茯苓、補骨脂、肉荳蔻，能溫補脾腎。

六 脈沉數

脈沉數：按之有餘為沉脈；一息五至以上為數脈（圖 2-4-6）。

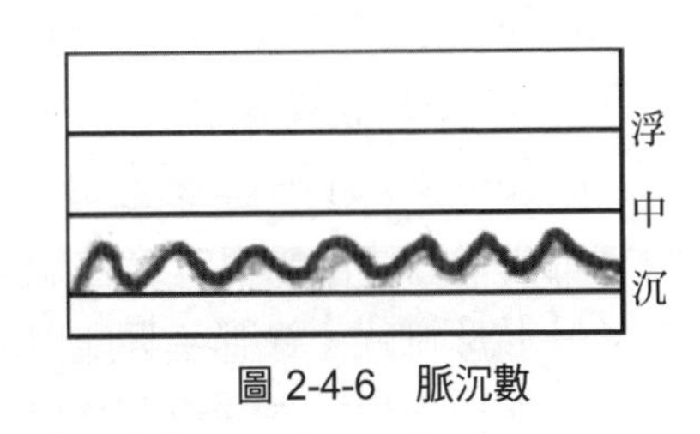

圖 2-4-6　脈沉數

（一）濕熱內壅，氣機阻滯

【脈象】脈沉數，主濕熱之證。

【病因病機】①濕熱久羈。②或濕鬱化熱。③因濕熱內盛，使脾胃升降失調。④三焦壅滯，氣機失調，水道不通，而成水腫。

【證候分析】①水濕之邪鬱而化熱。②或濕熱之邪壅於肌膚經隧之間，使水液泛及周身，故使病人遍身水腫，而皮膚繃緊光亮。③濕熱壅滯，水濕久蘊化熱，濕熱交蒸，使氣機升降失調，故胸脘痞悶，氣粗而喘，煩熱。④氣滯，津不止承，則病人口渴。⑤濕熱互結三焦，氣機失暢，大腸傳導無權，故小便短赤，大便秘結。⑥水液迫肺，肺氣失宣，呼吸困難，故而氣粗作喘。⑦舌苔黃膩，脈沉數有力，均為濕熱內壅，氣機阻滯之證。

【主要證候】①病人遍身水腫。②皮膚繃緊光亮。③胸脘痞悶。④氣相作喘。⑤煩熱口渴。⑥小便短赤不利。⑦大便秘結。⑧舌苔黃膩。⑨脈沉數有力。

【治療原則】分利濕熱，逐水水腫。

【處方用藥】舟車丸加減（《景岳全書》）。

藥用：牽牛子 200 g（炒），甘遂 50 g（面煨），大黃 100 g（酒浸），大戟 50 g（面煨），芫花 50 g（醋炒），青皮 50 g（炒），橘紅 50 g，木香 15 g，輕粉 3 g，共研細末，水泛為丸，每服 3～6 g，每日 1 次。

【方藥分析】①大戟、芫花、甘遂峻下逐水。②大黃、牽牛子瀉下水熱濕濁。③青皮、橘紅、木香能芳香化濁，行氣運脾。④輕粉使諸藥無竅不入，無微不至，加強瀉下逐水的作用，逐使水熱之邪從二便排出。用之對證，療效神速，但用藥要慎重，不可隨便試用。

【臨床應用】①熱重時，加用連翹、竹葉，尿少時，加用冬瓜皮、白茅根。②喘急甚重時，加用麻黃、葶藶子。③若腹水重時，如腹滿不減，大便秘結，加用生大黃、枳實。④若濕熱下注膀胱，傷及血絡，症見尿痛、血尿，可加用大小薊、白茅根以涼血止血。⑤若晚期腫勢嚴重，氣粗喘滿，倚息不得臥，脈弦有力，為水在胸中，上迫於肺，肺氣下降，用五苓散，五皮飲合葶藶大棗瀉肺湯以瀉肺行水，以瀉胸中之水。⑥若濕熱久羈，化燥傷陰，症見水腫，口乾咽燥，大便秘結，屬耗傷津液之證，可用豬苓湯滋陰潤燥，清利水邪。

（二）濕熱壅積下焦

【脈象】脈沉數，主濕熱之證。

【病因病機】①濕熱阻滯膀胱。②腎熱移於膀胱，形成濕熱在下焦互結。③膀胱氣化障礙，從而形成癃閉。

【證候分析】①濕熱壅積於膀胱，使膀胱氣化功能障礙，使病人小便不利，熱赤而短少，甚則閉而不通。②濕熱在膀胱交蒸互結，使膀胱氣化不利，排尿困難，尿積膀胱，則使小腹脹滿。③濕熱內盛，肝膽濕熱，排泄膽汁增多。④胃濕熱盛，使胃氣止逆，胃內濁液上擾，因此病人口苦黏。⑤濕熱內蘊，津液不布，使病人口渴但不欲飲。⑥舌質紅，苔黃膩，脈沉數，大便不暢，均屬下焦濕熱。

【主要證候】①病人小便點滴餘瀝。②或尿量極少而短赤灼熱。③小腹脹滿。④口苦口黏。⑤或口渴但不欲飲。⑥或大便不暢。⑦苔根黃膩，舌質紅。⑧脈沉數。

【治療原則】清利濕熱，通利小便。

【處方用藥】八正散加減。藥用：滑石、甘草梢、山梔子、木通、車前子、萹蓄、瞿麥、大黃各等份。上藥共研細末，每服 9～15 g，加燈心用清水煎服。

【方藥分析】①滑石、甘草梢能清利下焦濕熱。②山梔子能清化三焦濕熱。③木通、車前、萹蓄、瞿麥能通利小便。④大黃能通便瀉火。

【臨床應用】①病人無便秘，去大黃，加蒼朮、黃柏能清泄濕熱。②心煩失眠，口舌生瘡，用導赤散，能清心火，利濕熱。③若濕熱久結下焦，使腎陰灼傷，症見口乾咽燥，潮熱盜汗，手足心熱，舌紅少苔，舌根苔黃膩，用滋腎通關丸，加用生地、車前子、牛膝以滋腎陰，清濕熱，助氣化。④因濕熱蘊結，使三焦氣化不利，使膀胱失職，從而小便量小或尿閉。⑤尿毒內攻，症見面色晦滯，倦怠少食，胸悶煩躁，噁心嘔吐，口中尿臭，甚則神昏譫語，宜用黃連清膽湯，加用車前子、白茅根、木通，能降濁和胃，清利濕熱。⑥大便秘結，加大黃，通便泄毒。

（三）胃腸蘊熱傷陰

【脈象】脈沉數，主裡熱之證。

【病因病機】①素體陽盛，或飲酒過多，或過食辛辣厚味，或誤食藥品，而成毒熱內盛。②還有在熱病之後，餘熱留戀。③肺燥肺熱下移大腸，均可致胃腸積熱，耗傷津液，以致腸道乾澀燥結。④若脾失運化，胃失受納，大腸排便傳導失職，皆可形成熱秘。

【證候分析】①熱秘舊稱陽結。②由於熱積於胃腸，或者餘熱留戀未清時，均可熱傷津液，使腸道津液減少，腸道乾澀，故使大便乾結，腹脹作痛。③胃腸積熱上攻、濁陰不降，使病人口乾口臭。④邪熱蘊盛於裡，故使病人發熱，面紅，心煩。⑤熱積膀胱，使膀胱氣化失司，故使小便短赤。⑥舌紅苔黃燥，脈沉數，均為胃腸蘊熱傷陰之證。

【主要證候】①大便乾結，小便短赤。②面紅身熱。③口乾口臭。④腹脹腹痛。⑤心煩不寧。⑥舌紅苔黃燥。⑦脈沉數。

【治療原則】清熱化滯，潤腸通便。

【處方用藥】麻仁滋脾丸。

藥用：火麻仁 12 g，苦杏仁 10 g，枳實 9 g，厚朴 6 g，大黃 10 g，白芍 9 g，蜜丸，亦可作湯劑，水煎服。

【方藥分析】①火麻仁、苦杏仁含有大量油脂，性滑，利大便，能治熱傷津液，燥結便秘。②枳實破結，下氣消脹，厚朴行氣，化滯除滿。③大黃泄熱，導滯通便。④白芍能養陰和裡，又能緩解腸道痙攣性疼痛，再加白蜜，以加強潤腸通下作用。諸藥合用，相互協調，能潤腸通便，快而不猛。

【臨床應用】①如無成藥，也可用湯劑。②大便乾結而堅硬者，加用芒硝，以軟堅散結，泄熱通便。③如口乾舌燥，耗傷津液，加用生地、玄參、麥門冬、石斛以養陰生津。④如併發痔瘡便血，可加用槐花、地榆炭，以清腸止利。⑤如有鬱怒傷肝，目赤脈弦者，加用更衣丸，以清肝通便。⑥如有痰熱壅肺而致大便燥結者，加用黃芩、瓜蔞仁以清肺潤腸泄熱。⑦熱證嚴重時，加入黃連、山梔子、蘆薈以清熱解毒。⑧但不可常服清下之藥，多因人體陽非有餘，陰常不足，所以服用清熱潤腸藥至相當程度時，就要適可而止。⑨若熱象不去者，需加滋養陰液之藥，如熟地，麥門冬、元參等藥。

（四）大腸滯熱，血虛陰虧，腸道失濡

【脈象】脈沉數，主裡熱證。

【病因病機】①年老體弱，病後恢復期胃腸功能減弱，胃腸蠕動減慢。②婦女產後，氣血陰津虧損。③病中發汗、利尿和燥濕之藥用得多，損傷陰津。④或過度勞累，汗出過多。⑤或房勞過度，損傷氣血陰精。⑥或患糖尿病，陰津虧損。⑦因氣虛使腸道蠕動無力，陰血虧損使腸道乾澀，均致虛秘。⑧若再感風熱，更可致病。

【證候分析】①氣虛，使肺脾兩虛，運化失司，大腸傳導無力。②雖病人有便意，盡力排便，也難以排出。③肺氣虛，可及衛表氣虛，故有汗出和氣短。④脾氣虛，化源不足，故有面色蒼白、神疲乏力，肢倦懶言。⑤氣虛則血虧，血虛則陰血不足，腸道津液減少，不能滑潤大腸、腸道乾澀，故有大便乾結。⑥血虛則面色蒼白無華，唇舌淡白。⑦心血不足，則心悸健忘。⑧肝血不足，則頭目眩暈，形體消瘦，腰膝痠軟，舌紅

薄苔。⑨若外感風熱，可致風熱便秘，出現腸風便血，肛門腫痛，腹脹便燥，舌苔薄黃少津，脈沉數，均為血虛陰虧，風熱便秘之證。

【主要證候】①大便乾結，難以排出。②汗出氣短。③神疲乏力。④肢軟懶言。⑤面色蒼白無華。⑥唇舌淡白。⑦心悸健忘。⑧頭目眩暈。⑨形體消瘦。⑩腰膝痠軟。⑪腸風便血。⑫肛門腫痛。⑬腹脹腹痛。⑭舌苔薄黃少津。⑮脈象沉數。

【治療原則】養血疏風，潤腸通便。

【處方用藥】潤腸丸加減。藥用：阿膠 12 g，當歸 12 g，火麻仁 9 g，杏仁 6 g，鬱李仁 9 g，陳皮 9 g，枳殼 6 g，防風 9 g，荊芥 9 g，羌活 9 g，秦艽 9 g，酒大黃 9 g，水煎服。

【方藥分析】①阿膠、當歸補血養血，滋陰潤燥而通便。②鬱李仁、火麻仁、杏仁，均含大量油脂，性滑而利大腸，能治便燥秘結。③陳皮、枳殼能和胃化滯，下氣寬腸。④防風、荊芥、羌活、秦艽能疏散腸中風熱。⑤用酒大黃瀉而不竣，緩通便結。全方以養血滋陰、潤燥利大腸、行氣消脹、排除腸風、導滯通便等藥物，相互協調作用，適用於大腸蘊熱，血虛陰虧，以及腸道失濡所致的風熱便秘，大便帶血等病。

【臨床應用】①津液已恢復，但大便還乾燥，可用五仁丸潤腸通便。②婦人產後，氣血虛弱，大便秘結，可益氣補血潤腸法，方用八珍湯加生地、何首烏、桃仁、白蜜。③老人習慣性便秘，三五日不大便，排便困難，氣喘、乏力、出汗，可用何首烏、生地、女貞子、白芍、草決明、肉蓯蓉、白蜜以潤腸通便。④腎陰不足，症見大便乾結，頭昏耳鳴，口乾舌紅少苔，脈細數，治用滋肝養腎，方取六味地黃湯去茯苓、澤瀉，加用白蜜、火麻仁、黑芝麻。⑤若陰虛內熱，症見煩熱，口乾，舌紅少津，加首烏、知母以清熱生津。

（五）下焦濕熱，熱邪傷陰

【脈象】脈沉數，主裡熱證。

【病因病機】①外感風熱病邪。②由於春季風氣當令，陽氣上升，氣溫漸暖，故風邪易從熱化，而多風溫病。③但風熱之邪只有人體虛弱，抗禦病邪功能下降，如起居不慎，寒濕失調，均可損傷機體正氣，降低衛外防禦功能，而導致外邪入侵。④風熱之邪多從口鼻侵入，因肺居上焦，上通於鼻，外合皮毛，主一身之表，而風為陽邪，其性輕揚，具有升發和疏泄作用，先犯上焦肺衛，使肺氣不宣，衛氣鬱阻、皮毛開闔不利。⑤風熱為患，兩陽相劫，勢必陽熱偏盛，熱易傷津，變化最快，使其熱化偏重，最易化熱燥傷陰，出現唇乾鼻燥，舌上少津；表邪傳裡，損傷更多陰液，後期則易導致陰腎陰傷。⑥因風熱之邪傳入氣分，可病及陽明胃腸。若陽明氣分邪熱不解，除內陷營血外，還可深入下焦，劫灼肝腎之陰，而致證候由實轉虛，而呈邪少虛多的病理變化。

【證候分析】①若風熱久羈不解，往往深及下焦，重灼腎陰，引致腎陰衰微，虛陽偏盛，甚而「水不涵木」，虛風內動，而致肝腎陰傷，以真陰虛損為主，而熱邪不重，故稱「邪少虛多」。②腎陰受損，陽不潛藏，陽虛內熱，症見低熱，尤其手足心熱，陰液不能向上滋潤，故使病人口乾舌燥、牙齒焦枯。③腎開竅於耳，陰精耗損不得向上濡養，則耳聾失聰。④陰精不得濡養心神，則神疲乏力。⑤肝腎同居下焦，肝賴腎之涵養，腎陰耗損過甚，不能滋養肝陰。⑥肝陰虧虛則使虛風內動。⑦肝主筋脈，陰精虛損，使筋脈失卻濡養則攣急，故使病人手指蠕動，甚而瘛瘲。

【主要證候】①身熱不高。②手足心熱。③口乾齒焦。④神倦而耳聾。⑤或見手指蠕動，甚而瘛瘲。⑥舌乾絳少苔。⑦脈象沉數。

【治療原則】滋陰清熱。

【處方用藥】二甲復脈湯（《溫病條辨》）。

藥用：阿膠 9 g，火麻仁 9 g，生牡蠣 15 g，生鱉甲 24 g，水煎服。

【方藥分析】①火麻仁潤燥通便。②生牡蠣、生鱉甲能潛陽息風。③或用大定風珠滋養肝腎，潛陽息風。

【臨床應用】①邪熱尚盛，熱極生風，須用清營湯或黃連阿膠湯，加羚羊角、鉤藤、紫雪丹，不用本方藥物。②若病後陰傷未癒，餘邪在陰分，以致夜熱早涼，熱退無汗，用滋陰透邪法，方用青蒿鱉甲湯。

七 脈沉細

脈沉細：按之有餘為沉脈，細如線（圖 2-4-7）。

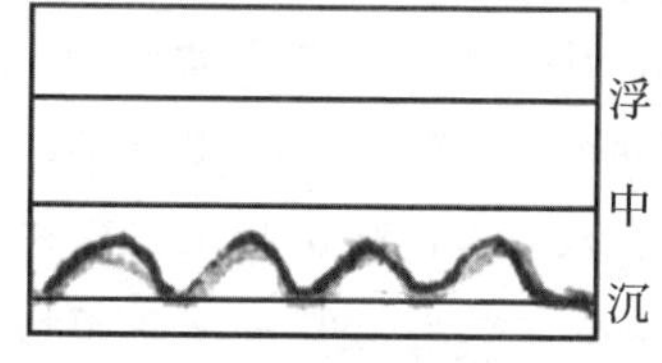

圖 2-4-7 脈沉細

（一）外感風寒濕邪，經絡失養

【脈象】脈沉細弦，主氣血虛弱之證。

【病因病機】①風寒濕邪乘虛襲入人體，引起氣血運行不暢，使經絡阻滯。②體虛感邪，只有素體虛弱，氣血不足，腠理空疏，衛外功能低下，或病後恢復期時，功能尚無力驅除外邪。③素體陽虛者，衛外不固，易被風寒濕邪所傷。④風寒濕邪為外在因素，如野外露宿，住地潮濕，睡臥當風，衝風冒雨，水中作業，勞力感寒受濕，汗出入水等，日久則積之為病，或風寒濕邪鬱久化熱而發病。

【證候分析】①在人體衛陽不固、腠理空疏之際，風寒濕邪乘虛損傷體表、肌肉和經絡，使氣血流通不暢，不通則痛，使病人肢體關節、肌肉疼痛酸楚，關節屈伸不利，多發於上肢、肩、背等部位。②遇熱後寒邪暫散，氣血又得流通，使疼痛暫時減輕；遇寒則氣血凝滯，又使疼痛加重。③寒邪最易傷人的陽氣，可導致氣血凝滯，從而氣滯血瘀，聚濕生痰，使病情加劇，因此痛痺多有瘀血，表現肢體刺痛，麻木。④寒濕合邪多見於腰和下肢疼痛，並伴有寒冷，沉重感。⑤濕為陰邪，其性重濁黏滯，故使疼痛固定有一定部位；濕邪停留，使氣血運行不暢，而出現疼痛麻木。⑥因關節笨重難移，活動受限，使肢體運動不利。⑦因感受外濕或濕從內生皆使脾的運化失司，所以病人常伴有食少納呆，胸悶腹脹，大便溏泄。⑧舌淡苔膩，脈濡緩等脾虛濕困症狀。⑨從上可知，風寒濕邪侵入人體、阻滯氣血在脈管流通，甚而氣滯血瘀，使脈象沉細而弦，而成裡虛寒濕證。

【主要證候】①肢體關節。②肌肉疼痛酸楚。③痛處較為固定。④多發於上肢、肩背。⑤發生於腰和下肢、疼痛遇寒加重。⑥遇熱減輕。⑦關節屈伸不利。⑧肢體活動受限、有重著感。⑨肌膚麻木不仁，或患處表現腫脹。⑩有時病人食少納呆，胸悶腹脹，大便溏泄。⑪舌淡苔白。⑫脈沉細弦。

【治療原則】舒筋活絡，追風散寒。

【處方用藥】舒筋丸加減。藥用：獨活、威靈仙、地楓子、羌活、白芷、藁本、桂枝、草烏、官桂、川烏、木香、厚朴、土茯苓、澤瀉、白朮、穿山甲、全蠍、蜈蚣、紅花、馬錢子、秦艽、鉤藤、當歸、補骨脂、山茱萸、黑豆、熟地、黑芝麻、何首烏、千年健、狗脊、牛膝、續斷、杜仲，製丸，水沖服。

【方藥分析】①獨活、威靈仙、地楓子、羌活、白芷、藁本能散風祛濕。②桂枝、草烏、官桂、川烏、木香能溫散在表的寒濕。③厚朴、土茯苓、澤瀉、蜈蚣、紅花、馬錢子能活血通絡、祛風開痺。④秦艽、鉤藤、當歸能養血息風。⑤補骨脂、官桂能溫腎散寒。⑥山茱萸、黑豆、熟地、黑芝麻、何首烏能滋補肝腎。⑦千年健、狗脊、製牛膝、續斷、杜仲能強筋壯骨。本方可用於風寒濕痺遷延日久，肝腎受損所致關節變形，肌肉萎縮等症。

【臨床應用】①偏於風者，加用防風。②偏於寒者，加麻黃、細辛。③偏於濕者，加防己、蒼朮、薏苡仁、蠶沙。④發熱者，加黃芩、知母、金銀花、連翹。⑤疼痛以上肢為主者，加威靈仙、蒺藜、薑黃；疼痛在下肢重者，加重牛膝、木瓜用量。⑥凡寒濕相合，其病偏寒，疼痛劇烈，可用烏頭湯，能溫經散寒，除痺止痛。⑦關於痺證的治療，前人有禁下，收斂、酸寒、苦寒，宜辛散、行氣、燥濕、甘濕、淡滲之說，多是指風寒濕痺未化熱者而言。

（二）慢脾風

【脈象】脈沉細無力，主氣血虛證。

【病因病機】①脾氣先傷。②損及腎陽。③脾腎本虧。④瀉痢，重傷其陽。⑤脾腎陽衰，可致慢脾驚風。

【證候分析】①脾腎陽虛，不能溫養形體，則使病人面色㿠白或灰滯，額汗不溫、四肢厥冷。②陽虛內寒，經脈凝滯、故使病人口鼻氣涼、頻嘔清水。③脾腎陽虛，不能運化水液，使水液瀦留，胃脹氣上逆，使病除頻嘔清水外，還出現面浮肢腫。④脾虛，不能腐熟和運化水穀，故使病人下利清穀，泄瀉；吐瀉失水，則使囟門凹陷。⑤由於失水，電解質平衡失調，使腦功能障礙，出現沉睡昏迷，手足震顫。⑥舌質淡白，舌苔白滑無華，脈沉細無力，此乃絕陰無陽之象。

【主要證候】①面色㿠白或灰滯。②額汗不溫。③四肢厥冷。④口鼻氣涼。⑤頻吐清水。⑥面浮肢腫。⑦腹部冷痛泄瀉。⑧囟門凹陷。⑨沉睡昏迷。⑩手足蠕蠕震顫。⑪舌質淡白，舌苔白滑無華。⑫脈沉細無力。

【治療原則】補養氣血，溫脾止瀉，回陽救逆。

【處方用藥】慢驚丸加減。

藥用：人參 15 g，白朮 9 g，甘草 3 g，附子 9 g，肉桂 3 g，丁香 4.5 g，枸杞子 9 g，熟地 15 g，澤瀉 9 g，麝香 0.1～0.3 g，分為 2 劑，蜜丸 1.5 g，水沖服，每日服 2 次。

【方藥分析】①人參、白朮、甘草能補氣健脾。②附子、肉桂、丁香能溫補脾胃，回陽救逆。③枸杞子、熟地、澤瀉能滋補腎陰。④麝香能振奮精神，有回蘇之力。⑤慢脾風為絕陰無陽之證。⑥逐風則無風可逐，治驚則無驚可治，惟宜大補脾土，回陽救逆。⑦若久經發熱、抽風，真陰已虧，故佐以枸杞子、熟地等藥，以補腎陰，並用極微量的麝香，振奮精神而開壅塞，治宜小兒吐瀉，日久損傷脾胃，氣血虛弱所致的面色青白，身體瘦弱，四肢厥冷，嗜睡露睛，吐瀉稀薄，時抽時止的慢脾風證。

【臨床應用】①昏迷，加石菖蒲。②汗多，加浮小麥、龍骨。②面、踝水腫，加豬苓。③抽搐，加鉤藤。

（三）痰濁壅肺

【脈象】脈沉細而數，主陰虛或血虛有熱。

【病因病機】①風邪外襲，肺氣不宣，不能通調水道，下輸膀胱，泛溢肌膚，水濕浸漬，損傷脾陽。②久居濕地，冒雨涉水，水濕內浸，濕困中焦，損傷脾陽。③飲食不節，飢飽失調，使脾氣受傷，運化失司，濕濁內生，損傷脾陽。④勞倦過度，酒色無度，內傷腎氣。⑤腎虛則水濕內盛。⑥濕可傷陽，腎陽損傷，可使命門火衰。⑦脾陽因無腎陽的溫煦，可使脾陽更虧虛。⑧濕濁內生，多因肺、脾、腎氣化不利之故，使飲食不能化為精微，而成濁邪。⑨當濁邪產生之後，可又侵犯肺臟，因脾是生痰之源，肺是貯痰之器，脾陽虧虛，濕濁內生，濕困於脾，脾不散津，津凝為濁，上貯於肺，而使痰濁壅肺。

【證候分析】①因脾陽虧損，使痰濁內生，上貯於肺，而為痰濁壅肺，故出現咳嗽氣急，痰聲轆轆。②肺失宣降，腎不納氣，脾虛失源，進而脾腎陽虛，使肺氣不足，從而使病人呼吸緩慢或呼吸深，甚則氣急不納。③痰濁侵犯上焦，損及心肺，易致氣脫，機體代謝減弱，產熱產能不多，從而使病人形寒肢冷。④衛陽不固，汗出不止。⑤腎回吸水分功能減弱，使尿量大大增加，丟失體內水液，則使皮膚甲錯，皺癟凹陷。⑥舌淡苔薄，脈沉細而數，乃為血虛有熱之證。

【主要證候】①咳嗽氣息，痰聲轆轆，呼吸低微。②或出現呼吸緩慢或深。③或形寒肢冷，汗出不止，皮膚甲錯或皺癟凹陷。④舌淡苔薄。⑤脈沉細而數。

【治療原則】健脾燥濕，宣肺化痰。

【處方用藥】苓桂朮甘湯、麻黃附子細辛湯加減。

藥用：茯苓 15～30 g，桂枝 5～10 g，白朮 15～30 g，炙甘草 3～5 g，炙麻黃 3～5 g，附子 3～5 g（先煎），太子參 15～30 g，製大黃 10～15 g，丹參 30 g，白石脂 30～60 g（包煎），薑半夏 10～15 g，陳皮 5 g，水煎服。

【方藥分析】①茯苓化痰利濕，桂枝通陽，白朮健脾，炙甘草和中，因此苓桂朮甘湯健脾祛濕，溫化痰飲，可治脾失運化，氣不化水，聚濕成痰而致的咳嗽氣促，頭眩心悸等證，因本方可溫運中陽以治本。麻黃附子細辛湯，方中麻黃發汗解表。②附子能溫經助陽。③還有太子參、炙甘草益氣。④大黃苦寒，與附子辛溫配伍，具有攻下作用，以祛除內積之陰寒。⑤丹參能活血祛瘀。⑥白石脂有澀腸止瀉和止血作用。⑦陳皮、半夏能燥濕化痰，下氣散結。

【臨床應用】①若風寒客表，痰濁壅肺，可用小青龍湯加減。方中麻黃、桂枝疏風散寒。②乾薑、細辛、半夏溫中化濁，散寒降逆。③白芍和營補虛清熱，五味子溫腎。④若痰濁壅肺，積久化熱，出現外寒裡熱，適用大青龍湯加減。方中麻黃發散外寒，用石膏清裡熱，生薑、大棗、甘草和中降逆止嘔。⑤若肺熱偏重，加用桑白皮、地骨皮、黃芩以清熱燥濕，止咳祛痰。⑥如形寒肢冷，汗出不止，呼吸緩慢而淺，可灌用獨參湯。

（四）瘀在少腹

【脈象】脈沉細，主氣血虛證。

【病因病機】①腎元虧虛，代謝紊亂。②使氣血乖違，循環不暢，時久而瘀在少腹，結之於內。

【證候分析】①少腹位在下焦，腎元虧損，代謝障礙，氣血乖違，循環不暢，質地變異，久則鬱結於內，使病人少腹脹滿或疼痛，並形成積塊。②瘀血內結在少腹，促使膀胱氣化不利，則發生癃閉或淋濁，或尿中混雜有血塊。③舌紫暗，苔薄，脈沉細，乃為血瘀之象。

【主要證候】①病人少腹脹滿疼痛。②少腹按有積塊，小便癃閉或有淋濁。③血尿紫暗並挾血塊。④舌紫暗苔薄。⑤脈沉細。

【治療原則】溫陽化瘀。

【處方用藥】少腹逐瘀湯加減。藥用：當歸 10 g，川芎 10～30 g，赤芍 10 g，五靈脂 10 g，蒲黃 10 g，延胡索 10 g，沒藥 6 g，小茴香 3～6 g，乾薑 6 g，肉桂 3～6 g，水煎服。

【方藥分析】①當歸、川芎、赤芍養血活血。②五靈脂、蒲黃、延胡索、沒藥理氣活血。③下焦虛虧，易生內寒，加用小茴香、乾薑、肉桂能溫陽以助行血。

【臨床應用】①血尿者，加大薊、小薊、丹皮，能涼血活血。②癃閉，加用琥珀、麝香，能化瘀通竅。③淋濁，加木通、金錢草、海金沙，能化濁通淋。

（五）陰寒凝滯

【脈象】脈沉細或結代。

【病因病機】①素體陽虛。②胸陽不足。③陰寒之邪，乘虛而入。④寒凝氣滯，痺阻清陽，而成胸痺。

【證候分析】①寒邪內侵，陽氣不能運化，使氣機阻塞，故致病人胸痛徹背，感寒痛甚，胸陽不振，氣失宣散，則使病人胸悶氣短，心悸怔忡，甚則喘息不得平臥。②陽虛寒凝，陽氣不布，氣血周流全身不暢，代謝產能產熱減少，則使病人面色蒼白，四肢厥冷。③衛陽不固，腠理疏開，則出冷汗。④苔薄白，脈沉細結代，為陽氣不振，為心陽不足之證。

【主要證候】①病人自覺胸痛徹背。②感寒疼痛加重。③胸悶氣短。④心悸怔忡。⑤重則喘促不能平臥，面色蒼白，四肢厥冷，舌苔白，脈沉細。

【治療原則】通陽利痺，寬脾行氣。

【處方用藥】瓜蔞薤白白酒湯加減。

藥用：桂枝 9 g，附子 9 g，薤白 9 g，枳實 9 g，檀香

1～3 g，丹參 15 g，瓜蔞 9 g，白酒 12 g，水煎服。

【方藥分析】①瓜蔞，性寒而滑潤，薤白性溫而通陽，一寒一溫合用，能通陽散結，豁痰下氣，治宜陽氣不通，痰飲蓄積於中。②白酒有行藥破結之力。③桂枝、附子、薤白合用，有溫辛通陽，開痺散寒。④瓜蔞、枳實能行痰開結；檀香能理氣溫中。⑤丹參能活血通絡。

【臨床應用】①若胸背疼痛劇烈，而無休止者，可合用蘇合香丸，或冠心蘇合丸，可以芳香化濁，溫開通竅。②若病人喘息不得臥，兼有身寒肢冷，脈象沉緊，此是陰寒極盛重證，可用烏頭、赤石脂丸，能溫通陽氣。

（六）心陽衰微

【脈象】脈沉細或微細數或結代，主心陽衰微欲脫之證。

【病因病機】①年邁體弱，腎氣漸衰，腎陽疲憊，不能鼓動五臟之陽，導致心中陽氣不振。②腎陰虧損，又不能滋養五臟之陰，致使心陰內耗；陰損及陽，可使心陽虛衰。③若發病日久，便可導致氣陰兩虛。④氣血運行不暢，使胸陽失運，心脈阻遏，從而形成心陽衰微。

【證候分析】①心陽衰微，心搏動無力，使脈管中氣血瘀阻。②心脈若不通暢，則使心臟出現劇烈而持續的心絞痛。③胸陽不振，心肺氣血供給不足，功能障礙，則出現胸悶氣短。④氣血不能上榮於頭目，或氣血瘀阻，使病人面色蒼白，手足指甲淡白或青紫。⑤陽虛合氣血不能布達四肢，代謝產能產熱減少，則使病人四肢厥冷。⑥陽虛致使衛陽不固，則身出冷汗。⑦舌淡或紫暗，舌苔白滑，脈沉細或微細數或結代，皆為心陽衰微欲脫之證。

【主要證候】①心劇烈而持續絞痛。②胸悶氣短。③面色蒼白。④口唇指甲淡白或青紫。⑤身出冷汗。⑥四肢厥冷。⑦舌質淡或紫暗，舌苔白滑。⑧脈沉細或微細數或結代。

【治療原則】回陽救逆，益氣復脈。

【處方用藥】四逆湯和生脈散加減。藥用：製附子 9 g，乾薑 6 g，人參 6 g，炙甘草 4.5 g，麥門冬 9 g，五味子 9 g，水煎服。

【方藥分析】①人參、炙甘草能益氣養心；製附子、乾薑能溫陽散寒。②麥門冬、五味子能扶陽益陰，宜治陽阻及陰，陰陽兩虛。

【臨床應用】①胸痛時，可用蘇氷滴丸，臨時含 3 粒，吞 3 粒。②若無效時，應改用麝香保心丸 1～2 粒。③若汗出多時，加龍骨 30 g、牡蠣 30 g。

（七）胸陽痺阻

【脈象】脈沉細，主陽氣不振之證。

【病因病機】①素體陽氣不足，心肺氣虛。②或終日伏案少動。③使胸陽不振，氣血運行不暢。④外寒乘虛侵襲，以致陰寒凝滯，痺阻經絡。⑤飲食不節，過食肥甘生冷，阻滯，產生胸痛。

【證候分析】①諸陽氣在胸中而轉至背部，陽氣由於不發達而痺阻氣機，故胸痛徹背，感寒痛重。②胸陽不振，輸布不利，肺氣升降受阻，故使病人胸悶氣短，甚至重者喘息而不得臥。③陽氣不發達，氣血運行不周流，代謝功能減弱，則出現面色㿠白，四肢厥冷。④陽氣不能衛外固表，使衛陽功能下降，則全身出冷汗。⑤舌苔薄白，脈象沉細或結代，為陽氣不振，心陽不足之象。

【主要證候】①胸痛徹背，惡寒疼痛加重。②胸悶氣短，重時喘息而不得臥。③面色㿠白。④四肢厥冷，身出冷汗。⑤舌苔薄白。⑥脈沉細，或結代。

【治療原則】通陽，散寒化濁。

【處方用藥】瓜蔞薤白半夏湯加減。藥用：瓜蔞 9 g，半夏 9 g，枳實 9 g，檀香 3 g，丹參 9 g，生薑 2～4 片，橘皮 9 g，茯苓 12 g，杏仁 6 g，桂枝 9 g，薤白 9 g，厚朴 6 g，旋覆花 9 g，水煎服。

【方藥分析】①瓜蔞、半夏、枳實、檀香能宣痺散結。②丹參能活血通絡。③生薑、橘皮、茯苓、杏仁能行氣化痰，能治痰濕內盛胸痛，伴有咳嗽痰涎。④薤白、桂枝辛溫而通陽，與瓜蔞性寒而滑潤相比較，一寒一溫，合用後就能通陽散結，豁痰下氣，可治陽氣不通，痰飲蓄積之證，加用枳實、陳皮，就能寬胸理氣，能輔助薤白頭通陽散結止痛之功。⑤檀香能行氣止痛，旋覆花能降氣止嘔，化痰止咳。⑥諸藥合用，可使脾胃調和，痰消氣調，胸痺漸除。

【臨床應用】①心悸胸痛瘀血，加用丹參、川芎、紅花。②胸悶，苔膩者，加用半夏、紫蘇。③氣短乏力，加用黨參、麥門冬、五味子。④胸痺嚴重時，加用沉香、降香、蘇合香。⑤頭暈心悸，舌尖紅，加用生地、阿膠、酸棗仁、炙甘草。

（八）心腎陽虛

【脈象】脈沉細或結，主心腎陽虛或氣血運行不暢之證。

【病因病機】①素體虛弱。②老年久病，臟腑日衰。③或風濕損傷心氣。④或汗下太過。⑤或勞動過度。⑥損傷腎陽，從而形成心腎陽虛。

【證候分析】①心陽不振，鼓動氣血運行能力下降，使病人心悸氣短，頭眩胸悶。②陽氣虛弱，代謝功能減弱，代謝產能產熱減少，氣血不足，運行不暢，使氣血不能達於四肢，充養肌表，故使病人身寒肢冷。③腎陽虛弱，膀胱氣化不利，下肢水腫。④舌淡苔白滑，脈沉細或結，乃為心腎陽虛或氣血運行不暢之證。

【主要證候】①病人心悸氣短。②頭暈目眩。③胸悶脹滿。④身寒肢冷。⑤下肢水腫。⑥舌淡苔白滑。⑦脈沉細或結。

【治療原則】溫補心腎。

【處方用藥】炙甘草湯加減。

藥用：黨參 15 g，阿膠 9 g（烊化），麥門冬 9 g，火麻仁

9 g，熟地 9 g，桂枝 6 g，炙甘草 12 g，炙附子 3 g，水煎服。

【方藥分析】①炙甘草配桂枝，既可溫經通絡，又可溫中益胃，以滋養脈的本源。②黨參、熟地、阿膠、火麻仁能養陰潤燥，補益氣血，以充養脈的本營。③炙附子能回陽救逆，溫養脾胃。

【臨床應用】①陽痿、遺精，加用鹿角、淫羊藿；失眠，加用五味子、炒棗仁。②大便溏稀，加酸棗仁，去火麻仁；心悸嚴重，加用龍骨、硃砂。

（九）脾胃虛寒

【脈象】脈沉細，主虛寒證。

【病因病機】①脾胃虛弱，中寒。②脾胃陽氣不足，寒從內生，使脾失健運。③胃不受納，引起消化功能紊亂，升降失常。

【證候分析】①脾胃虛寒，消化吸收功能紊亂，升降不調，引起病人嘔吐腹瀉。②腹痛腸鳴，多因虛寒使胃腸蠕動加快，黏膜炎症腫脹，壓迫神經而引起腹痛。③腸中氣水流動作響，而出現了腸鳴。④陽氣不能輸布四肢，故使病人手足厥冷。

【主要證候】①病人腹痛腸鳴。②嘔吐泄瀉。③手足厥冷。④舌淡苔白，脈沉細等證。

【治療原則】溫中散寒，補脾益胃。

【處方用藥】附子理中湯加減。藥用：附子 9 g，乾薑 6 g，人參 12 g，白朮 9 g，甘草 4.5 g，水煎服。

【方藥分析】①白朮能補脾益胃，燥濕和中，為主藥。②附子能回脾腎之陽，補命門之火，以散陰寒為輔佐。③甘草、人參能協助白朮補益脾胃中氣，乾薑能溫脾胃之陽，能通陽舒經絡，共為佐使藥。全方有燥、有溫、有補，既補虛，又祛寒。凡臨床上有虛寒腹痛，嘔瀉肢厥者，均可應用為宜，1 丸 9 g 重，每日服 2 次，薑湯或溫開水送下。

【臨床應用】①若大便泄瀉重，加烏梅、訶子、石榴皮，能固澀止瀉。②若食慾不佳，食少納呆，加用砂仁、雞內金、白蔻仁，能溫中助消化。③腹脹痞滿嚴重時，加用厚朴、大腹皮能理氣除脹滿。④若身寒肢冷，加用附子、乾薑用量。⑤若胃寒嘔吐，加用生薑、吳茱萸、陳皮、半夏。

（十）脾胃虛弱，氣滯感寒

【脈象】脈沉細，主氣血虛弱之證。

【病因病機】①素體脾胃虛弱。②勞倦內傷。③久病不癒，延及脾胃。④用藥不當，損傷脾胃。⑤若暴飲暴食，飢飽無節，過食生冷，寒積胃脘，使氣血凝滯不通。⑥恣食肥甘辛辣，過飲烈酒，以致濕熱中阻，胃熱作痛。⑦憂思惱怒心不暢快，引致肝鬱氣滯，疏泄失職，橫逆犯胃，氣血壅滯而不行，不通則痛。⑧氣滯日久，瘀久化熱，重灼肝胃之陰，其痛經久不癒。

【證候分析】①脾主運化，胃主受納，腐熟水穀，運化精微。②當脾胃虛弱時，運化無力，消化不良，使營養化生不足，故使病人面黃肌瘦，四肢倦怠。③胃弱不消化，又氣滯感寒，則病人兩脅脹滿，胃脘作痛，倒飽嘈雜，嘔吐酸水。④舌淡苔厚膩，脈象沉細，乃為脾胃虛寒氣滯之象。

【主要證候】①脾胃虛弱，消化不良。②胃脘作痛，倒飽嘈雜。③兩脅脹滿。④嘔吐酸水。⑤面色萎黃。⑥四肢倦怠。⑦舌淡苔厚膩。⑧脈象沉細。

【治療原則】和胃止嘔，舒氣寬胸。

【處方用藥】香砂養胃丸加減。藥用：白朮 9 g，枳殼 9 g，蒼朮 6 g，厚朴 9 g，陳皮 9 g，藿香 15 g，山楂 9 g，麥芽 9 g，萊菔子 9 g，半夏 9 g，神麴 15 g，香附 9 g，木香 6 g，砂仁 9 g，黨參 12 g，茯苓 9 g，甘草 3～5 g，水沖服。

【方藥分析】①本方由平胃散、枳朮丸和保和丸三方化裁而來。②方中白朮、枳殼能健脾下氣，以化食導滯為主。③蒼朮、厚朴、陳皮、藿香能芳香化脾胃濕滯。④山楂、麥芽、萊菔子、半夏、神麴能消食導滯，輔助水穀運化，為輔藥。⑤香附、木香、砂仁能舒氣滯，暢胸膈，暖脾胃，增進飲食。⑥黨參、茯苓、甘草能健脾和胃，為佐使藥。本方重在養胃。凡脾胃虛弱，氣滯感寒者，皆可選用。

【臨床應用】①若吐酸水者，可用左金丸。②若胃寒痛甚者，加良附丸，以增強溫中散寒，行氣止痛的作用。③便黑者，加乾薑炭、伏龍肝、白及、地榆炭。④痛止之後，可服香砂六君子湯，以溫養脾胃，提高療效。⑤噯氣者，加白蔻仁、沉香、旋覆花以順氣降逆。⑥胃痛嘈雜泛酸者，多因肝鬱氣滯，常用逍遙散，去白朮、生薑，加丹皮、梔子，合左金丸，能養血疏肝，理氣和中，清胃瀉火，則疼痛自癒。

（十一）脾腎陽虛，氣血兩虧

【脈象】脈沉細無力，主脾腎陽虛，氣血不足之證。

【病因病機】①多因飲食不節，酒食過度，嗜食膏粱厚味，魚腥乳酪，生冷果菜，損及脾胃。②運化失司；或素體先天不足，後天失養，使脾腎不足，耗氣傷血而致病。

【證候分析】①脾腎陽虛，耗氣傷血、代謝障礙，營養精微合成減少，代謝產能產熱不多，使病人面色萎黃，腰膝痠軟，畏寒肢冷，形體消瘦，氣短乏力。②脾氣虛弱，運化失司，氣不化濕，聚濕生痰，鬱久濕熱，發炎腫脹，壓迫神經，則使病人腹痛隱隱，喜按喜溫，時有便溏或五更泄瀉，或污濁頻出無禁，或下墜脫肛。③舌淡無華，舌苔薄白，脈沉細無力，皆為脾腎陽虛，氣血兩虧之象。

【主要證候】①病人面色萎黃。②腰膝痠軟。③身寒肢涼。④形體消瘦。⑤神疲乏力。⑥短氣而喘。⑦腹痛隱隱，喜按喜溫。⑧時有便溏，或五更泄瀉，或污濁頻出無禁，或下墜脫肛。⑨舌質淡而無華，舌苔薄白。⑩脈沉細無力。

【治療原則】溫補脾胃，補養氣血。

【處方用藥】參苓白朮散合四神丸加減。藥用：黃耆

15 g，當歸身 10 g，炒黨參 12 g，白朮 10 g，茯苓 10 g，白扁豆 10 g，懷山藥 15 g，肉荳蔻 30 g，補骨脂 10 g，煨訶子 12 g，炒薏苡仁 30 g，熟地 12 g，白芍 12 g，陳皮 9 g，水煎服。

【方藥分析】①黃耆、炒黨參、白朮、茯苓、炒薏苡仁能健脾化濕而止瀉。②當歸身、白芍、熟地、懷山藥能補血活血，行氣滋陰，補益脾胃。③陳皮、白扁豆，能理氣健胃，燥濕化痰，補脾止瀉。④肉荳蔻、補骨脂、煨訶子能溫中行氣，澀腸止瀉，補腎壯陽，健脾化濕。

【臨床應用】①若五更泄瀉時，可服四神丸 9 g（分吞），或服附子理中丸 9 g（分吞），連理湯加減。②大便溏泄，污濁頻出無禁，肛門下墜脫垂，可用真人養臟湯加減，暫停原藥服用。③若中氣下陷，脫肛不癒時，可用黃耆補中湯加減。

（十二）肺腎氣虛

【脈象】脈沉細弱，主肺腎氣虛之證。

【病因病機】①先天不足，素體虛弱，多因父母年老體弱，精血不旺。②妊娠失於調養、早產、胎兒營養不良，精血虧損。③生後乳養不足，氣血虧損，發育緩慢所致，而後天因素更多，如積勞內傷，房事不節，七情損傷，飲食失於調養，大病久病之後，外感不癒久成耗傷，損傷臟腑，而致氣虛。④氣虛，可致血液的運行，汗液、尿液、糟粕的排泄，失其固攝和制約功能，如氣不攝血，氣虛不能衛外易感外邪，則出現肺氣虛弱。⑤氣虛不能攝於下，使腎氣不足，出現遺尿、遺精。⑥氣為血帥，氣行則血行，並推動津液的運行，從而氣行則水行，氣降則痰降，氣運則能排泄糟粕。⑦相反氣虛時，推動無力，血行澀滯，甚至瘀滯不前，因此氣虛不運，濁水不去，糟粕停積不能排除。⑧氣不歸元，使腎不納氣，又加重了肺氣虛弱。

【證候分析】①肺為氣之主，腎為氣之根。②當肺氣不足時，失其宣降功能，則病人表現為呼吸氣短，咳嗽無力，痰多稀白。②肺朝百脈，肺氣虛，不能推動血液運行，氣血不足，則面色蒼白無華；其則水腫，若肺虛傷及脾胃，使脾失健運，生化失源。胃腸消化功能紊亂，病人則食少納呆，腹脹便溏，水腫。③肺、脾氣虛時久不癒，病久傷腎，以致腎虛不能納氣，出現形體消瘦，短氣喘急，動則尤重，呼多吸少，咳則小便不禁，因腎主固藏，司氣化，因此腎陽為人體生命之源。④若腎陽虧虛，火不生土，關門不固，則病人腰膝痠軟，小便不禁，面色㿠白，形寒肢冷。⑤舌淡紅少苔，脈沉細弱，為氣虛之證。

【主要證候】①氣短咳嗽。②痰多稀白。③納呆便溏。④神疲乏力。⑤面色㿠白。⑥形寒肢冷。⑦消瘦喘急。⑧動則尤重。⑨咳劇遺尿。⑩腰膝痠軟。⑪舌淡紅少苔。⑫脈沉細弱。

【治療原則】補肺益腎。

【處方用藥】人參固本丸加減。

藥用：人參 9 g，生地 12 g，熟地 12 g，天門冬 10 g，麥門冬 10 g，五味子 6 g，補骨脂 10 g，胡桃肉 12 g，蛤蚧粉 3 g（沖），紫石英 3 g，水煎服。

【方藥分析】①本方是由六味地黃丸衍化而來的。人參用來培補元氣以固本。②生地、熟地能滋陰清熱，滋養腎陰，補血生津。③天門冬、麥門冬能養陰生津，潤燥清熱，潤肺止咳。④五味子能斂肺滋陰，澀精止瀉，生津斂汗。⑤補骨脂能補腎壯陽，補脾止瀉。⑥胡桃肉能補腎強腰膝，斂肺定喘。⑦蛤蚧粉能益腎補肺，納氣定喘。⑧紫石英能暖腎溫肺，重鎮安神。⑨諸藥合用，能滋陰補氣，補腎壯陽，斂肺補脾，培補元氣以固本，正適合治療肺腎氣虛證。

【臨床應用】①若心虛，症見心悸，脈沉細數，去胡桃肉，加玉竹、丹參。②脾虛者，主見食慾不振，腹脹便溏，去熟地、五味子，加白朮、茯苓、木香、陳皮、砂仁。③若氣喘嚴重，咳時遺尿，四肢寒冷，可加黑錫丹，以溫腎納氣。

（十三）腎精不足

【脈象】脈沉細，主腎精不足之證。

【病因病機】①腎為先天之本，腎藏精生髓。若先天不足，腎陰不充，或年老腎虧，或房勞過度，皆能損耗腎精。②而腦為髓之海，若是髓海不足，可致上下俱虛，腎精不足。

【證候分析】①人體精髓不足，不能充盈於腦，可引起眩暈，神疲，健忘。②腎主骨，腰為腎之府，若發生腎虛時，故引起腰膝痠軟。③若出現精關不固，不能制約精液，便出現遺精。④腎開竅於耳，腎虛，使氣血不得充養於耳竅，便可出現耳鳴。若病人偏於陰虛者，陰虛生內熱，故形成五心煩熱，舌紅，脈弦細。⑤偏陽虛者，陽虛，代謝產能產熱減少，使其陽虛生內寒，則四肢不溫，舌淡，脈沉細。

【主要證候】①眩暈。②身疲。③健忘。④腰膝痠軟。⑤遺精耳鳴。⑥若偏於陽虛者，四肢不溫，舌淡，脈沉細。

【治療原則】偏陽虛者，補腎助陽。

【處方用藥】右歸丸加減。藥用：熟地 15 ～30 g，山萸肉 9 g，杜仲 9 g，菟絲子 9 g，山藥 15 g，枸杞子 9 g，當歸 9～30 g，附子 9～15 g，肉桂 3 g，鹿角膠 3～15 g，巴戟天 6～18 g，淫羊藿 6～12 g，仙茅 3～12 g，肉蓯蓉 6～18 g。

【方藥分析】①熟地、山萸肉、菟絲子、杜仲為補腎主藥。②山藥、枸杞子、當歸補益肝脾，能以助腎。③附子、肉桂、鹿角膠能益火助陽。④酌加巴戟天、淫羊藿、仙茅、肉蓯蓉能增強補腎壯陽的作用。

【臨床應用】①若病人眩暈嚴重時，可加用龍骨、牡蠣、鱉甲、磁石、珍珠母能潛鎮浮陽。②若遺精頻作者，需加用蓮鬚、芡實、覆盆子、沙苑子能固精澀精；若偏於腎陽虛，症見五心煩熱，舌質紅，脈細數者，可用左歸丸加知母、黃柏、丹參能滋陰清熱。③在病情改善後，可根據瘀證選用六味地黃丸或金匱腎氣丸，長期服用，以固其根本。

（十四）腎虛水泛

【脈象】脈沉細，主腎陽虛弱之證。

【病因病機】①素體虛弱。②久病失調。③腎陽虛弱，不能溫化水液，可引致水濕氾濫。

【證候分析】①腎陽虛弱不能化氣行水，使水邪溢於肌膚，停聚於胃腸，故使病人周身水腫，脘腹脹滿，小便不利。②若水凌心肺，引起心陽受阻，肺失肅降，故使病人心悸，呼吸氣促，喘咳痰鳴。③腎陽虛虧，腰為腎之府，則腰膝痠軟；腎虛命門火衰，則使代謝障礙，陽氣不布，則使病人形寒肢冷。④苔白質淡，舌體胖，脈沉細，均為腎陽虛之象。

【主要證候】①病人周身水腫，下肢尤重，按之沒指。②脘腹脹滿。③小便不利。④腰膝痠軟。⑤形寒肢冷。⑥心悸。⑦呼吸氣促。⑧喘咳痰鳴。⑨苔白質淡，舌體胖。⑩脈沉細。

【治療原則】溫陽利水。

【處方用藥】真武湯加減。

藥用：附子 9～15 g，乾薑 3～6 g，白朮 9～30 g，茯苓 15～30 g，白芍 9 g，桂枝 6～9 g，澤瀉 15～30 g，水煎服。

【方藥分析】①附子大辛大熱，溫腎陽，祛寒邪。②乾薑能溫中，以助附子之力。③白朮、茯苓能健脾利濕，導水下行。④白芍和裡，與附子同用能斂陰和陽。諸藥合用，共奏溫腎散寒，健脾利水之效。

【臨床應用】①若小便清長量多，加用菟絲子、補骨脂以溫固下元。②若心悸，唇紺，脈虛數或結代，為水邪上逆，心陽被遏，瘀血內阻，可重用附子、桂枝、炙甘草、丹參，能溫陽化瘀。③若喘促氣短，汗出不止，脈虛浮而數，為水濕凌肺，腎不納氣，可用人參、蛤蚧、五味子、鍛牡蠣，以防喘脫。④若病情纏綿不癒，正氣日衰，復感外邪，適當風水論治，顧及正氣虛衰，可酌情用越脾湯為主，加用黨參、菟絲子以補氣溫腎，扶正祛邪。⑤若脈結代，可加用老茶樹根 30 g。

⑥若納呆便溏者，加用草果、蒼朮。

（十五）腎虧虛寒

【脈象】脈沉細，主陽虛有寒之證。

【病因病機】①素體虛弱，或久病體虛，或年老精血虛衰，或房勞過度等，可致腎精虧損。②腎氣虛弱，外邪乘虛而入，多感寒濕之邪，多因久坐冷濕之地，或冒雨涉水，或身勞汗出，或衣著冷濕，使寒濕之邪阻滯經絡，氣血運行不暢。③若過度勞累，跌仆挫傷，損傷經脈，也可使氣血不暢，絡脈阻滯而瘀滯，虛則生寒，寒則傷腎，使代謝功能障礙，從而導致腎虧虛寒證。

【證候分析】①腰為腎之府，腎為骨髓，若腎精虧虛，骨骼不充盛，則出現腰膝痠軟無力，足膝痠痛。②病屬虛證，故病人喜按喜揉，以疏通血脈，便可減輕症狀。③若勞動太過，氣耗過虛，故使病人遇勞過甚，臥則減輕。④陽虛不能養筋，氣血供給不足，脈絡血少不通，不通則痛，則使病人少腹拘急冷痛。⑤陽虛不能溫養四肢，代謝障礙，產溫產能少，氣血不足，則面色皖白，手足不溫。⑥腎虛，陽氣不足，功能下降，虛則生寒，故出現陽痿精冷。⑦腎虛失於固澀，則小便頻數。⑧舌淡苔薄，脈沉細，為陽虛有寒之證。

【主要證候】①病人腰膝痠軟無力。②足膝痠痛，喜按喜揉，遇勞則甚，則臥則減。③少腹拘急冷痛。④面色皖白。⑤手足不溫。⑥陽痿精冷。⑦小便頻數。⑧舌淡苔少，脈沉細。

【治療原則】補腎散寒，溫健腰膝。

【處方用藥】青娥丸加減。

藥用：肉蓯蓉 6～18 g，巴戟天 6～18 g，補骨脂 3～9 g，杜仲炭 6～15 g，胡桃肉 9～60 g，乳香 3～9 g，沒藥 3～9 g，共研細末，蜜丸 9 g，每日服 2 次，溫開水送服。

【方藥分析】①肉蓯蓉、巴戟天、補骨脂能補腎益精，助陽散寒。②杜仲炭、胡桃肉能溫補肝腎，強健腰膝。③乳香、沒藥能活血通絡，祛瘀止痛。諸藥合用，能治腎寒腰痛，也治陽痿、尿頻。

【臨床應用】①若命門火衰者，加用肉桂、附子、鹿角膠、菟絲子，也有用右歸丸的。②腎陰不足，加用熟地、山萸肉、山藥、枸杞子等藥。③若腎虛日久，症見氣短乏力，語聲低微，食少便溏，腎虛及脾，使腎陽不得溫煦脾土，而致脾虛氣弱，當加用黨參、黃耆、升麻、白朮、柴胡以助腎升舉。④若腎陰虛火旺盛者，可加大補陰丸，能滋陰清火。⑤若陰陽俱損，病情複雜者，選用杜仲丸以溫腎填精，補氣調血，清火壯腰。

（十六）腎陽不足，命門火衰

【脈象】脈沉細，主命門火衰之證。

【病因病機】①房事太過。②頻繁手淫。③損傷腎精，而成命門火衰，陽痿。

【證候分析】①命門火衰，精氣虛寒，故使病人陽事不舉，精少清冷。②腎精虧損，髓海空虛，可致病人頭暈目眩。③五臟精氣不能上榮於面，故見面色㿠白無華。④腎主骨生髓，腰為腎之府，精氣虧乏，氣血不足，可使病人精神萎靡不振，腰膝痠軟。⑤陽虛，代謝障礙，產熱產能減少，故形寒肢冷。⑥舌淡苔白，脈沉細，屬命門火衰之證。

【主要證候】①病人頭暈目眩。②面色㿠白無華。③形寒肢冷。④精神萎靡不振。⑤腰膝痠軟。⑥舌淡苔白。⑦脈沉細。

【治療原則】溫補下元。

【處方用藥】五子衍宗丸加減。藥用：菟絲子 9 g，枸杞子 9 g，覆盆子 9 g，車前子 9 g，五味子 9 g。

【方藥分析】①方中菟絲子能溫補肝腎，助陽益精；枸杞子、覆盆子平補肝腎，固澀精氣。②車前子能滲濕降濁。③五味子能收斂精氣。只有陽氣旺盛，精血充足，則陽痿可治癒。

【臨床應用】①單用此丸療效不明顯時，可加用熟地、山藥能滋腎益脾，還可加用鹿角膠，巴戟天、淫羊藿能溫腎助陽。②若火不甚衰，只因氣血虛少，治宜左歸丸、全鹿丸等。

（十七）腎陽虛衰泄瀉

【脈象】脈沉細而弱，為脾腎陽虛之證。

【病因病機】①久病之後，損耗腎陽。②年老體弱，陽氣不足。③脾失溫養，運化失常，而致腎陽虛衰。

【證候分析】①黎明之前，陽氣未充，陰寒殊盛，故使病人腹痛腸鳴泄瀉。②瀉後陰寒暫時排出，故泄瀉後方覺安適。③陽氣不布下焦，故少腹畏寒。④腎陽虛衰，不能溫煦四肢，滋養腰膝，故使病人畏寒肢冷，腰膝痠軟。⑤舌質胖嫩，脈沉細而弱，乃為脾腎陽虛之證。

【主要證候】①病人腹痛腸鳴泄瀉，瀉後方覺安適。②少腹畏寒。③四肢覺冷。④腰膝痠軟。⑤舌胖嫩。⑥脈沉細而弱。

【治療原則】溫腎健脾，固澀止瀉。

【處方用藥】四神丸加味。藥用：補骨脂 9 g，吳茱萸 6 g，肉豆蔻 9 g，五味子 6 g，黃耆 9 g，黨參 9 g，附子 9 g，罌粟殼 9 g，石榴皮 9 g，炮薑 3 g。

【方藥分析】①補骨脂、吳茱萸、肉豆蔻、五味子、附子、炮薑、黨參、黃耆既能溫煦脾腎陽氣，又能益氣助運。②罌粟殼、石榴皮、肉豆蔻、五味子能固澀止瀉。

【臨床應用】①若脾腎陽虛甚重時，加用肉桂、乾薑，能增強溫陽作用。②若病情不緩解時，可用真人養臟湯合桃花湯以收斂止瀉為佳。

（十八）腎陽虧虛消渴

【脈象】脈沉細數，為腎陰虧虛，虛動妄動之證。

【病因病機】①飲食不節，積熱傷津，使腎經絡失養。②

情志失調，鬱火傷陰，下耗腎液，若腎之閉藏失司，則火炎於上，津液泄於下。③心火亢盛，使心脾精血暗耗，腎陰虧損，水火不相流暢；若腎臟素虛，先天稟賦不足。④而五臟俱虛，精氣不足，氣血虛弱，又使腎無精可藏，復因調攝失宜，終至精虧液竭；若房勞過度，腎精虧損，虛火內生，終至腎虛。⑤若過服溫燥藥物，耗傷陰津，亦耗腎陰。⑥腎陰虧損，虛火內生，上灼心肺，則煩渴多飲。⑦中灼脾胃，則胃熱消穀，陰虛陽盛。⑧若腎之開闔失司，固攝失權，故使水穀精微直趨下泄為小便而排出體外，故尿多味甜，或尿濁如膏脂，隨可致消渴病。

【證候分析】①腎虛不約小便，故尿頻量多。②腎失固攝，使水穀精微下注，故小便濕濁如膏脂並有甜味，口乾唇燥，五心煩熱，舌紅，這是因脾氣虛，不能轉輸水穀精微之故。③胃火熾盛，脾陰不足，則口渴多飲，口乾唇燥舌紅。④脈沉細數，為腎陰虧損，虛火妄動之證。

【主要證候】①尿頻量多。②尿濁如脂。③尿有甜味。④口乾唇燥。⑤舌紅。⑥脈沉細數。

【治療原則】滋陰固腎。

【處方用藥】六味地黃丸加減。藥用：熟地 24 g，山藥 12 g，山茱萸 12 g，丹皮 9 g，茯苓 9 g，澤瀉 9 g，蜜丸 9 g，每次 1 丸，每日服 2 次，溫開水送服。

【方藥分析】①熟地滋腎填精。②山藥養脾陰而攝精微，固腎益精。③茯苓淡滲脾濕，能助山藥益脾。④澤瀉能清瀉腎火，以防熟地滋膩。⑤丹皮泄熱以制山茱萸之溫。本方補瀉結合，以補為主，適宜消渴症者長期服用。

【臨床應用】①若病人腎陰不足，陰虛火旺，症見煩躁失眠，遺精，舌紅，脈細數，宜加黃柏、知母、龍骨、牡蠣、龜板以養陰清熱，固精潛陽。②若尿量多而混濁，可加用益智仁、桑螵蛸、五味子、蠶繭能益腎縮尿。③若氣陰兩虛時，並伴有睏倦、氣短、舌質淡紅，可加黨參、黃耆以補中益氣。

（十九）肝腎虧損

【脈象】脈沉細，主肝腎虧虛之證。

【病因病機】①素體腎虧，或病後精血衰少，或恣情縱慾，使腎精耗傷，腦髓不充養。②或勞累過度或病後脾胃虛弱，氣血生化之源不足，經脈空虛，不能上榮耳竅。③補邪侵襲常乘腎虛而入。④腎和膀胱相表裡，邪入太陽經後，常裡傳及腎，表現在腎之耳竅。⑤有時肝火上擾也乘腎虛而入。⑥肝火傷陰，又水不涵木，而致肝氣虧損，而成肝腎虛損之證。

【證候分析】①肝腎虧虛，精血不足，或因恣情縱慾，耗損腎精，都可不能上榮清竅，而成耳鳴耳聾。②肝血不足，不能上充清竅，故有頭暈。③不能上養其目，故而目眩。④腎陰虛損，使相火妄動，擾亂精室，使病人腰膝痠軟，遺精早泄。⑤若腎陽不足，則出現腰寒肢冷，陽痿早泄。⑥舌淡苔薄，脈沉細，為肝腎虧虛之證。

【主要證候】①耳鳴耳聾。②頭暈目眩。③腰膝痠軟。④腰寒肢冷。⑤遺精早泄。⑥舌淡苔薄。⑦脈沉細。

【治療原則】補益肝腎，強健筋骨，治癒耳聾。

【處方用藥】補腎丸加減。

藥用：肉蓯蓉 12 g，菟絲子 9 g，巴戟天 3～9 g，羊腎 60 g，當歸 12 g，白芍 9 g，黨參 12 g，黃耆 15 g，生地 12 g，附子 3～9 g，肉桂 3～6 g。

【方藥分析】①肉蓯蓉、菟絲子、巴戟天、羊腎能補腎。②當歸、白芍補血。③黨參、黃耆益氣。④生地、石斛能滋陰。⑤附子、肉桂能補陽。

【臨床應用】①若肝陰耗損偏重，加用枸杞子、女貞子、墨旱蓮；若有邪實者，加用防風、細辛以祛風；黃連、黃柏以泄熱。②陳皮、半夏以化痰；桃仁、紅花以化瘀。③石菖蒲、木通以通竅。④若遺精明顯，加用金櫻子。⑤畏寒肢冷，舌淡脈細時，加補骨脂、淫羊藿等以溫補腎陽。⑥如補腎丸效果不佳，臨床也常用耳聾左慈丸以提高療效。

（二十）陽虛發熱

【脈象】脈沉細或浮大無力，主陽氣虛衰之證。

【病因病機】①素體陽氣不足。②或寒證日久耗傷陽氣。③或誤用過多寒涼中藥。④以致腎陽虛衰，陰寒內盛，而致陽虛浮越於外而致人體發熱。

【證候分析】①腎陰虧虛，虛陽外越，故使病人發熱。②陽氣虛衰，不能溫煦形體，故使病人感寒肢冷，四肢尤其下肢發涼，嗜睡，腰膝痠痛。③陽虛失升，水穀精微產生減少，又無力上升清陽，使腦髓空虛，則使病人頭暈，精神不振，舌質淡胖，或有齒痕，舌苔白潤，面色晄白，脈沉細或浮大無力，為陽氣虛衰之象。

【主要證候】①病人發熱而欲近衣，形寒肢冷，四肢不溫。②下肢發涼，面色晄白，頭暈嗜臥，腰膝痠痛。③舌淡胖，苔白潤。④脈沉細或浮大無力。

【治療原則】溫補腎陽。

【處方用藥】金匱腎氣丸加減。

藥用：附子 3 g，肉桂 3 g，熟地 24 g，山茱萸 12 g，山藥 12 g，茯苓 9 g，澤瀉 9 g，丹皮 9 g，共研細末，蜜丸 9 g，每次 1 丸，每日服 2 次，溫開水送下。

【方藥分析】①附子、肉桂能溫補腎陽，鼓動腎氣。②熟地、山茱萸能滋補腎陰，滋化源。③山藥、茯苓能健脾補腎。④丹皮、澤瀉能清瀉肝腎。本方重在補腎陽，並配伍養陰之藥，以從陰中求陽，陰陽相濟。

【臨床應用】①陽虛氣弱，短氣乏力，加用人參以補益元氣。②火盛生土，便溏，加用乾薑、白朮以溫補中陽。③遺精腰痠，加用補骨脂、續斷、芡實、金櫻子能補腎澀精。④若五更泄瀉時，加用五味子、肉荳蔻以補腎固澀。

八 脈沉微

脈沉微：按之有餘為沉脈，極軟無力，若有若無，欲絕非絕（圖 2-4-8）。

（一）食物中毒虛脫

圖 2-4-8 脈沉微

【脈象】脈沉微細，主虛脫證。

【病因病機】①中醫學認為本病是由飲食不慎或外感時邪所致。②多發生在素體脾胃虛之人。③每在夏秋時節，暑濕蒸騰，或貪涼露宿，使寒濕之邪乘虛侵入。④客邪穢氣，阻遏中焦脾胃，均能使脾胃受傷，氣機不利，運化失常，升降失司，清濁不分。⑤亂於胃腸，功能下降，失其衛外功能。⑥若飲食不慎，入食不潔，誤食腐餿變質之物，暴飲暴食，貪涼納冷，恣食生冷瓜果，最能損傷脾胃，使中氣不健，抗力不足，容易導致飲食內傷，損傷脾胃，加之進食不潔，使腸道細胞或毒物，引起胃腸發炎腫脹，滲出增加，消化吸收障礙，出現嘔吐腹瀉，而致食物中毒。⑦若由於吐瀉過劇，水液喪失過多，津液也隨之耗盡，最後導致亡陰，正如《醫學入門‧霍亂》篇所云：「暴吐暴瀉，津液驟亡。」事實上，不僅耗損陰津，也傷及陽氣，正如《證治要訣‧霍亂》篇所云：「吐利不止，元氣耗散。」「霍亂之後，陽氣已脫。」說明吐瀉可使元氣耗盡，陽氣外脫，從而形成食物中毒虛脫證。

【證候分析】①病人感受暑濕穢濁之氣，內熱熾灼，故先有發熱口渴。②但由於濕熱穢濁之氣甚多，正氣虛衰，細菌或毒素太盛，有時反熱變寒。③太多穢濁壅積中焦脾胃，使陽氣受遏，清濁不分，使清氣不升，濁氣下降，從而使人體中毒嚴重，代謝障礙，產熱不多，在臨床上就出現吐瀉頻作，面色蒼白，大汗淋漓，四肢厥冷，多因陽氣不達四肢末端之故。④因穢濁內結，細菌和毒物損害脾胃，發炎腫脹疼痛，要按壓痛腹，使胃腸蠕動減慢，寒濕得乎溫而減，故病人腹痛喜按。⑤寒傷中陽，中陽失運，故繼續吐瀉頻作。⑥水液大失，氣血不足，機體失其濡養，故有倦怠乏力。⑦陽氣不足，筋脈失養，故見筋脈拘急。⑧繼續吐瀉促使陰津枯竭，故眼眶凹陷，指螺皺癟。⑨陰津枯竭，而使陽氣欲脫，而使大汗淋漓，四肢冰冷加重。⑩腎水枯竭，故見聲音嘶啞。⑪若津液頓亡，宗筋失養，故使攣縮轉筋加重。⑫脈沉微細，乃屬陽亡液脫之證。

【主要證候】①暴起嘔吐下瀉，腹痛喜按。②四肢清冷，繼則面色蒼白，形寒肢冷，倦怠乏力。③嘔瀉頻繁。④筋脈攣急，或見眼眶凹陷，指螺皺癟，最後出現大汗淋漓，四肢冰冷，聲音嘶啞，拘攣轉筋，脈沉微細等證。

【治療原則】溫中化濁，回陽救逆。

【處方用藥】四逆湯合附子理中湯加減。

藥用：人參 9 g，白朮 10 g，乾薑 6 g，熟附子 9 g（先煎），甘草 6 g，肉桂 3 g（後下），炙黃耆 15 g，藿香 10 g，製半夏 9 g，茯苓 10 g，水煎服。

【方藥分析】①人參大補元氣，補脾生津。②炙黃耆能補氣昇陽，固表止汗。③白朮補脾益氣，燥濕固表。④熟附子、乾薑、肉桂能回陽救逆，溫經散寒。⑤藿香能解暑辟濁，芳香化濕，和中止吐。⑥製半夏能降逆止嘔，寬中燥濕。⑦茯苓能健脾安神，利水滲濕。

【臨床應用】①若兼有亡陰之象，可加麥門冬、五味子，以養陰生津。②若手腳拘攣，可加白芍、木瓜，能緩急止痙。③明顯脫水時，應及時給予補液，宜用中西醫結合方法進行搶救。

（二）肝腎虛損，外邪入絡

【脈象】脈沉微細，主肝腎虧損之證。

【病因病機】①肝腎虧損。②風寒濕邪乘虛而侵入經絡，而使筋脈攣縮。

【證候分析】①肝腎虛損，也稱肝腎陰虛。腎陰不足可使肝陰不足；而肝陰不足，也會使腎陰虧損，因此肝腎陰虛症狀同時出現，多因肝腎兩臟陰液虧虛所造成的。②在此基礎上，又復感風寒濕邪，侵及肌膚，經脈和關節等，阻礙氣血的運行，侵入內臟，使氣血運行不暢，凝滯血瘀，影響臟腑代謝功能，產熱產能減少，便出現陽虛，同時肝腎血瘀，又致脾陽虛弱。血瘀凝滯，則使口唇青紫。③氣血不足，復受風寒之邪，毛細血管收縮，則出現面色蒼白；脾虛內寒壅盛，則使病人形寒肢冷；肝腎陰虛，外感風寒，使筋脈不得榮養，因此在勞累和受寒後多使筋肉血管收縮，筋肉氣血消耗增多之際，致使小腿攣縮疼痛。④腰為腎之府，腎陰虛則使腰膝痠軟。⑤風寒濕邪乘衛陽不固，腠理空疏而襲入皮毛、筋肉和經絡，使氣血運行不暢，氣機不利，代謝失調。「不通則痛」，則使關節活動不靈活。⑥舌淡胖，苔白，脈沉微細，多為陽氣虛弱之象。

【主要證候】①病人口唇青紫。②面色㿠白。③畏寒肢冷。④每在勞累和受寒後見小腿攣縮，並疼痛難忍。⑤腰膝痠軟，步行艱難不靈活。⑥舌淡胖，苔白。⑦脈沉微細。

【治療原則】補益肝腎，祛風散寒，利濕通絡。

【處方用藥】木瓜丸加減。藥用：木瓜 10 g，川續斷 10 g，狗脊 10 g，肉蓯蓉 9 g，牛膝 10～15 g，天麻 5 g，當歸 9 g，萆薢 15 g，五加皮 9 g，艾葉 5～10 g，水煎服。

【方藥分析】①方中木瓜能舒筋活絡，和胃化濕。②川續斷能補益肝腎，接續筋骨，治腰膝痠痛，步行艱難。③狗脊補肝腎，祛風濕。④肉蓯蓉能補腎壯陽，治腎虛陽痿，腰膝冷痛。⑤牛膝破血通經，利關節，補腰腎。⑥天麻能息風鎮痛，治痙攣抽搐，肢體麻木。⑦當歸能養血活血，調經止痛。⑧萆薢能祛風濕，利濕濁，治風濕痺痛。⑨五加皮能散風濕，強筋骨，治肝腎不足，風濕痺痛。⑩艾葉能祛寒除濕，溫經通絡，治風濕痺痛。諸藥合用，共奏補益肝腎，祛寒除濕之效。

【臨床應用】①若病人偏於寒濕時，加川烏、草烏、桂枝。②若兼有氣虛時，加用黃耆、黨參。③兼有血虛時，加用熟地、白芍。④攣縮疼痛，游走不定者，加用羌活、獨活、防風。⑤若偏重於濕時，加澤瀉、薏苡仁。

（三）氣厥虛證

【脈象】脈沉微，主正氣不足之證。

【病因病機】①素體虛弱，過度疲勞，突然受恐嚇，使氣血逆亂。②還有暴怒傷肝，肝不藏血，血隨氣逆，氣血上湧。③使清竅不利。④或陽氣虛衰，氣虛下陷，使清陽不升，皆可突發氣厥，多由肝臟調節血量異常所致。

【證候分析】①多因元氣素虛，外受驚恐暴怒，過度疲勞，睡眠不足，或飢餓受寒等因素誘發。②多因氣機不利，中氣下陷，使清陽不升，腦海失養，而使病人昏仆不知，面色蒼白。③肺主氣，司呼吸。氣虛時，則氣息低微。④陽氣虛衰，不能通達四肢，而使病人形寒肢冷。⑤氣虛使衛陽不固，腠理失密而開展時，則病人汗出。⑥舌淡苔白，脈象沉微，乃為正氣不足之候。

【主要證候】①眩暈昏仆。②面色蒼白。③呼吸微弱。④形寒肢冷。⑤汗出不止。⑥舌淡苔白。⑦脈象沉微。

【治療原則】補氣回陽。

【處方用藥】四味回陽飲加減。藥用：人參 30 g，附子 6 g，炮薑 6 g，炙甘草 3 g，水煎服。

【方藥分析】①人參大補元氣。②附子溫補腎陽，以恢復周身的陽氣，走而不守，使之溫熱四肢厥冷。③炮薑辛熱，能激發陽氣，促進代謝，與附子相配伍，能提高周身臟腑經絡的代謝功能，使其代謝產熱增多。④炙甘草和中，諸藥得調，並能緩解附子之性急之敝，又助人參之補氣作用。

【臨床應用】①若病人表虛自汗，可加用黃耆、白朮，能益氣固表。②若汗出不止，加用龍骨、牡蠣，可固澀止汗。③食少納呆，納穀不香時，且見咳嗽痰多者，宜加用陳皮、半夏、茯苓能健脾去濕，止咳化痰。④若病人心神不安，可用遠志、酸棗仁、柏子仁，能養心安神。⑤若病人出血不止，可加用仙鶴草、藕節。⑥若病人心悸少寐時，可加用桂圓肉、遠志。⑦若舌質紅絳，口乾少津者，加用山藥、天花粉、玉竹、沙參、石斛。

九 脈沉實

脈沉實：沉取之脈，脈來有力，脈搏指強，一息四至（圖 2-4-9）。

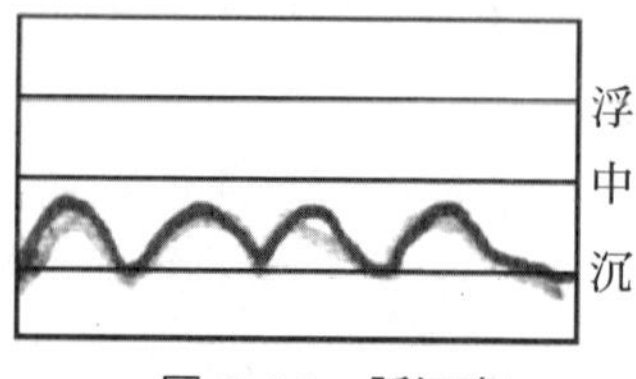

圖 2-4-9　脈沉實

（一）積滯內阻，生濕蘊熱

【脈象】脈沉實，主裡實之證。

【病因病機】①病人平素脾胃不健，中氣久虛，或飢飽不均，過食生冷硬物，或過食肥甘，重損脾胃之氣，或病後胃氣未恢復，皆使中陽不振，阻礙脾胃的受納，運化，升降功能，隨之飲食阻滯不進，從而影響脾之運化水濕，濕聚生痰，使痰濁壅塞於中焦脾胃，導致清陽不升，濁陰不降，從而形成積滯內阻。②若積滯日久，濕鬱久化熱，而濕熱內聚，形成痰濁，而阻滯氣機的流通。③從而可知，病變位置主要在脾胃。

【證候分析】①飲食不節，則能損傷脾胃，胃氣壅塞，脾不健運，不能腐熟水穀，也不能運化精微，使食積不散，故使病人脘腹痞悶腹滿，噯腐吞酸，噁心嘔吐或食結於腸，大便不通，腹滿拒按。②若素體痰濕內盛，飲食不節，恣食肥甘厚味，或勞倦傷脾，或驚恐憂思擾動，使胃失和降，脾不運化，使痰濕內生，阻滯中焦，濕痰鬱久化熱，使腸發炎腫脹，滲出增加，蠕動增快，則出現瀉痢後重。③痰濕內阻中焦，使清濁升降失常，即清陽不升，濁氣上逆，蒙蔽清竅，故見頭目眩暈，胸脘滿腹，噁心欲吐。④痰濕重著黏滯，使病人身重倦怠。⑤舌紅，苔黃膩，脈沉實，皆為積滯生濕化熱之候。

【主要證候】①病人脘腹痛痞悶脹滿，噯氣反酸，噁心嘔吐，或大便不通，腹滿拒按。②若中焦濕熱，可有瀉痢後重，頭目眩暈，身重倦怠。舌紅，苔黃膩，脈沉實等證。

【治療原則】祛濕化滯。

【處方用藥】枳實導滯丸加減。藥用：大黃 30 g，枳實 15 g，白朮 9 g，茯苓 9 g，神麴 15 g，黃芩 9 g，黃連 9 g，澤瀉 6 g，水丸，每服 4.5～9 g，每日服 2 次，溫開水送服。

【方藥分析】①大黃、枳實能攻下積滯。②黃連、黃芩能燥濕清熱，消炎滅菌。③茯苓、澤瀉能滲濕利尿，清熱消炎。④神麴能消食和中。⑤白朮能健脾燥濕。諸藥相合，能清除濕熱積滯，又能恢復胃腸的運化功能，因此本方治療濕熱食滯，交阻胃腸，脘腹脹滿，腹痛下痢者，實為適宜。

【臨床應用】①若濕熱積滯成痢，裡急後重，脘腹脹滿較重時，加用木香、檳榔，而成木香導滯丸，療效最佳。②若脾虛食少，宿食不化，稍多食則脘腹脹滿時，宜用枳朮丸。③若胃氣虛弱，痰濁內阻，氣逆下降，症見心下痞硬，噫氣不除，用旋覆代赭湯，以益氣和胃，降逆化痰。

（二）熱結腸道（即陽明腑實證）

【脈象】脈沉實，主裡實熱證。

【病因病機】①若人體平素陽盛，或常酗酒，過食厚味肥甘，使胃腸積熱。②熱病過後，還有餘熱留戀，使腸道燥熱，津液不足，不能潤滑大腸，使大便乾結，排便困難。

【證候分析】①濕熱之邪結於裡，使腸道津液化燥，燥熱與腸中糟粕相結，則使病人大便秘結，腹滿硬痛。②陽明腑實，燥熱內盛，而日晡陽明經氣旺，與邪氣相爭，故見日晡潮熱。③熾熱挾濁氣上攻，擾動心神，故使病人煩躁，譫語，甚至神志不清。④熱盛傷津，燥實內結，則使苔黃或焦燥起刺。⑤脈沉實，主裡有實熱之證。

【主要證候】①身熱，日晡潮熱。②便秘腹滿。③疼痛拒按。④煩躁、譫語，甚則神志不清。⑤舌苔黃燥或焦黃起芒刺，脈象沉實。

【治療原則】苦寒峻下內結。

【處方用藥】大承氣湯加減。

藥用：大黃 9～12 g（後下），枳實 12 g，厚朴 12 g，芒硝 9 g（沖入），炒萊菔子 30 g，桃仁 9 g，水煎服。

【方藥分析】①大黃性味苦寒，泄熱通便，為本方主藥。②芒硝鹹寒泄熱，軟堅通便。③配伍枳實、厚朴能消痞除滿，破氣散結。諸藥合用後，能峻下熱結通便，適用於病邪入裡化熱，熱實相搏，結於腸道之證。

【臨床應用】①若病人無燥證時，可去芒硝，即為小承氣湯，能清下熱結通便即可。②若病人無脘腹痞滿時，可去枳實、厚朴，加甘草，即為調胃承氣湯，只要和中調胃即可。③若熱傷津液，可加生地、玄參、沙參、麥門冬，以滋補津液。

（三）胃腸積熱，陰虛血燥

【脈象】脈沉實，主裡實熱，陰虛血少之證。

【病因病機】①病人素體陽盛，恣飲酗酒，過食辛辣，使胃腸積熱。②或傷寒熱病之後，餘熱留住，耗傷津液。③加之病人飲食過少，勞倦內傷，病後產後，體弱年老，氣血兩虧。④氣虛使大腸傳導無力，血虛使津液不能滋潤大腸，甚而損及下焦精血，致使下元虧損。⑤真陰損耗，使腸道失潤而乾枯。⑥真陽虛衰，不能蒸化津液而溫潤腸道，皆使排便困難，秘結不通。

【證候分析】①胃腸積熱，傷損津液。②血虛津少，不能下潤大腸，使腸道津液枯涸，不能潤腸通便，故使病人大便秘結，脘腹脹滿疼痛，口乾口臭，小便短赤，面紅身熱，但血虛津枯，不能上榮於頭面，則使面紅無華。③心失所養，致使病人心悸氣短。④血虛不能上榮於腦，則使病人頭暈目眩。⑤舌苔薄黃少津，脈象沉實，乃為胃腸積熱，陰虛血少之證。

【主要證候】①大便秘結。②脘腹脹滿疼痛。③口乾口臭。④小便短赤。⑤面紅而熱，但無光澤。⑥甚至心悸氣短。⑦頭暈目眩。⑧舌苔薄黃少津。⑨脈象沉實。

【治療原則】養血清熱，潤腸通便。

【處方用藥】通幽潤燥丸加減。藥用：當歸 3～12 g，生地 9～30 g，熟地 9～30 g，黃芩 3～12 g，桃仁 3～9 g，紅花 3～9 g，杏仁 3～9 g，鬱李仁 3～12 g，火麻仁 9～30 g，枳殼 3～9 g，木香 3～9 g，檳榔 6～18 g，厚朴 3～9 g，大黃 3～12 g，甘草 3～18 g，蜜丸，每服 9 克，每日服 2 次。

【方藥分析】①當歸，生地、熟地能養血滋陰。②黃芩清肺和大腸積熱，又能清血中伏熱。③桃仁、紅花能活血潤燥，而桃仁、杏仁、鬱李仁、火麻仁含有大量油脂，潤腸通便。④枳殼、木香、檳榔、厚朴能行氣化滯，消除脹滿。⑤用生大黃和熟大黃能泄熱導滯，通便散結。⑥甘草解毒，並能調諸藥性。

【臨床應用】①臨床多用於習慣性便秘、痔瘡、肛裂，屬於胃腸積熱，腸燥失濡的病人。②若病人津液耗傷重者，大便堅硬不通者，加沙參、生地、麥門冬、玄參，以滋補津液。③大便多日不下，加元明粉，以軟堅通便。④若陰虛內熱時，加用玄參、生首烏、知母，能清熱生津。⑤津液不足，大便乾燥，可用五仁丸，以潤腸通便。⑥老人習慣性便秘，用首烏、生地、女貞子、白芍、草決明、肉蓯蓉、白蜜能潤腸通便。⑦產後血虛便秘，用八珍湯加生首烏、桃仁、白蜜，以潤腸通便，效果都好。

十 脈沉滑

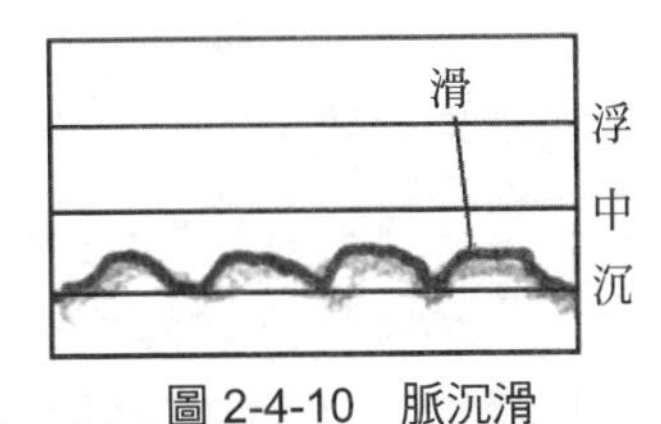

圖 2-4-10　脈沉滑

脈沉滑：脈在沉位，應指圓滑流利（圖 2-4-10）。

（一）濕邪蘊蓄，中暑感寒

【脈象】脈沉滑，主暑濕痰飲食積之證。

【病因病機】①素體中虛脾弱。②飲食不節，恣食生冷肥甘。③損傷脾胃，脾失健運，則內濕停聚。④病變多偏重於脾胃，使濕熱濁邪阻滯氣機，抑阻清陽。⑤當氣候突變，寒暖失常時，風邪寒邪最易侵襲人體肌皮，使營衛不和，經絡受阻，使清陽不升，出現惡寒發熱等表衛不和之證。⑥外邪犯肺，肺氣失宣，則咳嗽、鼻塞等肺衛之證。

【證候分析】①病人氣分，濕遏熱伏，濕重而熱輕，濕性重濁黏滯，使病人頭重體倦，胸悶脘痞。②濕熱困擾，脾失運化，故有胸腹脹滿。③胃脘濕鬱化熱，氣血鬱滯，不通則痛，故有胃脘疼痛。④濕熱擾動，胃氣上逆，則有噁心嘔吐。⑤濕熱困脾，運化失調，消化吸收障礙，則出現大便溏泄。⑥外感風寒，侵襲肌表，使營衛失和，正邪相搏，出現惡寒發熱。⑦風寒之邪上擾清竅，使清陽不升，出現頭痛，鼻塞等證。⑧舌苔白膩，脈象沉滑，均為暑濕之證。

【主要證候】①惡寒發熱。②頭痛身倦。③胸腹脹滿。④胃脘疼痛。⑤噁心嘔吐。⑥大便溏泄。⑦舌苔白膩。⑧脈象沉滑。

【治療原則】祛暑解表，和胃理氣。

【處方用藥】祛暑丸加減。藥用：藿香 3～9 g，蘇葉 3～9 g，香薷 3～9 g，檀香 1～3 g，丁香 1.5～4.5 g，木瓜 4.5～9 g，茯苓 3～12 g，甘草 3～18 g，蜜丸，7.5 g 1 丸，每日服 2 丸，溫開水送服。

【方藥分析】①藿香，辛散風寒，芳香化濕，兼和腸胃，為本方主藥。②蘇葉、香薷能助藿香以祛暑解表。③檀香、丁香能祛暑辟穢，理氣消脹，和胃止痛，降氣止嘔。④木瓜、茯苓能健脾利濕止瀉。⑤甘草調和諸藥之性。

【臨床應用】①濕重，加用白蔻仁、半夏、厚朴以芳香行氣化濕。②加用薏苡仁、滑石、竹葉利濕清熱。③若風寒挾濕，頭脹如裹，肢體酸重，可改用羌活勝濕湯，以散風祛濕。④寒重時，加荊芥、防風、羌活、獨活以祛風散寒。⑤若素體脾運不健，內濕偏盛，復感風寒之邪，可加用蒼朮、厚朴、陳皮、半夏，能運脾燥濕。

（二）脾胃不和

【脈象】脈沉滑，主食積之證。

【病因病機】①過飲過飽。②恣食生冷。③損傷中陽。上述情況影響脾胃的受納，運化，升降，從而心下痞滿不舒，飲食不進，消化不良。

【證候分析】①宿食不消，飲食減少，痰滯停留，胸膈脹滿，多因飲食損傷脾胃，使胃氣壅塞，脾不健運，不能腐熟水穀和運化水穀精微，使食滯聚而不化所致。②脘腹疼痛，消化不良，多因食滯脹滿，鬱而化熱，胃腸發炎腫脹疼痛；噯氣吞酸，噁心嘔吐，多用胃失和降，濁氣上逆之故。③舌苔厚膩，脈沉滑，多為脾胃不和。

【主要證候】①宿食不消。②飲食減少。③痰滯停留，胸膈脹滿。④脘腹疼痛。⑤消化不良。⑥噯氣吞酸。⑦噁心嘔吐。⑧舌苔厚膩。⑨脈象沉滑。

【治療原則】行氣化滯，健脾消食。

【處方用藥】香砂枳朮丸加減。藥用：枳實 3～9 g，白朮 3～12 g，香附 6～9 g，枳殼 3～9 g，木香 3～9 g，砂仁 3～6 g，陳皮 3～9 g，山楂 6～12 g，麥芽 6～30 g，神麴 6～15 g，蜜丸 6 g，每日服 2 次，溫開水送服。

【方藥分析】①枳實能下氣化滯，祛痰，消積除滿。②白朮健脾祛濕，以輔助脾氣之運化。③香附能舒展胸膈之氣。④枳殼能寬胸下氣，舒展中焦。⑤木香能疏理三焦氣滯，砂仁能燥濕行氣，開胃進食。⑥陳皮能健脾理氣而降逆行痰，使氣機通暢，行氣滯消，氣順痰降而中滿除，共為輔藥。⑦山楂、麥芽、神麴能消食化積，為佐使藥。全方能順氣寬胸，和胃扶脾，療效甚佳。

【臨床應用】①噁心偏重，伴有嘔吐，可合溫膽湯加減。

②便溏，苔膩者，可與平胃散加減。③便秘，苔黃膩者，可與枳實導滯丸加減。④食積化熱者，加用黃連。

（三）肝鬱氣滯，脾胃不和

【脈象】脈沉滑，主食積之證。

【病因病機】①平素脾胃虛弱，中氣不足，飢飽不均，或過食肥甘厚味，損傷脾胃之氣。②再因情志失和，如多思氣結，暴怒氣上，悲憂氣鬱，驚恐氣亂，使氣機不調，代謝紊亂。③功能障礙，升降不利，就出現清陽不升，濁陰不降，使飲食阻滯。④若病人飲食不節，過食生冷，使脾之清陽不升，胃之濁陰不降，從而肝鬱氣滯，脾胃不和。

【證候分析】①情志不和，暴怒傷肝，七情鬱結，氣機阻塞不暢，肝鬱不利，故見胸膈不舒，痞塞滿悶，胸脅串痛。②肝氣鬱結，不疏泄條達，而易心煩作怒。③胃之濁陰不降，肝氣橫逆，使胃氣上逆，蠕動逆亂，吸收障礙，氣血鬱滯，不通則痛，則出現胃脘疼痛，脹飽嘈雜，噯氣吞酸，噁心嘔吐。④多因氣逆食滯，偏濕寒性之症，故使舌淡苔白、脈沉滑等症出現。

【主要證候】①胸膈痞悶。②胃脘疼痛。③脹飽嘈雜。④噁心嘔吐。⑤噯氣吞酸。⑥胸脅串痛。⑦舌淡苔白。⑧脈象沉滑。

【治療原則】寬胸順氣，消脹止嘔。

【處方用藥】木香分氣丸加減。藥用：香附 3～9 g，木香 3～9 g，白荳蔻 3～6 g，砂仁 3～6 g，藿香 3～9 g，甘松 3～9 g，檀香 1～3 g，丁香 1.5～4.5 g，陳皮 3～9 g，厚朴 3～9 g，檳榔 6～18 g，枳實 3～9 g，莪朮 3～9 g，山楂 6～12 g，白朮 3～12 g，甘草 3～18 g，水丸 6 g，每日服 2 次，每次 1 丸，溫開水送服。

【方藥分析】①香附、木香能行氣解鬱，舒暢氣機。②白荳蔻、砂仁、藿香、甘松、檀香、丁香、陳皮，能芳香醒脾開胃，降逆止嘔，增進飲食。③厚朴、檳榔、枳實能通利三焦，下行導滯，除滿消脹。④莪朮能破血清積。⑤山楂能健脾消食。⑥白朮、甘草能補脾益氣，以免損傷正氣。

【臨床應用】①常用於慢性胃炎，慢性肝炎，消化不良，皆屬肝鬱脾濕、氣逆氣滯病人，有明顯療效。②濕盛加茯苓、澤瀉；痰多加陳皮、半夏。③氣鬱化火，加用左金丸、川楝子。④氣虛加黨參。⑤如暴怒傷肝，氣逆脅脹，胸膈痞滿時，用解肝煎，用半夏、砂仁、茯苓、陳皮和胃。⑥以生薑、厚朴、蘇葉能理氣，白芍柔肝。⑦再加柴胡、枳殼，能調和肝胃，導滯疏鬱，升降互用。⑧若氣虛氣滯，不宜專用香散耗氣之藥，可用四磨飲子。⑨烏藥、檳榔、沉香俱磨濃水，煎 3～5 次，溫服，可理氣而不傷正，補氣而不鬱中，十分有效。

（四）脾胃虛弱，停食宿飲

【脈象】脈沉滑，主痰飲食積之證。

【病因病機】①平日脾胃不健，中氣虛弱。②飢飽不一，食生冷硬物。③肥甘厚味不節。④病中過用寒涼藥。⑤病後脾胃虛。⑥在此基礎上，飲食阻滯，脾虛不能運化水濕，營養吸收障礙，使其化生之源不足，而致本證。

【證候分析】①因脾胃虛弱，飲食停積，脾虛生濕，濕鬱生痰，脾不運化，胃失和降，營養化生不足，使病人面色萎黃，精神倦怠，脘腹痞滿，脘堵腸鳴，不思飲食。②中氣久虛，精微不化，使脾虛生寒，代謝產熱減少，故而四肢不暖，喜熱喜按，大便溏泄，皆為脾胃虛寒之象。③舌淡苔白，脈象沉滑，均屬食積痰飲之證。

【主要證候】①面色萎黃。②精神倦怠。③少氣懶言。④四肢無力。⑤脘腹脹滿。⑥脘脹腸鳴，不思飲食。⑦四肢不溫。⑧喜熱喜按。⑨大便溏泄。⑩舌淡苔白。⑪脈象沉滑。

【治療原則】健脾和胃，消食導滯。

【處方用藥】百補增力丸加減。

藥用：蒼朮、陳皮、山藥、茯苓、芡實、神麴、麥芽、山楂、甘草，蜜丸 4 g，每日 2 次，每次 1 丸，溫開水送服。

【方藥分析】①蒼朮能解表燥濕，健脾開胃。②陳皮能理氣化痰，和胃止嘔。③山藥能補脾益腎。④茯苓能健脾利濕。⑤芡實能固腎益精，扶脾止瀉。⑥神麴、麥芽、山楂能健胃導滯，消積化食。⑦甘草能補脾益氣，調和藥性。全方適用於脾失健運，食滯不化所致之證，臨床可用於慢性胃炎、消化不良，可健脾消食，脾能運化，使水穀得以轉輸，生化有源，增益體力。

【臨床應用】①陽虛加附子，濕盛加茯苓、澤瀉。②肝陰氣滯，加用逍遙丸以疏肝。③胃呆納差，加用砂仁、神麴。④這樣，便使清陽得升，濁陰自降，升降正常，而使痞滿自癒。⑤若偏於脾胃陽虛，症見脘腹脹滿，朝寬著急，腹脹難忍，宜用理中湯溫補之，方中人參補中益脾，白朮可健脾燥濕，炙甘草補脾和中，使用乾薑能溫運中焦，祛散寒邪，能振奮脾陽，脾健得運，中寒自去，升降如常。⑥若中寒甚重，可合吳茱萸湯。⑦氣滯者，可加木香、陳皮。⑧若脾胃虛弱，由命門火衰所致，應脾腎同治，用理中湯加用附子、肉桂治療。⑨若病邪在表，誤以攻下，使脾胃損傷，熱邪入裡，與水、食、痰相結時，而為虛實加雜之證，症見胃氣失和，心下痞滿、噁心嘔吐，下利，宜用半夏瀉心湯補瀉同治。

（五）痰厥

【脈象】脈沉滑，主痰濁內阻之證。

【病因病機】①形盛氣虛之人。②嗜食肥甘之品。③損傷脾胃，使運化失調，聚濕生痰。④氣機不利，再遇惱怒氣逆，痰隨氣生，上蒙清竅，以致昏仆，而成為痰厥。

【證候分析】①平素病人多濕多痰，又發生惱怒氣逆，痰隨氣生，上蒙清竅，故致病人發生突然昏厥。②痰阻氣道，痰氣相遇，氣衝痰阻，痰阻為氣所破，則病人出現喉中痰鳴。③痰阻於肺，影響呼吸，使肺氣不足，氣機逆亂。這樣就使人體代謝障礙，功能紊亂，胃氣上逆，導致病人嘔吐涎沫，因胃中濕濁太過之故。④肺中痰濁阻滯，氣機不利，則使病人呼吸氣粗。⑤舌苔白膩，脈象沉滑，皆為痰濁內阻之證。

【主要證候】①病人突然昏厥。②喉中痰鳴。③嘔吐痰涎。④呼吸氣粗。⑤舌苔白膩。⑥脈沉滑。

【治療原則】行氣豁痰。

【處方用藥】導痰湯加減。

藥用：半夏 9 g，南星 9 g，陳皮 9 g，枳實 9 g，甘草 9 g，石菖蒲 15 g，天竺黃 9 g，白朮 9 g，礞石 30 g，水煎服。

【方藥分析】①半夏、南星能燥濕化痰，降逆止嘔。②陳皮、枳實能順氣化痰。③白朮、茯苓健脾利濕化痰。④天竺黃能清熱鎮靜化痰。⑤石菖蒲芳香開竅，除痰醒神，健腦行氣。⑥甘草補脾和中。

【臨床應用】①若病人痰氣壅滯過甚時，加用蘇子、萊菔子、白芥子，以降氣化痰。②痰濕化熱，加用黃芩、梔子、竹茹、瓜蔞仁，以清熱降火，或用礞石滾痰丸，以豁痰清熱降火。③若痰在膈上者，可用鹽湯探吐。④若口角流涎，脈象沉滑，多寒痰，可用巴礬丸研末調湯送服，以溫化寒痰。

十一 脈沉緊

脈沉緊：脈急有力彈手，體長，沉取之（圖 2-4-11）。

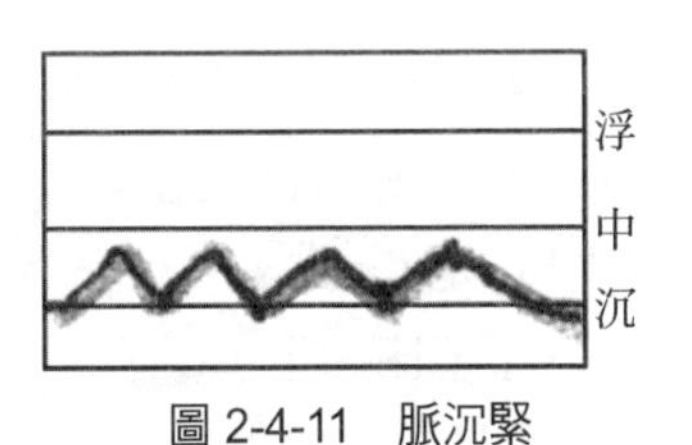

圖 2-4-11　脈沉緊

（一）寒凝氣滯腹脹

【脈象】脈沉緊，主裡寒痛證。

【病因病機】①用腦過度，飲食不節，損傷脾胃，痰濕內生，濕困氣滯。②素體陽虛，或多食寒涼，使脾胃虛寒，運化失司。③腎陽不足，火不生土，影響脾運，濕不運化，寒凝氣滯。④還有腎精虧虛，液化為濕，使氣機不利。⑤若中氣下陷，氣行無力而滯結，也可氣滯寒凝。

【證候分析】①脾不健運，聚濕生寒，或脾素陽虛，或脾胃虛寒，而腎陽不足，火不生脾土。②寒凝氣滯，飲食不化，積滯脾胃，從而脅下少腹脹滿或隱痛，得溫痛減而舒適，按之不堅，遇寒加重，畏寒肢冷，口不渴，小便清長，多因寒凝氣滯，代謝功能障礙，產能產熱減少所致。③舌苔白膩，脈象沉緊，乃為寒凝濕困之證。

【主要證候】①脅下少腹脹滿或隱痛。②得熱則適，遇寒加重。③按之不堅。④畏寒肢冷。⑤口不渴。⑥小便清長。⑦舌苔白而膩。⑧脈象沉緊。

【治療原則】溫通，散寒，理氣。

【處方用藥】導氣湯合三層茴香丸加減。

藥用：小茴香 3～5 g（後下），吳茱萸 3 g，川楝子 9 g，木香 9 g，烏藥 9 g，檳榔 9～15 g，黑附子 5～9 g，大茴香 3～5 g（後下），水煎服。

【方藥分析】①足厥陰肝經抵少腹絡陰器，前人認為疝痛與肝經有密切關係，還認為疝痛是先有濕熱留下肝經脈絡，復感外寒使寒熱錯雜而致，所以《沈氏尊生書》導氣湯，用川楝子苦寒，入肝理氣，並導熱外泄；吳茱萸、小茴香辛溫散寒除濕。②木香理氣，以解肝經氣滯，因此本方主要用於小腸疝氣，少腹脹痛的病證。③又合三層茴香丸方，更加強其治療效果。④烏藥、檳榔能理氣散寒止痛，行氣緩瀉消積。⑤附子能補陽益火，溫中止痛。⑥大茴香能調中和胃，理氣止痛。

【臨床應用】①病人服湯劑後，病情好轉，或屬輕證，亦可服用三層茴香丸 3～5 g 吞服。②若陰寒凝結，症見腹滿、便秘、畏寒肢冷，或脅下脹痛，脈緊弦，舌苔白，適用附子大黃湯溫服。③病初期可加用乾薑、熟附子（先煎）。④若療效不佳，邪入血分，可加肉桂 3 g（後下）。

（二）寒邪內阻

【脈象】脈沉緊，主裡寒之證。

【病因病機】①寒邪侵入腹中，使中陽受傷，脾胃運化失常。②由於寒凝氣滯，經脈運行受阻，不通則痛，從而可致腹痛。

【證候分析】①寒使陰邪性能收引。②當寒邪乘虛而入時，則使機體陽氣不能運化，可導致氣血被阻滯，使病人腹痛劇烈，得溫散寒，遇冷寒凝，使病人得熱則腹痛減輕，受寒則腹痛加重。③因中陽不足，運化不健，可使病人大便溏薄。④因裡寒嚴重，代謝減弱，寒凝生濕，則使病人口不渴，小便清利。⑤舌淡苔白，脈沉緊，乃為裡寒之證。

【主要證候】①病人腹痛劇烈，得熱痛輕，遇寒加重。②口不渴。③小便清利。④大便溏薄。⑤舌苔白，質淡。⑥脈象沉緊。

【治療原則】溫中散寒。

【處方用藥】良附丸合正氣天香散加減。

藥用：高良薑 6 g，香附 12 g，烏藥 9 g，乾薑 6 g，紫蘇 9 g，陳皮 9 g，木香 9 g，延胡索 9 g，水煎服。

【方藥分析】①高良薑、乾薑、紫蘇能溫中散寒。②烏藥、香附、陳皮、木香、延胡索能理氣止痛。

【臨床應用】①夏季外感寒濕，症見噁心嘔吐，胸悶納呆，身重體倦，舌苔白膩，加用藿香、蒼朮、厚朴、白蔻仁、半夏以溫化寒濕，和中降逆。②若腹痛拘急，四肢發涼，喜按喜溫，脈象沉細，舌淡苔白，為陰寒腹痛，用附子理中湯溫中理脾。③若臍中痛不可耐，喜按喜溫，手足厥冷，脈微欲絕，為腎陽不足，寒邪內侵，可用通脈四逆湯，以溫通腎陽。④少腹拘急冷痛，苔白，脈沉緊，為下焦受寒，厥陰之氣失於疏泄，可用暖肝煎，以溫肝散寒。

（三）寒凝腸道

【脈象】脈沉緊，主裡寒之證。

【病因病機】①病人外感寒邪，或過食生冷，使寒邪凝結於腸道，阻滯氣機通達。②胃氣上逆則嘔吐。③氣機向下不暢，則二便不利。

【證候分析】①寒邪凝積於胃，使胃氣上逆，逆蠕動增強，使病人出現噁心嘔吐。②寒凝胃腸，氣滯血瘀，聚濕生痰，使胃腸氣機不利，消化吸收障礙，功能活動紊亂，則出現便秘，腹痛劇烈，脘腹怕冷。③陽氣不足，氣機不暢，氣血運行不暢，氣滯血瘀，陰寒凝結，使氧交換不足，則出現面色青晦。④舌淡苔薄白，為陽虛之象。⑤脈象沉緊或沉遲，為裡寒之證。

【主要證候】①病人嘔吐。②便秘。③劇烈腹痛。④脘腹怕冷。⑤面色青晦。⑥舌淡苔薄白。⑦脈沉緊或沉遲。

【治療原則】溫中通下。

【處方用藥】大黃附子湯加減。藥用：生大黃 9 g（後下），製附子 9～15 g，細辛 2～4 g，乾薑 3 g，水煎服。

【方藥分析】①本方是溫下法的代表方劑。方中大黃苦寒，與附子辛溫大熱相配伍，其作用主要在走泄攻下，而不主要為泄熱，可祛除內積之陰寒。②細辛性味極辛，與附子，大黃同用，其側重點在溫通攻下，散寒止痛，以消除在裡的寒實積聚之證。

【臨床應用】①若病人沉寒痼冷，可加用三物備急丸，即生大黃、生巴豆（去皮膜）、乾薑各等份，共研細末，裝入膠囊，每粒 300 mg，每次服 2～3 粒。②若體虛者，可加黨參 15～30 g，黃耆 15～30 g，若病人無表證時，可去細辛。③若腹痛嚴重時，可加桂枝、白芍以和營止痛。④若積滯較重，證見腹脹，泛惡，苔垢厚者，可加用枳實、神麴以消積導滯。⑤若體虛或積滯較輕者，不用生大黃，而用製大黃。

（四）中暑受寒

【脈象】脈沉緊，主裡寒，痛證。

【病因病機】①中暑的發生，主要因夏季天氣炎熱，或外界氣溫增高，使人體調節功能不能適應急遽的氣候變化而致病。②外因只有由內因起作用，也只有人體內因才起決定作用的。③一般中暑的內因都責之於氣虛，使人體不能適應於外界氣溫的變化，特別是脾胃虛弱者，容易在熱天中暑。④還要有誘因，暑熱天勞動，高溫環境，過度勞累，溫度高，通氣不好等，皆為誘因。⑤暑熱屬火病，正如《丹溪心法・中暑三》云：「暑乃夏日炎暑也，盛熱之氣也，火也。」係指火病多因天氣火熱，人體調節功能過度緊張而不適應氣候炎熱則致病。⑥中暑屬虛證，因炎熱天氣，使人體功能亢進，調節活動緊張，總有危機潛伏著，也可能出現衰竭病態，使生理活動所必須的物質消耗過多，來源缺乏，儲備能力不足，可見人體在夏季炎熱氣候中多患虛證，抵抗力低下，稍感風寒，就會中暑感寒，因虛證，肌表衛外功能低下，腠理失密，皮膚免疫功能下降，易致衛表不固，營衛不和，肺衛失調而成外感風寒表證。

【證候分析】①暑熱薰蒸，體溫調節不利，則發熱。②發熱汗出，熱擾清陽，汗出傷津，則見頭暈。③汗出，腠理開，散熱多，肌表溫度降低，又中寒後，而體溫升高，多因溫差大而感惡寒。④當中暑傷氣耗液時，可有氣陰兩虛，尤以氣虛為主，症見身熱汗出，精神衰憊，肢體睏倦，大便溏泄等。⑤因為暑熱中寒擾動胃腸，則病人噁心嘔吐，腹痛腹瀉重。⑥當耗氣傷陰中寒嚴重時，人體不能自動調節，就使病人出現四肢厥冷，冷汗自出，面色蒼白，煩躁不安。⑦因此時機體氣虛衛外功能低下，最易感受風寒，則使病人發熱惡寒，頭痛鼻塞，頭暈身痛，出現表證。⑧舌苔白膩，脈象沉緊，乃為陽虛，裡虛寒證。

【主要證候】①頭暈頭痛。②發熱惡寒。③精神衰憊。④肢體睏倦。⑤噁心嘔吐。⑥腹痛腹瀉重。⑦四肢厥冷。⑧冷汗自出。⑨面色蒼白。⑩舌苔白膩。⑪脈沉緊。

【治療原則】祛暑散寒，止吐止瀉。

【處方用藥】純陽正氣丸加減。藥用：官桂 1～3 g，丁香

1.5～4.5 g，蜀椒 1.5～6 g，木香 3～9 g，茯苓 3～12 g，白朮 3～9 g，蒼朮 3～9 g，陳皮 3～6 g，半夏 3～9 g，藿香 4.5～9 g，雄黃 0.15～0.3 g，硃砂 0.3～1.8 g，礞石 9～12 g，硼砂 1.5～3 g，火硝 0.3～0.9 g、冰片 0.3～0.9 g，麝香 0.03～0.15 g。

【方藥分析】①本方專為溫陽化濕，消陰祛暑而設。方中官桂能善調冷氣，以治肚腹寒痠痛。②丁香能理氣和中，溫煦脾胃，可治胸腹冷痛。③蜀椒辛熱散寒，能解濕鬱。④木香行氣消腫止痛。⑤茯苓、白朮能健脾益氣，燥濕滲液。⑥蒼朮、陳皮、半夏能健脾和胃，燥濕祛痰，理氣止嘔。⑦藿香辛溫解表，以治寒熱，又能芳香化濁，能治霍亂吐瀉腹痛。⑧雄黃辛溫燥烈，避穢而解暑毒。⑨硃砂能清心解毒，安神定志。⑩礞石能下降墜痰。⑪硼砂清胸膈熱痰。⑫火硝能蕩滌胃腸實熱積滯，而能消痰除痞，因此礞石、硼砂，火硝皆能通腸去便，使臟腑積滯都從大便排出。⑬麝香、冰片能芳香開竅，驅除諸邪，避污穢，通裡達表，以助祛寒止痛，消陰祛暑之力。

【臨床應用】①可與藿香正氣丸合用，以增強溫中散寒，燥濕化濁的作用。②湯藥未備時，可先吞服純陽正氣丸 3 g，或吞服辟瘟丹 2 g，以芳香開竅，辟穢化濁。③或用來復丹助陽化濁，理氣和中，皆可用為急救用藥，然後再用湯藥即可。

十二 脈沉弦

脈沉弦：重按始得，脈剛勁，端直以長，如按琴弦（圖 2-4-12）。

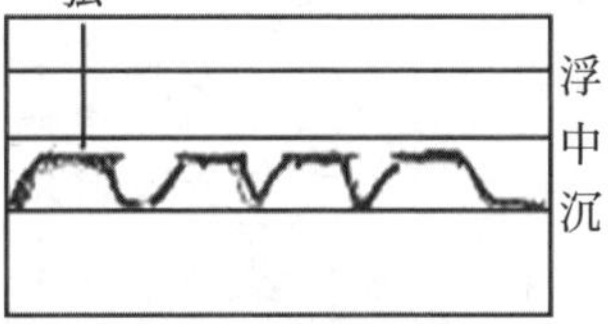

弦
浮
中
沉

圖 2-4-12　脈沉弦

（一）寒滯肝脈

【脈象】脈沉弦，主寒實證。

【病因病機】①病人素體陽虛，或久居濕地，使寒濕之邪內侵，客於肝腎之經脈，使寒濕凝滯，氣血鬱結，聚於陰分，因而成疝。②但寒濕之邪多乘虛而入，如房勞過度，憤怒憂鬱，勞倦內傷以及先天不足等內因，才使寒濕凝結而成疝，故其病位在腎，病變在肝。

【證候分析】①多由寒濕內侵，氣血凝結，寒鬱肝脈。②肝脈下絡陰器，上繫少腹，若陰寒內盛瘀結陰器，凝滯氣血則不通脈絡，故使陰囊冷痛。③寒性收引，氣血凝結，鬱久化熱，炎症腫脹，故而堅硬如石，痛引少腹，睾丸抽痛。④寒屬陰邪，寒氣勝，則陽氣不足，不能敷布，故使病人喜暖畏寒，舌苔白，脈沉弦，主寒濕之證。

【主要證候】①陰囊腫硬冷痛，甚則堅硬如石。②控睾而痛，痛引少腹，喜暖畏寒，舌苔白，脈沉弦。

【治療原則】溫經散寒，疏肝理氣為主。

【處方用藥】椒桂湯加減。藥用：桂枝 3～9 g，川椒 1.5～6 g，高良薑 3～9 g，吳茱萸 3～9 g，小茴香 3～6 g，柴胡 3～9 g，陳皮 3～9 g，青皮 3～6 g，水煎服。

【方藥分析】①方中桂枝、川椒、高良薑、吳茱萸、小茴香能溫經散寒，行氣止痛。②柴胡、陳皮、青皮疏肝理氣。

【臨床應用】①若氣滯而寒重，可用天台烏藥散能疏肝理氣。②加肉桂、吳茱萸以溫經散寒。

（二）飲留胃腸

【脈象】脈沉弦有力，飲留胃腸之證。

【病因病機】①外因多為寒濕浸漬，或水飲損傷，可阻抑脾之運化。②內因多為陰氣不足，使水液運化無力。③外因和內因都可使脾胃不能把水穀化成精微，而輸布全身，導致津液停聚於胃腸。

【證候分析】①痰飲留戀胃腸，故使胃有振水音。②或腸鳴轆轆有聲，甚則脘腹堅滿而痛。③飲邪壅盛，腹瀉仍脹滿；飲來化熱，則使舌苔白膩或微黃。④弦為飲脈，沉則飲伏體內，因此沉弦脈，為飲居胃腸之證，有時便秘，但無矢氣，口舌乾燥，苔黃厚，說明水飲鬱久化熱，與穢濁相搏擊，為飲壅塞大腸之象。

【主要證候】①脘腹堅滿作痛。②胃有振水音。③腸鳴轆轆有聲。④脈沉弦有力，或伴腹瀉，腹仍堅滿，舌苔白膩或微黃。⑤伴便秘無矢氣，口舌乾燥，舌苔黃厚。

【治療原則】攻下逐飲。

【處方用藥】甘遂半夏湯加減。藥用：半夏 10 g，甘遂 3～9 g，甘草 5 g，白芍 10 g，白蜜 15～30 g，水煎服。

【方藥分析】①飲邪伏胃，用甘遂半夏湯，攻守兼施，因勢利導。方中半夏、甘遂能開結降逆逐飲。②甘遂，甘草相反藥性以激發藥力，使留飲得以祛除。③白芍、白蜜甘酸緩中，以免損傷正氣。

【臨床應用】①若飲熱互結，大腸壅塞者，可用己椒藶黃丸泄熱逐飲。②方中葶藶子、大黃泄熱通便。③防己、椒目利尿，能使水飲前後分消，使飲熱從二便排出。④病人便秘伴有口舌乾燥，舌苔黃厚者，加用葶藶子（包煎）、生大黃、防己、椒目。

（三）飲停胸脅，脈絡受阻

【脈象】脈沉弦，主水結於裡之證。

【病因病機】①寒濕浸漬，或水飲損傷，可使脾的運化失職。②再因人體陽氣不足，水液運化無力。③外因由內因起作用，可使水穀在脾胃內難以化為精微，也難以輸布全身，迫使津液停積於胸脅而致病。

【證候分析】①飲停胸脅，《金匱要略》稱懸飲，胸脅為氣機升降之道，若飲停胸脅，脈絡受阻，氣機不利，使胸脅脹滿疼痛，咳唾增多，轉側，呼吸牽引疼痛加重。②水飲上盈於肺，使肺氣下行受阻，故使病人呼吸喘促氣短。③舌苔薄白，脈象沉弦，為水結於裡之證。

【主要證候】①胸脅脹滿疼痛。②咳嗽吐唾，身體轉側。③呼吸時使牽引疼痛加重。④同時喘促氣短。⑤舌苔薄白。⑥

脈象沉弦。

【治療原則】攻逐水飲。

【處方用藥】十棗湯或葶藶大棗瀉肺湯加減。十棗湯藥用：甘遂 1.5～3 g，大戟 1.5～3 g，芫花 1.5～3 g，大棗 3～12 枚，水煎服。

【方藥分析】①甘遂、大戟為峻瀉逐飲之藥；芫花能瀉水逐飲，治胸脅積水，水腫，懸飲。②大棗甘溫，能補脾和胃，益氣生津，能治脾胃虛弱，津虧液燥，調和諸藥，能減少大戟、芫花、甘遂的烈性。

【臨床應用】①若病人體質偏弱時，不適合峻瀉，就可改用葶藶大棗瀉肺湯加減，藥用葶藶子 10～15 g，大棗 10 枚，能瀉水逐痰，降逆平喘，方中葶藶子能瀉肺中水氣，逐痰開閉。②大棗味甘，性緩和，能守護中州，益氣健脾。此外，也可酌用控涎丹，其藥理作用不峻烈，此藥以十棗湯去芫花、大棗，加白芥子能祛皮裡膜外之痰涎，同時甘遂、大戟、白芥子同用，對痰飲伏於胸膈上下，脅肋疼痛，形氣皆實病人，甚為合適。③若飲邪支結入絡，胸脅疼痛，可用香附旋覆花湯，方中香附，旋覆花能善通肝絡，又能逐脅下之飲。④蘇子、杏仁能降逆氣而化飲。⑤陳皮、半夏、茯苓、薏苡仁能理氣化飲滲濕。

（四）肝氣滯血瘀

【脈象】脈沉弦或弦澀，主氣滯血瘀之證。

【病因病機】①素體陽虛，外感寒濕，濕從寒化，阻遏中焦，使肝膽氣機不暢。②若外感暑邪和濕邪，或疫毒之邪，從表入裡，鬱而不達，就可內阻中焦，使脾胃運化失司，濕熱交蒸於肝膽，不能疏泄肝氣。③飲食不節，嗜酒過度，或食不潔之物，損傷脾胃，使肝氣鬱結，形成肝鬱氣滯；積聚日久不消，瘀血阻遏膽道而致病。

【證候分析】①氣滯血瘀，病程日久，使脅下形成痞塊，並有刺痛，因不通則痛之故，因血瘀成形變實，使痞塊固定不移。②病程遷延時間長，使人體氣血虧損，從而形體消瘦，面色晦暗，食少納呆。③脈絡瘀阻，末梢毛細血管充盈擴張，形成擴張的毛細血管網球，出現血痣。④舌色紫暗，瘀點，脈象沉弦，皆為氣滯血瘀之證。

【主要證候】①右脅刺痛。②形成痞塊，固定不移。③面色晦暗。④形體消瘦。⑤食少納呆。⑥身有血痣。⑦舌質紅晦有瘀點，舌苔白。⑧脈沉弦或弦澀。

【治療原則】活血軟堅，疏肝理氣。

【處方用藥】桃紅四物湯加減。藥用：熟地 15 g，鱉甲 24 g，牡蠣 24 g，當歸 12 g，丹參 12 g，赤芍 9 g，桃仁 9 g，三棱 9 g，莪朮 9 g，紅花 6 g，鬱金 6 g，青皮 6 g，水煎服。

【方藥分析】①熟地、鱉甲能滋陰潛陽補血。②鱉甲、牡蠣能平肝潛陽，軟堅散結。③紅花、桃仁能活血祛瘀止痛。④當歸、赤芍、丹參能活血補血，清熱涼血，散瘀消腫。⑤青皮能疏肝解鬱，破氣散結。⑥三棱、莪朮能行氣破血消癥；鬱金能行氣解鬱，利膽退黃。

【臨床應用】①血熱甚重時，加丹皮以涼血。②腹痛偏重，可加用延胡索，以活血祛瘀止痛。③血鬱而常兼氣滯時，加用香附、川楝子、青皮等能行氣而散瘀，因氣行則血行。④也可用紅花桃仁煎。藥用：桃仁、當歸、川芎、赤芍、生地。⑤可加用丹參、香附、延胡索、青皮，也是本方加味成方，皆多用理氣藥，能治療月經不調，行經腹痛和停經。

（五）肝鬱不舒，胃失和降

【脈象】脈沉弦，主肝鬱氣滯之證。

【病因病機】①肝在脅下，膽附肝下，其足厥陰肝經分佈於兩脅，因此肝膽有病，常使脅肋疼痛。②因肝為將軍之官，其性動主疏泄，若情志抑鬱，或暴怒傷肝，皆致肝失條達，疏泄不利，使氣阻絡痺。③若濕熱病邪侵及肝膽，也可肝不條達和疏泄不利而致病。④肝氣橫逆，常侵犯脾胃，使氣機逆亂，升降不利，脾失健運，胃不受納，消化不良，胃失和降，從而形成本證。

【證候分析】①肝主疏泄，若肝不條達，可導滯氣機不暢，故使病人胸悶不舒，兩脅脹滿。②若情志抑鬱，肝氣橫逆，日久犯胃，胃失和降，氣逆而上，則使病人胸脅脹滿，胃脘刺痛，嘔逆嘈雜，噯氣吞酸，飲食不香而減少。③肝氣鬱結，氣屬無形，時聚時散，故疼痛走串不定；肝鬱氣上擾，脾失化源，則使病人頭暈耳鳴；筋脈失榮，則四肢抽搐。④肝氣橫逆，腎失滋養，致腎氣不足，又致婦女月經不調，乳房脹痛。⑤肝鬱氣結，脾虛失源，胃腸生濕，氣機逆亂，可致大便秘結。舌苔白膩，脈象沉弦，乃為肝鬱氣滯，脾胃不和之證。

【主要證候】①胸脅脹滿。②胃脘刺痛。③嘔逆嘈雜。④疼痛走串不定。⑤飲食無味。⑥頭暈耳鳴。⑦四肢抽搐。⑧婦女月經失調。⑨有時大便秘結。⑩舌苔白膩。⑪脈象沉弦。

【治療原則】舒肝解鬱，和胃止痛。

【處方用藥】調胃舒肝丸加減。

藥用：香附、青皮、柴胡、薑黃、鬱金、木香、陳皮、山楂、砂仁、荳蔻仁、枳殼、厚朴、甘草，蜜丸 9 g，每日服 2 丸，溫開水送服。

【方藥分析】①香附、青皮，醋製柴胡能舒肝解鬱，理氣消脹。②片薑黃、鬱金能行氣解鬱。③木香、陳皮能舒氣消脹，和胃止嘔。④山楂能消化積食，砂仁、荳蔻仁能醒脾調胃，寬中消脹，溫中下氣，消食止嘔。⑤枳殼、厚朴能行氣化濕，寬腸導滯。⑥甘草能調和藥性。⑦此方適用於肝鬱氣結，胃失和降，肝氣橫逆犯脾胃，使胸脅脹滿，以及婦女經血不調，乳房腹痛的病證。

【臨床應用】①脘腹脹甚者，加用沉香 1.5 g，分 2 次沖服。②若脅竄痛重者，加用木瓜、延胡索。③大便秘結時，加瓜蔞。④納少體虛時，加黨參、黃耆、茯苓等。

第五章

伏脈辨證論治

脈伏：推筋著骨，沉取應指明顯，脈形細小（圖 2-5-1）。

氣厥實證

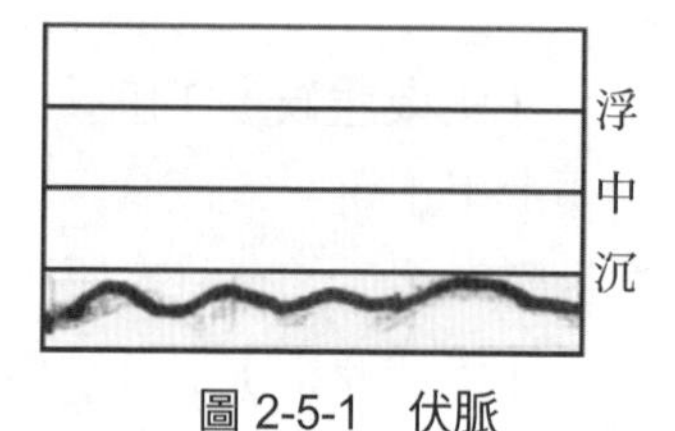

圖 2-5-1　伏脈

【脈象】脈伏或沉弦，主氣閉之證。

【病因病機】

①病人惱怒驚駭，情志過極，而致氣機逆亂，上擾心胸，蒙蔽竅隧，而發生氣厥。

②病人元氣虛弱，再加上過度疲勞和悲恐，導致陽氣消乏，氣虛下陷，清陽不升，也可發生突然昏仆。

【證候分析】

①形體壯實之人，由於各種精神刺激，使病人肝鬱不舒，氣機逆亂，上壅心胸，阻閉人的清竅，故使病人突然昏倒，不省人事。

②肝主筋脈，若肝氣逆亂，則使血不能榮養筋脈，引起病人口噤拳握。

③若病人肝氣上逆，氣機鬱閉，使肺氣不宣，則病人呼吸氣粗。

④人體氣機逆亂，陽氣被鬱，不能外達四肢，代謝產能產熱減少，故使病人四肢厥冷。

⑤若氣機逆亂，但未化火時，則見舌苔薄白。

⑥氣閉於內，則使脈伏。

⑦若肝氣鬱而未暢，則脈沉弦。

【主要證候】①形體壯實。②多由精神刺激引發病人突然昏倒，不省人事。③口噤拳握。④呼吸氣粗。⑤四肢厥冷。⑥舌苔薄白。⑦脈伏或沉弦。

【治療原則】順氣降逆，開鬱理氣。

【處方用藥】五磨飲子加減。藥用：沉香 1 g，烏藥 9 g，檳榔 6 g，枳實 9 g，木香 9 g，白荳蔻 3 g，檀香 3 g，丁香 3 g，藿香 9 g，水煎服。

【方藥分析】

①沉香、烏藥能降氣調肝。

②檳榔、木香能行氣破滯，能使胸中之氣下行。

③白荳蔻、檀香、丁香、藿香能寬胸理氣。

【臨床應用】

①若肝陽上亢，症見頭暈而痛，面赤，應加用鉤藤、石決明、磁石，能平肝潛陽。

②若痰火壅盛，加用膽星、竹瀝、橘紅能清熱滌痰。

③若醒後哭笑無常，可加用珍珠母、茯神、丹參、炒酸棗仁、遠志，以安神定志，或合用甘麥大棗湯以養心潤燥。

第六章

弱脈辨證論治

脈弱：比平脈軟弱，甚至很弱將應指，位在沉脈和伏脈間可見，一息四至（圖 2-6-1）。

（一）脾氣下陷

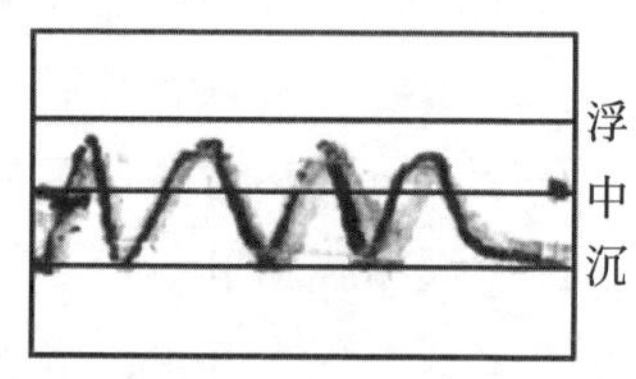

圖 2-6-1　弱脈

【脈象】主氣血不足之證。

【病因病機】①多由病久虛損。②勞倦傷脾和脾氣不升所致。

【證候分析】

①脾主升，若脾氣下陷，升舉無能，多因氣血不足，代謝產能減少，肌肉供給不足，使其張力不足，而使病人脫肛及內臟下垂，小腹墜脹。

②若病人脾的清陽不升，濁陰上犯清陽，可使病人頭昏眼花。

③若病人脾氣虛弱，運化失職，生化之源不足，代謝功能下降，產熱產能減少。

④氣血不足時，則使病人面色萎黃，體倦乏力，少氣懶言，小腹墜脹，食少納呆，舌淡苔白，脈象弱。

【主要證候】①子宮脫垂、脫肛、胃下垂和其他內臟下降。②小腹墜脹。③面色萎黃。④頭昏眼花。⑤體倦乏力。⑥少氣懶言。⑦食少納呆。⑧食後脹滿。⑨舌淡苔白。⑩脈象弱。

【治療原則】益氣提升。

【處方用藥】補中益氣湯加減。

藥用：黃耆 15 g，人參（可用黨參代）15 g，白朮 9 g，炙甘草 3 g，升麻 3 g，柴胡 3 g，當歸 9 g，陳皮 3 g，水煎服而成藥有補中益氣丸，每服 6～9 g，每日服 2 次，溫開水送下。

【方藥分析】①人參（黨參）、黃耆、白朮、炙甘草甘溫益氣，調補脾胃，為本方主藥。②氣虛下陷，用升麻、柴胡，可升舉下陷之清陽。③升麻、柴胡和人參、黃耆共用，又有退虛熱作用，因此升麻、柴胡，為本方重要的輔佐藥。④因氣虛則血少，故配當歸以補血活血。⑤要少加些陳皮，能理氣助運，可使全方補而不滯。諸藥合用，能使中氣充足，則寒熱可祛除，氣陷上升，對脫肛，子宮脫垂和內臟下垂等證，都有明顯的療效。

【臨床應用】①近年來，臨床應用本方治療胃、子宮等內臟下垂及脫肛等證，常配枳殼 30 g 左右，則使療效更佳。

②對子宮和周圍組織有選擇性興奮作用，使其加強收縮力，尤其本方加用枳殼、益母草，使子宮收縮更加明顯突出。

③對小腸作用比較複雜，當人體腸蠕動亢進時，有抑制作用。

④若腸蠕動減弱時，則有興奮作用。

⑤若在本方除去升麻、柴胡，又使這些作用減弱，且不持久，可是要佐用柴胡、升麻，卻又不表現作用。

⑥若病人血虛腎虧時，可用八珍湯加杜仲、枸杞子、牛膝，能益氣養血，使脾虛雙補。

（二）肺虛喘

【脈象】脈軟弱或細數，主肺陰虛或肺氣不足之證。

【病因病機】①久病肺虛，氣陰不足，由肺及腎。②勞欲傷腎。③腎元虧虛，不能助腎之納氣，若氣失攝納時，則氣逆上衝而致喘證。

【證候分析】①肺主氣，司呼吸。若肺氣虛弱，使氣無所主，故使病人喘促氣短，咳聲低弱。

②氣不化津，津不潤肺，使病人咳嗽咯痰，痰稀薄白。

③肺氣虛弱，除使肺衛不固，也使肌表衛氣不足，衛外不固，使病人腠理開泄，自汗畏風。

④若肺陰虛，肺陰津不足，出現肺燥，從而使病人嗆咳，咯痰量少而黏，咽喉不利，且舌淡紅，脈軟弱，說明肺氣不足。

⑤若舌苔薄，肺細數，則說明陰津不足。

【主要證候】①病人喘促氣短。②氣怯聲低。③語言無力。④自汗畏風。⑤咳嗽咯痰。⑥痰量少而黏。⑦咽喉不利。⑧舌質淡紅或舌苔薄。⑨脈來軟弱或細數。

【治療原則】補肺益氣，滋陰養肺。

【處方用藥】生脈散和補肺湯加減。

藥用：沙參 15 g，麥門冬 9 g，五味子 6 g，黃耆 15 g，熟地 9 g，桑白皮 15 g，茯苓 9 g，甘草 6 g，水煎服。

【方藥分析】①沙參、麥門冬、五味子、黃耆能補肺益氣滋陰。②熟地能滋陰潤肺。③桑白皮、茯苓、甘草能清肺化痰止咳。

【臨床應用】①病人若腎虛而動，喘息不止，可用紫石英、胡桃肉來補腎納氣。

②若肺脾兩虛，症見食少便溏，腹中氣墜感，氣短無力，可用補中益氣湯益氣健脾。

③治療本證，還可用人參保肺丸，清金止嗽西瓜膏和潤肺止咳丸等。

（三）肺脾氣虛自汗

【脈象】脈弱，主肺脾氣虛之證。

【病因病機】①病後體虛，或素體虛弱，皆可致肺脾氣虛，可使肌腠疏鬆開泄，衛表失固。②因衛氣能固澀津液，不使妄泄作用。③肺主氣屬衛，若肺氣不足時，也就影響衛表之固。④當風邪侵襲表虛之體時，或濕邪留於肌膚時，就可引起表衛不和。⑤衛外失司，功能低下，從而致病。

【證候分析】①肺脾氣虛，則使人體肌腠不實，皮毛不固，出現汗出惡風。

②動則耗氣，氣不攝津，若出汗過多時，使津傷損氣，氣虛過甚，使病人出現乏力少食，面色少華。

③舌淡脈弱，皆屬肺脾氣虛之候。

【主要證候】①汗出益甚。②乏力納少。③面色少華。④舌淡。⑤脈弱。

【治療原則】益氣固表。

【處方用藥】玉屏風散加減。

藥用：生黃耆 180 g，白朮 60 g，防風 60 g，共研細末，製散劑，每服 9 g，溫開水送服。

現作湯劑：黃耆 18 g，白朮 6 g，防風 6 g，加水煎服。

【方藥分析】①黃耆健脾補肺，益氣固表。②白朮健脾安中，能助黃耆益氣作用。③防風走表散邪，以增強黃耆固表之力。

【臨床應用】①若病人汗出過多，可加麻黃根，浮小麥、糯稻根、鍛龍骨、鍛牡蠣，能飲澀止汗。

②若氣虛甚重時，加用黨參、黃精、炙甘草能健脾益氣。

③若陰虛偏重者，加麥門冬、五味子能養陰攝精。

④若氣血不足，體質衰弱，並有汗出惡風，可用大補黃耆湯，雙補氣血，固表飲汗。

（四）勞傷心脾，氣不攝精

【脈象】脈弱，主心脾氣血不足之證。

【病因病機】①素體中氣不足，心脾氣虛。②勞累太過，氣傷過甚。③思慮太過，損傷脾氣，皆可導致氣不攝精而遺精。正如《景岳全書・遺精》篇所云：「有值勞倦即遺者，此筋力不勝，肝脾之弱也，也有因用心思索過度輒遺者，此中氣不足，心脾之虛陷也。」

【證候分析】①心藏神，能運神機。若用心思慮過度，則神志不安，心悸怔忡，失眠健忘，出現神經衰弱症候。

②脾氣虛弱，運化失職，使病人食少納呆，大便溏泄。

③脾虛化生之源不足，則病人面色萎黃，身疲乏力。

④脾氣匱乏，氣血不達四肢，不能充養筋骨，則使病人肢體睏倦。

⑤過勞耗傷中氣，氣虛又神浮不攝，則使病人遺精過勞。

⑥舌淡苔薄，脈象弱者，皆為心脾氣血不足之候。

【主要證候】①遺精，過勞即發。②心悸怔忡，失眠健忘。③面色萎黃。④體疲乏力。⑤肢體睏倦。⑥食少納呆。⑦大便溏泄。⑧舌淡苔薄。⑨脈象弱。

【治療原則】調補心脾，益氣攝精。

【處方用藥】妙香散加減。

藥用：人參 10 g，黃耆 10 g，山藥 12 g，茯苓 10 g，遠志 5 g，硃砂 6 g，木香 6 g，桔梗 9 g。

【方藥分析】①人參、黃耆攝精補氣；山藥、茯苓能扶脾。②遠志、硃砂能清心調神。③木香能理氣行氣。④桔梗能升清，使氣足神守，遺精自癒。

【臨床應用】①清陽下陷時，使中氣不升。

②症見勞則傷精，四肢倦怠，動則氣短，食少乏味，身著衣多，大便溏薄，苔白，脈浮大虛軟。

③可用補中益氣湯加減，使病人能益氣升清，遺精可癒。

第七章

遲脈和相兼脈辨證論治

一 脈遲

脈遲：脈來一息四至不足，又徐緩（圖 2-7-1）。

（一）胸陽痺阻

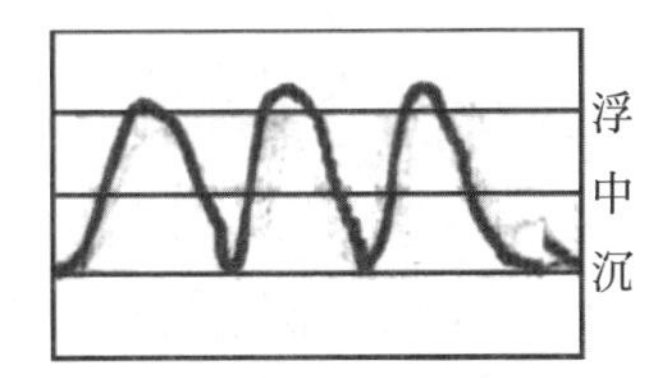

圖 2-7-1　脈遲

【脈象】脈遲，主胸陽痺阻之寒證。

【病因病機】①素體心氣不足或心陽不振，復因寒邪乘虛而入，使陽虛陰盛。②寒凝胸中，血脈泣澀，促致胸陽不展，心脈痺阻而致病。

【證候分析】①寒邪內侵，陽氣不運，氣機痺阻，血脈不通，故致心絞痛，受寒誘發或加重。

②胸陽不振，氣失宣降，使病人胸悶氣短，心悸，甚則喘不得臥。

③陽虛寒凝，陽氣不布，代謝障礙，產熱減少，血管因寒而收縮變細，故使病人面色蒼白，四肢厥冷。

④舌淡苔白，脈遲，乃為陰寒凝結，陽氣不運之象。

【主要證候】①心絞痛，受寒誘發或加重。②胸悶氣短心悸。③甚則喘不得臥。④面色蒼白。⑤四肢厥冷。⑥舌淡苔白。⑦脈遲。

【治療原則】辛溫通陽，開痺散寒，活血止痛。

【處方用藥】瓜蔞薤白白酒湯加減。

藥用：桂枝 10 g，附子 9 g，薤白 9 g，瓜蔞 12 g，枳實 9 g，檀香 3 g（後下），丹參 20 g，水煎服。

【方藥分析】①桂枝、附子、薤白辛溫通陽，開痺散寒。②瓜蔞、枳實能開結化痰。③檀香能理氣溫中，丹參能活血通絡。

【臨床應用】①若心絞痛劇烈而不休止，可合用蘇合香丸或冠心蘇合丸，能芳香化濁，溫開通竅。

②若喘促重而不得臥時，兼見形寒肢冷，脈沉緊，說明病人陰寒極盛，酌用烏頭赤石脂丸治療，能溫通陽氣，祛除陰寒，而顯卓效。中成藥瓜蔞片或瓜蔞注射液，也可酌情選用。

（二）太陽病證

【脈象】脈遲或緩，主脾寒濕之證。

【病因病機】①太陰病證，多指脾的寒濕證，屬裡虛寒證，是中焦陽虛氣衰。

②寒濕不化，使脾胃功能衰減。

③多因三陽證治療失誤，也有寒濕之邪直接侵犯所致。

【證候分析】①若病人脾陽虧虛，使脾失運化，寒濕不得轉運和化濕，致使寒濕內停於脘腹，使病人脘悶腹脹，食慾不振。②寒濕損傷脾胃，使脾胃升降失調，氣機逆亂。

③若胃氣上逆，則使人噁心嘔吐。

④脾氣不升，則使病人腹瀉。

⑤陽虛陰寒凝聚，氣血凝結不通則痛，故使病人陣發性腹痛，喜溫喜按，口不渴。

⑥舌淡苔白，脈遲或緩，為脾的寒濕之象。

【主要證候】①病人脘悶腹脹。②食慾不振。③噁心嘔吐。④腹瀉腹痛。⑤喜溫喜按。⑥口不渴。⑦舌淡苔白。⑧脈遲或緩。

【治療原則】溫中散寒，健脾補氣。

【處方用藥】理中湯加減。

藥用：人參（或黨參）6～12 g，白朮 6～12 g，炮薑 3～6 g，炙甘草 3～6 g，蜜丸 9 g，每日 2 次，每次 1 丸，溫開水送下。

【方藥分析】①炮薑祛寒，白朮健脾祛濕，人參健脾補氣，甘草和中，調和諸藥，並助人參、白朮健脾補氣，是溫中健脾的代表方劑。

②本方能振奮脾陽，幫助消化，專治中焦脾胃虛寒所致的吐、瀉、痛證。

【臨床應用】①若腹痛較重時，加用木香，能行氣止痛。

②嘔吐較重，可減少白朮用量，並加入薑汁、半夏能止嘔降逆。

③若虛寒較重，理中丸藥力不足，症見下利不止，脈微欲絕，可加附子。

（三）陰結寒秘

【脈象】脈遲無力或沉遲，主陰寒凝滯之證。

【病因病機】①過食寒涼冷物，克伐陽氣。

②或年老體弱，腎陽不足。

③脾腎陽氣虛弱，溫煦無權，不能蒸化津液，溫潤腸道，使腸液減少，不能滑便下行，糟粕停積腸中，形成冷秘即寒秘。

④肺為津之上源，與大腸相表裡，肺熱肺燥移於大腸，使腸內津液減少，導致大腸傳導失司。

⑤脾主運化，若脾虛生濕，運化失常，使腸液減少，蠕動無力，難使糟粕下行。

⑥腎陽不足，命門火衰，則陰寒凝結，腸傳導失職，皆可形成寒秘。

【證侯分析】①寒秘即為陰結，其病機主要腎陽虧虛，陰寒內生，留滯於胃腸，使陰氣固結，陽氣不運，代謝障礙，產能減少，腸蠕動無力，從而導致傳導無力。

②陽虛腸津減少，不能潤腸糟粕下行。

③腸消化液減少，使糟粕吸收不全，影響水穀精微的形成，反而使腸蠕動無力，引起大便艱澀，排便困難。

④腎陽不足，水不化氣，使腎濾過水液減少，吸收水分也減少，故使小便清長，面色㿠白。

⑤寒為陰邪，得熱則舒，遇冷則煩，故使病人喜熱怕冷。

⑥陰寒內盛，氣機不利，故使病人腹中冷痛。

⑦陽虛不能溫煦機體四肢，故腰膝酸冷，四肢不溫，面色㿠白。

⑧舌淡苔白膩，脈遲無力或沉遲，為陽虛內寒之證。

【主要證候】①大便艱澀。②排便困難。③大便乾或不乾。④小便清長。⑤面色㿠白。⑥手足不溫。⑦喜熱怕冷。⑧腹中冷痛。⑨腰脊冷重。⑩舌淡苔白膩。⑪脈遲無力或沉遲。

【治療原則】溫陽散寒，攻下冷結。

【處方用藥】溫脾湯合半硫丸加減。

藥用：黨參 10 g，製附子 9 g（先煎），乾薑 4.5 g，生甘草 5 g，生大黃 10 g（酒浸後入），半硫丸 6 g（吞服）。

【方藥分析】①黨參補中益氣。②製附子補陽益火，溫中止痛。③乾薑能溫中回陽，溫肺化痰。④生甘草能補脾益氣，潤肺止咳，清熱解毒。⑤生大黃能攻積導滯。⑥半硫丸中有半夏、硫黃與薑汁同煮製丸，能溫腎通便，用於虛冷便秘和腎虛頭痛。諸藥合用，能溫陽散寒，攻下寒秘。

【臨床應用】①氣虛偏重時，可加用黃耆、白朮以補中益氣。

②老人寒秘，可加用肉蓯蓉、牛膝、當歸，能溫補腎陽，養血潤腸。

③若陽虛偏重，還可加用肉桂以溫陽散寒。

④若素體陽虛，陰寒內結，症見脅腹疼痛，大便秘結，可用大黃附子湯。症見背部怕冷，小便清長者，加淫羊藿。

⑤寒秘還可用濟川煎、桂附八味丸等藥治療，其療效也明顯可觀。

二 脈遲緩

脈遲緩：脈來一息三次為遲，又脈來緩慢，比遲脈稍快（圖 2-7-2）。

（一）胃中寒冷呃逆

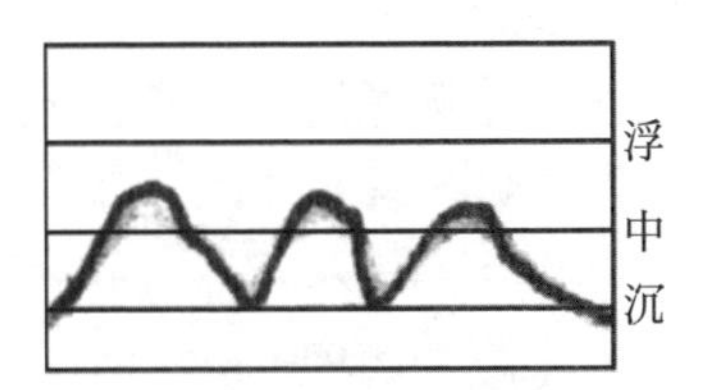

圖 2-7-2　脈遲緩

【脈象】脈遲緩，主胃中有寒之證。

【病因病機】①胃主納、主降，以通降下行為正常生理功能。②若飲食不節，過食生冷或寒涼藥物，則使寒氣蘊蓄於中焦脾胃，使胃陽被抑。③氣失和降，胃中寒氣能循經動膈，上衝喉間，致呃逆之證。④內寒所積者，在大病久病之後，耗傷中氣。⑤或熱病之後，或吐下太過時，耗傷胃中陰津；陰津大傷後，可使人體脾陽受損，脾虛失生化之源，水穀精微不足，耗損人體陽氣，代謝障礙，產熱產能減少，導致陰寒內盛。⑥若久病及腎，使腎失攝納，引動衝氣，可使腎陽不足，挾胃氣上乘而致病。

【證候分析】①寒邪阻滯，使肺胃之氣失其順降，故使膈間和胃脘不舒。

②胃氣上逆衝其喉間，故使呃逆發聲沉緩有力。

③寒氣得熱則散，遇冷則聚，故使呃聲得熱則減，遇寒加重。

④胃中寒滯，影響消化吸收功能，引致食少納呆，口和不渴，舌苔白潤而膩，脈象遲緩。

【主要證候】①呃逆聲沉緩有力。②膈間和胃脘不適。③得熱則減。④遇冷加重。⑤食慾不佳。⑥飲食減少。⑦口中和而不渴。⑧舌苔白潤。⑨脈象遲緩。

【治療原則】溫中散寒，降逆止呃。

【處方用藥】方取丁香散加減。

藥用：丁香 4.5 g（後下），柿蒂 9 g，高良薑 3 g，炙甘草 4.5 g，刀豆子 9 g，陳皮 6 g，半夏 9 g，茯苓 9 g，水煎服。

【方藥分析】①丁香、柿蒂、刀豆子能降逆止呃。②高良薑、炙甘草能溫中散寒。③陳皮、半夏能和胃降逆。④茯苓能健脾滲濕。

【臨床應用】①若裡寒偏重，四肢厥冷，加用吳茱萸、肉桂能溫陽散寒而降逆止嘔。

②痰濁不化，症見脘悶噯腐，泛吐痰涎，可加用厚朴、枳實、陳皮、麥芽能化痰消滯。

③若氣機阻滯中，症見胃脘脹悶，頻發呃逆，可加用木香、旋覆花、代赭石以促進理氣降逆作用，從而可以和胃止呃。

④若寒邪凝滯，陰濁上逆，症見呃聲不止，胸膈滿悶，脈沉弦，苔白膩，可用橘皮乾薑湯合二陳湯加減，能理氣散寒，和胃化痰。

⑤若氣虛偏重時，可加用黨參、黃耆；若兼挾食滯，症見脘悶噯腐時，可加用製雞內金、焦山楂、焦神麴。

（二）寒濕困脾，消化不良

【脈象】脈遲緩，主脾胃寒濕之證。

【病因病機】①多由外感寒濕，或過食生冷寒涼，或淋雨涉水，居處潮濕，使寒濕之邪侵入脾胃，使脾陽受寒濕所困擾。②脾胃損傷，氣機逆亂。③脾胃失健，不能運化水濕、釀生痰濁。④痰濁壅塞中焦，使清陽不升，濁陰不降。⑤若平素脾胃不健，中氣久虛，或過飽過飢，或過食肥甘厚味，重耗脾胃之氣，或七情失和，氣機乖亂等誘因作用下，使其在脾陽虧虛之下，寒濕之邪就可由脾胃虛弱的內因而致病。

【證候分析】①脾為濕所困擾，使胃腸運化功能受阻，故使病人脘腹脹悶，不思飲食，倒飽嘈雜，嘔吐吞酸。

②濕性重濁，黏滯，陽被寒濕所困擾後，可使病人頭重身困，口黏不爽。

③脾不化濕、使濕積肌膚、內臟、四肢，故出現面目四肢水腫，大便溏泄，小便不利，畏寒肢冷，口不渴。

④舌苔白膩，脈遲緩而濡，均為寒濕之象。

【主要證候】①病人脘腹脹滿。②不思飲食。③過飽嘈雜，嘔吐吞酸。④口不渴，口黏不爽。⑤畏寒肢冷。⑥頭重身困。⑦面目四肢虛浮。⑧大便溏泄。⑨小便不利。⑩舌苔白膩。⑪脈遲緩而濡。

【治療原則】健脾燥濕，行氣和胃。

【處方用藥】舒肝平胃丸加減。

藥用：蒼朮 6 g，厚朴 9 g，陳皮 6 g，法半夏 9 g，枳殼 9 g，檳榔 9 g，甘草 4.5 g。

【方藥分析】①蒼朮健脾燥濕，能增強脾胃的運化功能。②厚朴能除濕化滯消脹。③陳皮、法半夏能理氣化痰，和胃止嘔。④枳殼、檳榔能理氣寬中，導滯消失。⑤甘草能補氣益脾，以助消化。⑥全方由平胃散加祛濕痰的半夏，理氣導滯的枳殼，檳榔能健胃消食。⑦臨床多用於慢性胃炎屬脾胃濕困，消化不良者。

【臨床應用】①若脾虛少，宿食不消者，症見脘腹脹滿，宜用枳朮丸，方中白朮為主藥，能健脾助運。

②輔以枳實，能消痞除滿，為補重於消，寓消中補之劑，使升降得宜，脾胃調和，使痞滿自除。

③若胃氣虛弱，痰濕內阻，氣逆不降，使心下痞滿，噫氣不除者，可用旋覆代赭湯，能益氣和胃，降逆化痰。

④若素有痰濁內聚，復感風寒，表邪尚存時，可用復甦散，加蔥、豆豉、枳實、橘紅，可祛散表邪，暢氣寬中。

⑤若邪傳上焦，尚未入胃，症見胸脅痞滿，或痛或嘔時，可用柴胡枳橘湯，以和解表裡，以散痞滿。

第八章

緩脈和相兼脈辨證論治

一 脈緩

脈緩：緩脈一息四次，遲緩為一種，無鬆懈無力（圖 2-8-1）。

（一）風寒表虛證

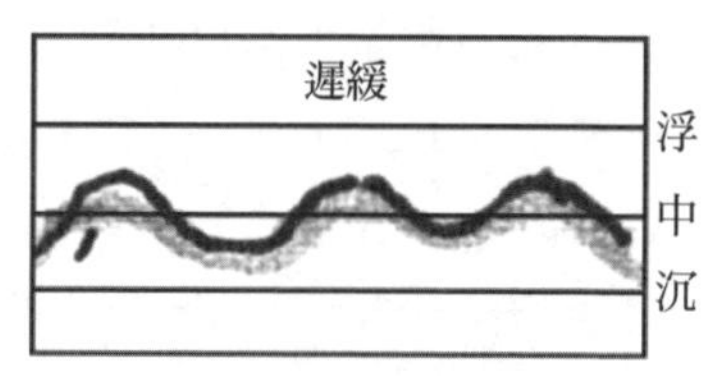

圖 2-8-1 脈緩

【脈象】脈緩或浮緩，主風寒表虛證。

【病因病機】①素體氣虛，使表衛不固，腠理疏鬆，衛外防禦功能低下。②稍有氣候變化，最易外感風寒。③而衛外功能低下，原因有多種：正氣不足，禦邪能力減退。④環境失宜，過度勞累之後，腠理疏懈，衛表不固，極易為外邪所客，內外相互不協調，因而發病，但衛表功能低下為決定因素。

【證候分析】①一般氣虛之體，最多外感風寒之邪，故見惡寒發熱，或熱不甚高。

②還有頭痛鼻塞。

③因氣虛表衛不固，腠理疏鬆，毛孔開泄，故使病人汗出怕風。

④因陽虛汗出較多，使陽氣耗傷，寒中血滯，則惡寒加重。

⑤風寒襲表，營衛不和，關節肌肉脈管收縮，氣血不暢，

不通則痛，故關節肌肉酸冷疼痛。

⑥舌苔薄白，脈象緩或浮緩，多為風寒表虛之證。其所以脈不浮，多因陽氣十分虛衰，不能溫煦血脈，以致鼓動無力，以成緩脈。

【主要證候】①頭痛鼻塞。②發熱惡寒或惡風。③關節肌肉酸冷疼痛。④舌苔薄白。⑤脈緩或浮緩。

【治療原則】解肌發表，調和營衛。

【處方用藥】桂枝湯加減。

藥用：桂枝 4.5～9 g，白芍 4.5～9 g，甘草 3～6 g，生薑 2～3 片，大棗 4 枚，水煎服。

【方藥分析】①桂枝，辛溫發散，調和營衛。②白芍酸苦微寒，調和營衛。③二藥配伍，能散中收斂，使汗不傷正，斂不礙邪。④生薑、大棗，能增強桂枝作用。⑤白芍調和營衛作用。⑥甘草調和諸藥，共奏解表祛邪，調和營衛之效。此方散中有斂，故適用於風寒感冒的表虛證。

【臨床應用】①氣虛偏重，症見氣短，神疲乏力，可加黃耆，以益氣固表。②若惡風，肢體酸楚，表現營衛不和突出時，可加重桂枝、白芍、生薑、大棗的用量，很快便能調和營衛，使病情好轉。③若症見形寒肢冷，自汗增多，易於外感患病，可用玉屏風散，增強衛外功能，以防感冒復發。④若發汗太多而不止，可加附子壯陽。⑤若外感風邪，經絡阻滯，津液不布，失其濡養，使項背牽強，可加用葛根，以解肌發表。⑥如無汗者，可再加麻黃，以解表發汗。⑦若發熱較重，使風寒之邪由衛分傳入氣分，可加黃耆清熱。

（二）寒濕困脾鼓脹

【脈象】脈緩，主濕盛陽微之證。

【病因病機】①酒食不節，損傷脾胃。②脾虛，則運化失司，酒濕濁氣壅滯中焦。③清陽不升，濁氣不降，清濁相混，壅阻氣機。④肝失條達，氣血鬱滯，進而傷及於腎。⑤水濁漸積，氣血水互結腹內，逐漸釀成鼓脹。

【證候分析】

①寒濕停聚，代謝功能障礙，脾陽不振，難以運化水濕，使水濕蓄積而不行，故引起腹大脹滿，按腹如囊中裹水。

②寒濕困脾，又傷腎陽，使腎代謝障礙，不能濾過尿液，故小便短少。

③大腸難以吸收水濕，則病人大便溏泄。

④脾虛生濕，氣不化濕，水性重濁，則下肢微腫。

⑤寒濕相搏，中陽不起，脾胃虛弱，消化吸收障礙，故使病人脘腹痞脹，得熱舒適。

⑥脾為濕困，陽氣不得舒展，水穀精微之源不足，氣虛血虧，臟腑功能障礙，產能減少，則使病人精神睏倦，怯寒懶動。

⑦舌苔白膩，脈緩，均為濕盛陽微之證。

【主要證候】①病人腹大脹滿，按之如囊裹水。②小便短少。③下肢微腫。④脘腹痞脹，得熱舒適。⑤精神倦怠。⑥形寒肢冷。⑦少動懶言。⑧大便溏稀。⑨舌苔白膩。⑩脈緩。

【治療原則】溫陽健脾，化濕利尿。

【處方用藥】《濟生方》補脾飲加減。

藥用：製附子 3 g，乾薑 3 g，白朮 9 g，大腹皮 9 g，茯苓 9 g，木香 6 g，厚朴 6 g，車前子 9 g，豬苓 9 g，砂仁 9 g，肉桂 9 g，水煎服。

【方藥分析】①製附子、乾薑、砂仁能溫陽散寒除濕。②白朮、茯苓、大腹皮能健脾利濕排尿。③木香、厚朴能寬中理氣，化濕除脹。④車前子、豬苓、肉桂能輔助膀胱氣化，以利小便。

【臨床應用】①水濕過重，加用桂枝、澤瀉，能促進膀胱氣化，使利尿消腫。

②便溏，加炒薏苡仁、炒扁豆，能健脾利濕。

③氣虛息短，加用黃耆、黨參，補益肺脾之氣。

④脅腹脹痛，加用川楝子、鬱金、白芍能舒肝止痛。

（三）濕鬱三焦

【脈象】脈緩，主濕盛之證。

【病因病機】①素體中虛脾弱，或飲食不節，恣食生冷肥甘，損傷脾胃，脾失健運，則使內濕停留不化。②濕熱之邪，多因濕邪蘊結，鬱久化熱，還有濁邪和熱邪結合而成的，因此多與夏秋濕熱氣候有關。③濕熱之邪乘脾虛濕滯的內因而致病。④濕熱病變主要在中焦脾胃，因脾為濕土之臟，胃為水穀之海，故使濕熱之邪致脾胃耗傷。⑤而濕性重濁陰邪，易傷清陽，阻礙機體代謝，而使氣機不利，三焦氣化失司，導致濕鬱三焦。

【證候分析】①若濕邪蘊脾，困阻清陽，代謝產熱產能減少，陰寒便盛，故使病人寒甚熱微。

②若病人素體脾虛，中陽不振，病邪多從濕化、濕邪蘊結，濕阻氣分，瀰漫三焦，可波及內外。

③濕鬱肌膚，可使氣血運行不暢，氣機不利，代謝障礙，導致肢體酸重疼痛。

④濕鬱中焦脾胃，消化吸收障礙，可使病人脘腹脹滿，納呆乏惡，渴不欲飲。

⑤濕鬱下焦，使膀胱氣化不利，大腸水分吸收障礙，可使病人小便混濁，大便溏泄。

⑥舌苔白膩，脈緩，乃為濕盛陽微之象。

【主要證候】①病人發病惡寒重發熱輕。②四肢酸重疼痛。③脘腹脹滿。④食少納呆。⑤泛惡嘔吐。⑥渴不欲飲。⑦大便溏泄。⑧小便混濁。⑨舌苔白膩。⑩脈緩。

【治療原則】開達濕濁。

【處方用藥】達原飲加減。

藥用：製厚朴 5～9 g，檳榔 5～9 g，草果 3～5 g（煨），淡黃芩 5～9 g，藿香 9 g，半夏 9 g，甘草 4.5 g，陳皮 5 g，佩

蘭 9 g，生薑 3 g，水煎服。

【方藥分析】①製厚朴、檳榔、草果能燥濕行氣，透邪從募原外達。②淡黃芩能清熱燥濕。③藿香、佩蘭能芳香化濕，清暑醒脾，辟濁止嘔。④陳皮、半夏能理氣健胃，燥濕化痰，降逆止嘔，寬中消痞。⑤生薑能溫中止嘔。⑥甘草和中，潤和諸藥。

【臨床應用】①病初有頭痛，惡寒等表證時，加用羌活、防風以發表解表；若長寒不甚，苔白膩，舌中黃時，去草果，加淡竹葉、生薏苡仁。②若熱性病見此證候時，加用金銀花、連翹，以清熱解毒。③若胸脘痞悶時，加荷葉、桔梗、鬱金。④若頭脹而重，加用天麻、白蒺藜。

（四）正虛邪留

【脈象】脈緩無力，主心陽不足之證。

【病因病機】①在重病久病之後，使陽氣衰弱，或誤汗損傷心陽，皆致心神失其溫養，內動而心悸。②若病情遷延日久，邪留而不解，致使陽虛氣弱，肺陰虧損。

【證候分析】①久病大病體虛，使陽氣衰弱，以致虛火妄動，故使身熱不退，午後熱重。

②病久未癒，暗耗氣血，陰損及陽，陽氣虛衰，代謝障礙，產熱產能減少，使體內積熱不高，氣血不足，全身失其濡養溫潤，故使病人神疲體倦。

③熱傷津液，痰濁內生，肺陰虧損，使肺氣上逆，故見喉中痰鳴。

④虛熱內擾，心神失養，加之心陽不足，腦代謝減退，供腦不足，使情緒急躁易怒。

⑤陽虛火旺，肢體末端瘀血，則五心煩熱，面紅唇乾，舌質淡紅。

⑥心陽虧損，氣血不足，則使脈緩無力。

【主要證候】①身熱不退，午後熱重。②神疲體倦。③喉中痰鳴。④情緒躁動。⑤五心煩熱。⑥面紅唇乾。⑦舌質淡紅。⑧脈緩無力。

【治療原則】邪留陽虛，宜調和營衛，補虛養正。

【處方用藥】桂枝加龍骨牡蠣湯加減。

藥用：桂枝 6 g，龍骨 15 g，牡蠣 15 g，白芍 9 g，生薑 9 g，紫菀 6 g，款冬花 9 g，大棗 3 枚，甘草 4.5 g，水煎服。

【方藥分析】①桂枝、甘草能溫通心陽。②龍骨、牡蠣能安神定志，固澀收斂。③白芍清熱養陰，柔肝補虛。④紫菀、款冬花能止咳袪痰平喘；乾薑、大棗能溫陽補中。

【臨床應用】①若陰虛火旺明顯偏重，症見潮熱不退，盜汗唇紅，乾咳無痰，舌紅而乾，脈細數，為肺陰虧損之證，宜用滋陰養肺湯、沙參、麥門冬湯加減。

②若氣虛偏重，加黨參、黃耆；痰多，加用陳皮、半夏、膽南星，或用參苓白朮散加袪痰藥。

二 脈緩弱

脈緩弱：脈鬆懈無力，極細極沉，在沉脈下（圖 2-8-2）。

脾氣虛弱

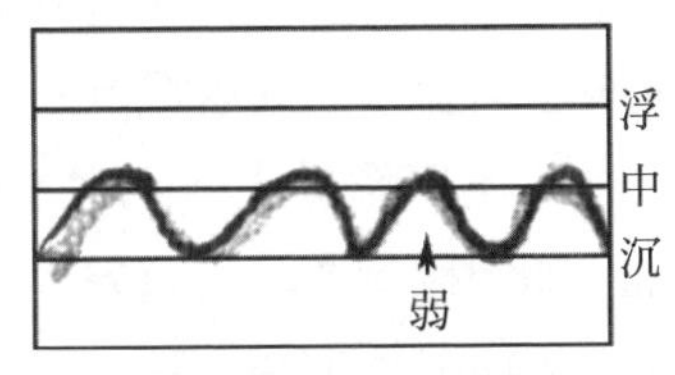

圖 2-8-2　脈緩弱

【脈象】脈緩弱，主脾虛之證。

【病因病機】①脾主運化，胃主受納腐熟水穀。②脾與胃相表裡，脾氣主升，胃氣順降，燥濕相濟，共有消化、吸收和輸布的功能，生成氣血，而為氣血生化之源。③當飲食不節和失調，或過度勞累，或大病久病虛損時，損傷脾胃功能，而使脾氣虛弱，便可致病。

【證候分析】①脾氣虛弱，使水穀受納腐熟，消化吸收功能障礙，引起胃氣逆亂，故使病人食少納呆，飲食不佳。

②腸運化失司，消化吸收功能低下，使糟粕停積不降，食

後脘腹脹滿。

③吸收減少，水濕不化，流注腸中，則使病人便溏或先乾後溏。

④脾氣虛虧，氣血化源不足，人體無以榮養，則使病人少氣懶言，神疲乏力，消瘦倦困，面色萎黃。

⑤舌淡苔白，脈象緩弱。

【主要證候】①病人食少納呆。②脘腹脹悶。③大便溏泄。④神疲乏力。⑤少氣懶言。⑥消瘦倦怠。⑦面色萎黃。⑧舌淡苔白。⑨脈象緩弱。

【治療原則】補氣健脾，升清降濁。

【處方用藥】補中益氣加減。

藥用：黃耆 15 g，黨參 12 g，白朮 12 g，炙甘草 6 g，陳皮 6 g，升麻 3 g，柴胡 3 g，當歸 9 g，生薑 2～4 片，大棗 4 枚，水煎服。

【方藥分析】①黃耆補肺益氣，助陽固表。②黨參、甘草健脾和中。③白朮燥濕，陳皮利氣，可消除補藥的黏滯之性，促進脾胃的消化吸收功能。④升麻、柴胡能升舉清陽。⑤當歸和陰養血。⑥生薑、大棗調和營衛。⑦諸藥使用，可補中益氣，益衛固表，以治脾胃氣虛，清陽下陷諸症。

【臨床應用】①若腹痛，加白芍、炙甘草。②若惡寒冷痛，加肉桂。③惡熱喜寒，腹痛，加黃芩、白芍。④若天寒腹痛，去白芍，加益智仁，或加生薑、半夏。⑤如有頭痛，加蔓荊子，重痛時，加川芎。⑥頭頂痛，加藁本。⑦臍下痛，加熟地。⑧胸悶，加青皮；如風濕盡痛，加防風、羌活、藁本、升麻、蒼朮。⑨心下痞滿，噁心嘔吐，下利，可用半夏瀉心湯。⑩中虛甚者，加重炙甘草用量，以補中氣。⑪水熱互結，心下痞滿，乾嘔食臭，腸鳴下利，加重生薑用量。

第九章

澀脈和相兼脈辨證論治

脈澀：脈遲細而短，往來不暢徐緩（圖 2-9-1）。

（一）瘀血停滯胃痛

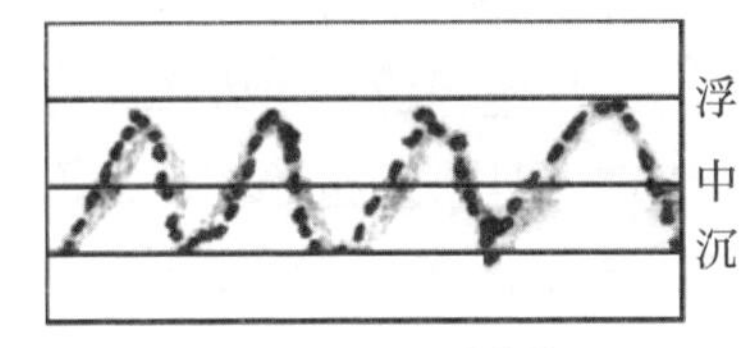

圖 2-9-1　脈澀

【脈象】脈澀，主瘀血停滯，血行不暢之證，多為血管舒縮不靈。

【病因病機】①病人憂思惱怒，情懷不暢，肝鬱氣結，失於疏泄條達，使肝氣橫逆犯胃，氣血瘀滯不行，不通則痛。②氣血相關，氣滯日久，則使血脈瘀結，疼痛劇烈，並可見吐血便血。③還有肝氣久鬱，鬱久化火，五臟之火又以肝火為烈，火性炎上，迫蒸肝胃之陰，其疼痛經久不止。

【證候分析】①氣為血帥，血隨氣行，若氣滯日久，導致瘀血內阻，而使病人胃脘疼痛，猶如針刺刀割。

②由於瘀血有形，故痛有定處而拒按。

③進食則使血瘀加重，食物刺激，使胃瘀處脈絡壅塞不通，故食後針刺刀割疼痛加重。

④瘀結於胃，血管破裂，血流胃內，則多嘔血。

⑤瘀停於腸，血管破裂，使血入腸腔，則有黑便。

⑥若瘀血同時停留胃和腸，則同時出現嘔血和便血。

⑦舌紫暗，脈澀，為瘀血停滯、血行不暢之證。

【主要證候】①病人胃脘疼痛，猶如針刺刀割。②痛有定處並有拒按，食後痛重。③有時會吐血黑便。④舌質紫暗。⑤脈澀。

【治療原則】活血化瘀。

【處方用藥】實證：方取失笑散加減。

藥用：五靈脂 9 g，蒲黃 9 g，丹參 12 g，檀香 1 g，砂仁 1 g，大黃 6 g，甘草 6 g。

虛證：方取調營斂肝飲。

藥用：當歸 15 g，川芎 6 g，阿膠 15 g，枸杞子 9 g，五味子 6 g，酸棗仁 9 g，茯神 9 g。

【方藥分析】①在實證方藥中，五靈脂、蒲黃能活血化瘀。②丹參、檀香、砂仁能理氣活血，和胃止痛。③大黃能逐瘀通便，甘草能緩解和中。④在虛證方藥中，當歸、川芎、阿膠能養血止血。⑤枸杞子、五味子、酸棗仁、茯神能柔肝斂肝。

【臨床應用】①若病人出血不止時，加用三七、雲南白藥，能活血化瘀。

②若陰虛血熱出血，舌質發紅，口乾咽燥，脈細數，加用生地、元參、沙參、丹皮、阿膠，能滋陰涼血止血。

③若失血時長，心悸氣短，多夢少睡，納差體倦神疲，唇白舌淡，脈虛弱者，可用歸脾湯健脾養血，益氣補血。

（二）瘀血發熱

【脈象】脈澀，主血行不暢，瘀血內著之證。

【病因病機】①多因情志、勞倦、外傷、出血，而導致瘀血停滯經絡，氣血運行不暢，壅遏不通，因而引致發熱。②此外瘀血發熱也與血虛失養有關，血瘀不行，則榮虛。③榮虛則發熱。正如《靈樞・癰阻》云：「營衛稽留於經脈之中，則血注而不行，不行則衛氣從之而不通，壅遏而不得行，故熱。」

【證候分析】①瘀血阻滯，氣血壅遏，鬱久化熱，故使病人全身發熱。

②瘀血屬陰在血分，上午為陽，下午為陰，故病人發熱多在下午和夜晚。

③瘀血停積之處，氣血運行受阻，形成腫塊，為有形之物，故使瘀處疼痛不移。

④瘀血內阻，不生新血，使氣血不能榮養頭面肌膚，故使病人面色萎黃或有暗點，肌膚甲錯。

⑤舌青紫或有瘀點、瘀斑、脈澀，為血行不暢，瘀血內阻之證。

【主要證候】①病人午後或晚上發熱或自沉發熱。②口乾嚥燥，渴不欲飲。③軀幹四肢有固定痛處或腫塊，甚至肌膚甲錯。④面色萎黃或暗黑。⑤舌紫暗有斑點，瘀斑。⑥脈澀。

【治療原則】活血化瘀。

【處方用藥】血府逐瘀湯加減。

藥用：桃仁 9 g，紅花 9 g，赤芍 9 g，牛膝 9 g，當歸 9 g，川芎 6 g，生地 12 g，柴胡 9 g，枳殼 9 g，桔梗 9 g，甘草 3 g，水煎服。

【方藥分析】①桃仁、紅花、川芎、赤芍、牛膝能活血祛瘀，為本方主藥。

②枳殼、桔梗能疏理肝氣，增強活血作用，因氣行則血行，為輔佐藥。

③生地、當歸能養血和血，為佐藥。

④甘草能調和諸藥，緩和急拘。諸藥合用，主要以活血祛瘀為主，輔以舒肝行氣養血，能活血而不耗血，理氣而不傷陰。

【臨床應用】

①瘀血內阻，尤其心痛、頭痛、脅痛，伴有失眠、易怒、舌有斑點、瘀斑、脈澀等證，用本方是最為合適的。

②若病人熱甚重，可加用秦艽、白薇、丹皮，能清熱涼血。

③跌仆損傷所致瘀血發熱，可服用復元活血湯。

（三）瘀在頭面

【脈象】脈澀，主氣血瘀阻之證。

【病因病機】①久病纏身，耗傷正氣，輕則氣虛，因氣為血帥，氣虛使血流不暢，引致血瘀。

②甚重陽衰，陰寒內生，血脈寒重而不溫，使血行澀滯。

③陰虛血虧，血脈不充，血行不暢，從而導致血瘀。

【證候分析】①跌仆，中風，或憂思惱怒，使血瘀頭面，諸竅不榮，可使病人頭髮脫落、頭痛、眼痛、白睛發紅、耳聾、失語。

②血流不暢，腦海不充，失於濡養，可使大腦功能障礙，失眠多夢、眩暈健忘。

③神氣逆亂，大腦興奮抑制紊亂，可引致精神失常，或發生癲癇。

④舌有瘀斑，脈澀，皆為瘀血之象。

【主要證候】①病人頭痛、眼痛、眼結膜充血。②毛髮脫落。③耳聾失語。④失眠多夢。⑤眩暈健忘。⑥精神異常，或有癲癇。⑦舌質瘀斑。⑧脈澀。

【治療原則】活血、化瘀、通竅。

【處方用藥】通竅活血湯加減。

藥用：桃仁 9 g，紅花 9 g，川芎 6 g，赤芍 9 g，麝香 0.03～0.15 g，蔥白 2～8 枚、生薑 5 g、大棗 3 枚，水煎服。

【方藥分析】①桃仁、紅花、川芎、赤芍能活血化瘀。②麝香、蔥白能活血通竅。③生薑、大棗能健脾和中。④麝香因藥源少，一般用白芷或人工麝香代替。⑤除用通竅活血湯外，也用血府逐瘀湯治療。

【臨床應用】①若病人表現癲狂者，可用癲狂夢醒湯。

②若瘀血阻滯，並有癇證發作，需要活血化瘀通竅。方中加入竹瀝、石菖蒲、膽南星、全蠍、殭蠶、茯神、遠志、鬱金等藥，以豁痰息風，鎮痙安神。

（四）心血瘀阻

【脈象】脈澀或結代，為氣血瘀阻之證。

【病因病機】①心臟冠脈血瘀滯留，阻礙心肌代謝，產能減少，使心氣不足。②心陽不振，舒縮力小，鼓動無力，不能促進血液運行。③或因寒濕之邪侵襲，寒性凝滯，濕性重濁，也易致心血瘀阻。

【證候分析】①氣滯血瘀，心絡壅塞，血脈不通，影響心臟舒縮功能，心肺瘀血，充血腫脹，故有心悸胸脹悶，陣發胸痛，氣短喘息。

②舌質紫暗，脈澀或結代，為氣血瘀滯，血行不暢之證。

【主要證候】①心悸怔忡。②胸悶不舒。③陣發心痛。④氣短喘息。⑤舌質紫暗。⑥脈澀或結代。

【治療原則】活血化瘀，理氣通絡。

【處方用藥】血府逐瘀湯加減。

藥用：桃仁 9 g，紅花 6 g，川芎 6 g，赤芍 9 g，牛膝 6 g，當歸 9 g，生地 12 g，柴胡 9 g，枳實 9 g，桔梗 9 g，水煎服。

【方藥分析】①桃仁、紅花、川芎、赤芍、牛膝能活血化瘀。②當歸、生地能養血和血。③柴胡、枳殼、桔梗能理氣開鬱，使其氣行血化，瘀祛脈通。

【臨床應用】①病人氣虛加重，可去柴胡、枳殼、桔梗，加用黃耆、黨參、黃精能補氣健脾。

②血虛甚重，加用熟地、枸杞子、何首烏補血養血。

③陰虛者，去枳殼、桔梗、川芎、柴胡，加用玉竹、麥門冬、女貞子、旱蓮草能養血生津。

④陽虛明顯，去柴胡、桔梗，酌加附子、肉桂、淫羊藿、巴戟天能溫經助陽。

⑤胸悶。

⑥舌苔膩，有痰濁，加用瓜蔞、薤白、半夏。

（五）瘀阻胃絡

【脈象】脈澀，主瘀血之證。

【病因病機】①寒凝血滯。②或血受熱煎熬成塊。③或氣滯血瘀。④或離經之血。⑤未出體外，都可以使瘀血阻塞胃之脈絡中。⑥可引起血不循經，而溢於體外，能形成吐血。⑦正如《素問・調經論》云：「寒獨留則血凝泣，凝則血不通。」便出現血瘀證。

【證候分析】①氣滯日久，或久病損傷脈絡，而使瘀血凝滯，瘀阻胃之脈絡，血不通則痛，故使胃脘疼痛，且痛有定處而拒按，痛如針刺或刀割。

②瘀血內阻，脈絡受損，血從胃脈絡溢出，並與胃酸結合。

③因血的刺激使胃逆蠕動，而使胃氣上逆，故使病人吐紫暗血液或塊。

④舌質紫暗，脈澀，屬瘀血之證。

【主要證候】①胃脘疼痛，痛有定處，且有拒按，痛如針刺或刀割。②吐血為紫暗色。③舌發紺。④脈澀。

【治療原則】理氣活血，化瘀止血。

【處方用藥】化血丹加味。

藥用：參三七 3 g，花蕊石 9 g，血餘炭 15 g，茜草 15 g，五靈脂 9 g，延胡索 6 g，香附 15 g，大薊 15 g，小薊 15 g。

【方藥分析】①參三七、花蕊石、血餘炭能活血化瘀止血。②茜草、大薊、小薊能涼血止血。③五靈脂、延胡索、香附能理氣活血止痛。

【臨床應用】①若氣虛挾寒時，加製附子、灶心土、側柏葉中散寒止血。

②胃痛腹脹，可加白芍、炙甘草、陳皮、木香以理氣緩急止痛。

③若嘔吐不止者，加海螵蛸、鍛瓦楞子，以抑酸和胃。

④若出血過多，可加服獨參湯，以益氣固脫。

⑤若久病陰虛生內熱，加黃連炭、黃芩炭以清熱止血。

（六）瘀血腰痛

【脈象】脈澀，主瘀血內停之證。

【病因病機】①跌仆損傷，氣滯血瘀。②或久病體弱，氣血不暢。③或腰部用力不當，閃挫，可導致經絡氣血阻滯不通。④造成瘀血留滯腰部，壓迫經絡氣血不通。⑤不通則痛，可引致腰痛。

【證候分析】①瘀血阻滯經絡，氣血不通，故使腰痛如針刺，且痛有定處，按之痛重難忍。

②血脈凝滯，損傷筋絡，故輕則俯臥不便，重時痛劇不能轉側。

③舌紫暗或有瘀斑，脈澀。

④病勢入夜加重，為瘀血內行之象。

【主要證候】①腰痛如刺如割，疼痛難忍，且痛有定處，日輕夜重，輕則俯臥不便，重者不能轉側，痛處拒按。②舌質紫暗，或有瘀斑。③脈澀。

【治療原則】活血化瘀，理氣止痛。

【處方用藥】活絡效靈丹加味。

藥用：當歸 10 g，丹參 10 g，乳香 6 g，沒藥 6 g，土鱉蟲 6 g，牛膝 10 g。

【方藥分析】①方中當歸、丹參能活血養血。②乳香、沒藥能行氣祛瘀止痛，強壯腰膝，並能導瘀下行。

【臨床應用】①若病人風濕，加用獨活、威靈仙、金毛狗脊以祛風勝濕。

②狗脊配牛膝，更能強壯腰膝。

③腎虛者加用杜仲、熟地以補腎壯筋骨。

第十章

數脈辨證論治

脈數：一息五至以上（圖 2-10-1）。

（一）邪在肺胃

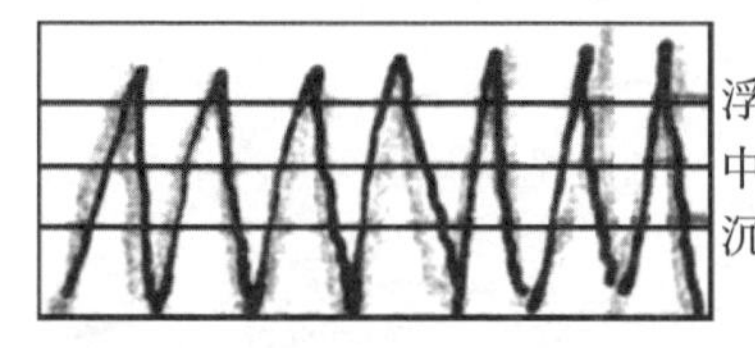

圖 2-10-1　脈數

【脈象】脈數，主熱證。

【病因病機】①冬寒反溫，使陽不潛藏，陰精耗傷，再感非時之氣，侵襲肺臟。②冬初晴，體虛感邪，溫熱之邪上擾，侵襲肺衛，復感寒邪，外束肌膚。③時邪侵擾，引動伏暑、邪積肺胃、脾失健運，濕積中焦，積多化熱。

【證候分析】①外感熱邪入裡，正邪相爭，使裡熱熾盛，胃津受損。

②裡熱由血液循環播散體表，蒸騰於外，因此病人肌膚發熱。

③面部同全身血管擴張充血，使病人面色發紅。

④人體邪熱熾盛，使病人難以耐受，便出現惡熱。

⑤全身血管擴張，使體內熱邪從汗排出，因此病人多汗散熱，調節體溫下降。

⑥熱盛傷津，體液減少，興奮口渴中樞，則口渴引飲。

⑦熱盛津少，熱擾心包，上衝清竅，則使人心煩。

⑧熱邪壅肺，大多在部分表證之後出現的，使肺失宣降，故使病人咳嗽加重，氣急而喘。

⑨脅痛多為熱邪內傳入氣分，病在上焦，並在鬱聚胸膈之間之故。

⑩舌紅苔黃，脈數，皆屬氣分有熱之證。

【主要證候】①病人發熱。②面色發紅。③惡熱汗出。④心煩口渴。⑤咳嗽脅痛。⑥舌紅苔黃。⑦脈數。

【治療原則】清泄氣熱。

【處方用藥】白虎湯加減。藥用：石膏 30～60 g（先煎），知母 9 g，山梔子 9 g，杏仁 9 g，桑葉 9 g，黃芩 12 g，沙參 9 g，鬱金 12 g，天花粉 12 g，水煎服。

【方藥分析】①本方為辛寒之劑，具有清氣保津，透熱外達的作用。②方中石膏能清瀉肺胃，生津止渴，解肌透邪。③知母清熱潤燥。④山梔子、黃芩能清熱燥濕，涼血除煩。⑤杏仁止咳定喘。⑥桑葉能疏風清熱。⑦沙參潤肺止咳，養胃生津。⑧鬱金行氣解鬱，清心寧神；天花粉清肺化痰，養胃生津。

【臨床應用】①氣分有熱，多用石膏、知母、山梔子、黃芩能清泄氣熱。②若煩熱較重，加用金銀花、連翹、蒲公英。③若嗆咳氣逆，咯痰不暢，加貝母、桑白皮、炙枇杷葉。④痰黃稠加魚腥草。⑤若渴喜冷飲，舌紅而乾，脈洪數，加用炙甘草、粳米、杏仁。⑥若胸悶泛惡，舌苔黃白，石膏減量，去知母、沙參，加炒薏苡仁、白蔻仁、川厚朴、蘆根、竹葉。⑦大便秘結。⑧舌苔黃燥，加用大黃、元明粉、生地、首烏。

（二）熱壅肺氣

【脈象】脈數，主熱盛之證。

【病因病機】①風溫之邪上受，使衛氣失於宣暢。②溫熱之邪從表入裡，使氣分蘊熱，壅塞肺氣所致。

【證候分析】①風溫之邪從表傳裡，使氣分裡熱轉盛，故惡寒消失而使發熱反見增高。②體溫升高，發汗散熱，熱灼津傷，使體內津液減少，刺激大腦內臟口渴中樞興奮，使病人口渴明顯。③邪熱傳裡，主要侵襲肺臟，因肺為嬌臟，肌膚衛表連於肺衛，肺衛不和，熱傳入肺，裡達組織時，則使肺氣壅塞，宣降失職，故使病人咳嗽加重，氣急而喘。④肺熱灼液成痰，細菌病毒感染，則使痰黃色而黏稠。⑤若肺臟脈絡發炎腫脹，變性壞死，使肺脈管破壞生血，則可見痰中有血或咯鐵鏽色痰。⑥胸膈為肺心所居之地，肺熱氣滯血瘀，脈絡失和滲出增加，故病人胸悶胸痛。⑦邪雖然在肺臟，但病居氣分，位在組織間液，影響組織代謝功能，所以熱盛重灼舌苔變黃，脈數。

【主要證候】①全身發熱。②發汗口渴。③咳嗽加重。④痰黃而稠，甚或痰為鐵鏽色。⑤有時兼見胸悶、胸痛。⑥舌苔黃。⑦脈數。

【治療原則】清熱解毒，宣肺平喘。

【處方用藥】麻杏石甘湯加減。藥用：麻黃 9 g，杏仁 9 g，石膏 30～60 g（先煎），知母 9 g，甘草 6 g。

【方藥分析】①麻黃能宣肺平喘。②石膏辛涼宣泄，能清肺熱。③杏仁、甘草能助麻黃平喘止咳。④辛溫辛涼配伍，具有宣肺清熱之力，對風邪化熱，熱鬱於肺的發熱氣急，本方能清涼宣泄定喘，以疏泄肺中鬱熱，則能平喘。

【臨床應用】①臨床發現麻杏石甘湯清肺化痰之力單薄不足，宜加用黃芩、知母、魚腥草、蕎麥、金銀花等藥，能增進清肺化痰之效。

②胸痛明顯，可加用桃仁、鬱金能通絡止痛；咯血重時，可加茜草根、白茅根炭、側柏葉炭能涼血止血。

③若肺熱壅盛，肺氣下降，腑氣不通，宜用宣白承氣湯，用杏仁、瓜蔞皮宣肺化痰；石膏、大黃以清熱攻下。

（三）瘟邪內熱

【脈象】脈數，主熱證。

【病因病機】①瘟邪侵襲人體，多指細菌病毒等病原體，在人體勞欲過度，產後失血，久病體衰等衛外功能低下情況下，乘虛而入，壅滯經脈，氣血運行不暢，筋脈受病而致。②內因多為氣血內虛所致。③內熱傷陰，多由瘟邪外感，熱甚於裡，消耗津液。④陰津耗損，筋脈失養。⑤肺陰受損，瘟邪內侵。⑥熱邪內盛，深入營血，竄犯心包，出現神昏譫語。⑦此為神明擾亂，經脈閉塞，也能致痙。

【證候分析】①瘟邪內侵，熱入營血，內生致熱原引致發熱高燒。

②熱盛傷津，筋脈失養，則引起四肢抽動，口舌乾燥。

③津傷而使肺陰受損，肺燥失其宣降之功。

④瘟邪犯肺，而使痰多喘促。

⑤舌紅，苔少，脈數，為熱入營血之象。

【主要證候】①病人內熱高燒。②四肢抽動。③口舌乾燥。④痰多喘促。⑤舌絳。⑥脈數。

【治療原則】清熱鎮驚。

【處方用藥】牛黃清熱散加減。藥用：黃連 1.5～9 g，黃芩 3～12 g，生山梔子 3～9 g，鬱金 3～9 g，生寒水石 9～30 g，牛黃 1.5～6 g，生玳瑁粉 9～15 g，琥珀粉 2.4～3 g，硃砂粉 0.3～1.8 g，水牛角濃縮粉 30 g，冰片 0.3～0.9 g。

【方藥分析】①此散是安宮牛黃散中去犀角、麝香、珍珠、明雄黃，增加水牛角濃縮粉，能清熱涼血。②用生玳瑁粉，以滋陰清熱，解毒化痰，加生寒水石，以清熱退燒。③琥珀粉能鎮驚安神，其餘的藥物皆為安宮牛黃散中的藥物：黃連、黃芩、山梔子能清熱瀉火解毒。④牛黃清熱涼血解毒。⑤冰片能開竅。⑥硃砂鎮驚安神。⑦鬱金能行氣解鬱，涼血破瘀，清心安神。

【臨床應用】①本方適用於溫熱邪毒入裡所致的高熱不退，口渴煩躁，神昏譫語，驚惕抽動，舌苔黃或紅或絳，脈數等證。

②臨床可用於各種急性感染的疾病。

③用藥時，應按季節調整，如春季多用薄荷葉，夏季多用

藿香葉，但一切脾虛陽衰之證，均要禁用。

（四）熱入心包

【脈象】脈數，主邪熱亢盛之證。

【病因病機】①風濕邪傳入心營，或內熱鬱結，皆能灼津為痰，蒙閉包絡，堵塞竅機，擾動心神，是熱閉心包的主要病機，一般多由肺衛之邪突然內陷，而熱入心包的，故稱「逆傳心包」。心包為心之外衛，主神明所出；人稱「清竅」。若熱邪內陷，灼枯心液為痰，痰熱擾動神明，則病人神昏譫語，循衣摸床，甚至昏迷不語。②痰熱阻於心竅，使邪熱閉塞於內，陽氣不能外達，則病人轉動不靈，舌體強硬，身熱肢冷。

【證候分析】①濕熱內陷心包，灼熱為痰，閉阻包絡，神志被蒙，則病人神昏譫語或昏憒不語。

②痰熱阻塞心竅，使舌體強硬，轉動不靈；邪熱閉塞於內，使陽氣不能外達，則病人身熱而肢冷。

③舌為心之苗，心包熱盛，竅機不利，則舌謇澀而色深絳。

④脈數，為邪熱亢盛之象。

【主要證候】①病人神昏譫語或昏憒不語。②舌體強硬，轉動不靈。③身熱肢冷。④舌謇色絳。⑤脈數。

【治療原則】清心開竅。

【處方用藥】清宮湯加減。藥用：蓮子心 1.5 g，玄參心 6 g，竹葉心 6 g，連翹心 6 g，犀角尖 6 g，麥門冬 9 g，水煎服。

【方藥分析】①清宮湯清心熱，養陰液，多適用於汗出過多，耗傷心液，邪陷心包而致的神昏譫語。②方中玄參心、蓮子心、竹葉心、連翹心、犀角尖、麥門冬主要作用是清心包之熱。③若合以安宮牛黃丸或至寶丹能增強開閉通竅之功，則療效更佳。④至寶丹藥用麝香、冰片、安息香，犀角、牛黃、雄黃、硃砂、琥珀、金箔、玳瑁。

【臨床應用】①若肝風內動，可加羚羊角、鉤藤，並以紫雪丹易至寶丹送服，以開竅息風。

②若腑實便秘，加用大黃、芒硝以通腑泄熱。

③痰涎壅盛，加竹瀝、天竺黃以清化痰熱。

（五）血熱妄行

【脈象】脈數，主熱證。

【病因病機】①由風、寒、暑、濕、燥五氣轉化，以及五志過激，致使氣機壅塞，鬱而化火，損傷陰液。②或勞倦內傷，脾虛失運，氣不攝血，命門火衰，血不歸經，滲於脈外而致出血。③若溫熱之邪損及肝腎，使肝不藏血，也可出血。

【證候分析】①一般溫熱入血，多由營分不解再傳入血分，因而先出現營分證候後出現血分證候。

②若由氣分直入血分，就為「氣血兩燔」。

③血分證若熱邪迫血妄行，又氣不攝血，便傳血液溢於脈外而出血，包括吐血、衄血、便血、血尿、發斑和異常月經等動血症狀，其血色鮮紅。

④若血熱甚重，則使血中氧合血紅蛋白減少，使血色深紅帶紫。

⑤熱邪耗傷陰液，使營陰受損，則病人夜裡發熱增高。

⑥熱擾心神，使病人心煩不眠。

⑦舌質深絳，脈數，皆為熱邪入血之象。

【主要證候】①各種出血、血色鮮紅，或深絳。②夜裡熱高。③煩躁不眠。④舌深絳。⑤脈數。⑥有時全身壯熱，口渴引飲，則為氣血兩燔。

【治療原則】清熱涼血。

【處方用藥】犀角地黃湯加減。藥用：犀角 6～9 g，生地 15 g，丹皮 9～15 g，赤芍 9～15 g，水煎服。

【方藥分析】①犀角涼血解毒。②生地、丹皮、赤芍活血涼血。諸藥合用，能清熱滋陰，止血祛瘀，使瘀祛新生，陰滋熱清。

【臨床應用】①熱毒盛時，可加板藍根、大青葉、紫草根，能清解血分熱毒。②若氣熱仍盛者，加用白虎湯以清氣泄熱，也可用化斑湯，以清化氣血兩燔。③斑疹較重時，加金銀花、連翹、牛蒡子；咯血，加白及、花蕊石。④血尿者加用小薊、白茅根。⑤便血時加用地榆、槐米。⑥熱重神昏，同時服紫雪丹或安宮牛黃丸。⑦若血絡瘀滯，加桃仁、赤芍，能活血散血。⑧若熱盛動風，加羚羊角、鉤藤，能涼肝息風。

（六）心火熾盛

【脈象】脈數，主熱證。

【病因病機】①本病多因勞心太過等精神因素影響，使情志鬱滯，鬱久化火，皆由五志過極所化。②還有因六淫風寒暑濕燥火在體內鬱久化火，或過食辛辣食物。③有的治療因過服溫燥藥，使病體溫燥鬱而化火，都可引起心火熾盛之證。

【證候分析】①心開竅於舌，火性炎上，舌血管極為豐富，熱灼舌體組織，使細胞腫脹發炎，出現舌尖紅、舌體疼痛，口瘡，糜爛，甚則舌衄。②心火熾盛，內擾心神，使腦神經中樞過於興奮，則出現心煩失眠。③心火熾盛，熱灼傷津液，使體內津液不足，出現口渴；尿少而黃。④津虧而使腸津燥，則出現便秘。⑤心火盛甚則灼傷脈絡，使病人血熱滲出脈外，而出現吐衄。⑥苔黃，脈數均為熱象。

【主要證候】①舌疼痛糜爛生瘡。②口瘡。③心煩口渴。④尿黃便秘。⑤或有吐衄。⑥失眠多夢。⑦舌尖紅，苔黃。⑧脈數。

【治療原則】清心瀉火，涼血生津。

【處方用藥】瀉心湯加減。

藥用：黃連 3～9 g，黃芩 6～12 g，大黃 4.5～9 g，天花粉 3～12 g，蘆根 12 g，生地 12 g，石斛 12 g，水煎服。

【方藥分析】①本方雖名為「瀉心湯」，實際上能瀉一切實火，能清濕熱，解熱毒。②方中大黃為主藥，主要作用在於泄熱，解毒，不專於攻下。③黃連、黃芩，其性苦寒，能泄熱燥濕，對濕熱中阻胃腸，鬱久化火最為合適。④天花粉、蘆根、生地、石斛對熱灼傷津適用，藉以涼血生津，可使症狀減輕。

【臨床應用】①濕熱並重時，可加用厚朴、半夏。

②如嘔惡重，加生薑3片。

③如胸腹脹滿，大便正常時，可用製大黃。

④如脘腹劇烈疼痛，也加用枳殼、川楝子、延胡索能理氣活血，以止疼痛。

⑤若熱邪熾盛，而陽氣不足時，加用附子壯陽。

（七）肺經燥熱

【脈象】脈數或浮數、細數，主熱證。

【病因病機】①秋季氣候多燥，燥邪從口鼻而入，先侵犯上焦肺經。②肺主氣屬衛，肺受燥邪，在體表能使衛氣失和，在體內可使肺氣失宣。③臨床溫燥則為燥邪熱化，涼燥則為燥邪寒化，其病機與外感風寒，風熱相似，但燥邪對人體則有「燥勝則乾」的病機變化，這是本病的特點。④必然若出現口、鼻、唇乾燥，乾咳無痰等肺系津液乾燥的徵象。⑤燥邪傷津，若燥邪化火，則更劫灼陰液，損傷，而肺經燥熱，正為燥邪侵襲肺衛所表現的證候。

【證候分析】①秋季性燥，使人最易感受燥邪，耗傷肺津，或因諸邪傷津化燥，引起人體津虧液少，肺失清肅，乾咳無痰，痰少黏稠帶血，咳出不爽。

②燥傷肺津，津液不能輸布，可使口唇、舌體、口鼻、咽喉及皮膚乾燥，大便燥結。

③肺氣通衛表，當肺為燥邪侵襲後，可使肺衛失宣，因此病人表現為身熱惡寒脈浮等表證。

④因表證有燥從寒化和熱化的不同，也就出現涼燥和溫燥的不同。

⑤涼燥性有其寒，故使涼燥表證近似，外感風寒證。

⑥溫燥性有其溫熱，故使溫燥表證近似於外感風熱證。

⑦若燥邪化火，灼傷肺絡，則見胸痛咯血。而溫燥本證，因內熱影響，可使舌尖紅或舌紅苔黃燥，脈數。

⑧如傷損陰液較明顯，脈見細數。

【主要證候】①病人乾咳無痰，痰少黏稠帶血，咯出不爽。②唇、舌、咽、鼻乾燥。③或有發熱惡寒。④或有胸痛咯血。⑤舌紅苔薄黃。⑥脈數或細數。

【治療原則】清肺潤燥止咳。

【處方用藥】桑杏湯加減。藥用：桑葉 10 g，杏仁 10 g，沙參 15 g，貝母 9 g，梔子 9 g，梨皮 1～2 只，瓜蔞皮 15 g，麥門冬 10～15 g，蘆根 10～15 g，水煎服。

【方藥分析】①桑葉、杏仁能宣肺透邪。②梔子、瓜蔞皮、貝母能清熱化痰。③沙參、麥門冬、梨皮、蘆根能生津潤燥。全方能疏風潤燥、清肺止咳。

【臨床應用】①若熱盛者，可用鮮沙參，加用黃芩、瓜蔞皮。②偏於傷津時，還可加用天花粉、麥門冬、鮮蘆根。③若痰咯不爽，加用生蛤殼、竹瀝。④氣虛較明顯時，加用白參。⑤若痰中帶血，加參三七、白及、仙鶴草，以祛瘀止血。

（八）熱結膀胱血尿

【脈象】脈數，主熱證。

【病因病機】①外感濕熱，表邪已去，而濕熱留戀，下注於膀胱。②膀胱素有濕熱，當溫熱留滯時，便使濕熱蘊蓄於下焦。③灼傷下焦後可形成血尿。

【證候分析】①若外感襲入肌表，使邪正相爭，則發病急遽突然，出現發熱惡寒。②熱灼陰津，陰液虧損，體內津液減少，則病人口渴喜飲。③若熱邪由表傳裡時，熱結下焦，迫於膀胱，則使小腹脹滿不適，小便灼熱。④若熱結膀胱，損傷膀胱血絡，則出現血尿，其色鮮紅。⑤舌紅苔黃，脈數，均屬邪結內結之證。

【主要證候】①發病急遽突然。②惡寒發熱。③口渴而喜飲。④小腹脹滿不適。⑤小便灼熱。⑥血尿其色鮮紅。⑦舌紅，苔黃。⑧脈數。

【治療原則】清熱瀉火，涼血止血。

【處方用藥】小薊飲子加減。藥用：生地 15～30 g，小薊 30 g，滑石 9～15 g，木通 3～5 g，山梔子 10～15 g，甘草 3～5 g，竹葉 3～10 g，藕節 10～15 g，水煎服。

【方藥分析】①生地、木通、甘草、竹葉、滑石粉能清熱利尿。②小薊、藕節能涼血止血。③山梔子能清泄三焦之火。

【臨床應用】①血尿量多時，再有尿道疼痛，可加用琥珀粉、旱蓮草、白茅根，能清熱涼血止血。②若濕熱重，胸悶納呆，舌苔黃膩時，加用薏苡仁、赤茯苓、茵陳蒿，能清化濕濁。③大便秘結，加大黃、瓜蔞，能通便潤腸。④若口舌乾燥時，加用麥門冬、石斛以養陰生津。

（九）臟腑積熱

【脈象】脈數，主熱證。

【病因病機】①風寒外感發熱，熱邪傳裡，合臟腑氣血受傷，陰陽失調，營衛不和。②若內傷發熱，或情志不舒，鬱而化火。③或瘀積化火，熱病傷陰，陰虛發熱。④或食積停滯，也可發熱。⑤一般多指傳染病、慢性病、結核、腫瘤、功能性低熱等。

【證候分析】①邪熱入裡，深陷營血，使營陰被擾動損耗，心神不寧。②熱傳營血，營陰耗傷，使病人發熱，出現面熱頭昏，唇焦咽燥、舌腫喉閉、目赤、頷頰硬結，口唇生瘡，實痰不利，涕唾黏稠。③腸胃燥澀，大便秘結；熱擾心神，輕者心煩，重者睡臥不寧，譫語發狂。④熱邪入血，迫血妄行，血溢脈外，則見鼻衄。⑤舌絳脈數，皆為邪熱入血，化火傷陰之象。

【主要證候】①煩躁多渴。②面熱頭昏。③唇焦咽燥。④舌腫喉閉。⑤目赤鼻衄。⑥頷頰結硬。⑦口唇生瘡。⑧痰實不利。⑨涕唾黏稠。⑩睡臥不寧。⑪譫語狂妄。⑫胃腸燥澀。⑬大便秘結。⑭舌質絳。⑮脈數。

【治療原則】清膈通便，清瀉實火。

【處方用藥】方取涼膈散《太平惠民和劑局方》。

藥用：大黃 60 g，芒硝 60 g，甘草 60 g，山梔子 300 g，黃芩 300 g，薄荷 300 g，連翹 1000 g，共研細末，每服 6 g。

【方藥分析】①方中重用連翹，能清熱解毒。②配以山梔子、黃芩，能清熱瀉火。③薄荷、竹葉能清肺胃之熱。④大黃、芒硝、甘草、白蜜，有泄熱通便之功，能導滯下行，有緩下之意，合為清上瀉下之方，能消解上、中焦的鬱熱，對表裡熱盛之病，確有良效，且能一攻而緩解。⑤只有清上導下，瀉火通便，能消除上中焦邪熱，才能使胸膈之積熱可清，諸症自癒。

【臨床應用】①若病人高熱昏狂，配用紫雪丹。②邪用深入營血，可用犀角地黃湯。③鼻衄，用側柏葉、紫草、茜草、大薊、小薊。④神昏譫語，可用安宮牛黃丸、局方至寶丹，以芳香開竅，每服 1 丸。

（十）邪熱壅肺

【脈象】脈數，主熱證。

【病因病機】①外感風熱之邪，因春季風氣時令，陽氣升發，氣候漸溫暖，使風從熱化，而多風熱為病。②而冬屬寒，氣候反常，應寒反暖，或冬初氣暖多風，也可風從熱化。③皆可形成風熱病邪，陳平伯云：「風濕為病，春月和冬季居多。」④但風熱襲入人體，必須人體衛表不固，正氣虛虧，機體抵禦病邪能力下降，才能致病。⑤風熱上受，邪犯肺衛，肺主氣屬衛，在外使衛氣鬱阻，腠理開闔不利，內側肺氣上逆，失於宣降。⑥風邪熱邪皆屬陽，勢必要導致陽熱偏盛。⑦熱最易傷耗津液氣血，化燥傷陰，傳變迅速，由衛分傳至氣分，由氣分傳至營血。⑧在邪入氣分後，邪入上焦和中焦。邪入上焦氣分中，可使邪熱壅阻肺氣或熱鬱胸膈。

【證候分析】①熱壅於肺，使肺氣失宣降，故病人發熱，喘咳和胸痛。②熱傷肺津，故使病人口渴，咯痰黃稠。③裡熱鬱蒸升散，則使病人腠理開泄，故汗出過多。④病不在表衛，就是汗出，而熱卻不解。⑤舌苔黃，脈數，皆為熱盛之象。

【主要證候】①病人發熱。②咳喘。③胸痛。④咳痰黃稠。⑤口渴汗出，但熱不解。⑥舌苔黃。⑦脈數。

【治療原則】清熱宣肺化痰平喘。

【處方用藥】麻杏石甘湯加減。

藥用：麻黃 3～9 g，杏仁 9 g，石膏 30～60 g，甘草 3 g，水煎服。

【方藥分析】①麻黃能宣肺平喘。②石膏辛涼宣泄，以清肺熱。③杏仁、甘草能助麻黃平喘止咳。全方辛溫藥配伍辛涼藥，具有宣肺清熱作用，適用於風邪化熱，熱鬱於肺所致的發熱氣急之證。此方既能清涼宣泄以治喘咳，又使肺中鬱熱得以清泄和宣散。常用於上呼吸道感染、肺炎、急性支氣管炎，慢性支氣管炎急性發作等病證。

【臨床應用】①病人高熱不退，須加用黃芩、山梔子、金銀花、連翹、魚腥草、蕎麥，以清肺化痰。②胸痛加重時，加用桃仁、鬱金能活血通絡止痛。③咯血不止，加用茜草根、白茅根、側柏葉炭，能涼血止血。④若痰熱壅盛，肺氣上逆，腑氣不通，宜用宣白承氣湯，以杏仁、瓜蔞皮宣肺化痰。⑤石膏、大黃清熱攻下。

（十一）胃脘熱痛

【脈象】脈數，主熱證。

【病因病機】①病人飲食不節制，過食肥甘，損傷脾胃。②脾虛生濕，濕鬱化熱，而致胃脘熱痛。③多見於急慢性胃炎，潰瘍病等。

【證候分析】①飲食傷胃，使濕熱蘊胃，泛酸刺激，而致胃脘灼痛。②胃中濕熱，使胃氣上逆，使病人泛惡口苦。③由於濕熱內留，積滯不化，使胃擾動不寧，則使病人胃熱嘈雜，懊。④若肝氣鬱滯不暢，鬱而化熱，氣機不利，代謝紊亂，使痰熱內擾，使病人口渴喜冷飲，心煩不安，胸悶吞酸。⑤時有便秘，多因熱傷陰液，腸液減少之故。⑥舌苔黃膩，脈數，為一派熱邪犯胃之象。

【主要證候】①病人胃脘灼痛。②口渴喜冷飲。③泛惡作嘔。④口苦泛酸。⑤嘈雜懊惱。⑥心煩不安。⑦胸悶脹滿。⑧時有便秘發熱。⑨舌苔黃膩。⑩脈數。

【治療原則】和中清熱。

【處方用藥】半夏瀉心湯加減。

藥用：半夏 9 g，炒黃芩 9 g，乾薑 3 g，黃連 3 g，甘草 5 g，炒竹茹 9 g，全瓜蔞 30 g，蘆根 30 g（去節），水煎服。

【方藥分析】①本方為小柴胡湯去柴胡、生薑，加用黃連、生薑而成本方。②方中半夏、乾薑能辛溫散寒化飲。③炒黃芩、黃連性苦寒，能泄熱燥濕。辛苦藥合用，有降逆止嘔，還有消痞作用。④甘草益氣和中，調胃中寒熱，腸胃得和，升降恢復正常。⑤炒竹茹能清熱止嘔，滌痰開鬱。⑥全瓜蔞能清熱化痰，寬中散結。⑦蘆根能清肺胃之熱，還能止嘔除煩作用。全方合用，共顯清胃熱、和中之效。

【臨床應用】①病人若發熱便秘時，可加用生大黃（後下）、枳實。

②若熱盛時，還可加用山梔子，以增強清熱和胃的功效。

（十二）胃火上炎

【脈象】脈數，主熱證。

【病因病機】①臟腑功能失調。②情志過激。③使人體氣機不暢，鬱而化火，灼傷津液，而引致疾病。

【**證候分析**】①胃有積熱，胃氣上逆，鬱火炎上，而致牙齦腫痛，潰爛出血，或面赤腮腫，或口氣熱臭，舌口生瘡，咽喉腫痛。②胃中積熱，氣機不暢，代謝增快，代謝產熱增多，鬱而化火，致使病人發熱惡熱。③熱擾心神，則煩躁不安。④熱灼津液，使病人尿短而赤。⑤代謝因熱而快，交感神經中樞興奮，心跳加快，則出現脈數。⑥舌紅苔黃少津，脈數，均為熱盛傷津之象。

【**主要證候**】①病人發熱惡熱。②煩躁不安。③面紅目赤。④牙齦腫痛，潰爛出血。⑤咽痛腮腫。⑥口舌生瘡，或口氣熱臭。⑦舌紅苔黃少津。⑧脈數。

【**治療原則**】清泄胃熱，涼血消腫，消炎止痛。

【**處方用藥**】清胃黃連丸。

藥用：黃連 1.5 ～9 g，黃芩 3 ～ 12 g，黃柏 3 ～ 12 g，生石膏 9 ～60 g，連翹 3～15 g，天花粉 6～30 g，玄參 6～30 g，桔梗 3～18 g，甘草 3～18 g，生地 9～30 g，知母 3～12 g，丹皮 6～12 g，赤芍 3～12 g，共研細末製丸。

【**方藥分析**】①黃連，黃芩、黃柏性味苦寒燥濕，能直瀉胃火。②生石膏性大寒清熱，除煩止渴，以上均為主藥。③連翹、天花粉、玄參、桔梗、甘草都能解毒利咽喉，均為輔藥。④生地、知母可清熱增液。⑤丹皮、赤芍能清熱涼血，活血消腫。⑥全方具有清胃熱，涼血解毒，清而不犯，適用於體虛實熱之證。

【**臨床應用**】①若風熱犯胃，可用銀翹散，可去桔梗，加竹茹、橘皮，加強行氣止嘔的作用。②若濕暑犯胃，用金銀花、連翹清熱解毒；還可用香薷祛暑，厚朴和中化濕，行氣止嘔。③胃熱甚者，可加蘆根。④熱傷陰津過甚，可用麥門冬湯，但半夏用量不宜過大，以防溫燥傷陰，還可酌加石斛、天花粉等，以增加生津養胃作用。

第十一章

動脈和相兼脈辨證論治

脈動：脈在關脈上，少在寸尺脈，數滑有力（圖 2-11-1）。

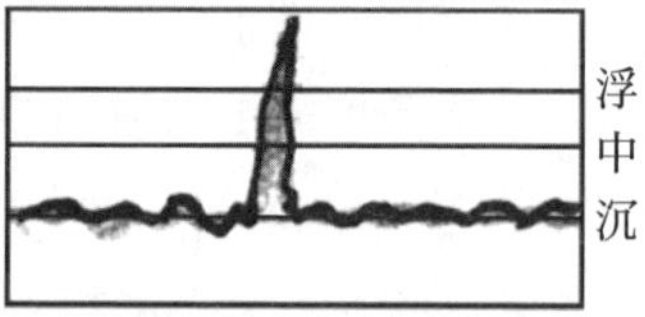

心虛膽怯

【脈象】脈動數，主氣血逆亂之證。

圖 2-11-1　脈動

【病因病機】①心主神明，但主決斷。

②若心虛膽怯時，在突然受到驚恐等精神刺激後，病人心動神搖。

③不能自主，逐漸嚴重，稍有驚嚇，就心悸不已。

【證候分析】①心虛時，則使神明失其所主，對一切事物沒有明確的認識。

②膽怯時，則決斷無權，對事物不能正確的處理，因此當受到驚恐刺激時，沒有掌握事物的規律和動向，更不得沉著應付，準確無誤地處理，則心不藏神，魂不守舍，使人心悸不已，坐臥不安。

③大腦神經中樞功能紊亂，過度興奮，則出現少寐多夢。

④交感神經中樞過度興奮，則使脈象動數，為氣血逆亂之象。

【主要證候】①病人心悸。②驚恐不安。③少寐多夢。④脈動數。

【治療原則】鎮靜安神，養心定志。

【處方用藥】補心丹合磁朱丸加減。

藥用：酸棗仁 15 g，五味子 12 g，天門冬 9 g，麥門冬 9 g，熟地 9 g，遠志 6 g，茯神 12 g，龍齒 15 g，炙甘草 3 g，磁石 15 g，硃砂 1.5 g，水煎服。

【方藥分析】①龍齒、磁石能鎮驚安神。

②硃砂、茯神、遠志、酸棗仁能安神定志，養心滋陰。

③五味子斂心益氣。

④炙甘草能補益心氣。

⑤天門冬、麥門冬、熟地能滋陰清熱。

【臨床應用】①痰熱上擾，心悸痰多，舌苔黃膩，脈滑數，可用清膽湯加膽星、黃連、山梔子、遠志、酸棗仁能清熱化痰，養心安神。

②若心陰不足時，症見心煩、口乾、舌紅時，須加用麥門冬、玉竹、沙參、五味子能補氣養陰。

③心氣虛重時，加用龍齒、酸棗仁能鎮驚安神。

④精血虧虛，加河車大造丸，能補養精血。

⑤若氣血虧損，血不養心，心脈不暢。

⑥脈結代時，要用炙甘草湯，以益氣養陰，補血復脈，恢復正常。

第十二章

虛脈和相兼脈辨證論治

一 脈虛

脈虛：脈來虛軟無力，一息四至（圖 2-12-1）。

（一）脾胃虛弱，氣鬱水停

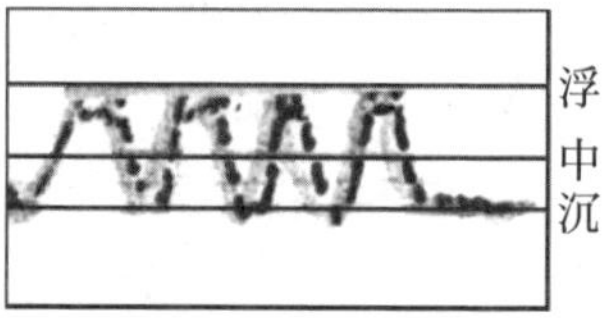

圖 2-12-1　脈虛

【**脈象**】脈虛，主虛證，多為氣血兩虛。

【**病因病機**】①素體脾胃不佳，中氣常虛。②飲食不節，過食生冷硬物。③肥甘厚味。④誤用寒涼克伐之品。⑤嚴重損傷脾胃功能。⑥重病久病之後，胃氣尚未康復，皆能引起脾胃虛弱。⑦脾胃虛弱，內外之邪乘虛襲入，使脾虛失其運化，致氣機阻塞，代謝功能紊亂，使脾之清陽不升，胃之濁陰不降，不能運化水濕。聚濕成飲，而致氣鬱水停。

【**證候分析**】①素日脾胃虛弱，或病後中氣虧虛，或過服攻下克伐之藥，損傷脾胃，使中氣不足，甚而脾胃陽虛，中寒不運化，導致脾失清曠，水食內停，故而致使胸脘滿悶，腹脅脹痛，吐逆吐酸。②脾胃虛弱，影響脾主運化，胃主受納功能，所以病人不知飢飽，不欲飲食。③由於脾胃久虛，難化水穀精微，使機體代謝功能低下，產熱產能減少，故使病人神疲乏力，少氣懶言，四肢不溫，喜熱喜按，大便稀溏。④舌淡苔白，脈虛或虛大無力或沉細。

【主要證候】①病人胸脘滿悶。②腹脅脹痛。③吐逆吐酸。④不知飢飽。⑤不欲飲食。⑥神疲乏力。⑦少氣懶言。⑧四肢發涼。⑨喜熱喜按。⑩大便稀溏。⑪小便不利。⑫舌淡苔白。⑬脈虛。

【治療原則】健脾行氣，利水消脹。

【處方用藥】中滿分消丸加減。藥用：厚朴、枳實、砂仁、陳皮、豬苓、澤瀉、薑黃、半夏、黨參、白朮、茯苓、甘草、黃芩、黃連、知母，制水丸，每服6 g，每日服2次，溫開水送下。

【方藥分析】①厚朴、枳實能降氣化滯，消脹除滿；砂仁、陳皮能開胃醒脾，消食化痰，利氣寬中。②豬苓、澤瀉能通利小便，滲利水濕，消脹除滿；薑黃能破氣行血止痛。③半夏燥濕化痰，和中止嘔。④黨參、白朮、茯苓、甘草能補氣健脾，增強脾胃功能。⑤黃芩、黃連能清除胃腸濕熱。⑥知母能養陰清熱，以免燥藥傷胃。諸藥合用，能調暢氣機，增進代謝功能，使可升清降濁，清脹除滿。

【臨床應用】①陽虛加用附子。②肝鬱氣滯，合用逍遙散疏肝理氣。③中寒甚者，合用吳茱萸湯。④氣滯者酌加陳皮、木香。⑤脾胃虛弱若由命門火衰所致時，可脾腎同治，用理中湯加附子、肉桂。⑥若虛實夾雜，可用半夏瀉的湯補瀉同治。

（二）暑熱傷氣，氣陰兩傷

【脈象】脈虛，主虛證。

【病因病機】①在夏暑季節，外受暑熱邪毒，又因人體勞倦和飢餓，使機體元氣虧虛，先虛感邪，由口鼻而入，先侵肺衛，但酷暑則易傳入陽明，從而發病初起多是衛氣同病，或陽明氣分熱盛之證，此謂暑熱傷氣，易致肺氣虛等。②氣虛則傷陰，陰傷則加重氣虛，並在臨床上同時並見，而形成氣陰兩傷，阻滯氣機，致使代謝功能紊亂。

【證候分析】①暑熱耗傷氣機，使代謝失調，產能減少，產酸性產物多，致使人體倦怠乏力。②暑熱蒸騰，可使汗出增多，煩熱口渴，暑熱傷氣，肺氣虛，則呼吸氣短。③若久咳肺虛，可致咳嗽，咯痰少，短氣，體虛則表衛不固，出現自汗。④暑熱傷津，體液減少，則出現口乾舌燥。⑤暑熱蒸騰，汗出增多，使體液減少，血脈中血液部分滲出脈外，引起循環血量減少。⑥氣虛血少都可造成虛脈。火性炎上而頭痛面赤。

【主要證候】①病人汗出體倦。②氣短口渴。③或久咳肺虛，咳嗽痰少，短氣自汗，口乾舌燥，脈虛。

【治療原則】益氣斂汗，養陰生津。

【處方用藥】生脈散。藥用：人參 15 g，麥門冬 9 g，五味子 9 g，水煎服或製成注射液，以利急救病人用，作用快。

【方藥分析】①人參能補益元氣。②麥門冬養陰生津；五味子能收斂耗散的肺氣，並能斂陰止汗。三藥合用，能大補氣陰、斂汗，生脈，可用來急救元氣耗傷。虛脫而有熱者，與四逆湯、參附湯急救亡陰虛脫有所不同。主要用來治療心源性休克、急性心肌梗塞。對實驗性休克有保護、強心和升壓作用。

【臨床應用】①暑熱氣分，可用白虎加人參湯加減。②方中石膏、知母能清熱瀉火。③人參能益氣生津。④佐用甘草、粳米養胃和中。⑤全方具有清熱補氣生津的作用。⑥若氣熱升騰，或暑熱不退者，也可加金銀花、連翹、大青葉、板藍根等能增強清熱瀉火作用。⑦若大便秘結，脘腹脹滿者，可合用涼膈散包煎，或少加些生大黃，能蕩滌氣分中熱邪。

（三）氣虛便秘

【脈象】脈虛，主虛證，多見於氣血兩虛證。

【病因病機】①飢餓、勞倦、內傷、病後、產後及年老體弱，皆可致氣血兩虧。②或病中治療，過用汗、利、燥熱之劑，皆有損傷陰津。③房事過度勞倦，損傷氣血陰精。④平素患有糖尿病，使陰津虧耗。⑤氣虛和血虛，可使大腸傳導無力。⑥陰血虧虛，則使腸道乾澀不潤滑，導致氣虛便秘。

【證候分析】①肺和大腸相表裡，若脾肺氣虛，則使腸傳導無力，故病人有便意，竭盡用力大便，掙得汗出氣短，才能勉強排便，但大便並不乾硬。②肺衛不固，腠理疏鬆，故病人便時努力而汗出氣短。③脾虛失運化，使其水穀精微化源不足。④氣虛則血虛，血脈中血少，不充脈管，血質稀淡，則使病人面色晄白，神疲氣怯。⑤舌淡苔薄白，脈虛，便後乏力，均屬氣虛之象。

【主要證候】①病人雖有便意，但排便困難，努掙排便，可掙得汗出氣短，便後病人自覺疲乏無力，便出糞便並不乾硬。②病人面色晄白，神疲氣怯，舌質淡嫩，舌苔薄白，脈虛弱。

【治療原則】補氣潤腸。

【處方用藥】黃耆湯。藥用：黃耆 9 g，陳皮 9 g，火麻仁 15 g，白蜜 5 匙，水煎服。

【方藥分析】①黃耆能補益脾肺，為主藥。②火麻仁、白蜜能潤腸通便。③陳皮能理氣和胃。全方合用，具有潤腸通便作用。

【臨床應用】①氣虛時，加用黨參、當歸、白朮，能益氣健脾。②血虛時，症見唇舌爪甲色淡白者，加用製何首烏、生地，能補血養血通便。③若氣虛下陷時，症見肛門墜脹，甚者脫肛，臟器下垂，合用補中益氣湯，以益氣舉陷，補益脾胃之氣。這樣用藥，可使大腸傳導有力，大便通暢。

（四）心血不足盜汗

【脈象】脈虛，主血虛證。

【病因病機】①心主血，腎藏精。②過於用腦，起居不節，生活無規律，可致血虛精虧，虛久化火，虛火內生，熱灼津液，使陰津被擾，不能自藏而外泄盜汗。③《證治準繩・盜汗》云：「虛空勞之病……傷損陰血，衰憊形氣。陰氣既虛，不能配陽，於是陽氣內蒸，外為盜汗。」

【證候分析】①盜汗多指睡時出汗，醒後汗止。②病人勞心過累，耗傷心血，或大病久病血虛，血虛不濡養心臟，故病人心悸。③血虛不能上榮頭目，氣血不充，則心神不寧，失眠多夢，面色少華；神氣浮越，則睡中盜汗。④血虛氣怯，代謝失調，產生代謝能量減少，不能供養腦和全身，使其功能下降，則使病人神疲乏力，氣短少言。⑤舌淡脈虛，為血虛之象。

【主要證候】①心悸氣短。②睡時盜汗。③失眠多夢。④神疲乏力。⑤面色不華。⑥舌淡苔白。⑦脈虛。

【治療原則】補血養心。

【處方用藥】柏子仁湯加減。藥用：柏子仁 12 g，黨參 9 g，炒白朮 9 g，五味子 3 g，牡蠣 30 g（先煎），當歸 9 g，水煎服。

【方藥分析】①黨參、炒白朮能健脾益氣，以資化源。②牡蠣、五味子能斂陽止汗。③柏子仁能養心安神，為本方主藥。

【臨床應用】①若盜汗伴有身寒肢冷、脈細而沉、倦怠懶言等，則為氣虛。②陽虛之證，應益氣固表，多用黃耆建中湯加人參治療之。③若心悸嚴重時，可加龍骨、丹參。④失眠多夢，可用酸棗仁、遠志、合歡葉；盜汗太過，可加浮小麥、黃耆、麻黃根。⑤面色晄白，唇舌色淡時，可加熟地，阿膠，以補心血不足。

二 脈虛無力

脈虛無力：脈來虛軟無力（圖 2-12-2）。

（一）中氣下陷腹脹

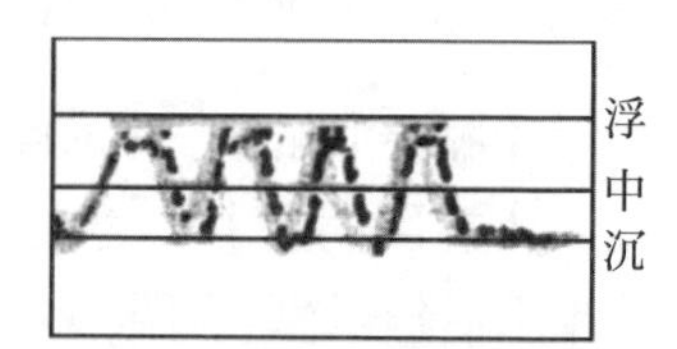

圖 2-12-2　脈虛無力

【脈象】脈虛無力，主中氣不足之證。

【病因病機】①病人素體虛弱，中氣不足。②勞傷耗氣。③飢飽不節。④憂思傷脾、脾失健運。⑤重病、久病之後，氣虛尚未康復等，皆可引致中氣下陷，氣行無力，使全身肌肉得不到充分的營養而收縮無力，多因脾胃氣虛所致。

【證候分析】①脾氣虛，則水穀運化功能減弱，氣血來源不足，肌肉和胃腸等臟腑不充養，肌肉鬆弛無力，則使胃脘和小腹脹滿，但按之不堅，食後更甚，多因胃腸平滑肌鬆弛無力，傳導不利所致。②脾虛化源不足，則食少納呆，噯氣覺舒適。③營養不足，則少氣懶言，四肢乏力，面色萎黃，大便溏泄。④舌淡苔薄白，脈虛，為氣血不足之證。

【主要證候】①病人胃脘和小腹脹滿。②按之不堅，食後更重。③時有食少納呆，噯氣舒適。④病人面色萎黃，消瘦，神疲乏力，少氣懶言，大便溏泄。⑤舌淡苔薄白，脈虛無力。

【治療原則】益氣昇陽，健脾理氣。

【處方用藥】補中益氣湯加減。藥用：黨參 10 g，黃耆 15 g，白朮 10 g，炙甘草 9 g，陳皮 9 g，當歸 9 g，升麻 5 g，柴胡 4.5 g，木香 9 g，香附 10 g，水煎服。

【方藥分析】①黃耆、黨參用以甘溫益氣，其中黃耆有升補之功，與升麻、柴胡相配伍，用以提升人體陽氣。②白朮、陳皮、當歸、炙甘草，用以健脾理氣，養血和中。③木香、香附能健脾行氣，解鬱止痛。

【臨床應用】①大便質爛，加煨葛根。

②大便次數多時，可加用炮薑炭。

③納差便秘時，加火麻仁，或潤腸片，可睡前服用。

（二）肝血虛

【脈象】脈虛弱無力，主血虛證。

【病因病機】①肝血虛多因脾虛所致。②病因有素體虛弱，生活不節，飲食不慎，起居不定，情志不舒，勞倦內傷，嗜欲損傷，還有疾病影響，重病久病後正氣耗傷，臟腑損傷加之失於調治，皆可致肝血虛證。③血虛使臟腑器官和肢體缺乏血之滋養，必發疼痛，故稱「血虛則痛」。

【證候分析】①肝開竅於目，肝血虛不能上榮於頭目，則頭暈眼花。②肝血不足，不榮經脈，故使筋肉痠痛，關節屈伸不利，爪甲枯乾。③肝不藏血，則神不守舍，則失眠多夢。④肝血虛少，衝、任二脈血液不充盈，故經少和經閉。⑤若瘀血內結，新血不生，則出現經閉，肌膚甲錯。⑥肝血由脾胃運化所生，而血虛又可加重脾虛。⑦脾氣虛弱，又可導致食少納呆，神疲乏力，大便溏泄，而稱「肝脾血虛」。⑧舌淡苔白，脈虛弱無力，乃為肝血不足之證。

【主要證候】①頭暈眼花。②失眠多夢。③筋肉痠痛。④四肢關節屈伸不利，爪甲不榮，肌膚甲錯。⑤婦女月經量少或經閉。⑥舌淡苔白，脈虛弱無力。

【治療原則】補血養肝，血瘀逐瘀，脾虛健脾。

【處方用藥】四物湯加何首烏、阿膠、雞血藤方。

藥用：熟地 12～15 g，白芍 9 g，當歸 9 g，川芎 6 g，何首烏 9～18 g，阿膠 6～18 g，雞血藤 9～15 g，水煎服。

【方藥分析】①熟地、白芍能養血生血。②當歸、川芎能養血行血，相互配合，可補而不滯。③何首烏、阿膠、雞血藤能養血滋陰，能增強補血作用。

【臨床應用】①失眠多夢，加合歡皮、夜交藤、龍齒。②筋肉痠痛、痲木、抽搐，加木瓜、伸筋草、天麻、珍珠母、全蠍、殭蠶。③氣虛者，加人參、黃耆；脾虛不化，加白朮、陳皮、山藥、扁豆、雞內金，能健脾強胃。④有瘀血者，用大黃蟲丸祛瘀生新，補養氣血。

三 脈虛浮

脈虛浮：脈浮，虛軟無力，一息四至，其勢不足（圖 2-12-3）。

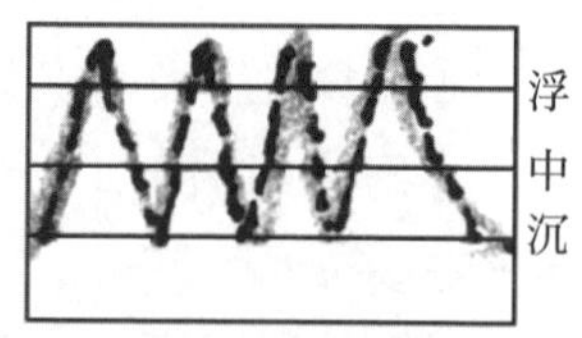

圖 2-12-3　脈虛浮

腎不納氣

【脈象】脈虛浮，主腎氣不足之證。

【病因病機】①多因久病。②喘咳日久。③勞傷腎氣，損傷肺腎之氣，致肺腎氣虛。④氣不歸元，腎失攝納。

【證候分析】①在肺腎氣虛，氣不歸元，腎失攝納，影響吸氣肌肉收縮無力，故使病人呼多吸少、喘促氣短，動則尤甚。②肺虛，則宗氣減少。宗氣是由外界吸入之氣和經脾胃消化吸收得來的水穀精氣，結合而形成的，積蓄在胸中。③能推動肺行呼吸和促進心脈血液循環作用。④當呼多吸少，宗氣微少時，便影響肺的呼吸和心血循環功能，各臟腑得不到心血的充養。⑤陽氣不能達於肌表，表衛不固，因此腎陽虛時使病人咳逆汗出，四肢發涼。⑥陽虛使機體代謝減弱，因此也就出現功能活動衰減。⑦不能化氣行水，造成面部虛腫。⑧舌淡，脈虛浮，多屬腎氣不足之證。

【主要證候】①病人呼多吸少。②氣短喘急。③動則加重。④咳逆汗出。⑤面部水腫。⑥四肢發涼。⑦舌淡。⑧脈虛浮。

【治療原則】補腎納氣。

【處方用藥】人參胡桃湯加減。

藥用：人參 1.5～30 g，核桃肉 9～60 g，生薑 3～9 g，水煎服。

【方藥分析】①人參能大補元氣，補脾益肺，增液生津。②核桃肉能補腎強腰膝，還能斂肺定喘。③生薑能發汗解表，治衛表不固，還能溫中止嘔。

【臨床應用】①喘促加重，可加人參、五味子，補骨脂，加重核桃肉用量。②腎陽虛時，加生脈散。③若面色紫暗，舌暗紅色，重者有瘀點、瘀斑，可加用膈下逐瘀湯。④若腎陽不振，應溫腎培元，填精壯陽，可酌用右歸丸。⑤還可用黑錫丹、七味都氣丸合生脈散，治療本證皆有良效。

四 脈虛大

脈虛大：脈大平脈一倍，一息四至，虛而無力，脈勢不足（圖 2-12-4）。

（一）傷陰動風

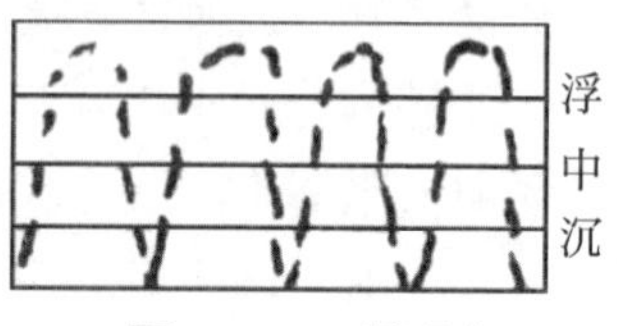

圖 2-12-4　脈虛大

【脈象】脈虛大而數，主陰精虧耗之證。

【病因病機】①各種熱邪在人體內留戀不退，久羈體內，劫灼肝腎三陰，可致肝腎陰虧。②若筋脈失其榮養，可引起人體虛風內動。③陰虛而使陽熱內擾。④陰精虧損，精氣不足，使陰精不能上承。⑤若陰血虧損，又可使心失滋養。⑥陰虛不能斂陽，使脈虛大而數，出現陰精虧損證。

【證候分析】①熱邪久戀不退，能灼傷肝腎之陰。②肝主筋，指全身筋肉要由肝血滋養。③腎藏精主水液，腎精化生腎氣，是由腎陽蒸化腎陰而產生的，所以腎氣包括有腎陰和腎陽兩部分，而腎陰對人體各臟腑組織有濡潤和滋養作用，為人體陰液的根本。④當肝腎虧虛時，肝血不能濡養筋肉，則手足抽搐，頸項強直，角弓反張，兩眼直視，牙關緊閉，乃為虛風內動之象。⑤陰虛可使陽熱內擾，陰虛生內熱，則陰虛火旺，使病人五心煩熱，或出現潮熱。⑥陰精虛虧不得上承充養頭面部，則使病人口乾咽燥，耳聾失聰；陰血虧虛，又可使心失所養，血不養心。⑦心主神明，血少則使病人精神睏倦抑鬱，甚致使心憚憚大動。⑧陰虛不能斂陽，陰虛陽盛，陽盛則熱。⑨脈虛大而數，舌絳少苔，亦為陰精虧耗之證。

【主要證候】①病人手足抽搐。②頸項強直。③角弓反張。④五心煩熱。⑤發有潮熱。⑥兩顴發紅。⑦口乾舌燥。⑧耳聾失聰。⑨精神睏倦。⑩甚而心憚憚大動。⑪舌絳少苔。⑫脈虛大而數或細小而促。

【治療原則】滋陰息風。

【處方用藥】三甲復脈湯加減。藥用：牡蠣 30 g，鱉甲 15～30 g，龜板 15～30 g，炙甘草 9 g，大生地 15～30 g，生白芍 9～18 g，麥門冬 9～18 g，火麻仁 9 g，阿膠 12 g，水煎服。

【方藥分析】①牡蠣、鱉甲、龜板三種甲殼類藥物能平肝潛陽，以鎮痙厥，合用就可育陰潛陽，養血安神。②治療血虛陰傷，風陽妄動之證。③炙甘草能補益心氣。④阿膠、大生地、麥門冬、火麻仁能補心血，養心陰，以充養血脈。⑤生白芍養血斂陽，柔肝止痛，平肝陽。

【臨床應用】①本方適用於久熱傷陰，津液損耗，或發熱不退，舌苔光紅，口乾唇燥，煩躁不安，手足震顫，有虛風內動者。②若病人神識不清，用紫雪丹，或安宮牛黃丸，或至寶丹。③若吞嚥困難，可用鼻飼法給藥，灌服。

（二）血脫證

【脈象】脈虛大，主血脫之證。

【病因病機】①創傷失血，產後大出血等。②因氣隨血脫，陽隨陰消，而致出血性休克。③一般病人素體虛弱，或病邪猖獗，或重病久病不癒，使元氣更加消耗，導致邪盛正衰。④或邪去正亡，元氣耗盡，心神耗散，可表現出陽氣欲脫，真陰欲絕。⑤外感時邪，或火熱，痰濕，穢濁之邪，侵襲心包，上蒙清竅，而形成閉證。⑥若閉證過久，陰精耗竭，使陽無所附，元氣無所歸，心神無所主，由閉證轉為脫證。⑦臨床上還有其他病因，素體衰弱，外邪所干，飲食起居失常，情志失調，皆致元氣虛憊，使陰陽不相接續，終至陰陽離絕的脫證。⑧脫證為危急重證，以陰、陽、氣、血、精、汗六脫為主，皆為虛證，而血脫證總分內耗血，外失血兩種病機，皆致氣機逆亂。

【證候分析】①本證多發生於鼻衄、咳血、吐血、便血、婦女血崩、外傷等大量出血之後，血虛使脈管空虛，若血不榮面，故使面色白無華。②血虛，使各臟腑器官組織不得滋養，尤其脾胃虛弱，久致形體瘦弱。③血虛腦海失養，故出現暈厥。④氣血不達四肢、筋脈失養，則四肢震顫。⑤營陰內竭，正氣衰敗，使其病人目陷口張，自汗肢冷，甚而大汗淋漓，氣息低微。⑥舌質淡，脈虛大，均為血脫之證。

【主要證候】①面色晄白無華。②形體消瘦。③嘔血便血。④暈倒神昏。⑤四肢發震顫發冷，目陷口張。⑥大汗淋漓。⑦氣息低微。⑧舌質淡。⑨脈虛大無力。

【治療原則】溫中補氣生血。

【處方用藥】當歸補血湯合黃土湯加味。

藥用：炙黃耆 30～60 g，當歸身 10～15 g，灶心土 30 g（包煎），熟附子（先煎）5～10 g，炒白朮 10～15 g，生地炭 10～12 g，陳阿膠 10 g（烊化），水煎服。

【方藥分析】①炙黃耆補氣，為資生血之源。②當歸身補血。③由於「氣能生血」，只有重用黃耆補氣，才使當歸身更能補血。④灶心土能溫中和胃，澀腸固下，故有止吐、止瀉、止血的作用。⑤熟附子、炒白朮能溫陽健脾。⑥生地炭、陳阿膠能滋陰養血。⑦對脾陽不振，脾不統血，血溢於內，而致衄血、血尿、便血、吐血者更為合適。諸藥合用，溫陽而不傷陰，滋陰又不礙脾，剛柔相濟，可用於各種血證。

【臨床應用】①氣隨血脫，血脫兼有氣脫時，症見大汗淋漓不止，應加重補氣藥用量，加用人參 15～30 g，另燉沖服。②血虛生內熱，選用鮮生地、黃耆以清熱涼血。③若出血量多，而又不止者，加用炮薑、雲南白藥、地榆炭、仙鶴草。④氣虛下陷時，用補中益氣丸。⑤若脾虛時，加用歸脾丸。

五 脈虛弱

脈虛弱：脈虛無力，一息四至，沉而細小（圖 2-12-5）。

（一）氣虛

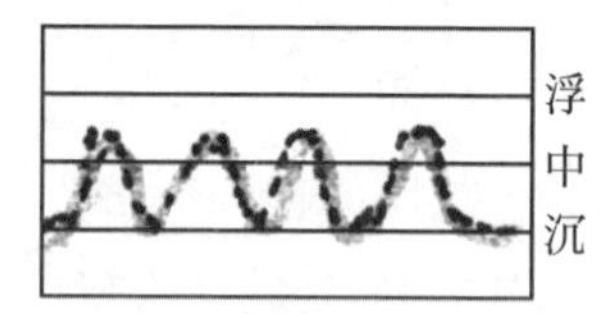

圖 2-12-5　脈虛弱

【脈象】脈虛弱，主氣虛證。

【病因病機】①氣虛多指全身或某一內臟出現功能衰退的病理現象。②多因某些慢性疾病，各個臟腑由於久病損傷，氣血虧損。③急性病的恢復期，各臟腑功能障礙，臟腑受耗傷，使元氣不足。④再有年老體弱，精血不足，各臟腑老化，功能衰退，因此氣虛多由邪氣耗傷正氣，或元氣不足，臟腑功能減退所致。

【證候分析】①由於病人元氣不足，人體各個臟腑功能減弱，代謝功能障礙，代謝產熱產能減少，故使病人少氣懶言，語聲低微，神疲乏力，四肢發涼。②動則使氣消耗增多，故使病人動則氣喘。③正氣虛弱，代謝功能減弱，使肌表生理功能減弱，衛表不固，腠理失密空疏，則使病人自汗出。④氣虛血少，血中紅細胞和血紅蛋白含量減少，則使病人面色晄白，舌淡，苔少，脈虛弱，而成為氣虛的共有症狀。⑤但因各臟腑的不同，使氣虛在各臟腑的具體表現特點也就有所不同。

【主要證候】①病人神疲乏力。②少氣懶言。③語聲低微。④四肢發涼，動則氣喘。⑤動則自汗。⑥面色晄白。⑦舌淡，苔少。⑧脈虛弱。

【治療原則】補氣。

【處方用藥】四君子湯加減。藥用：人參（或黨參）6～9 g，白朮 6～9 g，茯苓 9 g，炙甘草 3 g，水煎服。

【方藥分析】①本方在臨床上常用，是健脾益氣的基礎方劑。②方中人參能補氣，增進人體代謝功能。③白朮能健脾利濕，能增強脾胃的消化功能，加強水濕的運化。本方人參白朮兩藥相配伍，而成為主藥。④茯苓能淡滲利濕，能輔助白朮健脾運濕。⑤炙甘草甘平，能扶助人參益氣和中。四藥合用，藥性平和，無副作用和毒性，宜於久用。⑥補氣和健脾，是有一定區別的，如人參、黃耆能補氣，而白朮、茯苓能健脾，就是非常明顯的不同，但由於氣虛和脾虛有著密不可分的關係，常有因果關係，因此在治法用藥上就時常將補氣和健脾配合應用，脾胃運化為氣血生化之源，故治氣虛多從健運脾胃著手。而脾胃運化失調，也要重用補氣藥，才能扶助脾胃運化的功能。

【臨床應用】①如有血虛症狀，症見面色蒼白、心悸氣短，失眠多夢，則可與歸脾湯同用，或歸脾丸包煎而服用。②

若病人脾虛生濕，濕鬱化痰，出現食後脘脹、胃中嘈雜，口淡無味，神疲乏力，大便溏泄，舌淡，脈細，可加用山藥、白扁豆健脾燥濕，繼用陳皮、半夏燥濕化痰。③濕為寒邪，用炮薑以溫脾胃祛寒。

（二）氣虛頭痛

【脈象】脈虛弱，主氣虛頭痛之證。

【病因病機】①病人操勞過度。②產後體弱。③營血虧損，腦髓失養空虛，遂致頭痛。

【證候分析】①脾胃虛弱，使氣血生化之源不足，以及產後出血過多。②病後氣虛血少，不得滋養腦髓，或者飲食失宜，脾不健運，痰濕內生，上擾清竅，而致頭痛。③由於中氣衰弱，使清陽不升，水穀精微不能更好地供給腦髓的代謝所需物質，故使病人頭痛綿綿。④勞動耗傷氣血則使勞累後甚重。⑤水穀精微化源不足，使代謝產能產熱減少，則病人少氣無力，體倦懶言，食慾不振，便溏。⑥舌苔薄白，脈虛弱，皆屬氣虛之證。

【主要證候】①病人頭痛綿綿。②勞累則甚。③少氣無力。④體倦懶言。⑤食慾不振。⑥大便溏泄。⑦苔薄白。⑧脈虛弱。

【治療原則】補氣昇陽，調補脾胃。

【處方用藥】補中益氣湯加減。藥用：黃耆 6～15 g，人參（或黨參）10 g，白朮 10 g，炙甘草 19 g，當歸 9 g，陳皮 9 g，升麻 5 g，柴胡 4.5 g，川芎 6 g，蔓荊子 9 g，水煎服。

【方藥分析】①黃耆、人參能甘溫益氣，而黃耆本身還有升補之功，與升麻、柴胡配伍一起，能提昇陽氣，增進機體的新陳代謝功能。②白朮、陳皮、當歸、甘草，用以健脾理氣，養血和中。③川芎、蔓荊子都能活血祛風止頭痛，而且療效明顯。

【臨床應用】①若病人畏寒陽虛者，可加用附子、乾薑，以溫中壯陽。②若由氣虛導致血虛時，加用太子參補氣生血來治血虛證。③若氣血兩虛，頭痛綿綿不休者，可用人參養營湯化裁。④除用補中益氣湯治療氣虛頭痛外，臨床上也常用順氣和中湯治療。方中人參、黃耆、白朮、甘草能益氣健脾。⑤當歸、白芍能養血柔肝止痛。⑥陳皮能理氣和中。⑦升麻、柴胡能引清氣上行。⑧川芎、蔓荊子、細辛能祛風止痛。

（三）肺氣虛咳嗽

【脈象】脈虛弱，主氣虛證。

【病因病機】①肺氣虛咳嗽係由風、寒、暑、濕、燥、火六淫之邪犯肺所致咳嗽。②肺為嬌臟，不耐六淫侵襲，而肺主呼吸，開竅於鼻，外合皮毛，直接與外界接觸，最為受損害，使肺氣虛弱。③當其他臟腑有病，也會累及肺致咳嗽的，稱為內傷咳嗽。

內傷咳嗽，病因有多種：①肺臟虛損，肺陰不足，肺氣上逆而咳嗽，多為氣短而咳，少痰。②脾虛生痰，上貯於肺，壅塞肺氣，肅降無權，進而致咳嗽。③肝火犯肺，上注於肺。④若肝氣鬱結化火，上逆於肺，薰灼肺臟，也可引起咳嗽。⑤各種咳嗽長久不癒，反覆發作，則久咳傷氣加之稟賦不足，使肺氣逐漸虛弱而成。

【證候分析】①久咳傷肺，或稟賦不佳，肺氣不足，或脾失運化，使水穀精微不能運化，肺氣失養，則肺氣漸虛。②肺氣虧損，難以肅降，肺氣上逆，則引起咳嗽，聲低無力。③肺氣虛，使衛表不固，腠理開泄，則使病人畏寒自汗，多患感冒；神疲乏力，舌淡苔白，脈虛弱，均為氣虛之證。

【主要證候】①咳嗽氣短。②聲低無力。③痰多清稀。④神疲畏寒，多易感冒。⑤舌質淡，苔薄白。⑥脈象虛弱。

【治療原則】補益肺氣，止咳化痰。

【處方用藥】補肺湯加減。

藥用：人參 1.5～30 g，黃耆 6～15 g，熟地 9～30 g，五味

子 1.5～6 g，紫菀 3～9 g，桑白皮 3～18 g，水煎服。

【方藥分析】①人參、黃耆能益氣補肺，為本方主藥。②熟地、五味子能滋腎斂肺，肺腎雙補。③紫、桑白皮止咳平喘。本方意在補肺氣不足。

【臨床應用】①痰多清稀，要去桑白皮，加白朮、茯苓、款冬花，以增進益氣健脾，化痰止咳作用，而白朮健脾，又可協同人參、黃耆增強益氣固表的作用。②氣虛咳嗽，脾氣偏虛，症見痰多，色白易咯，脘腹脹滿，食少便溏，面色萎黃，舌淡苔白膩，常用六君子湯健脾化濕，補肺祛痰。③若咳嗽氣短、可加厚朴、杏仁，以增加降氣化痰之力。④若中焦陽虛，氣不行水，濕積成飲，症見咳嗽反覆發作，痰涎清稀而白，可用苓桂朮甘湯加味，以溫陽化飲。

（四）心陽不足

【脈象】脈虛弱或沉細而數，主心陽不振，鼓動無力之虛證。

【病因病機】①在病人大病久病之後，陽氣虛衰。②或者病人治療誤汗損傷心陽，使心神失其滋養，也不能溫養心脈，故而形成心悸不安。

【證候分析】①久病體虛，損傷心陽，心失溫養故使心中空虛，惕惕而動悸。②胸中陽氣不足，胸陽不展，使病人胸悶氣短。③若心陽虛衰，血流運行遲緩，肢體不得溫煦，致使病人形寒肢冷，面色蒼白。④舌質淡白，脈虛弱或沉細而數，皆為心陽不足，鼓動無力之證。

【主要證候】①心中空虛，惕惕悸動。②面色蒼白。③胸悶氣短。④形寒肢冷。⑤舌質淡白。⑥脈虛弱或沉細而數。

【治療原則】溫補心陽，安神定悸。

【處方用藥】桂枝甘草龍骨牡蠣湯加減。

藥用：桂枝 6～9 g，炙甘草 4～6 g，龍骨 30 g，牡蠣 30 g，人參 10～12 g，附子 9 g，水煎服。

【方藥分析】①桂枝、炙甘草能溫補心陽。②龍骨、牡蠣能安神定志。③人參、附子能益氣溫陽。

【臨床應用】①如腎陽不能制水，使病人水氣凌心，症見喘咳不得平臥，水腫，可酌用真武湯。②如病嚴重時，病人汗出肢冷，面青唇紫，喘不得臥，可先用黑錫丹以回陽救逆。③如心陽不足較嚴重時，可加重人參、附子用量。④心陽不振證候，也可用苓桂朮甘湯加減。方中藥用茯苓、桂枝、茯苓、甘草、黃耆、葶藶子、黨參、生薑皮，也能收到良好的療效。

（五）心脾虛勞

【脈象】脈虛弱，主氣虛證。

【病因病機】①病人多因先天不足，稟賦虛弱，使外邪易侵，肺先受害，由外感而內傷，或從一臟先傷累及他臟。②飲食不節不潔，損傷脾胃，氣血來源不足，使內不養臟腑，外不充實營衛，使其表裡俱虛。③時有生活起居不慎，復感外邪，損氣耗血，再損傷脾胃，逐漸衰微。④勞累過度，房事不節，早婚多育，形神過度耗化，虛敗精液，損及五臟。⑤大病之後，失於調理，體力未復，使陰陽氣血日漸損耗，內傷五臟；瘀血內結，又新血不生，久而久之，則成「乾血癆」之病。⑥內傷為氣血損耗，首先要內傷心臟，因此心脾兩虛在虛勞病中是常見的。一般虛勞病，在現代醫學中，多指各種慢性和消耗性疾病。

【證候分析】①心主血脈，血液循環不息，全賴心臟舒縮的推動，若心臟無力推動血液的運行，則使病人心悸氣短，太息，脈結代等症狀，或多耗損氣血，使病情加劇。②這種氣虛心悸的特點有：心有空虛感，惕惕而動。③由於脾虛生化無源，氣血不足。④心氣虛弱，行血無力，使血液不能上榮於面，濡養全身，則出現面色萎黃，失眠多夢，神疲體倦，胃納不佳，舌質淡嫩有齒印，月經失調，脈象虛弱。

【主要證候】①心悸氣短，惕惕而悸動，有空虛感。②常太息。③面色萎黃。④失眠多夢。⑤神疲體倦。⑥胃納不佳。⑦月經失調。⑧舌質淡有齒印。⑨脈虛弱或結代。

【治療原則】補脾養心。

【處方用藥】歸脾湯加減。藥用：黃耆 15 g，黨參 15 g，白朮 10 g，茯苓 10 g，當歸 10 g，桂圓肉 9 g，遠志 4.5 g，木香 6 g，酸棗仁 10 g，川芎 6 g，甘草 5 g，水煎服。

【方藥分析】①本方是心脾雙補的代表方劑。方中參、苓、朮、草四君子湯藥，能健脾益氣，加入黃耆可增強其補氣功能。②酸棗仁、遠志、桂圓肉能養心安神。③木香能理氣醒脾。④當歸補血活血。諸藥合用，歸脾湯為氣血雙補，心脾同治的代表方劑，但主要在治療血虛。本方用大量健脾補氣藥，多因健脾生血，氣能生血，使氣血循行不已，宜治血虛之證。

【臨床應用】①若病人失眠易驚，可加生龍齒 30 g（先煎），能鎮驚安神。②若月經不調時，經來量多，去川芎，加仙鶴草、阿膠，以調經止血。

六 脈虛數

脈虛數：脈一息五至以上，脈細軟無力（圖 2-12-6）。

（一）傷暑

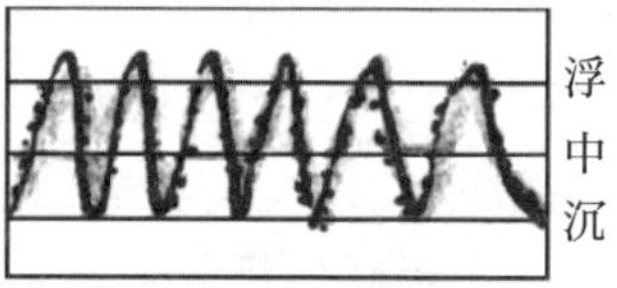

【脈象】脈虛數，主傷暑之證。

浮
中
沉

圖 2-12-6　脈虛數

【病因病機】①傷暑為中暑的輕證。傷暑，主要因夏季天氣炎熱，或外界氣溫偏高，使人體外感暑熱之邪，若人體不能適應外界高溫環境的變化，多因素體虛弱，特別是脾胃虛弱者，就容易在炎熱氣候中發生中暑。②中暑需要有一定的誘因，如在熱天勞動過累，或長途走路，或在高溫環境，或高溫作業通風不良，或在溫度較高的環境中過度勞累，均可傷暑，重者中暑。

傷暑的病機：①暑熱為火，只有在炎熱天氣，使人體調節功能過度緊張，而達到不能適應外界高溫環境時，病人也就中暑了，中暑多為虛證，因炎熱天氣，使人生理活動亢進緊張，若消耗更多的精微物質的貯備，當消耗竭盡時，便出現衰竭狀態，因此中暑病人一般病理狀態虛者占有多數。多濕之人容易中暑。②因外暑勞動內濕，二氣交通，因而中暑，尤其肥胖體質，多痰多濕，加上外感暑熱之邪就極易中暑，且常犯心包，而致痰阻心包，症見昏迷譫妄等。中暑的病位在心，因心為君主之官，主神明；暑為火邪，故中暑後常侵心包，出現神明受擾症狀。

【證候分析】①本證主要為中暑陰證，是由中暑陽證轉化而來的。②由於暑熱之邪傷氣耗陰液，因而表現出氣陰兩虛證候，尤甚以氣虛證最為突出明顯。病人受暑熱之邪，暑邪性升散，以口鼻、肌表侵入後，易使皮毛腠理開泄，故使病人高熱，口渴喜飲，多汗傷津，使病人胸悶煩亂，小便短赤。③汗出太多，還可傷損人的氣機，若人體傷氣而致氣虛證候時，便會出現精神衰憊，四肢睏倦，胸滿氣短，不思飲食，大便溏泄，脈來虛數。④若傷津傷氣太過，暑熱大汗不止，嘔吐腹瀉不止，耗氣傷陰，加上損耗體內陰液，便可引起氣陰兩虛，終至氣陰兩脫，則病人往往出現四肢厥逆，面色蒼白，脈微欲絕，甚至昏迷，不省人事，便會猝然昏倒。

【主要證候】①高熱。②口渴喜飲。③多汗。④小便短赤。⑤大便溏泄。⑥心煩氣少，倦怠乏力。⑦甚則猝然昏倒，面色蒼白，四肢厥逆，不省人事，脈虛數。

【治療原則】益氣固脫。

【處方用藥】生脈散合參附龍牡湯加減。

藥用：人參 12 g（另煎），麥門冬 9 g，炮附子 9 g（先煎），龍骨 30 g（先煎），牡蠣 30 g（先煎），水煎服。

【方藥分析】①人參補益元氣。②麥門冬養陰生津。③五味子收斂耗散之肺氣，還可斂陽止汗。三藥合用，能大補氣陰、斂汗、生津、生脈，可用來急救元氣耗傷，虛脫而有熱象者。④本方與參附龍牡湯合用。附子溫熱真陽，用量要重，使藥效迅速有力。⑤鍛龍骨、牡蠣，有斂汗、潛陽、固脫作用，宜治陰陽俱虛，汗出肢冷，面色浮紅，脈虛數病人，每見效卓著。

【臨床應用】①若病人煩躁傷津，可加金銀花、黃芩、石斛、竹葉，以清熱除煩生津。②若邪盛正虛，症見呼吸氣短，大汗淋漓，神疲乏力，脈虛大者，宜用清暑益氣湯加減，以扶正清暑，藥用：西洋參 9 g，石斛 5 g，麥門冬 9 g，黃連 6 g，竹葉 9 g，荷梗 15 g，甘草 5 g，知母 9 g，粳米一把，西瓜翠衣 12 g，五味子 1.5～4.5 g，水煎服。③若陽微欲脫病來急遽，可酌用四逆湯或四陽救逆湯。④若暑邪誤治，胃口傷殘，延及中下，氣塞填胸，躁亂口渴，邪結體內，清濁交混，上盛下虛者，可用來復丹。⑤若有神昏譫語，暑熱擾動心包，則用蘇合香丸治療之。

（二）暑入營血

【脈象】脈虛數，主虛證有熱。

【病因病機】①夏暑季節，外受暑熱邪毒，再因人體勞倦、飢飽，使元氣虧乏，先虛其內，使暑熱邪毒乘虛而入，由口鼻而入。②肺合皮毛，暑熱從肌膚襲入肺衛，傳變迅速，多衛氣風病，有的直入氣分。③暑熱和心同為陽為火，因此暑熱熾盛就損耗心液，使暑熱陷入心營，逆傳心包，引致痙厥閉脫之證。

【證候分析】①暑熱與心火同屬氣，心主營血同屬於營血，因此暑熱易入營血，擾亂神明，使大腦中樞神經興奮，使心煩不安，過度興奮，演變為抑制過程，則出現昏迷、譫妄。②營血損傷，循行障礙，血中氧少，還原血紅蛋白增多，則出現脈虛舌絳，暑熱熾盛。③深入血分，耗津傷陰，陰傷動血，血熱發燒，動血出皮膚斑疹或衄血。④高熱傷津陰血乾枯，則舌絳苔焦燥。⑤痰熱蘊肺，氣機逆亂，閉阻清竅，則神昏譫語，痰喘苔濁。

【主要證候】①發熱高而煩躁不安。②夜裡不眠。③口乾煩渴。④脈象虛數。⑤舌紅絳。⑥暑熱入血，神昏譫語，言語錯亂。⑦皮下血斑紫黑，吐血衄血舌紅苔焦。⑧病若夾痰，喘息痰鳴，苔濁膩。

【治療原則】若暑邪入營，需清心滌暑，涼營息風；若暑邪入血，須涼血解毒，開竅鎮痙。

【處方用藥】清營湯加紫草、板藍根。

藥用：犀角 0.9～3 g，生地 15～30 g，玄參 6～12 g，竹葉心 3～6 g，金銀花 9～15 g，連翹 6～15 g，黃連 3～6 g，丹參 6～15 g，麥門冬 6～12 g，紫草 3～9 g，板藍根 4.5～9 g，水煎服。

【方藥分析】①犀角清熱涼血解毒為主藥；黃連、竹葉心、紫草、板藍根能清心瀉火。②丹參、生地、玄參、麥門冬能清營熱，滋營陰。③金銀花、連翹能輕宣泄熱，使營分邪熱泄出氣分。④全方合用，有清營涼血解毒的作用。

【臨床應用】①若病夾有痰者，加天竺黃、竹瀝、膽星。②熱擾心包，症見煩躁不眠、譫語，加服安宮牛黃丸以清心解毒，開竅涼血。③痰閉心竅，神志不明，加用石菖蒲、鬱金、遠志以開竅理氣開鬱，養血安神。若暑邪入血分，需急用犀角地黃湯加減。藥用：犀角 0.9～3 g，生地 15～30 g，丹皮 6～12 g，赤芍 6～12 g，水煎服。

【方藥分析】①犀角能清熱涼血解毒。②生地能清熱養陰、涼血止血。③丹皮能涼血散瘀。④赤芍能和營泄熱。諸藥合用，能清熱解毒，涼血散瘀，清心血熱。

【臨床應用】①用神犀丹或安宮牛黃丸，能增強涼血解毒，芳香開竅的作用。②若昏迷、痙厥，可加紫雪丹、至寶丹。③若神昏不重時，可用牛黃清心丸與金銀花、連翹、黃連、黃耆、大青葉、紫草同用，能加強清熱解毒的作用。

（三）虛熱肺痿

【脈象】脈虛數，主陰虛內熱之證。

【病因病機】①肺痿，多因久咳不癒而成，如慢性支氣管炎、支氣管擴張症，慢性肺膿腫後期，肺纖維化，肺不張，肺硬變和矽肺等症，都可引致肺蘊燥熱，邪熱傷津，使津液大虧，肺失濡養。②若肺癰日久，正氣虛損，灼傷肺陰。③若誤投汗、吐、下藥，使津液大傷。④以上諸病因，均可直接或間接地損傷肺、胃之陰。

【病因病機】①因胃津不能向上輸布，津液缺乏，不能濡養肺臟，則使上焦心肺生熱，以引致肺燥津竭，使燥熱日漸損傷肺陰。②其肺陰難復，便致肺失清肅、宣降失職，津液不布，則使病人咳吐痰沫，從而形成虛熱肺痿。③若虛熱肺痿日久不癒，陰傷及陽，則致使肺氣虛冷，氣不化津，津積鬱滯反成涎沫。④肺氣虛冷，不能溫攝津液，使肺葉痿弱，終致虛寒肺痿。可見熱能灼傷肺陰，冷則氣阻津液而致肺痿。

【證候分析】①肺陰津虧虛，使虛火內熾，灼傷津液，使咳吐涎沫黏稠。②熱灼血絡，使痰中帶血，或咯血。③陰液缺少，不能上潤，使咽乾口燥，渴喜冷飲。④陰血不足，內不養臟腑，外不澤皮毛，使代謝功能低下，分解代謝增強，使人形體消瘦，皮毛枯乾不潤。⑤陰虛生內熱，使舌紅而燥，脈來虛數。

【主要證候】咳吐涎沫黏稠，不易咯出，或痰中帶血，甚而咯血，其血鮮紅。②咽乾口燥，渴喜冷飲。③形體消瘦。④皮膚乾燥，毛皮不澤。⑤脈來虛數。⑥若腎陰虧虛，虛生內熱，則潮熱盜汗，五心煩熱，腰膝痠軟，尿頻遺精。⑦若心陰虧虛，則虛煩心悸，失眠少寐，多夢健忘。

【治療原則】益氣養陰，清熱潤肺。

【處方用藥】竹葉石膏湯加減。藥用：竹葉 3 ～ 9 g，石膏 30 ～ 90 g，人參 6 ～ 12 g，甘草 3～6 g，麥門冬 6～12 g，

粳米 30 g，半夏 6～9 g，水煎服。

【方藥分析】①竹葉、石膏，能清胃熱，瀉胃火，除心煩。②人參、甘草、麥門冬、粳米能益氣養陽，安中和胃。③半夏降逆止嘔和胃。④諸藥合用，能清熱生津，益氣養陰。

【臨床應用】①胃氣胃陰不足，但胃熱不明顯者，可不用石膏。②若舌質光剝乾絳，可加石斛、天花粉，以增液生津。③心陰不足，用黃連阿膠湯。④腎陰不足，用百合固金湯。⑤肺痿失音，咳吐膿血，用人參蛤蚧散，以補益肺腎。

七 脈虛細

脈虛細：脈細軟無力，一息四至（圖 2-12-7）。

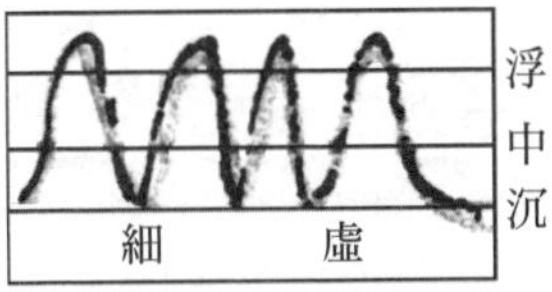

浮
中
沉
細　虛

圖 2-12-7　脈虛細

（一）虛寒痢

【脈象】脈虛細，主虛寒證。

【病因病機】①脾胃虛弱，又感寒濕。②或過用寒涼藥，克伐中陽，便成虛寒痢。

【證候分析】①下痢日久不癒，使脾胃陽氣受損耗，代謝功能紊亂，炎症腫脹滲出，使寒濕痰濁滯留腸中，則痢下稀薄黏凍，腹部隱痛，影響胃腸消化吸收，使其脾氣虛弱，失其運化功能，水穀精微難以生化，使氣機不利，代謝產能產熱減少，形成陽虛，則神疲乏力，食少納呆。②不能濕運四肢，則形寒肢冷。③脾虛使筋肉舒縮無力，張力下降，則出現內臟下垂，脫肛。④久病及腎，影響腎的代謝功能低下，使其命門火衰，則腰痠怕冷，膝軟無力。⑤腎為胃關，命門火衰，又使胃關不固，故而滑脫不禁。⑥脈虛細為虛寒證。

【主要證候】①久痢不癒，痢下稀薄黏凍。②腹痛隱隱，喜按溫熱。③便下不爽，且滑脫不禁；形寒肢冷，腰膝痠軟怕涼。④久痢脫肛或內臟下垂。⑤舌淡苔薄白或薄膩。⑥脈虛細。

【治療原則】溫中散寒，健脾化濕，益氣止痢。

【處方用藥】附子理中湯加味。藥用：附子 5～16 g，乾薑 5～6 g，黨參 9 g，黃耆 9 g，肉荳蔻 6 g，石榴皮 9 g，訶子 9 g，黃連 6 g，茯苓 9 g，馬齒莧 30 g，水煎服。

【方藥分析】①附子、乾薑能溫中散寒。②黨參、黃耆、茯苓能健脾益氣運濕。③肉荳蔻、訶子、石榴皮能澀腸止痢。④黃連、馬齒莧能清除餘熱。

【臨床應用】①久痢脫肛，若重用黃耆，加升麻、枳殼能益氣行氣提舉，增加肌肉收縮之力。②病情較重，滑脫不禁者，可用桃花湯，養臟湯，能澀腸固脫。③若陽虛甚重，症見形寒肢冷，脈沉，可加用附子溫陽，增加機體代謝功能，使其產熱產能增多。④若傷陰甚重，加用木瓜、烏梅、山楂、蓮子肉能化陰養陰斂陰。

（二）氣淋虛證

【脈象】脈虛細，為氣虛之證。

【病因病機】①惱怒傷肝，肝鬱氣滯，氣滯不宣暢，便鬱而化火。②氣火鬱於下焦，阻滯膀胱的氣化功能，使小腹作脹，小便艱澀疼痛，餘瀝不盡，發生氣淋，此為氣淋實證。③中氣下陷，所致氣淋，為氣淋虛證。因此《醫宗必讀・淋證》云：「氣淋有虛實之分。」本文討論虛證。④年老久病，素體虛弱，過度勞累，房事不節，皆能致脾腎虧虛。脾虛，難於運化水穀。脾為水穀生化之源，水穀精微生成減少，則使中氣不足，氣血損耗而不足，從而形成氣虛，氣虛後，全身筋肉不得滋養，使筋肉舒縮無力，肌張力下降，則出現中氣下陷。⑤若腎虛又使下元不固，因而使小便淋漓不止，而引起氣淋的發病。

【證候分析】①少腹為足厥陰肝經的循行之處，如情志鬱怒，肝氣失暢，氣機鬱結，可使膀胱氣化不利，故使小便澀滯不暢，淋漓不止，少腹脹滿疼痛。②鬱肝而氣滯，則脈沉弦。

③若病久不癒，或過用苦寒藥，能使中氣耗傷，氣虛下陷，故使少腹墜脹。③氣虛不能攝納，使尿有餘瀝不止。④氣血不足，不能充養脈管，則使面色㿠白。⑤舌淡，脈虛細無力。

【主要證候】①小便艱滯，淋漓不止。②少腹脹滿疼痛。③舌苔薄白。④脈沉弦，而為氣淋實證。⑤若病久不癒，就形成氣淋虛證，症見少腹墜脹，尿有餘瀝，面色㿠白。⑥舌質淡白。⑦脈虛細無力。

【治療原則】補中益氣，調養脾胃。

【處方用藥】補中益氣湯加減。藥用：人參 9 g，黃耆 12 g，白朮 9 g，甘草 6 g，當歸 9 g，陳皮 9 g，升麻 6 g，柴胡 9 g，水沖服。

【方藥分析】①人參、甘草、白朮能補中健脾。②當歸補血養血。③陳皮理氣。④升麻、柴胡能昇陽舉陷。

【臨床應用】①病人胸悶脅脹，加用青皮、烏藥、小茴香，能疏通肝氣。②久病氣滯血瘀，加用紅花、赤芍、牛膝，能活血化瘀。③若血虛腎虧，用八珍湯，加重茯苓用量，加用杜仲、枸杞子、牛膝，能養血益氣，脾腎雙補，能有明顯效果。

（三）脾虛血虧黃疸

【脈象】脈虛細，主脾虛血虧之證。

【病因病機】①脾胃虛寒，使脾陽不振。②中焦寒濕，膽汁排泄受阻遏，溢於肌表，形成陰黃。

【證候分析】①脾胃虛弱，水穀精微化源不足，使氣血虧虛，肝血耗傷，引起肝膽疏泄不利，膽汁不循常道排出到十二指腸中，而從肝入血，溢於肌表，則使面目肌膚發黃，黃疸色較淡。②脾虛血虧，不能滋養身體四肢，則使病人肢軟無力。③血不養心，則心悸；氣促則氣短。④脾胃虛弱，運化失職，使病人食少納呆，大便溏泄。④舌質淡，苔薄白，脈虛細，皆為脾虛血虧之證。

【主要證候】①病人面目肌膚黃疸，黃色較淡。②肢軟乏力。③心悸氣短。④食少納呆。⑤大便溏泄。⑥舌淡苔薄白。⑦脈虛細。

【治療原則】健脾益氣，補血退黃。

【處方用藥】八珍湯加減。

藥用：黨參 15 g，黃耆 15 g，白茯苓 9 g，白朮 9 g，當歸 9 g，川芎 6 g，白芍 9 g，茵陳 30 g，金錢草 30 g，水煎服。

【方藥分析】①黨參、白朮、茯苓能健脾益氣。②當歸、川芎、白芍能補血養血。③茵陳、金錢草能利膽退黃。

【臨床應用】①氣虛明顯，加用太子參，能增進益氣之力。②血虛加重時，加用何首烏、桑葚子養血。③陰虛者，加桂枝、乾薑溫陽健脾，還壯心陽。④手足心熱，陰虛火旺，可加用胡黃連、白薇以退虛熱。

（四）氣血虧虛齒衄

【脈象】脈虛細，主氣血虧虛之證。

【病因病機】①勞倦過度。②七情耗氣。③病久不癒，脾失健運，攝血無權，耗氣傷血，氣不攝血，血溢脈外溢於肌表。④血氣上逆，則形成齒衄。

【證候分析】①氣虛不能攝血，使血無所主，血的膠體滲壓低，就要溢出脈外，上逆齒齦，齒齦血管豐富，使齒齦易於出血，則病人齒衄。②血虛不能上榮於頭面，則使病人面白唇淡。③血不能上榮於頭和腦，則出現頭暈。④血虛不能養心，則病人心悸。⑤舌淡苔白，脈虛細，皆屬氣血虧虛之證。

【主要證候】①病人齒衄，血色淡紅，其血量不多。②常伴有鼻衄，肌衄。③面色蒼白。④口唇色淡。⑤頭暈心悸。⑥舌淡苔白。⑦脈虛細。

【治療原則】益氣攝血

【處方用藥】歸脾湯加減。藥用：太子參 15～30 g，當歸 9 g，黃耆 15～30 g，何首烏 15 g，桑葚子 15 g，阿膠珠（烊化）9 g，仙鶴草 30 g，旱蓮草 30 g，水煎服。

【方藥分析】①太子參、黃耆，能補氣益氣。②當歸、何首烏、桑葚子、阿膠珠能補血養血。③仙鶴草、旱蓮子止血。

【臨床應用】①齒衄若不止時，或兼有鼻衄，大便不溏稀，加用酒大黃、犀角、生地。②若神疲氣短重時，可加用黨參、白朮等以補氣健脾。

八 脈虛微無力

脈虛微無力：脈虛，微，無力而軟，不言脈位，似有若無為特點，多主虛證，陽衰，津傷等證（圖 2-12-8）。

正瘧（間日瘧）久病不癒證

【脈象】脈虛微無力，主虛證。

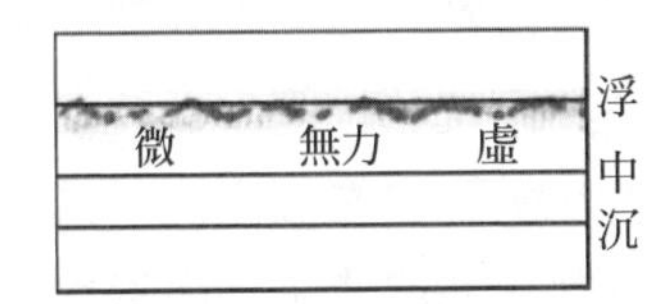

圖 2-12-8　脈虛微無力

【病因病機】①瘧疾的發生，是由於感受瘧原蟲入血所致。由於瘧原蟲邪毒輕重，深淺的不同，和伴隨外感風、寒、暑、濕邪的不同，及素本強弱有別，便可出現不同的證候。②瘧原蟲入血，侵入紅細胞內生長發育，則表現有一定的潛伏期，這完全取決於瘧原蟲的種和株的不同，以及按蚊叮咬人體的次數多少，瘧原蟲進入體內的多少有關，一般間日瘧潛伏期為 10～15 天，但也有延長的長達數月之久。③當瘧原蟲在體內紅細胞中發育成熟，破壞紅細胞，使發育好的瘧原蟲及其毒素從紅細胞內就破裂入血。由於瘧原蟲體和毒素的作用，使人體惡寒，這就是與陰相爭則惡寒的道理。④瘧原蟲體和毒素，為異體蛋白，加之毒素作用於組織器官，形成內生致熱原，則引起人體發熱，而且代謝調節不能抑制住，則與陽相爭則發熱的道理。人體發高熱，蒸騰於肌表，腠理開泄，迫津外泄，則汗出淋漓，從而可知瘧疾致病，多在半表半裡，出入於營衛之間。⑤當在血中瘧原蟲發育一定階段，又入紅細胞內，血中沒有瘧原蟲致病，使病人恢復正常，從此熱隨汗出血退，營衛復和，正邪相離，邪氣汗伏，不與營衛相爭，則寒熱停止發作。⑥若瘧邪在陽分為病淺，發作日早，可一日一作，稱一日瘧；若邪陷陰分病深時，可二日一作，三日一作，故稱間日瘧、三日瘧，本病專論間日瘧。

【證候分析】①邪在半表半裡，與營衛相爭，則病人惡寒，高熱發病。②若瘧邪潛伏於紅細胞內，與人體正氣相離時，則寒熱休止，宛若常人。③當瘧邪侵入人體，陽氣被遏，在機體代謝，因異種蛋白和毒素刺激而受抑制時，代謝產能減少，不能供養全身和四肢，便使人體疲乏無力，呵欠連聲。④代謝產熱減少，皮膚血管收縮，體內和體表溫度相懸殊，便使病人寒戰鼓頷。⑤若寒邪不得疏散和自化時，則寒鬱化熱。⑥高熱使交感神經中樞興奮，腦血管收縮痙攣，則使病人頭痛如裂。⑦高熱灼傷津液，熱能擴張血管，則病人面紅唇赤，口渴引飲。⑧熱使肌膚血管擴張，皮膚腠理毛孔開放，則全身大汗淋漓不止；汗出熱退身發涼。⑨舌苔薄白，舌苔黃膩，多因外感風邪，邪已化熱，其脈自弦。⑩若寒盛，其脈弦緊；若熱盛，其脈弦數；若病久平瘉，反覆發作，出現正虛，其脈虛細無力。

【主要證候】①戰寒壯熱，間日發作。②呵欠乏力。③寒戰鼓頷。④寒去則內熱。⑤頭痛劇烈。⑥面紅目赤。⑦渴而引飲。⑧終則全身大汗淋漓。⑨熱退全身發涼。⑩舌紅苔薄白或黃膩。⑪脈弦，病久平瘉，反覆發作，正虛則脈虛細無力。

【治療原則】和解除邪。

【處方用藥】小柴胡湯加減。

藥用：柴胡 9 g，黃芩 9 g，半夏 9 g，常山 6 g，草果 4.5 g，白朮 9 g，茯苓 9 g，陳皮 9 g，生甘草 9 g，水煎服。

【方藥分析】①柴胡除邪解熱，疏通胸脅鬱結，以治胸痞悶；黃芩清肝膽之熱，二藥同用，能和解少陽證，為主藥，治胸脅苦滿，口苦咽乾。②陳皮、半夏降逆止嘔。③白朮、茯苓、甘草能健脾益氣和中，燥濕化痰去痞。④常山、草果為治瘧要藥。

【臨床應用】①若表實汗少，加桂枝、防風，以解表發散。②若濕盛症見胸脘痞滿，加用蒼朮、厚朴以理氣化濕。③盛暑患瘧疾，症見面垢煩渴，舌苔黃，小便黃，可合黃連香薷飲、六一散。④噁心嘔吐，痰多，舌苔滑膩，可合二陳湯服。⑤熱偏重，可加知母等。

九 脈虛弦數

脈虛弦數：脈細軟無力，一息五至以上（圖 2-12-9）。

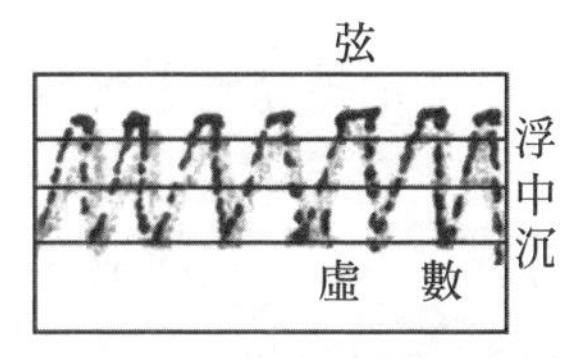

圖 2-12-9　脈虛弦數

（一）熱灼真陰

【脈象】脈虛弦數，主熱灼真陰之證。

【病因病機】①外感風熱病邪，因春季風氣當令，陽氣升發，氣候變暖，故使風邪熱化，形成風熱病邪；而冬季寒氣當令，氣候反常，冬初氣暖多風，故冬季也有感受非時之暖也有發病的。②久病之後，過度勞累，房事不節和素體虛弱，可使人體衛外不固，正氣虛弱，再加上起居不慎，寒濕失調的發病誘因，而引起發病。③風熱三邪上受，首先侵犯肺衛。肺居上焦，開竅於鼻，外合皮毛，主一身之表，而風為陽邪，性輕揚主升散和疏泄，因此風熱之邪若先從口鼻而入，侵害肺衛上焦，使衛表受阻，皮毛開闔不利，肺氣失宣，肅降失職，以致發熱惡寒，咳嗽咯痰。④風邪熱邪，兩陽相劫，勢必陽熱偏盛，熱傷陰津，化燥傷陰，症見發熱重，惡寒輕，口渴，苔薄白，脈虛弦數。⑤表邪入裡，陰液耗損更多，可由肺胃陰傷發展到肝腎陰傷。

【證候分析】①風熱之邪久戀不除，深入下焦，劫灼腎陰，導致真陰欲竭，不能潛藏陽氣，甚而「水不涵木」，肝陽亢盛，虛風內動，而成肝腎陰傷，因以真陰虛衰為主，而使熱邪不太高。②手足心熱，低熱，多因虛熱內生。③腎陰虧損，使腎水不養肝木，陰液減少，不能上潤化燥，故使病人口燥咽乾，舌乾唇裂，牙齒焦枯。④腎開竅於耳，陰液耗傷不能上榮於耳，則出現耳聾失聰。⑤陰精虛虧不能養心神，則神疲倦怠，脈象虛弱而數。

【主要證候】①身熱不高，五心煩熱。②口乾齒焦，咽燥唇裂。③耳聾失聰。④神疲倦怠。⑤舌乾絳少苔。⑥脈弦數或沉細數。

【治療原則】滋養陰液，補益肝腎。

【處方用藥】炙甘草湯加減。藥用：炙甘草 9～15 g，白芍 15～30 g，生地 15～30 g，阿膠 9 g（烊化），黃連 3～6 g，麥門冬 12～24 g，火麻仁 9～15 g，水煎服。

【方藥分析】①炙甘草能生津扶正。②白芍、生地、阿膠、麥門冬能滋補肝腎之陰。③火麻仁能潤燥。④黃連能清熱燥濕除煩。

【臨床應用】①若病人心煩、失眠、苔黃，加用黃芩、雞子黃 2 枚（待阿膠烊化後加入之）。②若心悸、脈結代，加赤茯神、丹參、太子參，或將麥門冬加至 30 g。③若溫熱不解，手足甚則瘛瘲，加用山羊角、菊花，以祛風、清熱、止痙，配合生牡蠣、生龜板、生鱉甲，以滋養舒筋。④若夜熱早涼，熱退無汗，去阿膠、黃連，加用青蒿、白薇、地骨皮，以解虛熱。⑤若熱灼腎陰，而又心火亢盛時，甚至真陰欲竭，可用黃連阿膠湯，能滋陰清熱，黃連清心火而燥。

（二）陰傷動風

【脈象】脈虛弦數，主陰傷動風之證。

【病因病機】①外感風熱之邪，多在久病之後，過度勞倦，房事不節，可致素體虛弱，衛外不固。②加之生活起居不慎，寒濕失調，而使之發病。③風熱之邪首先侵犯肺衛，使衛表受阻，皮毛開闔不利，肺氣失宣，肅降失司，則發熱惡寒，咳嗽咯痰。④風熱之邪，兩陽相劫，使陽熱偏旺，熱傷陰津，化燥傷津，致發熱重，惡寒輕。⑤表邪入裡，陰津更加損傷，可由肺胃陰傷發展到肝腎陰傷。⑥肝腎固居下焦，「乙癸同源」，肝木若賴腎水來涵養，若腎陰津耗損嚴重，使肝木失卻涵蓋，則可出現肝陽上亢，肝風內動，因肝無腎陰滋養，就要化熱生風。⑦肝主筋，若陰精耗損，使筋脈失去濡養，則出現攣急，手足顫動，甚而瘛瘲等動風徵象。

【證候分析】①風熱之邪久羈不解，能深入下焦灼傷腎陰，導致腎陰欲竭，陽不為陰所制，則虛熱內生，虛風內動，以致症見煩熱。②腎陰損耗嚴重，不能上潤，則舌乾唇燥而裂。③陰精耗損，不能榮養心神，則使病人神疲倦怠，神志不清，脈虛弦數。④若腎水不能養肝木，則使肝木化燥化熱；肝動生風。肝主筋脈，肝失所養，筋脈供血不足，就要攣急，故使病人循衣摸床，手足震顫。⑤陰津不能上潤則舌乾口燥。⑥陰津虧耗，血液循環不暢，輸氧量少，熱傷陰津，產生二氧化碳增多，還原血紅蛋白在血中增多，因此舌絳發紺。

【主要證候】①病人煩熱唇裂，舌乾口燥。②神疲倦怠，神志不清，循衣摸床，手中震顫，甚至瘛瘲。③舌絳而乾。④脈虛弦數而沉細數。

【治療原則】毓陰和陽。

【處方用藥】炙甘草湯加減。

藥用：炙甘草 9～15 g，生地 15～30 g，麥門冬 15～30 g，太子參 15～30 g，阿膠 9 g（烊化），生牡蠣 30 g（先煎），鮮菖蒲 9～15 g，鮮石斛 30 g，白芍 9～15 g，水煎服。

【方藥分析】①炙甘草生津扶正。②生地、阿膠、麥門冬、太子參、鮮石斛、白芍能補肝腎之陰，補氣養血生津。③鮮菖蒲能芳香開竅，和中辟濁，能治神昏不語，神志昏亂。④若虛風內動，用牡蠣、鱉甲、龜板能平肝潛陽，以平息虛風。

【臨床應用】①若病人四肢抽搐，加羚羊角 0.2～2 g 分呑，珍珠母、生鱉甲。②若心煩躁動，心火亢盛，可用黃連、黃芩清熱燥濕。③若低熱不癒、口渴重、舌絳乾瘦時，加烏梅、黃連同用，能酸苦泄熱，保陰斂陽之功效。④大便秘結，加火痲仁。⑤汗出不止，脈虛大而數，加人參、龍骨以補氣健脾，斂陰生津，平肝潛陽、收斂固澀。

（三）暑厥

【脈象】脈虛弦而數，主暑熱傷陰之證。

【病因病機】①暑熱之邪，能閉塞清竅，使氣血逆亂，暑邪傷陰，引起清陽不升，氣機不利，代謝失調，氣隨血脫，影響心血管功能障礙。②血液循環不暢，而致休克虛脫，而成暑厥。

【證候分析】①暑熱之邪，閉塞清竅，致使大腦神經中樞成高度抑制狀態，故見病人突然昏倒，不省人事。②暑熱蘊結於內，津液外泄於外，揮發散熱，則汗出散去體內高熱。③若熱邪較重時，影響人體氣機障礙，產熱產能減少，或末梢血管收縮，則見手足和皮膚反見發涼，面色蒼白。④或者暑熱蒸騰於外，機體抵抗力強，正邪相爭，故使人體身熱面赤。⑤舌紅，脈細數或虛弦帶數，皆屬暑熱傷陰之證。

【主要證候】①病人感受暑熱邪後突然暈倒，不省人事。②汗出多。③面色蒼白。④四肢厥冷。⑤舌紅，脈細數。⑥身熱面紅，脈虛弦而數。

【治療原則】清心開竅，解暑益氣。

【處方用藥】竹葉石膏湯加減。藥用：石膏 30 g，麥門冬 12 g，黨參 9 g，竹葉 6 g，五味子 4.5 g，生甘草 9 g，鮮藿香 15 g，鮮佩蘭 15 g，甘露清毒丹 12 g（包煎），水煎服。

【方藥分析】①石膏、竹葉能清胃熱，瀉胃火。②黨參、麥門冬能益氣養陰生津。③半夏能和胃降逆。④五味子能生津斂汗，養心安神。⑤鮮藿香、佩蘭能化濕解暑和中。⑥甘草調和諸藥。

【臨床應用】①昏厥，加用牛黃清心丸 1 粒，急用於清心開竅。②如汗多肢冷，加用黃耆、白芍。③若身熱面赤，加用金銀花、連翹、黃芩以清熱。

第十三章

細脈和相兼脈辨證論治

一 脈細

脈細：脈細如線，無力軟弱，一息四至，浮中取明顯（圖2-13-1）。

（一）大腸津虧

【脈象】脈細，主津虧內熱之證。

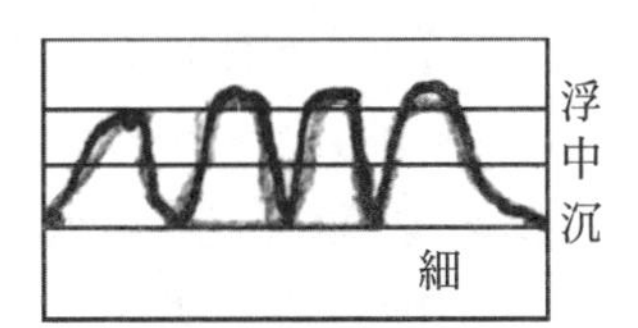

圖 2-13-1　脈細

【病因病機】①在病後、產後及年老體弱者，所致氣虛血虧。②病中過用汗、利、燥熱之藥，損傷陰液；或勞累過度，出汗過多。③房事勞倦，損傷過多氣血，使陰精虧損。④患有消渴，損耗陰精。⑤氣虛者，大腸蠕動傳導無力，血虛精虧者，腸道乾澀，皆致虛秘。

【證候分析】①陰虛、血虛，皆有陰血不足，不能下潤大腸，大腸津液不足，腸失滋養，故便秘難下，甚則便如羊糞。②血虛則面色淡白無華、唇舌淡白。③陰津不足，不能上潤頭面，則口燥咽乾，舌紅少津。④津虧內熱，則脈細。

【主要證候】①病人大便乾燥秘結，甚而便如羊糞，難於排便。②面色淡白無華，唇舌淡白，口燥咽乾，舌紅少津。③脈細。

【治療原則】潤腸通便，補益氣血。

【處方用藥】增液承氣湯加減。藥用：玄參 30 g，麥門冬

24 g，生地 24 g，芒硝 4.5 g（沖服），大黃 3 g，水煎服。

【方藥分析】①玄參、麥門冬、生地能增補體內津液，為主藥。②大黃、芒硝能泄熱通便，為寓瀉於補的一種治療方法。

【臨床應用】①年老體弱者，大黃從 3 g 小劑量始用。②若腎陽虛，症見背部怕冷，小便清長者，加淫羊藿、肉蓯蓉。③若血虛嚴重時，用當歸、黃耆、何首烏、熟地。④若氣血虛兼熱積便秘，用黃土湯。⑤若腹痛難下，加蜜炙枳實，以甘緩潤滑通便。⑥若食滯宿積者，加山楂。⑦若蛋類積滯，加雞內金。⑧若麵米食積滯者，加用麥芽、穀芽等。

（二）脾胃虛寒便血

【脈象】脈細，主虛寒，氣血不足之證。

【病因病機】①素體脾胃虛弱，久病體虛，勞倦過度，飲食不節，損傷脾胃，使統攝無權。②氣不攝血，血無所歸，備有膠體滲透壓下降，致使血溢脈外，而引致便血。

【證候分析】①脾胃虛寒，中氣不足，不能生化水穀精微，使血中白蛋白減少，膠體滲透壓降低，則不能攝血，血溢於胃腸，隨便而泄出，形成血便，血色紫暗，甚則色黑。②中虛有寒，脾不健運，則腹部隱痛，喜熱飲而便溏。③脾虛有寒，氣血不足，則面色無華，神疲乏力。④舌質淡白，脈細，皆屬虛寒之象。

【主要證候】①大便紫暗，甚者色黑。②腹痛隱隱。③喜熱飲。④面色無華，神疲乏力。⑤大便溏泄。⑥舌質淡。⑦脈細。

【治療原則】溫中健脾，養血止血。

【處方用藥】黃土湯加減。藥用：灶心土 30 g（包煎），白朮 9 g，生地 12 g，炮附子 9 g（先煎），阿膠 9 g（烊化），仙鶴草 30 g，白及粉 9 g（分吞），炒地榆 9 g，槐花 9 g，水煎服。

【方藥分析】①灶心土能溫中止血。②白朮、炮附子能溫中健脾。③阿膠、生地能養血止血。④白及粉、仙鶴草、炒地榆、槐花能收斂止血。

【臨床應用】①形寒肢冷陽虛者，加鹿角霜、乾薑、艾葉能溫陽止血。②大便溏泄不禁者，加用補骨脂、五味子能溫補固澀。③若便血不止，有瘀血者，加用參三七，以化瘀止血。

（三）痛痺

【脈象】脈細或弦或緊，主濕證，虛證。

【病因病機】①由於素體虛弱，氣血不足，腠理空疏開泄，故使風寒濕邪易於乘虛而襲入。②患病後又無力驅邪外出，使風寒濕邪逐漸深入發展，便流連於筋骨血脈之中而成痺證。③但素體康健，由於野外宿營，住地潮濕，睡臥當風，衝風冒雨，水中作業；勞動感受寒濕，汗出入水，久積成痺，鬱久化熱而發病。④由於病久氣血不暢，血停化瘀，濕凝為痰，痰瘀互結，並與外邪相結，可閉阻經絡，深入骨髓，久則正虛邪戀。

【證候分析】①寒為陰邪，其性留滯，氣血為寒邪阻遏，脈中氣血流動不暢通，「不通則痛」，則關節疼痛劇烈，痛處固定，為痛痺的特點，遇寒疼痛加重。②關節劇痛，則屈伸不利，屈伸則疼痛加重。③遇熱後寒邪暫被驅散，氣血又復流通，故遇熱痛減，感之舒適。④寒邪最易傷其陽氣，則導致氣血凝滯，從而形成瘀血和痰濕，使痰情加重，因此臨床上痛痺多有血瘀，表現為肢體麻木、刺痛。⑤也伴有寒濕相結，故而疼痛時還伴有寒冷、沉重之感，或關節水腫，多見於下肢。⑥若寒痰鬱滯四肢，則有沉重感，痛無定處。

【主要證候】①肢體關節肌肉劇烈疼痛，痛有定處，甚則刺痛如針扎，遇寒加重，見熱痛輕，舒適感。②關節屈伸不利，紅腫不明顯，常有冷和沉重感。③舌苔薄白，脈細。

【治療原則】祛風散寒，活血化濕通絡。

【處方用藥】烏頭湯加減。藥用：製川烏 9 g，羌活 12

g，獨活 12 g，川牛膝 12 g，桑枝 9 g，木瓜 6 g，白芍 12 g，當歸 9 g，蜂蜜 30 g（沖服），甘草 4 g，水煎服。

【方藥分析】①製川烏能溫經散寒，逐痺止痛，為主藥，川烏比草烏藥力較弱，可根據地域南北，氣候燥濕，用藥經驗和習慣，選擇用藥之，如製川烏無效，可改用生川烏，且用小火先煎 2 小時，使其無毒性和副作用，不可久用。②羌活、獨活、桑枝、木瓜能祛風散寒勝濕。③川牛膝破血通經利關節，尤其多用於下肢疼痛重者。④當歸、白芍、甘草，能補氣養血活血，調和諸藥作用。

【臨床應用】①疼痛嚴重時，還可加用草烏。②若脈數時，可去草烏、川烏，可改用桂枝。③若有汗表虛時，可用桂枝附子湯。

（四）著痺

【脈象】脈細，主濕證、虛證。

【病因病機】①風、寒、濕邪，尤其以濕邪乘虛侵入而致病，邪流竄關節、阻滯氣血，使關節紅腫疼痛。②風寒濕邪侵及肌膚，則出現麻木不仁、腫塊。

【證候分析】①濕為陰邪，其性重濁黏滯，故稱著痺，其疼痛常有定處。②濕滯停積，氣血運行不暢，出現疼痛，麻木不仁。③疼痛難癒，痛不劇烈。④沉重麻木為本病特點。⑤由於關節重著難移，故使關節活動受限。⑥濕邪是由外濕之邪侵入腠理空疏之中，或脾虛生內濕之邪，皆使津液瀦留不散。⑦濕積胸膈，則胸悶氣短。⑧濕積中焦脾胃，則食少納呆，腹脹便溏，舌淡苔膩，脈濡緩等脾虛濕困症狀。⑨濕聚關節，則關節腫脹疼痛，活動不利。⑩舌苔白膩，脈細為脾虛生濕之證。

【主要證候】①肢體關節肌肉疼痛，痛處較為固定。②肢體沉重感。③肌膚麻木不仁，或關節腫脹，行動不便。④喜熱喜按，則疼痛緩解。⑤舌質淡，苔白膩，脈象細。

【治療原則】祛風除濕，散寒通絡。

【處方用藥】薏苡仁湯加減。藥用：羌活 12 g，獨活 12 g，防風 12 g，薏苡仁 15 g，蒼朮 15 g，麻黃 6 g，桂枝 9 g，川芎 6 g，甘草 6 g，水煎服。

【方藥分析】①羌活、獨活、防風、薏苡仁能祛風散寒勝濕。②蒼朮健脾燥濕。③麻黃、桂枝能發表解肌，溫通經脈，通陽化氣消腫。④川芎能活血通絡。⑤甘草調和諸藥，和中。

【臨床應用】①疼痛嚴重時，加川烏以散寒止痛。②肌膚不仁，加海桐皮、豨薟草以祛風通絡。③腰膝痠軟，加續斷、懷牛膝、杜仲、狗脊，以強腰膝。

（五）心脾受損陽痿

【脈象】脈細，主氣血不足之證。

【病因病機】①思慮憂鬱，損傷心脾，則病及陽明衝脈。②脾胃為水穀之海，氣血生化之源。若脾胃虛損，可致使人體氣血不足，使宗筋失於滋養，而導致陽痿。

【證候分析】①思慮憂鬱，損傷心脾兩臟，使氣血虧虛，不能滋胃，宗筋弛縱，故形成陽痿不舉。②氣血虧虛，心失所養，神不守舍，則病人夜寐不安。③氣血虧虛，不能上榮頭面，故使病人面色無華，甚則萎黃。④血虛氣弱，不能滋養全身臟腑和大腦，則病人神疲乏力，精神不振。⑤脾虛使脾胃運化不健，則使病人胃納不佳，消化不良。⑥舌淡，脈細，則為氣血不足之證。

【主要證候】①病人陽事不舉。②精神不振，夜寐不安。③胃納不佳，面色無華，甚而萎黃。④舌質淡，脈象細。

【治療原則】補心益脾。

【處方用藥】歸脾湯加減。藥用：黃耆 9 g，黨參 9 g，白朮 9 g，炙甘草 4.5 g，茯神 12 g，遠志 3 g，酸棗仁 9 g，桂圓肉 9 g，當歸 9 g，木香 3 g，水煎服。

【方藥分析】①黃耆、黨參、白朮、炙甘草能益氣健脾。②茯神、遠志、酸棗仁、桂圓肉、當歸能補心養血安神。③木香能調氣醒脾。諸藥合用，共奏益氣補血，養心健脾之功。

【臨床應用】①心脾氣血虧虛，應補益心脾，但其病因為思慮憂鬱，則應解其抑鬱，通其氣滯，故而應先調氣解鬱，可加用陳皮、香附以理氣解鬱，但要注意心理作用因素。②若病人無夜寐不安，可去遠志、酸棗仁，加熟地、山藥，以養血益脾。

（六）心陽虛

【脈象】脈細或結代，主心陽虧虛之證。

【病因病機】①多因稟賦不足，素體陽虛。②年老體弱，陽氣虛衰。③房事過度勞傷，陰損及陽。

【證候分析】①心陽不足，心臟代謝障礙，產能減少，而致心氣虧虛，為滿足全身血液供應，只有加快心跳，則出現心悸。②全身血液供給不足，影響全身代謝功能，產代謝能量減少，則出現神疲乏力，多寐抑鬱。③皮膚腠理血供不足，功能下降，腠理開泄，則出現自汗出。④陽虛不能產能供養四肢，血液不能溫煦榮養，則形寒肢冷，面色蒼白。⑤心陽虛損，心代謝產能不足，使心臟收縮舒張無力，血液循環不暢通，則形成氣滯血瘀，使病人出現心胸憋悶疼痛，舌紫，舌淡，脈細或結代，多由心陽虧虛所致。

【主要證候】①心悸怔忡。②自汗神疲。③多寐倦困。④形寒肢冷。⑤心胸憋悶疼痛。⑥面色蒼白。⑦舌淡或紫。⑧脈細或結代。

【治療原則】益氣，溫陽，養心。

【處方用藥】桂枝甘草湯加減。藥用：桂枝 9 g，炙甘草 9 g，黃耆 12 g，黨參 12 g，附子 9 g，薤白 9 g，丹參 9 g，川芎 6 g，紅花 9 g，麥門冬 12 g，水煎服。

【方藥分析】①附子、桂枝能溫通陽氣。②黨參、黃耆、炙甘草能補中益氣。③丹參、川芎、紅花能養血活血止痛。④薤白能溫通心陽，以治胸痺。

【臨床應用】①心悸怔忡甚者，加用龍骨、牡蠣，能重鎮安神。②自汗多重時，加用牡蠣、浮小麥、五味子能收斂止汗。

（七）肝血虛

【脈象】脈細兼澀，主肝血虛或滯之證。

【病因病機】①生血不足。②失血過多。③久病損耗營血。

【證候分析】①肝血不足，不能止榮於頭面，使病因血供減少而頭暈眼花。②肝血不藏，頭和大腦血不足，使魂不歸舍，神經中樞功能紊亂，則使神經衰弱，失眠多夢。③若肝血不能榮養經脈，使肌肉缺血乏氧，則使肝體麻木，筋脈拘急或動，爪甲不榮。④肝血虧虛，衝任脈血液不充盈，使血海空虛，則使婦女月經血量少甚而閉經。⑤瘀血內結，新血不生，使肌膚失養、甲錯。⑥舌淡或紫，脈細兼澀，為肝血虛或血瘀所致。

【主要證候】①病人頭暈眼花。②失眠多夢。③肢體麻木。④筋脈拘急。⑤驚惕肉瞤。⑥爪甲不榮，肌膚甲錯。⑦婦女月經量少或閉經。⑧舌淡或紫。⑨脈細或細澀。

【治療原則】補養肝血，輔以和血。

【處方用藥】四物湯加減。藥用：當歸 9 g，川芎 6 g，白芍 9 g，熟地 12 g，黃耆 12 g，枸杞子 12 g，丹參 9 g，柏子仁 9 g，夜交藤 10 g，木瓜 9 g，水煎服。

【方藥分析】①當歸、川芎、白芍、熟地、枸杞子能養血補血。②黃耆能益氣養血，能推動氣血運行。③柏子仁、夜交藤能養血安神。④木瓜酸以入肝，舒緩經脈。⑤丹參活血補血。

【臨床應用】①婦女閉經，在此養血補血的基礎上，加用益母草、澤蘭、牛膝，能活血調經。②若四肢拘攣、抽搐，加用殭蠶、鉤藤，可以息風止痙。

（八）陰虛

【脈象】脈細，主虛證。

【病因病機】①氣候條件和生活久居潮濕之地，遇到天寒地凍的冬天，若野外宿營，睡臥當風，或夏天衝風冒雨，水中作業，或幹活感寒受濕，汗出下水，都可使人感受風寒濕邪，或風寒濕邪鬱久化熱而致病，但氣血營衛閉阻，經脈不通。但風寒濕邪必須在人體體質虛弱時才能起作用，如人素體虛弱、稟賦不足，後天房勞過度，或過勞過逸，以及大病久病之後，人體陰精不足，正氣虛衰，風寒濕邪才乘虛而入，痺阻經絡。②素體氣血不足，尤其陰虛之體，使陽氣失於溫煦，陰血不能滋養，筋骨關節也就失其滋養，致其痺從內生。③痺證日久，氣血不暢通，正虛邪戀，血停為瘀，濕凝為痰，痰瘀互結，閉阻經絡、筋骨，使虛中挾實，病邪可由肢體、皮肉、經絡而深入到筋骨和臟腑，可使肝腎不足。

【證候分析】①久病陰虛，可致肝腎不足，或長期用濕燥藥，都可損耗肝腎之陰，使筋骨失去濡養，則形瘦乏力。②血虛生風，故使筋脈拘攣，骨節疼痛，尤其關節活動時加重。③陰虛陽亢，陰陽亢盛，則頭暈耳鳴。④陰虛生內熱，則面赤盜汗，低熱心煩，手足心熱，口燥咽乾，腰膝痠軟無力，遺精早泄，皆屬肝腎陰血不足之證。⑤若痺證遷延日久不癒，正虛邪實，瘀阻脈絡，煉津成痰，痰瘀痺阻，可致關節紅腫灼熱疼痛，甚至強直畸形，屈伸不利。⑥舌質紅，苔少，脈細，皆為陰虛之證。

【主要證候】①痺證日久不癒，關節疼痛變形。②筋脈拘急牽引活動後加重。③形寒乏力，煩躁盜汗，面色發紅，腰膝痠軟無力，口乾心煩，舌紅少苔，脈細。

【治療原則】滋腎養肝，強壯筋骨。

【處方用藥】左歸丸加減。藥用：生地 9 g，熟地 9 g，山藥 12 g，山茱萸 9 g，菟絲子 12 g，枸杞子 12 g，當歸 9 g，懷牛膝 12 g，龜板膠 2 g（烊化），桑寄生 12 g，白芍 12 g，蜜丸服。

【方藥分析】①生地清熱涼血生津，還能滋養腎陰。②熟地補血滋陰，因此生地、熟地同用，既能補血養肝，又能滋補腎陰，能雙補肝腎之後陰。③山茱萸能補肝腎，收澀精氣。④山藥健脾，治遺精遺尿。⑤菟絲子、枸杞子能補益肝腎。⑥當歸補血。⑦懷牛膝能強筋壯骨。⑧龜板膠能峻補精血。⑨桑寄生能補肝腎，強筋骨，益血除風濕。⑩白芍柔肝止痛，養血斂陰，平肝陽。

【臨床應用】①關節痠痛，加木瓜、雞血藤、伸筋草。②頭暈面赤，筋脈肌肉跳動，加石決明、牡蠣、天麻、鉤藤以平肝潛陽，能宜肝風內動。③若寒濕痺已化熱，就不能拘泥前人治療痺證的治療禁忌了，而要靈活應用。

（九）氣血兩虛形癮疹

【脈象】脈細或沉細，主氣血兩虛之證。

【病因病機】①素體虛弱，氣血不足。氣虛，代謝功能降低，衛外防禦功能不強，使衛表不固，外邪易於乘虛而入。②血虛、血量不足，血質損耗，使各臟腑和肌膚血供不充足，生理功能降低。③若肌膚腠理失於濡養，代謝功能紊亂，營衛失和，易感外邪而致病。④而氣血兩虛，多因內傷七情或衝任失調，以使肝腎失於濡養，而致營血不足，生風生燥，風燥阻於肌膚而出癮疹，即風疹塊，蕁麻疹，但只有在氣虛使衛表不固的情況下才可發病，這種氣虛也可表現為機體對某種物質產生過敏反應，即變態反應方面，如變態反應體質，吸入花粉，接觸羊毛、食用魚、蝦過敏等，在皮表會發生蕁麻疹。

【證候分析】①氣血不足，氣虛能使衛表不固，衛外功能低下，由於免疫機制障礙，對某種物質產生變態反應，血虛可化風化燥，血液中有特異的對某種物質過敏的抗原抗體複合物，能接觸相應抗原物時，就發生過敏反應，使皮膚毛細血管擴張，滲出增加，形成風疹塊，並纏綿不癒。②氣血兩虛，使肌膚臟腑失其濡潤，生理功能下降。③肌膚腠理生理功能下降，腠理失密，毛孔開放，則自汗。④氣血不能上榮頭面，則頭暈目眩，面色少華。⑤心肺失其所養，則心悸氣短，失眠煩躁。⑥臟腑四肢失其所養，則神疲體倦乏力，並每由過勞而誘發。⑦舌淡紅，苔薄白，脈細，皆屬氣血不足之象。

【主要證候】①軀幹四肢出風疹塊，色淡，反覆發作，也不易退盡。②瘙癢，多在夜間發作，勞累後加重，病程長久，往往發病數月乃至數年不癒。③病人因長期發癢，使睡眠不安，納食減少，以致面色不華，神疲乏力，心悸氣短，頭暈目眩，舌淡紅，苔薄白，脈細。

【治療原則】補氣養血。

【處方用藥】八珍湯加減。藥用：黨參 15 g，白朮 10 g，茯苓 10 g，炙甘草 5 g，當歸 15 g，川芎 5～10 g，生地 10 g，熟地 10 g，白芍 15 g，製首烏 15 g，苦參 10 g，五加皮 10 g，五味子 5 g，桑葚子 10 g，水煎服。

【方藥分析】①四君子湯，即黨參、白朮、茯苓、炙甘草能健脾補氣。②四物湯，即當歸、川芎、白芍、生熟地能滋陰補血，氣血雙補，適用於癮疹的緩解期病人。③製首烏，桑葚子能滋陰補血，補益肝腎。④苦參能清熱除濕，祛風利水。⑤五加皮能散風濕，強筋骨。⑥五味子能斂肺滋陰，生津斂汗，澀精止瀉。

【臨床應用】①若氣虛，衛表不固者，加黃耆能益氣實衛，加重白朮用量，健脾祛濕，以滋氣血生化之源。②若血虛生風，可用當歸飲子加減，方中四物湯，何首烏養血，黃耆補氣，甘草和中，荊芥、白蒺藜祛風，具有益氣養血祛風的作用。③若癮疹不癒，可用蜈蚣、全蠍、炙山甲片、刺蝟皮、烏梢蛇等藥活血化瘀；祛風搜剔之，還可重用生黃耆，進行益氣固表。

（十）血脈瘀阻

【脈象】脈細或澀，主血脈瘀阻之證。

【病因病機】①各種熱病，熱極動血，因血受熱煎熬成塊，使瘀血阻滯脈絡；或病後體虛，氣虛能使血運澀滯不暢。②寒凝氣滯，氣滯血瘀，或離經之血，尚未排出體外，皆使瘀血阻滯經脈，血不循經，溢於體外，從而形成肌衄，但肌衄與脾有關。

【證候分析】①熱壅脈絡，迫血妄行，血出於肌膚之間，或病後體虛，氣虛使血運不暢通，氣滯血瘀。②氣虛不能攝血，皆可致皮膚斑色青紫。③脾虛不能運化水穀，腎虛骨髓化源不足，骨髓能造血，而毛髮的滋潤來源於血，髮為血之餘，髮源於腎氣，腎氣虛則毛髮枯焦，因為《素問・五藏生成》篇云：「腎之合骨也，其榮髮也。」④久病外傷合氣滯血結，或寒凝血滯，使血行不暢，皆致面色黧黑，白睛布有紫色血絲，腹中症塊。⑤苔薄，脈細或澀，皆屬血脈瘀阻之象。

【主要證候】①皮膚血斑青紫。②毛裂枯焦。③腹中症塊。④白睛有紫色血絲。⑤面色黧黑。⑥脈細或澀。⑦苔薄。

【治療原則】活血化瘀。

【處方用藥】桃紅四物湯加減。藥用：桃仁 9 g，紅花 5 g，當歸 9～15 g，川芎 9 g，炒白芍 9～15 g，熟地 9～15 g，雞血藤 15 g，茜草 30 g，益母草 30 g，仙鶴草 30 g，生黃耆 15～30 g，水煎服。

【方藥分析】①當歸、川芎、炒白芍、熟地為四物湯，能活血養血，配上桃仁、紅花能活血破瘀，有祛瘀生新的作用。②黃耆益氣健脾，益氣則養血，這就是治血虛先益氣的道理。③雞血藤、益母草能補血行血，活血祛瘀。④茜草、仙鶴草能涼血止血。

【臨床應用】①若月經過多，去紅花、桃仁、雞血藤，加用水牛角、地榆炭、丹皮、生地。②若食少納呆，神疲乏力，氣短肢冷，加黨參、白朮、陳皮，以益氣健脾，理氣補虛。③形寒肢冷，加熟附子、肉桂。④若發熱，咽痛，加蒲公英、山豆根、草河車。⑤若血瘀夾濕，口苦，苔膩時，加用龍膽草。

二 脈細無力

脈細如絲，一息四至，節律整齊（圖 2-13-2）。

（一）氣虛血滯，脈絡瘀阻

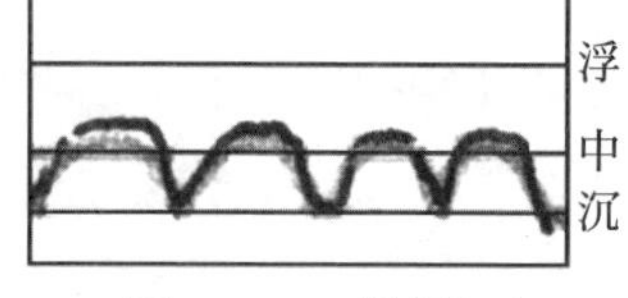

圖 2-13-2　脈細無力

【脈象】脈細無力，主氣虛血滯，脈絡瘀阻之證。

【病因病機】①多由先天稟賦不足，或年老體弱，或久病體虛，或勞欲過度等，皆可使人體正氣虛弱，氣血不足，脈絡空虛。②氣虛運血無力，致使氣滯血瘀，不能濡養肌膚筋脈，易使風入經絡而發病。

【證候分析】①正氣不足，脈絡空虛，風邪乘虛而入，直中經絡，而使氣血痺阻，筋脈失養，故使病人半身不遂，肢軟無力，患側手足水腫，語言謇澀，口眼喎斜，手足麻木，肌膚不仁。②正氣不足，氣血虛弱，代謝功能障礙，使脾胃虛弱，失其水穀精微生化之源，使其氣虛血滯，則使病人面色萎黃或暗淡無華。③血瘀痺阻脈絡，血流不暢，脈絡空虛少血，則舌淡，脈細無力。

【主要證候】①病人半身不遂，肢軟無力。②患側手足水腫。③語言謇澀。④口眼喎斜。⑤面色萎黃或暗淡無華。⑥舌淡。⑦脈細無力。

【治療原則】補氣活血，通經活絡。

【處方用藥】補陽還五湯加味。藥用：黃耆 30 g，桃仁 3 g，紅花 3 g，赤芍 4.5 g，地龍 3 g，全蠍 2 枚、烏梢蛇 3～12 g，牛膝 5～15 g，土鱉蟲 1.5～4.5 g，續斷 3～15 g，桑枝 3～9 g，當歸尾 6 g，水煎服。

【方藥分析】①黃耆補氣，氣行則血行。②當歸尾、川芎、赤芍、桃仁、紅花、地龍能活血通絡。③全蠍、烏梢蛇、土鱉蟲、續斷、桑枝能通經活絡。④牛膝破血通經，補益腰腎。

【臨床應用】①病人語言不利，加石菖蒲、遠志能利開竅。②口眼喎斜，加用白附子、全蠍、殭蠶、葛根、白芷，能祛風化痰通絡。③肢體麻木，加陳皮、半夏、茯苓能理氣燥濕。④小便失禁，加益智仁、桑螵蛸、五味子，以溫腎縮尿。⑤偏枯日久，加水蛭、虻蟲能破血通絡。⑥便秘，加火麻仁、鬱李仁、肉蓯蓉能潤腸通便。

（二）中氣不足便血

【脈象】脈細無力，主中氣不足之證。

【病因病機】①飲食所傷，使脾氣虛。②憂思勞倦，使心脾兩虛。③房事過度，病後體虛，致腎脾氣虛，皆可引起中氣不足，不能統攝氣血，使血鬱腸道，發生便血。

【證候分析】①中氣不足，氣不攝血，使血液下滲大腸，可使便血紫暗或紫黑；中氣不足，不能濡養經絡，則脘腹隱痛。②氣虛不能上榮頭目，則病人面色少華，頭暈目眩。③氣虛不能榮養形體，則神疲乏力。④舌淡苔薄白，脈細無力，為中氣不足之象。

【主要證候】①大便便血紫暗或紫黑。②脘腹隱痛。③面色少華。④神疲乏力。⑤頭暈目眩。⑥舌淡苔薄白。⑦脈細無力。

【治療原則】益氣健脾，養血止血。

【處方用藥】補中益氣丸加減。藥用：太子參 15～30 g，生黃耆 15～30 g，白朮 10 g，當歸 9 g，升麻 3～5 g，柴胡 3～5 g，白及 6 g，仙鶴草 30 g，槐角 10 g，製丸服。

【方藥分析】①太子參、生黃耆、白朮補中益氣。②升麻、柴胡益氣提升。③當歸補血養血；白及、仙鶴草、槐角能收斂止血。

【臨床應用】①便血重時，可加用參三七，使化瘀止血。②汗出肢冷，加用人參益氣固脫。③脾氣不足，中氣下陷，兼有腎氣不足，加用菟絲子、五味子、杜仲、牛膝等，或與無比山藥丸同用。④若便血日久不止，可加用牡蠣、龍骨、五味子、赤石脂等固澀之品。

（三）脾虛哮證

【脈象】脈細無力，主脾虛之證。

【病因病機】①飲食不節，過食生冷，津液凝聚，寒飲停積。②嗜食酸、鹹或肥甘甜膩之類，能積痰蒸熱。③若進食魚蟹等發物；所有這些因素致病，都能影響脾之運化功能。④若脾失健運，積濕成痰，痰濁內生，上擾於肺，壅塞肺氣，而導致哮證。⑤因素體不同，對各類食物有一定的特異適應性。

【證候分析】①脾氣虛弱，運化失司，水穀不化精微，反積濕成痰濁，出現咳嗽痰多。②胃腸積濕，影響消化吸收功能，可使病人食少納呆，食慾不佳，胃脘痞滿。③水穀不化精微，人體臟腑代謝障礙，產能減少，則使人體倦怠乏力。④脾胃消化不佳，則使大便不實。⑤飲食不當，損傷脾胃消化吸收功能，不化水穀精微，使肺得不到滋養，又可損傷肺氣。⑥舌淡苔白滑，脈細無力，皆為脾虛之證。

【主要證候】①常因飲食不當而致哮喘。②平素咳嗽痰多。③食少煩悶。④倦怠乏力。⑤大便不實而溏薄。⑥舌淡，苔白滑。⑦脈細無力。

【治療原則】健脾化痰。

【處方用藥】六君子湯加減。藥用：黨參 9 g，白朮 10 g，茯苓 10 g，甘草 6 g，陳皮 9 g，半夏 9 g，水煎服。

【方藥分析】①黨參、白朮能健脾補氣。②茯苓、甘草能止咳化痰，補氣。③陳皮、半夏能化痰平喘。

【臨床應用】①痰多，加貝母、瓜蔞皮。②哮喘發作，加用蘇子、葶藶子。③若脾陽虛，加砂仁、桂枝溫脾陽助消化。

（四）血虛

【脈象】脈細無力，主虛證。

【病因病機】①血液不足，不能濡養機體。②血虛多因失血過多，或久病耗傷血液，脾胃虛弱，生化不足等諸多原因，則引起全身功能衰退。③還伴有氣短，乏力的氣虛現象。

【證候分析】①血虛不能榮養頭身，上榮於面，則使病人頭暈眼花，面色蒼白或面色萎黃，唇色淡白，精神疲倦萎靡。②血不養心，使病人心悸失眠。③血不養四肢，則手足麻木。④舌淡，脈細無力，均為血虛之象。

【主要證候】①面色蒼白或萎黃，唇色淡白。②精神不振。③頭暈眼花。④心悸失眠。⑤手足麻木。⑥舌淡苔少。⑦脈細無力。

【治療原則】補血。

【處方用藥】四物湯加減。藥用：當歸 12 g，川芎 6 g，白芍 9 g，熟地 15 g，水煎服。

【方藥分析】①四物湯是補血兼活血的方劑。②方中當歸補血和血。③熟地滋陰補血。④白芍養血柔肝。⑤川芎行血中之氣，為行氣活血藥。因此本方具有養血，活血和行氣的作用。

【臨床應用】①若病人氣血兩虛，可加用人參、黃耆補氣健脾。②若有瘀血，可加桃仁、紅花、赤芍。③血虛有寒，加用炮薑、肉桂。④血虛有熱，加用黃芩、丹皮，並將熟地改為生地以涼血清熱。⑤若行血，必去白芍，改為赤芍。⑥若止血，必須去川芎。

三 脈細弱

脈細弱：脈一息四至，節律整齊，脈細如線，軟弱無力（圖 2-13-3）。

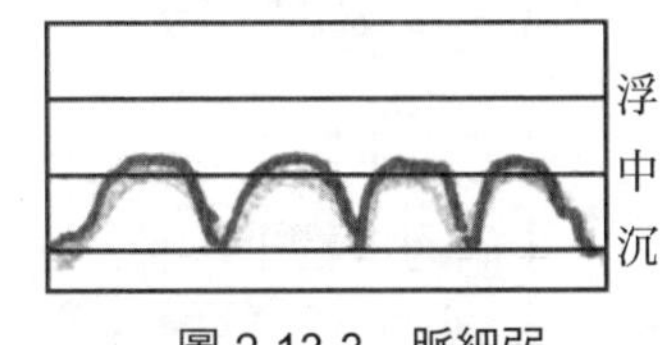

圖 2-13-3　脈細弱

（一）氣虛發熱

【脈象】脈細弱，主氣虛之證。

【病因病機】①病人素體中氣不足，勞累過度，飲食不節。②久病後失於調養，而致使脾胃氣虛，中氣不足，陰虛生內火，則引起人體發熱。

【證候分析】①脾胃氣虛，中氣下陷，虛火內生，故使病人發熱。②勞累耗氣致虛，故發熱多在勞累後發生或加重。③脾胃虛衰，使氣血生化之源不足，臟腑經絡無以充養，代謝產能減少，引致頭暈乏力，氣短懶言，舌淡，脈細弱。④氣虛，衛表不固，則自汗，易於感冒。⑤脾失健運，則食少便溏。

【主要證候】①發熱多在勞動後發生或過度勞累時加重，熱時高時低。②頭暈乏力。③氣短懶言。④自汗。⑤易感冒。⑥食少便溏。⑦舌淡苔薄白。⑧脈細弱。

【治療原則】益氣健脾，甘溫除熱。

【處方用藥】補中益氣湯加減。藥用：黃耆 15 g，黨參 15 g，白朮 9 g，炙甘草 6 g，當歸 9 g，陳皮 9 g，升麻 4.5 g，柴胡 9 g，水煎服。

【方藥分析】①黃芩、黨參、白朮、炙甘草能益氣健脾。②當歸活血養血。③陳皮理氣和胃。④柴胡、升麻能升舉清陽，透出邪熱。

【臨床應用】①自汗多時，加用牡蠣、浮小麥、糯稻根，能固表斂汗。②若時冷時熱，汗出惡風，加用桂枝、白芍，能調和營衛。③胸悶脘痞，苔膩，加用蒼朮、厚朴、藿香、能燥濕健脾。④氣虛血熱，兼見崩漏，加用白芍、山梔能泄熱止崩，但腎氣虛，津氣傷，陰虛火旺，肝陽上亢不用。

（二）氣虛陽微

【脈象】脈細弱，生陽虛氣弱之證。

【病因病機】①情志鬱結，酒食或粗硬，熱炙，辛辣刺激性食物，以及寒熱邪氣侵入等，都能導致氣結、血鬱、痰結。②病情日久不癒，可使人體精虧血少。③房勞傷腎。④腎為胃之頭，能使肝、脾、腎功能失調時，便引起氣逆，津液乾枯，精血虧耗，陰損及陽，氣虛陽微。

【證候分析】①長期不能進食，營養缺乏，使病人氣血不足，面色晄白，氣短神疲，陰損及陽。②脾腎陽虛，濁陰不化，故見形寒肢冷，泛吐清涎，面足水腫。③舌淡胖，苔薄白，脈細弱，屬元陽衰微之證。

【主要證候】①飲食不下。②面色晄白。③形寒肢冷。④氣短神疲。⑤泛吐涎沫。⑥面足水腫。⑦舌淡胖，苔薄白。⑧脈細弱。

【治療原則】溫補脾腎，益氣壯陽。

【處方用藥】補氣運脾湯加減。藥用：黨參 9 g，白朮 9 g，茯苓 9 g，甘草 3 g，黃耆 12 g，陳皮 9 g，半夏 9 g，砂仁 6 g，生薑 2 片、大棗 5 枚、旋覆花 9 g（包煎），代赭石 9 g，水煎服。

【方藥分析】①黨參、黃耆、茯苓、甘草補益元氣，健脾和胃。②陳皮、半夏能理氣化滯。③生薑、大棗和胃。④旋覆花、代赭石能降逆氣。

【臨床應用】①腎陽虛衰，症見畏寒肢冷，脈微，可用右歸丸能補腎壯陽。②治療應側重於滋陰養血，生津潤燥為主。

（三）血虛發熱

【脈象】脈細弱，主血虛之證。

【病因病機】①久病損傷五臟，使心肝血虛，或脾虛不能生血，或長期慢性失血，使病人營血虧損。②血屬陰，若陰血不足，則不能斂陽，陽盛，則使代謝產熱增多，故有發熱，而形成血虛發熱。

【證候分析】①陰血虧虛，使陰不斂陽，陽氣偏盛，則見發熱。②血虛不能上榮頭面，外養肢體，充養筋脈，可致使病人面色失紅潤，少光澤。③頭暈眼花，神疲乏力，唇甲色淡，舌淡脈細弱。④血不能養心，則心悸不寧。

【主要證候】①病人發熱多為低熱。②頭暈眼花。③神疲乏力。④心悸不安。⑤面色不紅潤，少光澤。⑥唇甲色淡。⑦舌淡。⑧脈細弱。

【治療原則】補氣養血。

【處方用藥】歸脾湯加減。藥用：黃耆 15～30 g，黨參 15～30 g，茯苓 12 g，白朮 9～15 g，甘草 4.5 g，當歸 9 g，龍眼肉 9 g，酸棗仁 9 g，遠志 3 g，木香 6 g，水煎服。

【方藥分析】補益心脾，益氣生血為本方要旨，因此本方是常用的補血方劑。①方中黃耆、黨參、茯苓、白朮、甘草能益氣健脾。②當歸、龍眼肉能補血養血。③酸棗仁、遠志能養血安神。④木香能健脾行氣。

【臨床應用】①血虛甚重時，加用熟地、枸杞子、何首烏，能補益精血。②由慢性失血所引起的血虛發熱，若仍有少量出血時，可加用三七粉、仙鶴草、茜草止血，並可依據出血位置進行選擇止血藥，提高止血效果。

（四）心氣虛

【脈象】脈細弱或結代，主氣虛之證。

【病因病機】①老年臟腑衰弱，或風寒濕邪內傳於心，損傷心氣。②汗下太過，損傷心陰。③或脾腎陽虛，水飲不逆，使心陽阻遏，固水飲凌心致使心陽不足，心虛虧損，無力鼓動血脈。④還有其他疾病致使心氣不足，由於鼓動無力，使氣血不能正常運行，出現心氣虛弱。

【證候分析】①由於心氣不足，鼓動無力，心臟舒縮不能維持正常的血液循環，為滿足全身血液供應，就要加快心臟舒縮，因而出現心悸氣短。②心氣虛弱，血液循環不暢，使肌表血液供應不足，衛外功能低下，肌表腠理失密而開泄，故人體自汗增多。③氣虛，代謝功能低下，氣血虧虛，不能上華於面，則使面色㿠白。④舌淡，脈細弱，為心氣不足之象。

【主要證候】①病人心悸氣短。②神疲乏力。③自汗增多。④面色㿠白。⑤舌質淡。⑥脈細弱。

【治療原則】補氣養心。

【處方用藥】四君子湯加減。藥用：黃耆 9 g，炒酸棗仁

12 g，龍骨 15 g，牡蠣 15 g，人參 9 g，白朮 9 g，茯苓 9 g，炙甘草 9 g，水煎服。

【方藥分析】①人參補氣健脾，白朮健脾和胃。②茯苓補虛滲濕利水。③炙甘草和中，調和諸藥。④炒酸棗仁，養血安神。⑤龍骨、牡蠣鎮靜安神，收斂固脫。

【臨床應用】①若心氣虛進一步嚴重，又可致心陽虛，使心代謝障礙，症見形寒肢冷，可用保元湯，能補益心氣，溫通心陽。②若陽虛，使氣機不利，水氣不行，使心下水飲內停時，症見氣短、胸悶，渴不欲飲，尿少，可合用苓桂朮甘湯，可壯陽去飲，健脾利水。③若氣血不調，脈見結代，可選用炙甘草湯。④若脈促時，加用生地 30 g，脈結代者，加用桂枝 15 g。⑤若脈結代多時，加用萬年青、苦參、茶樹根等。

（五）心陽虛（心陽不振）

【脈象】脈細弱或結代，主心陽虛之證。

【病因病機】①人在大病、久病之後，會出現陽氣衰弱，或治療時損傷心陽，心臟代謝功能障礙，代謝產能減少，使心臟舒張收縮無力。②代謝產熱減少，又使心神失去溫養，阻抑心臟代謝的正常進行，致使心臟功能下降，排血量減少，為滿足全身血液供應，心臟只有內動而心悸，加快心臟舒張頻率，以維持正常血液循環的需要。

【證候分析】①久病大病損傷人體陽氣，代謝功能下降，水穀精微物質化生減少，則心失所養，故使病人心悸不安。②心氣不足，胸陽不暢展，心肺若有瘀血內停，水腫滲出，故使病人胸悶氣短。③心陽衰微，鼓動無力，血液循環不暢，使人肢體難以溫養，故有形寒肢冷，面色蒼白，舌淡胖嫩，脈細弱或結代，均為心陽虛、水濕內停之象。

【主要證候】①心悸氣短，勞累後加重。②自汗。③畏寒肢冷。④面色蒼白。⑤心胸憋悶。⑥舌質淡，舌體嫩胖，脈細弱或結代。

【治療原則】養心通陽，安神定志。

【處方用藥】桂枝甘草龍骨牡蠣湯加減。藥用：桂枝 3～9 g，炙甘草 3～18 g，龍骨 30 g，牡蠣 30 g，水煎服。

【方藥分析】桂枝、甘草能溫通心陽；龍骨、牡蠣能安神定志。

【臨床應用】①心陽不足時，可加用人參、附子，能增強人體溫陽益氣的作用。②若有陰血不足時，可加麥門冬、玉竹、五味了能養陰生津。③若病情危重時，症見面青唇紫，喘不平臥，可加用人參、附子以回陽救逆。④若腎陰虛不能制水時，使水氣凌心，症見水腫，心悸，咳喘不得平臥時，可酌用真武湯加減。⑤如喘重時，可用局方黑錫丹。

（六）心血虛

【脈象】脈細弱，主心血不足之證。

【病因病機】①素體虛弱，稟賦不足，臟腑虛損。②病後失於調養，憂思過度，傷及心脾。③遇事不遂心、耗損真陰；脾胃虛弱，氣血化源不足。④失血過多，皆可導致心血虛弱之證。

【證候分析】①心主血，心藏神。若心血不足，使心失所養，心不藏神，故使病人心悸怔忡，失眠健忘，多夢易驚。②心血虛不能上榮於頭目，不能充養脈管，使病人頭暈，面色無華，唇舌色淡，脈細弱。

【主要證候】①病人心悸怔忡。②失眠健忘。③多夢易驚。④頭暈乏力。⑤面色無華。⑥唇舌色淡，脈細弱。

【治療原則】補心血，安心神。

【處方用藥】歸脾湯加減。藥用：黃耆 9～15 g，黨參 9～15 g，麥門冬 9～15 g，五味子 6 g，丹參 9～15 g，當歸 9 g，遠志 3～9 g，柏子仁 3～18 g，龍齒 9～24 g，阿膠 9 g（烊化），生地、雞血藤各 15 g，首烏 9～15 g，水煎服。

【方藥分析】①黨參、黃耆、丹參。②當歸能補養氣血。

③麥門冬、五味子養陰安神。④遠志、柏子仁、龍齒能寧心安神定志。⑤阿膠、生地、雞血藤、首烏能補血養血。

【臨床應用】①心血虛，使脾胃運化無力，不能大補，若加用神麴、麥芽、木香以行氣化滯，使之補而不滯。②若脈結代，可用炙甘草湯加減，使之益氣養陰，補血。③若心陰不足，症見心煩口渴，舌紅，加用麥門冬、沙參、玉竹、五味子能養陰補氣。④若心氣虛者，可重用龍齒、酸棗仁。

（七）心脾兩虛

【脈象】脈細弱，主心脾兩虛之證。

【病因病機】①多因久病，失血，思慮太過耗損心血。②平素脾氣虛弱，或飲食不節，損傷脾胃，使脾不健運，氣血生化無源，而致心脾兩虛。

【證候分析】①心血不足，神無所藏。血不養心，心代謝障礙，舒縮無力，排血量減少，不能滿足需求，必加強心跳頻率，從而心悸怔忡。②血不上榮頭面，腦供血不全，神經中樞功能障礙，出現神經衰弱症候群、失眠多夢，健忘易驚。③脾氣虛弱，失其運化，使腸胃消化吸收障礙，使病人飲食減少，脘腹脹滿，大便稀溏。④氣血不足，代謝減弱，產能減少，則出現體倦力，面色萎黃。⑤脾氣虛弱，氣不攝血，代謝生產白蛋白減少，使血液從脈管壁滲到組織間隙中，此為氣不攝血，故皮下出血，或月經色淡量多，崩漏。⑥舌淡苔白，脈細弱，皆屬心脾兩虛之象。

【主要證候】①病人心悸怔忡。②失眠多夢。③健忘易驚。④飲食減少。⑤脘腹脹滿。⑥大便稀溏。⑦倦怠全身。⑧面色薑黃。⑨或皮下出血。⑩月經色淡量多，崩漏。⑪舌淡苔白。⑫脈細弱。

【治療原則】補益心脾。

【處方用藥】歸脾湯加減。藥用：黨參 9 g，黃耆 9 g，白朮 9 g，首烏 15 g，當歸 9 g，酸棗仁 12 g，山茱萸 9 g，茯苓 9

g，遠志 6 g，木香 3 g，水煎服。

【方藥分析】①黨參、黃耆、白朮，補脾益氣，為主藥；配當歸、山茱萸、首烏能活血養血益精，這種藥物配伍，為補氣生血法，療傚尤著。②配遠志、酸棗仁、茯苓能養血補氣安神。③用木香能理氣醒脾，使其補而不滯，為補脾養心，補脾養血法，治宜心脾氣血兩虛。

【臨床應用】①若夾痰，症見胸悶，苔白膩，加全瓜蔞、製半夏。②若感覺胸痛者，可加川芎、紅花、香附。③血虛甚者，加枸杞子、熟地以補益精血。

（八）心肺氣虛

【脈象】脈細弱，主心肺氣虛之證。

【病因病機】①肺主氣，心主血；氣能帥血，血能載氣。肺朝百脈，肺氣虛，宗氣不足，則使心臟血管無力輸送血液，維持血液循環。②心氣不足，無力鼓動血脈，使血行不暢。血不供肺，則使肺氣耗損，肺失宣降。③一般多由於勞累過度，使心肺氣虛。④久病喘咳，更耗傷心肺之氣，導致心肺氣虛。

【證候分析】①心肺氣虛，鼓動血循環之力不足。②心功能不足，便要加快心跳次數以盡力滿足機體對血氧的需求，從而心率增快，故而心悸。③肺氣虛不足以息，呼吸無力，則少氣，氣短。④肺失肅降，氣逆於上，氣管腫脹滲出，痰液增多，而肺又無力咳出，則出現咳嗽喘息，胸悶脹滿。⑤氣虛，代謝障礙，產能減少，使機體衛表功能下降，肌表不固，腠理開泄，因而病人神倦乏力，自汗增多。⑥若氣血不能上榮頭面，使面部血管中血液不充潤，故面色㿠白，或面色晦暗。⑦若血行鬱滯不暢，還原血紅蛋白在血中增多，則使口唇青紫，舌有瘀斑。

【主要證候】①心悸氣短。②少氣喘咳。③胸脅憋悶。④乏力自汗，動則更甚。⑤面色㿠白或晦暗，甚而口唇青紫，舌有瘀斑。⑥舌淡。⑦脈細弱。

【治療原則】補益心肺。

【處方用藥】保元湯加減。藥用：黃耆 9 g，人參 9 g，甘草 3 g，肉桂 1.5 g，生薑 1 片，水煎服。

【方藥分析】①黃耆能補氣昇陽。②人參能大補元氣，補脾益氣，生津。③甘草能補脾益氣，潤肺止咳，調和諸藥之性。④肉桂能補中補陽，散寒止痛。⑤生薑能發汗解表，溫中止嘔。

【臨床應用】①當心氣虛發展到心陽虛，症見形寒肢冷，可用保元湯補益心氣，溫通心陽。②若陽虛氣化不利，水氣不行，飲停心下，症見短氣，渴不欲飲，尿少時，可合用苓桂朮甘湯以溫陽除飲，健脾利水。③若心血阻滯心絡，可用血府逐瘀湯活血化瘀。④若偏於血虛，加熟地、枸杞子，製首烏以補血養血。⑤若偏於陰虛者，加麥門冬、玉竹、女貞子、旱蓮草以養陰生津。⑥若偏陽虛時，可以附子、淫羊藿、巴戟天以溫經助陽。⑦若心悸，病變主要有心，並重在調節，用養心安神藥，若活動後心悸加重，多用遠志、柏子仁、酸棗仁以養血安神。⑧若活動後心悸減輕者，多為心脈不通，加用鬱金、川芎、丹參，以增強通脈之力。⑨心肺氣虛還與其他臟腑功能失調有關，必須要全面考慮，分清主次，不能只治療心臟，需治他臟除病源才是。

（九）脾胃虛弱型泄瀉

【脈象】脈細弱，主脾胃虛弱之證。

【病因病機】①脾主運化，胃主受納，若飲食不節、勞倦內傷，久病不癒，可導致脾胃虛弱。②若不能受納水穀和運化精微，使水穀停滯，清濁不分，混雜而下，從而形成泄瀉。

【證候分析】①脾胃虛弱，運化無力，清陽不升，使大便時溏時瀉，完穀不化，食少脘悶。②久瀉不癒，脾胃虛衰，使水穀精微生化之源不足，可使水穀精微生成減少，不得濡養，使病人面色萎黃，神疲乏力。③舌淡，脈細弱，均屬脾胃虛弱之證。

【主要證候】①病人大便時溏時瀉，日久不癒，反覆發作。②飲食減少，脘腹脹滿。③稍進油膩，腹瀉次數增多，糞便有不消化物。④面色萎黃，神疲倦怠。⑤舌淡苔白。⑥脈細弱。

【治療原則】益氣健脾，運化止瀉。

【處方用藥】參苓白朮散加減。藥用：黨參 9 g，白朮 9 g，茯苓 9 g，薏苡仁 9 g，葛根 15 g，炮薑 6 g，黃耆 9 g，馬齒莧 9 g，木香 6 g，甘草 3 g，製散服。

【方藥分析】①黨參、白朮、茯苓、甘草、黃耆、薏苡仁能健脾化濕止瀉。②葛根解肌。③炮薑溫中。④木香行氣。⑤馬齒莧清腸止瀉除邪。

【臨床應用】①久瀉不癒，用罌粟殼，訶子能收斂固澀止瀉。②中焦虛寒，手足失溫，加附子、乾薑，能溫中祛寒。③脾胃虛弱，食少納呆，脾不健運時，加麥芽、穀芽、神麴，能消導和中。④肛脫不癒，加黃耆、葛根、升麻，能益氣固脫，昇陽舉陷。

（十）脾不統血

【脈象】脈細弱，主氣虛血虧之證。

【病因病機】①飲食所傷，而致脾氣虛。②憂思勞倦，而致心脾兩虛。③房勞過度，久病虛損，使脾腎氣虛，皆可致脾虛統攝無能，出現便血、血尿等出血證。

【證候分析】①脾虛，水穀精微運化無權，氣血化源不足，可使病人氣血不足，出現面色蒼白。②氣血不足，人體失其供養，代謝產能減少，可使病人少氣懶言，食少腹脹。③脾虛不能統攝血液，血中白蛋白生成減少，使血膠體滲透壓降低，則血液溢於脈外，故見血尿、便血、皮膚紫斑、月經過多、崩漏等出血證。④舌淡苔白，脈細弱，為氣血不足之證。

【主要證候】①病人面色蒼白。②神疲乏力，少氣懶言。

③食少納呆，脘腹脹滿。④便血，血尿，紫斑，月經過多，崩漏。⑤舌淡苔白，脈細弱。

【治療原則】補氣攝血，健脾養心。

【處方用藥】歸脾湯加減。藥用：人參 9 g，黃耆 9 g，白朮 9 g，茯神 9 g，酸棗仁 9 g，桂圓肉 6 g，木香 1.5 g，炙甘草 1.5 g，當歸 6 g，遠志 3 g，生薑 3 片，大棗 3 枚，仙鶴草 30 g，白及粉 9 g（分吞），炒地榆 9 g，水煎服。

【方藥分析】①人參、黃耆、茯苓、炙甘草能健脾益氣。②酸棗仁、遠志、桂圓肉能養心安神。③木香能理氣醒脾。④生薑、大棗能和中，補脾胃。⑤仙鶴草、白及粉、炒地榆能祛瘀止血。

【臨床應用】①若畏寒肢冷，陽虛見症者，加炮薑以溫中散寒。②若出血不止者，有瘀血見症者，可加三七粉、大黃粉以活血化瘀。③若胃氣上逆者，症見泛惡者，加旋覆花、代赭石。④胃脾疼痛，加炒白芍以止痛。⑤若出血過多，氣隨血脫者，用人參、附子益氣固脫。

（十一）脾肺氣虛

【脈象】脈細弱，主脾肺氣虛之證。

【病因病機】①脾為氣之源，肺為氣之樞。若脾不散精，肺而虛損，則肺失宣降，而脾虛呆滯。②肺脾皆虛，功能障礙，使津液則無以散佈，痰濕便由此而內生，因而脾肺氣虛時，便出現一系列證候。

【證候分析】①肺氣虛弱，使津失上源，津液不能輸布，使病人久咳，氣短乏力，痰清稀。②脾氣虛弱，不能運化，使病人食少腹脹，大便溏泄。③舌淡苔白膩，脈細弱，皆為氣虛之象。

【主要證候】①久咳不癒，氣短乏力，痰多清稀。②飲食減少，腹脹便溏。③舌淡苔白膩。④脈細弱。

【治療原則】補脾益肺。

【處方用藥】參苓白朮散加減。藥用：人參 9～12 g，炒白朮 9 g，茯苓 12 g，炙甘草 5 g，山藥 12 g，白扁豆 12 g，蓮子肉 9 g，桔梗 4.5 g，薏苡仁 12 g，砂仁 3 g（後下）。

【方藥分析】①四君子湯，即人參、白朮、茯苓、炙甘草能補氣健脾，為主藥。②山藥、白扁豆、薏苡仁、蓮子肉輔以補氣健脾，調中止瀉。③砂仁、桔梗能理氣開胃行滯，能生胃氣，健脾運，行氣化濕，使脾胃恢復升降功能。

【臨床應用】①多用於慢性腸炎，小兒消化不良，營養不良性水腫，又可用於肺結核見脾肺氣虛者。②病人若汗出過多，可加用麻黃根、浮小麥、糯稻根、鍛龍骨、鍛牡蠣以固澀止汗。③陰虛偏重者，加麥門冬、五味子以養陰生津。④若氣血不足，體質虛弱，可用大補黃耆湯，以雙補氣血。⑤若脾陽虧虛，腹痛即瀉時，加用肉桂，以溫中散寒。⑥若咳嗽氣短，痰多稀白，可加用陳皮、半夏、五味子，以祛痰止咳。

（十二）肺氣虛弱咳嗽

【脈象】脈細弱，主肺氣不足之證。

【病因病機】①肺為氣之主，腎為氣之根。由於久病和體衰，損傷腎氣。②若腎氣虛衰，氣不歸藏，使肺氣上逆，而致咳嗽。③正常生理狀態下，肺陰和腎陰相互滋生，相互依存。④若腎陰虧虛不能上濟肺陰時，便可使肺陽亢盛，虛火上炎，以灼傷肺陰，陰津潤肺，陰津少而不潤肺，使肺失宣降，而致咳嗽。⑤若腎陽不足，氣化不利，使水液蓄積，上逆犯肺，也會引起咳嗽。從此可見，咳嗽是由肺腎氣虛所致。

【證候分析】①肺氣虛弱，氣逆不降，代謝產能減少，則咳嗽少氣無力，氣短不足以息。②氣虛、代謝功能下降，代謝產能和營養精微物質合成減少，使全身各臟腑得不到滋養，氣虛合成蛋白減少，血膠體滲透壓低，不能維持血脈內外的滲透壓平衡，組織間液吸收不到血中排出，則在局部津聚成痰，故使病人咳痰清稀，色白量多。③肺脾兩虛，代謝產能減少，供能減少，臟腑功能下降，則少氣懶言，神疲乏力。④脾胃虛弱，則食少納呆，脘腹脹悶。⑤肺氣虛弱，失其津之上源，失其肺朝百脈之能，使脈管血液不充盈，則面色皖白。⑥肺合皮毛，肺虛則衛弱，故使病人惡風自汗，易於感冒，每使咳嗽加重。⑦舌淡苔白，脈細弱，均屬氣虛之象。

【治療原則】補氣溫肺，止咳祛痰。

【處方用藥】溫肺湯加減。藥用：黨參 12 g，白朮 9 g，陳皮 9 g，半夏 6 g，肉桂 9 g，木香 9 g，乾薑 6 g，甘草 3 g，水煎服。

【方藥分析】①黨參、白朮、甘草能益氣補肺。②陳皮、半夏、甘草能止咳化痰。③肉桂、乾薑能溫肺壯陽。④木香行氣。

【臨床應用】①痰多清稀者，加白芥子、細辛，能溫肺散寒化飲。②畏寒肢冷，加用附子、肉桂可溫腎壯陽。③咳逆氣喘、動則加重，加用補骨脂、訶子、沉香以補腎納氣。

四　脈細澀

脈細澀：脈細如線，往來艱澀，如輕刀刮竹，一息四至，具有遲、細、短脈特點（圖 2-13-4）。

（一）瘀阻經絡

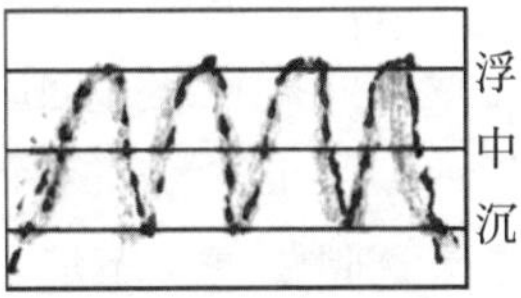

浮
中
沉

圖 2-13-4　脈細澀

【脈象】脈細澀，主脈絡瘀阻，氣血不暢之證。

【病因病機】①邪氣客於血脈，使血行不暢。②如寒邪侵入血脈，寒澀凝滯，使血脈凝滯留瘀。③濕性重濁，留滯脈中，或寒化熱化留於肌膚關節，阻塞氣血難行，也可成瘀。④還有濕邪熱毒侵入營血，傷津耗血，使陰液不足，亦可血行澀滯生瘀。

【證候分析】①血瘀，則使脈絡血液難行，四肢百骸失於滋養而不用，導致病人肢體痲木不仁、疼痛、顫抖，甚則半身不遂。②氣血還達不到四肢者，故致手足發涼或青紫。③脈細澀，舌青暗，皆屬瘀阻經脈之證。

【主要證候】①肢體麻木不仁。②疼痛。③顫抖。④遂成半身不遂，肢體癱瘓，手足不溫。⑤舌紫暗。⑥脈細澀。

【治療原則】活血通絡。

【處方用藥】桃紅四物湯加減。藥用：桃仁 6 g，紅花 9 g，人參 9 g，當歸尾 9 g，川芎 6 g，赤芍 9 g，生地 15 g，雞血藤 15 g，地龍 9 g，薑黃 9 g，牛膝 6 g，路路通 9 g，水煎服。

【方藥分析】①當歸尾、川芎、赤芍、生地能活血養血。②桃仁、紅花能破血生新。③雞血藤能補血行血，舒筋活絡。④薑黃能破血行氣。⑤地龍清熱鎮痙，祛風通絡。⑥牛膝能破血通經利關節。⑦路路通能通絡利水，除濕熱抗過敏。

【臨床應用】①若肢體腫痛，有痰瘀互結，可加用瓜蔞、白芥子、南星能化痰通絡。②若關節畸形，或疼痛難忍，加全蠍、烏梢蛇、蜣螂、穿山甲以搜風通絡。

（二）血虛便秘

【脈象】脈細澀，為陰血不足之證。

【病因病機】①飲食勞倦，內傷病後體衰。②年老體弱，可致氣血不足。③血虛則津虧，不能滋潤濡養大腸，使大便乾結，損及下焦精血，致本元虧虛，真陰虧耗，腸道失潤乾枯。④而真陽虧虛，不能蒸化津液，溫潤腸道，皆致排便困難，秘結不通。

【證候分析】①血虛津少，使大腸液分泌減少，難以潤滑便通，故使大便秘結。②血虛不得上榮於頭面，可使病人頭暈目眩，面色少華。③心失滋養，使心臟血供不足而心悸。④血失濡養，故有頭痛昏眩。⑤唇舌淡，脈細澀，均為陰血虧虛之證。

【主要證候】①病人大便秘結不通。②頭痛頭暈。③面色不華。④心悸氣短。⑤舌唇淡，脈細澀。

【治療原則】養血潤燥，潤腸通便。

【處方用藥】潤腸丸。藥用：當歸 12 g，生地 2 g，火痳仁 9 g，桃仁 9 g，水煎服。

【方藥分析】①當歸、生地滋陰養血。②火痳仁、桃仁能潤腸通便。

【臨床應用】①血虛生內熱時，症見煩躁，口乾舌紅少津，加用玄參、生首烏、知母能清熱生津。②津液已經恢復，但大便仍然乾燥時，可用五仁丸潤腸通便。③若腎陰不足，症見大便乾結，頭暈耳鳴，口乾舌紅苔少，脈細數，可用六味地黃丸（或湯劑），去茯苓、澤瀉，加白蜜、火痳仁、黑芝痳，以滋補肝腎，潤腸通便。④若老年習慣性便秘，症見三五日不大便一次，而且排便努掙乏力，氣促汗出，可用何首烏、生地、女貞子、白芍、草決明、肉蓯蓉、白蜜，以潤腸通便，補益氣血和肝腎。⑤婦女產後氣血虛弱，大便秘結，可用八珍湯加何首烏、桃仁、白蜜能補氣養血，潤通大便。

（三）瘀血

【脈象】脈細澀，主血瘀內阻之證。

【病因病機】①多因寒凝氣滯，氣虛使血行不暢。②或邪熱與血相內結，影響氣血循行。③或外傷等其他因素導致內出血，並不能及時消散排出，從而形成血瘀。

【證候分析】①瘀血阻滯，氣血循行不暢，不通則痛，故使局部腫脹疼痛，且痛如針刺，固有定處，拒按。②若血瘀時久不消散，阻礙營衛運行，使肌膚失其濡養，則出現面色晦暗，甚而黧黑，肌膚甲錯。③血瘀胃腸不散而結，溢出脈外，可有嘔血，大便色黑。④舌質紫暗或有瘀點，脈細澀，均屬血瘀之象。

【主要證候】①病人局部腫脹，痛有定處，拒按，針刺樣痛。②面色晦暗，甚或黧黑。③肌膚甲錯。④偶有吐血、便血、大便黑色。⑤舌紫暗或瘀點，脈細澀。

【治療原則】活血祛瘀。

【處方用藥】血府逐瘀湯加減。藥用：當歸 9 g，川芎 4.5 g，赤芍 6 g，生地 9 g，桃仁 12 g，紅花 9 g，牛膝 9 g，柴胡 6 g，枳殼 6 g，桔梗 4.5 g，甘草 3 g，水煎服。

【方藥分析】①本方由桃紅四物湯合四逆散所組成的，再加桔梗、牛膝。②方中桃紅四物湯（即桃仁、紅花、當歸、川芎、赤芍、生地）主要能活血化瘀。③四逆散（即柴胡、白芍、枳殼、甘草）主要有疏肝理氣作用。④桔梗，能開胸膈之氣。⑤牛膝活血祛瘀，導血下行。可通治氣滯血瘀之證。

【臨床應用】①若瘀血疼痛劇烈難忍，可去桔梗，加青皮、香附等藥，具有理氣止痛作用。②經治療無效，痛劇而不解時，還可加用全蠍、蜈蚣、穿山甲、地龍以通絡止痛。

（四）瘀血內結型積症

【脈象】脈細澀，主瘀血內結之證。

【病因病機】①風寒外侵體內，可內傷飲食，損傷脾胃，脾失健運，積濕濁不化，而凝聚成痰。②痰阻氣機不利，使津液聚而不行，以引致成聚證。③風寒痰食，與氣血相搏結，使瘀血停留不去，在脈絡壅塞成塊，而成積證。④外感風寒，內傷情志，氣因寒而滯，壅積而不暢，氣滯不化而成聚證。⑤累及血分，使脈絡氣血不流暢，引起瘀血凝結，而成積證。

【證候分析】①氣血凝結，阻塞脈絡，而形成血瘀。②若血瘀日久不消散，則使病人血瘀積塊明顯，且硬痛固定不移，面色晦暗。③若營血不和，脾胃功能紊亂，則使病人食少納呆，神疲乏力。④瘀久化熱，則時有寒熱。⑤舌苔薄，舌邊紫暗，或有瘀點，脈象細澀，皆為瘀血內結之象。

【主要證候】①病人腹中瘀血積塊明顯，硬痛不動。②面色晦暗。③消瘦。④神疲乏力。⑤食少納呆。⑥時有寒熱。⑦舌苔薄，舌邊暗或紫，或有瘀點。⑧脈象細澀。

【治療原則】祛瘀軟堅散結，調養脾胃養血。

【處方用藥】膈下逐瘀湯加減。藥用：桃仁 12 g，紅花 9 g，赤芍 6 g，丹參 9 g，丹皮 6 g，當歸9 g，川芎 6 g，五靈脂 6 g，香附 6 g，枳殼 6 g，水煎服。

【方藥分析】①桃仁、紅花、赤芍、丹參、五靈脂、丹皮能活血化瘀。②香附、枳殼能行氣止痛，氣行則血行，可以輔助活血祛瘀作用。③當歸、川芎能補血養血，使活血化瘀而不能傷正。

【臨床應用】①若瘀血積塊堅硬不動，加土鱉蟲、三棱、莪朮活血軟堅。②若瘀血積塊疼痛不止時，加延胡索、川楝子，能理氣活血止痛。③若氣血兩虛，加太子參、黃耆、首烏以補氣養血。④五心煩熱，可加胡黃連、生地，以滋陰退熱，以治陰虛內熱之證。⑤若脾虛納減，可加黨參、白朮、砂仁，能補脾助消化。⑥若積塊大而堅硬，且疼痛不已者，可酌用鱉甲煎丸，能益氣補血，化瘀軟堅。⑦若氣血凝結，正氣已虛，在服用膈下逐瘀湯或鱉甲煎丸中，可與六君子湯間服，能補益脾胃，攻補兼施。

（五）氣虛血滯，絡脈瘀阻型中風

【脈象】脈細澀無力，主氣虛血瘀之證。

【病因病機】①中風病因包括外邪直中、風乘虛中經絡，導致氣血痺阻。②情志過激，心火暴盛，肝陽妄動，氣血上逆，心神昏冒。③若飲食不節，飢飽失當，脾虛失運化，聚濕生痰，痰鬱化熱，熱極生風，氣血逆亂。④積損正衰，如年老體虛，病後體虧，煩勞過度，使氣血虧損，真氣耗散，陰虧而陽亢，氣血上逆上蒙清竅。⑤由於氣虛，血瘀，痰濕內積，瘀阻脈絡而致本證。

【證候分析】①由於氣虛無力，使氣血瘀滯，脈絡瘀阻，筋肉失養而成半身不遂，肢軟無力，手足水腫，語言謇澀，口眼喎斜，舌紫或瘀斑，脈澀。②氣虛使心和血管無力輸布循環血液，血失榮養，故使病人面黃肌瘦，或面色無華，舌淡脈細無力。

【主要證候】①病人半身不遂，腿軟無力。②患側手足水腫。③語言謇澀不利。④口眼喎斜。⑤面色萎黃或晦暗。⑥舌淡紫或瘀斑。⑦脈細澀無力。

【治療原則】活血通絡，補氣通經。

【處方用藥】補陽還五湯加減。藥用：黃耆 15 g，桃仁 6 g，紅花 9 g，赤芍 6 g，地龍 9 g，全蠍 2 枚，烏梢蛇 3 g，牛膝 6 g，土鱉蟲 1.5～4.5 g，續斷 6 g，桑枝 15 g，當歸 9 g，水煎服。

【方藥分析】①黃耆補氣。②當歸、川芎、赤芍、桃仁、紅花、地龍活血通絡。③全蠍、烏梢蛇、牛膝、土鱉蟲、續斷、桑枝通經活絡。

【臨床應用】①語言謇澀不利明顯時，加用石菖蒲、遠志能開竅利痰。②口眼喎斜嚴重，加用白附子、全蠍、殭蠶、葛根、白芷，能祛風化痰通絡。③肢體麻木不仁，加陳皮、半夏、茯苓能理氣燥濕化痰。④小便失禁嚴重，加益智仁、桑螵蛸、五味子能縮尿溫腎。⑤偏枯不癒者，加水蛭、虻蟲，能活血破瘀通絡。⑥便秘偏重時，加鬱李仁、火麻仁、肉蓯蓉，能潤腸通便。

（六）肝脾血瘀鼓脹

【脈象】脈細澀，主血瘀停滯之證。

【病因病機】①鼓脹是由氣、血、水代謝障礙所致肝脾血瘀，其病因是多方面的。②首先是情志鬱結，氣機不利，升降失常，繼而血流不暢通而致肝脾血瘀。③其次酒食不節，滋生濕熱，脾胃受損，清濁相混，導致腎氣化不利，積濕成水，水結使氣血循行不通而致肝脾血瘀。④最後是捕魚、涉水、洗澡、游泳，感染血吸蟲，久而失治，內傷肝脾，脈絡瘀阻，升降失常。⑤綜上諸因素，使氣血水互結於腹內，而致鼓脹。

【證候分析】①肝脾血瘀脈絡，使隧道鬱阻不通，水濕內積聚，腹腔水濕滲出增多，故腹大堅滿，脈絡怒張，脅腹刺痛。②瘀血阻滯下焦，病重日久，肝脾及腎傷，使病人面色黧黑。③肝脾血瘀日久，肝功能失調，內分泌激素排泄障礙，而致末梢血管擴張，使病人面、頸、胸、臂等處出現血痣，手掌赤痕，唇色紫褐。④水濁聚而不化，不能津液隨循環上承，體內傷津，皆可致口渴，口燥咽乾，飲水不下。⑤舌紫紅，或紫斑，脈細澀，皆屬血瘀內停之證。

【主要證候】①病人腹脹堅滿。②脅腹刺痛。③脈絡青筋。④面色黧黑。⑤面、頸、胸、臂有血痣，呈絲紋狀。⑥手掌赤痕。⑦唇色褐紫。⑧口咽乾燥。⑨口渴不能飲下。⑩舌紫紅有紫斑。⑪脈細澀。

【治療原則】活血袪瘀，行氣利水。

【處方用藥】調營湯加減。藥用：當歸 6 g，赤芍 9 g，雞血藤 9 g，延胡索 9 g，川芎 6 g，莪朮 9 g，大黃 6 g，赤茯苓 12 g，桑白皮 9 g，車前子 15 g（包煎），澤蘭葉 9 g，丹參 30 g，水煎服。

【方藥分析】①當歸、川芎、赤芍、雞血藤、丹參能活血化瘀。②延胡索、莪朮、大黃能散氣破血。③赤茯苓、桑白皮、車前子、澤蘭葉能活血通絡利水。

【臨床應用】①若有柏油黑便，加參三七、側柏葉，以化瘀止血。②氣脹，胃腸運化無力，輸導不利時，加厚朴，大腹皮能理氣除脹。③若有脅下癥塊，肝腫大，加用炙鱉甲、穿山甲以軟堅消癥。④鼻、齒齦出血，肌衄，加用仙鶴草、茜草根能涼血止血。⑤黃疸嚴重時，加用金錢草、茵陳蒿、鹿角霜、十大功勞葉以利膽退黃。⑥腹壁脈管怒張，肝門脈循環障礙，側支循環瘀血，加木通、穿山甲、王不留行，能活血通絡，以恢復肝臟正常血液循環。⑦小便短少或無尿，加用木通、穿山甲、通草能通絡利水。

（七）瘀阻腎絡

【脈象】脈細澀，主腎血瘀內阻之證。

【病因病機】①多因脾腎內傷，三焦氣化不利，飲食精微不能化為精氣，精氣奪則虛。②因脾虛失權統攝，腎虛失其固精，則使精氣外泄，可致長期蛋白尿。③六淫之邪，其中尤為風熱之邪，首先犯肺，使肺氣閉塞，不能通調水道下輸膀胱，可致肺閉水泛和精液外泄。④若病程日久不癒，腎精耗損嚴重，可陽損及陰，腎病及肝，腎病及心，腎肺同病，而致陰陽氣血俱虛，使腎分泌清濁功能喪失，氣化不利，而使五臟俱敗。

【證候分析】①濕熱蘊結膀胱，使氣化不利。若病遷延日久，熱鬱傷陰，濕遏陽氣，或陰傷及氣，皆可導致脾腎兩虛。②脾虛無權統攝，腎虛不能固精，精氣奪則虛，而致長期蛋白尿，這是腎小球毛細血管膜因濕熱炎症，使其滲透性增強，使蛋白分子能透過血管到尿中之故。如腎小球毛細血管內皮細胞變性壞死嚴重，細胞間隙增大，可使血細胞從血中滲出脈外到尿中，便形成血尿，中醫則認為熱盛傷絡，迫血妄行而成血淋。③腎主水成尿，全身血液 2／3 都要透過腎的濾過，而排泄代謝廢物，當腎虛濕熱，氣化不利，又影響全身代謝的正常生化功能，可致腎病及肝、心、氣血逆亂，使血瘀不暢，尤其病位在腎，便形成瘀阻腎絡，則使面色晦暗，皮膚紫斑，舌邊發紫，脈細澀或數；腎病及脾，脾虛失其統攝，可致出血，如血尿，皮下瘀斑。④同時脾虛運化難行，水穀精微不化，全身血供不足，不得滋養，代謝障礙，使病人肌膚甲錯。⑤血中蛋白減少，脾虛生濕，則使腹脹而堅，形成腹水。

【主要證候】①患有慢性腎炎。②出現大量蛋白尿、血尿。③面色晦暗，肌膚甲錯。④小便淋瀝，病久不癒，則腹脹堅滿，皮膚紫斑。⑤舌邊瘀紫。⑥脈細澀或數。

【治療原則】活血化瘀，清熱解毒。

【處方用藥】益腎湯加減。藥用：當歸 9～12 g，川芎 3～9 g，白芍 9～12 g，紅花 9 g，丹參 30 g，桃仁 9 g，金銀花 12 g，益母草 30 g，板藍根 30 g，蒲公英 30 g，白茅根 30～60 g，紫花地丁 30 g，水煎服。

【方藥分析】①當歸、川芎、白芍、益母草、丹參、紅花、桃仁能活血養血化瘀。②金銀花、板藍根、蒲公英、紫花地丁能清熱消炎解毒，殺滅細菌感染。③白茅根能涼血止血，清熱利尿。

【臨床應用】①病情穩定，可用補腎丸培本治療，恢復腎的功能。②若腎偏陽虛時，可用桂附八味丸、右歸丸；若腎偏陰虛時，可酌用六味地黃丸、左歸丸、大補陰丸。③若腎炎有水腫，可用腎氣丸；出現氣血兩虛者，可用八珍丸，歸脾丸。④若腎虛不固，有蛋白尿、遺精時，可用金鎖固精丸合水陸二仙丹治療，以補腎固精。

五 脈細數

脈細數：脈細如線，軟弱無力，浮中取明顯，一息五至以上數脈，脈位偏深（圖 2-13-5）。

（一）血入營分

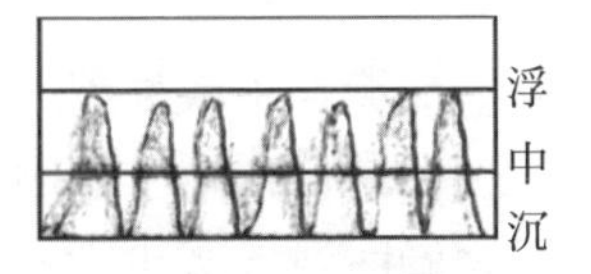

圖 2-13-5　脈細數

【脈象】脈細數或數，主熱盛傷津之證。

【病因病機】①暑熱疫癘病邪多指急性傳染病等，在夏暑炎熱，陣雨時作，暑濕交蒸環境下，人體最易感受外邪，由衛分到營分。②直陷入營。

【證候分析】①由於熱毒過盛，能傷津耗血，損傷心臟，神失所主，使腦神經中樞因受高熱刺激而神經功能紊亂，出現高熱、神昏、譫語。②熱盛化火，風從內生，則使病人因熱和細菌病毒刺激腦膜而出現腦膜刺激徵，如頸項強直，兩眼直視，驚厥。③舌深絳，脈細數，或數，均屬熱盛傷津之象。

【主要證候】①病人高熱，神昏、譫語。②頸項強直，兩眼直視，驚厥。③舌深絳或布黑苔。④脈細數或數。

【治療原則】清熱解毒，育陰平陽。

【處方用藥】清瘟敗毒飲加減。藥用：生石膏 30～60 g，生地 30 g，大青葉 30 g，知母 9 g，連翹 12 g，丹皮 9 g，鉤藤 15 g，珍珠母 30 g，黃芩 9 g，水煎服。

【方藥分析】①石膏、知母能清陽明經大熱。②生地、丹皮能清營涼血。③大青葉、連翹、黃芩能清瀉三焦實火。④本方適用於疫毒火邪，氣血兩燔而出血者，有明顯療效。⑤鉤藤能清熱平肝，息風止痙。⑥珍珠母能清熱解毒，安神定驚，以治驚厥。

【臨床應用】①病在營血，漸成病極期，此時濕熱病邪極重，可用紫雪丹 1～3 g，每日分 2～4 次吞服，或與安宮牛黃丸配合應用，以治神志不清。②若熱極重時，可加用犀角以清營涼血，退熱醒腦，但藥品貴重稀少，一般用水牛角代用。③若身熱不重，大便秘結，舌乾絳無苔，可重用鮮生地 60 g，玄參 60 g，能增液通便。

（二）少陰熱化

【脈象】脈細數，主陰虛有熱之證。

【病因病機】①有來自傳經之邪，或有外邪直中，或因汗下太過所致。②少陰經內連心腎。心為火熱之臟，屬陽，腎為寒水之臟，屬陰，因此當邪犯少陰經時，可從陽熱化，出現腎陰虛，心火妄動的熱化證，臨床上主要表現陽虛裡寒證。

【證候分析】①邪入少陰經，從陽熱化，而能傷腎陰。②腎陰津虧虛，不能上流暢於心火，使心火獨亢於上，故使病人心煩而不得眠。③足少陰腎經，循喉嚨，挾舌本。若腎陰虧虛，陰津不能循經上濟，故使口燥咽乾。④小便黃，舌紅少津，脈象細數，皆為陰虛有熱之象。

【主要證候】①病人心煩不得眠。②口燥咽乾。③小便黃。④舌紅少津。⑤脈細數。

【治療原則】滋陰降火，寧心安神。

【處方用藥】黃連阿膠湯加減。藥用：黃連 2 g，阿膠 9 g（烊化），黃芩 9 g，白芍 10 g，雞子黃 2 枚（攪和沖），水煎服。

【方藥分析】①黃連、黃芩能清熱降火。②雞子黃、白芍、阿膠能滋補陰血，全方適用於陰虛火旺之證有效。

【臨床應用】①一般在方中可加用女貞子、旱蓮草。②若陰虛嚴重時，有津液耗傷，咽喉乾燥，可加用玄參、麥門冬、生地、石斛，以增液生津。③若心火旺盛，心煩懊憹，可加山梔子、鮮竹葉，以清心火除煩。④失眠明顯時，或有時驚醒者，加用龍齒、珍珠母，能鎮驚安神。⑤若寐而不熟睡者，可加用酸棗仁、夜交藤以養血安神。

（三）火盛傷陰狂證

【脈象】脈細數，主陰虛內熱之證。

【病因病機】①惱怒驚恐，損傷肝腎。②或喜怒無常，心陰虧耗，使肝腎陰液不足，肝失其濡潤，屈而不伸。③或心陰不足，心火暴張。④或所欲不足，思慮過度，損傷心脾。⑤心虛則神耗，脾虛不能生化氣血，心失所養，神無所主。⑥或脾胃陰傷，胃熱熾盛，使心肝之火上擾，神明逆亂而癲狂。

【證候分析】①久治不癒，耗氣傷陰，使狂症漸輕，精神疲憊。②心陰不足，虛火內動，使病人心煩意亂，形體消瘦，面色發紅，多言善驚。③舌紅，脈細數，均屬陰虛內熱之證。

【主要證候】①狂症日久，狂勢漸重。②精神疲憊不堪，煩躁。③多言善驚。④形體消瘦。⑤面色發紅。⑥舌紅。⑦脈細數。

【治療原則】滋陰降火，安神定志。

【處方用藥】二陰煎合定志丸加減。藥用：麥門冬 9 g，玄參 9 g，黃連 6 g，木通 6 g，竹葉 6 g，燈心草 3 g，白薇 6

g，地骨皮 6 g，茯神 9 g，炒酸棗仁 9 g，甘草 9 g，人參 9 g，石菖蒲 9 g，生地 9 g，水煎服。

【方藥分析】①生地、麥門冬、玄參能養陰清熱。②黃連、木通、竹葉、燈心草能清心安神。③白薇、地骨皮能清泄虛熱。④人參、甘草能健脾補氣養心。⑤茯神、炒酸棗仁、石菖蒲能安神定志。⑥二方合用之後，能安神定志，滋陰降火。

【臨床應用】①若病人陰虛火旺，痰熱未清時，可加全瓜蔞、膽南星、天竺黃能清化痰熱。②若瘀血內阻，面色晦暗，舌質紫暗，舌下脈絡瘀阻，脈沉澀，應活血祛瘀，可酌用癲狂夢醒湯加減，也可選用當歸、赤芍、紅花、桃仁、川芎、柴胡治療之。

（四）熱傷營陰

【脈象】脈細數，主熱盛傷陰之證。

【病因病機】①熱在氣分不解，使津液大傷，熱邪乘虛內陷心營，導致營陰受損傷，心神被擾動。②濕熱邪侵襲入營，有從衛分傳來，有從氣分傳來，也有直中營分的。

【證候分析】①熱傷營陰，是邪熱入營，損傷營陰的表現，也是熱邪進入營血的標誌，使病人身熱灼手，入夜尤甚，脈來細數。②熱擾心神，大腦神經中樞功能偏於興奮狀態，則使病人心煩不寐，甚而神昏譫語；若累及血分，則舌質紅絳。③熱傷津液，則津不上潤，使病人口乾咽燥，但熱不在氣分而在營分，故不欲飲。④熱竄血絡，迫血外溢，則見斑疹隱隱。⑤脈細數，為熱盛傷陰之象。

【主要證候】①身熱灼手，入夜加重。②心煩不寐，甚而神昏譫語。③口乾不欲飲。④時見斑疹隱隱。⑤舌紅絳。⑥脈細數。

【治療原則】清營透熱。

【處方用藥】清營湯加減。藥用：犀角 0.9～3 g，生地 15～30 g，玄參 6～12 g，竹葉心 3～6 g，金銀花 9～15 g，連

翹 6～15 g，黃連 3～6 g，丹參 6～15 g，麥門冬 6～12 g，水煎服。

【方藥分析】①犀角、生地為本方主藥，犀角清心熱，涼血解毒；生地涼血，養心清熱。②金銀花、連翹能清熱解毒。③黃連、竹葉心能清心瀉火。④丹參能清心涼營。⑤玄參、麥門冬能養陰生津。⑥諸藥合用，清熱解毒作用較強，涼血祛瘀止血作用較弱，因此本方最適用於熱入營血之證。

【臨床應用】①若病人熱陷心包，症見神志昏迷，可同時加用紫雪丹，或加用石菖蒲、膽南星、天竺黃。②痙厥，加用至寶丹、安宮牛黃丸。③若熱重，但神志昏迷不嚴重時，可酌用牛黃清心丸或加大金銀花用量，也可加黃芩、大青葉、紫草，以增強其清熱解毒作用。

（五）熱盛風動

【脈象】脈細數或弦滑，主熱盛傷陰或肝熱動風之證。

【病因病機】①由於溫毒熱邪熾盛，而素體又不能勝邪，乘虛而入，使邪熱內陷心包，而成熱閉。②熱極生風，肝火上亢，風火相煽，使其熱動肝風，上擾清竅，蒙蔽心神而致昏迷。

【證候分析】①邪熱熾盛，使病人高熱頭痛。②腦膜高熱刺激徵，出現噴射性嘔吐。③邪熱內陷心包，蒙閉清陽，使大腦高度抑制，而神昏譫語，煩躁不安，為皮質下中樞功能釋放的表現。④熱極生風，筋脈失養，則病人頸項強直，手足抽搐，兩眼上視。⑤舌紅絳，苔垢膩，脈細數或弦滑，均屬熱毒壅盛之象。

【主要證候】①全身高熱。②劇烈頭痛。③噴射性嘔吐，頻繁多次。④頸項強直。⑤煩躁不安。⑥神志不清，甚至完全昏迷。⑦反覆抽搐，兩目上翻或斜視。⑧舌紅絳，苔垢膩。⑨脈細數或弦滑。

【治療原則】清熱涼血，平肝息風。

【處方用藥】羚羊鉤藤湯加減。藥用：羚羊角片 0.9 g（先煎）或羚羊角粉（調服）、桑葉 9 g，貝母 12 g，生地 12 g，鉤藤 9 g（後入）、菊花 9 g，白芍 9 g，甘草 3 g，竹茹 15 g，茯神 9 g，水煎服。

【方藥分析】①羚羊角、鉤藤、桑葉、菊花能平肝息風，為主藥。②羚羊角和鉤藤合用，具有清熱涼肝鎮痙作用。③生地、白芍能滋陰養肝，加上甘草，並有柔肝緩急作用，可養陰配陽，平肝息風。④茯神能寧心安神。⑤貝母涼心，合竹茹能清熱化痰。⑥諸藥合用，能平肝息風，柔肝養肝，清熱化痰，安神定志，治宜陰虛陽亢風動，兼挾痰火諸證，但羚羊角作用最強。

【臨床應用】①病人昏迷，加用安宮牛黃丸。②痰涎壅盛者，加至寶丹。③抽搐加用紫雪丹。

（六）津液不足

【脈象】脈細數，主熱傷陰津之證。

【病因病機】①津液不足，多指組織器官失去津液濡養的病理機制，津液不足輕微時，一般認為傷津，重時為傷陰。②陰津耗損，多因熱盛灼傷津液，還有大汗傷津，吐瀉傷津，外傷內傷出血傷津，或昏迷病人不知飲水傷津等許多病因。③由於五臟六腑傷津，在各組織器官就表現出不同的臨床症狀。

【證候分析】①由於津液不足，皮膚、肌肉等組織津液減少，也使口、唇、皮膚肌腠的津液減少，致使病人口乾咽燥，唇燥舌乾，皮膚乾燥，甚則乾癟。②體內臟腑津液減少，不得上榮，使腦組織津液減少，興奮口渴中樞，使病人口渴欲飲。③津液不足，使貯藏在膀胱的尿液減少，故病人尿少而短赤。④大腸津液減少，失其濡潤，則使大便乾燥，便秘。⑤熱入營陰時，使全身發熱，尤以夜間為重，口乾而不欲飲。舌乾紅有裂紋，或光剝無苔，皆為傷津傷陰之象。

【主要證候】①病人口乾咽燥，口渴欲飲，唇焦舌乾，皮膚乾燥。②小便短少，大便乾結。③脈細數，甚至皮膚乾癟，或口乾不欲飲，或全身發熱，夜間熱重，舌紅乾有裂紋或光剝無苔。

【治療原則】增液生津，通便泄熱。

【處方用藥】方取增液承氣湯加減。藥用：玄參 30 g，麥門冬 24 g，生地 24 g，大黃 9 g，芒硝 4.5 g（沖），水煎服。

【方藥分析】①方中玄參、生地、麥門冬以增津液。②大黃、芒硝，能助泄熱通便，為寓瀉於補的一種治療方法，對陰虧熱結，燥屎不下之證，可以應用。

【臨床應用】①有的以氣虛為主，可加用人參、白朮。②若氣陰兩虛時，加人參、熟地同用。③若有虛熱時，可加胡黃連、地骨皮、青蒿、白薇以清虛熱。④在臨床上，一般先給增液湯，即藥用玄參、生地、麥門冬。⑤在便秘時一般可以通下。⑥但若便結不下，有陽明腑實證，而陰虛傷津時，便可用增液承氣湯了。在療效實為滿意時，便可停止攻下為好。主要旨在增補津液。

（七）血厥虛證

【脈象】脈細數無力或芤脈，主氣血虛衰之證。

【病因病機】①若病人久病不癒，耗傷氣血，而以血虛為重者。②或產後失血過多。③或其他疾病失血過多，使氣血逆亂，氣隨血脫，可使病人發生昏厥。此謂血厥虛證。

【證候分析】①由於病人失血過多，使循環血容量減少，氣虛血少，血液不能上承，難以滋養大腦的血液供應，維持不了腦神經中樞功能，故導致病人突然昏厥，面色蒼白。②氣血不達四肢，筋脈難以得到榮養，則四肢震顫。③若營氣內衰，正氣不強盛，代謝功能衰減，產熱產能不多。因血虛，使衛外功能低下，表衛不固，腠理開泄，則使病人汗出。④若心肺兩臟因血虛功能低下，可使病人張口呼吸，氣息微弱。⑤若失血過多，氣血虛衰，脈管中血容量不足，血管收縮，則使病人舌色淡白，脈細無力。

【主要證候】①病人突然昏厥。②面色蒼白。③口唇無華。④四肢震顫。⑤目陷口張。⑥自汗肢冷。⑦氣息微弱。⑧舌淡。⑨脈細數無力，或見芤脈。

【治療原則】補氣養血固脫。

【處方用藥】獨參湯合當歸補血湯加味。藥用：人參 9 g，黃耆 9 g，當歸 9 g，沙參 12 g，水煎服。

【方藥分析】①人參、黃耆能益氣固脫。②當歸能補血養血。③沙參能益氣養陰。

【臨床應用】①若病情急而重時，先用獨參湯灌服。②若出血不止，可酌加仙鶴草、藕節、側柏葉，以祛瘀止血。③若汗出肢冷，呼吸微弱，可加用附子、乾薑。④心悸、少寐加桂圓肉、遠志、酸棗仁以養心安神。⑤若舌紅口乾少津，加山藥、天花粉、玉竹、北沙參、石斛，以滋補津液，滋陰降火。

（八）肺熱傷津，筋失濡潤

【脈象】脈細數，主虛熱內熾，陰傷津涸之證。

【病因病機】①若人體感受濕熱毒邪後，使全身高熱不退。②或病後餘熱燔蒸。③耗氣傷津，皆能使肺葉枯焦，不能輸布津液，失之水的上源作用，就不能使津液潤澤五臟六腑，也使四肢筋脈失養，痿弱無用，從而形成痿證。正如《素問・痿論》所云：「五臟因肺熱葉焦，發為痿躄。」

【證候分析】①若濕熱之邪犯肺，能使肺氣陰耗傷，津液虧少，不能輸布全身，致使全身皮膚和肌肉失其滋養，肢體痿軟無力，皮膚乾燥不潤澤。②熱邪傷津，使體內津液不足，故使病人心煩口渴，尿量減少，大便乾燥。③若肺津不足，不能潤肺清利，可使病人口燥咽乾，嗆咳少痰。④舌紅苔黃，脈細數，皆屬傷陰少津，虛熱旺盛之證。

【主要證候】①病開始發熱。②熱後肢體痿軟無用。③皮膚乾燥。④心煩口渴。⑤乾咳少痰。⑥咽乾唇焦。⑦小便黃而少。⑧大便乾燥。⑨舌紅苔黃。⑩脈細數。

【治療原則】清熱生津，養肺潤燥。

【處方用藥】清燥救肺湯加減。藥用：人參 9 g，麥門冬 9 g，石膏 15～30 g，桑葉 9 g，杏仁 9 g，火麻仁 9 g，知母 9 g，金銀花 9～15 g，連翹 9～15 g，水煎服。

【方藥分析】①人參、麥門冬、知母能養肺生津。②石膏、桑葉、杏仁、火麻仁能清熱潤燥。③金銀花、連翹能清熱解毒祛邪。

【臨床應用】①若病人嗆咳少痰，可加用全瓜蔞、桑白皮、貝母、枇杷葉，能清潤肅肺。②咽乾不利者，加天花粉、玉竹、百合、蘆根能滋陰利咽。③若肺胃陰傷，症見身熱退淨，納差食少，口燥咽乾，用益胃湯加薏苡仁、山藥、穀芽，能益胃生津，健脾益肺。

（九）熱毒內陷

【脈象】脈細數，主熱入營分之證。

【病因病機】①風寒、風熱、風燥之邪，多乘素體寒濕不適，起居不節，肺氣虛弱，素有痰飲，又復感風寒。②麻疹病毒內陷營血，先犯肺衛，邪傳入裡，留滯於肺，鬱久化熱。若邪熱壅盛，內陷心營，而致熱毒內陷。

【證候分析】①熱毒熾盛，深入心營，可使病人高熱，煩躁，口乾唇焦，時作譫語，甚至神昏。②若熱傷肺絡，血出脈外，肺津受薰灼，失於清肅，遂之使痰中帶血，呼吸困難，鼻翕抬肩。③若熱極生風，肝風內動，可使病人抽搐。④舌絳，脈細數，為熱入營分之證。

【主要證候】①病人全身高熱不退。②咳嗽氣促。③喉中痰鳴，痰中帶血。④呼吸困難，鼻翕抬肩。⑤口燥唇焦，口渴。⑥煩躁不安，時有譫語，甚而昏迷，抽搐。⑦舌質紅絳，無苔或黃苔。⑧脈細數。

【治療原則】清熱解毒，清心開竅。

【處方用藥】清營湯加減。藥用：金銀花 15 g，連翹 12 g，黃連 3 g，丹皮 9 g，鬱金 6 g，石菖蒲 4.5 g，生地 12 g，玄參 15 g，麥門冬 9 g，貝母 6 g，生石膏 30～60 g，水煎服。

【方藥分析】①金銀花、連翹性味辛涼，清熱解毒。②黃連清熱燥濕，能清心火，解熱毒。③丹皮、鬱金能清熱、涼血、活血、化瘀、清心開竅。④生地、麥門冬、玄參能清肺生津止渴。⑤貝母能止咳化痰，清熱散結。⑥生石膏能清熱瀉火，清肺熱，尤其能清氣分熱。

【臨床應用】①病人痰多，加用天竺黃、膽星。②抽搐，加羚羊角、鉤藤、全蠍、蜈蚣，另服紫雪丹。③高熱，加用大青葉、板藍根。④昏迷，另用安宮牛黃丸。⑤若熱甚重，但昏迷程度不深，可用牛黃清心丸，加用黃連、黃芩、紫草清熱解毒。

（十）心悸喘急

【脈象】脈細數或遲緩，主心力衰竭之證。

【病因病機】①多為慢性充血性心力衰竭之證。多是因各類心臟病使心臟代償功能嚴重損害的表現。②心主血脈，肺主一身之氣，心臟疾病，影響肺的血液供應，而使肺氣衰弱，氣體交換障礙，血中氧氣減少，而二氧化碳增多，因而淫精入脈中，而且血中缺氧，又影響氣機不利，代謝功能紊亂，不能使水穀精微和代謝能量發揮肺的生理功能，因而脈氣流經，而經氣難以歸肺，使肺更為虛衰，於是左心衰竭時，病人心悸同時，還出現喘急而不能平臥。③由於脈絡瘀阻，血液循環不利，形成氣滯血瘀，氧被組織細胞代謝用完，二氧化碳積蓄增多，還原血紅蛋白在血中增多，從而形成發紺。④重者瘀血日久，凝血因子在血中破壞，血管長時乏氧，細胞變性壞死，而使滲出增加，繼而使血溢脈外，而症見咯血。

【證候分析】①因左心衰竭，心輸出血量減少，不能有滿足機體血液需要，必須加重心臟負擔，增加心搏次數，加以心臟代償，但代償不了時，就要出現心力衰竭，出現心悸怔忡。

②心力衰竭，主要指左心衰竭，自然由於循環血液流行不暢，而形成肺瘀血，肺水腫，從而呼吸困難不得平臥。③同時瘀血和水腫又使肺滲出物增加，刺激氣管支氣管黏膜，引起反射性咳嗽，並咯出粉紅色泡沫樣痰。④肺水腫，呼吸困難，氣體交換障礙，使血氧含量降低，可引起面色發紺，唇齶、指甲發青。⑤全身乏氧，代謝障礙，氣虛，使心臟鼓動無力，機體各臟腑血液供應減少，功能下降，肌膚衛外功能障礙，皮膚腠理疏密而開，出現自汗和盜汗。⑥腦血液供應不全，則使病人心煩不眠；心臟冠狀動脈對心臟本身血供不足時，使心臟舒縮無力，血管張力下降，而使脈細數，或遲緩，或促成結代。⑦舌苔薄，舌質偏紅紫，或舌紅少津，或苔花剝，皆為氣血瘀阻，鬱久化熱，熱盛傷津，阻礙有氧代謝正常進行，才使舌苔生長得不好，甚而光剝。

【主要證候】①病人心悸怔忡。②咳嗽咯血，氣喘不能平臥。③面色紅紫，唇齶、指甲發青。④自汗盜汗。⑤心煩不寐。⑥舌偏紅紫，少津，舌苔薄或光剝。⑦脈細數，或遲緩，或促，或結代。

【治療原則】益氣養陰，定喘，止汗。

【處方用藥】生脈散加減。藥用：白參 15 g（另煎代茶）、麥門冬 30 g，五味子 9 g，丹參 30 g，鍛龍骨 30 g，鍛牡蠣 30 g（先煎）、炙款冬花 12 g，白果 10 枚，琥珀粉 2 g（分呑），萬年青葉 30 g，製散服。

【方藥分析】①白參補氣益肺生津；麥門冬養陰潤肺，清心除煩，益胃生津。②五味子斂汗生津潤肺。③三藥相配伍，一補一清一斂，使氣復生津，斂汗存陰。④氣陰充脈道，其脈可復生。⑤丹參能清血熱，活血祛瘀。⑥鍛龍骨、鍛牡蠣能平肝潛陽，鎮驚安神，收斂固澀。⑦炙款冬花能止咳下氣，舒張氣管。⑧白果化痰平喘。⑨琥珀粉能鎮驚安神，潛陽納氣。⑩萬年青葉能強心利尿，清熱解毒，止血，治心力衰竭。

【臨床應用】①脈見遲緩者，可去萬年青葉。②陰虛者，加用三補丸；包煎。③心肝火盛時，加用龍膽草吞，另加黃連末，分吞，以瀉心肝邪火。④肺部感染，咯稠黃痰，苔黃膩，用麻杏石甘湯，加用魚腥草、四季青、紫花地丁、蒲公英，以清熱祛痰。⑤腎虛，動則喘甚者，加用蛤蚧、人參。⑥大汗不止，四肢厥冷，加附子、黃耆、鍛龍骨、鍛牡蠣、人參，能益氣，回陽，固脫。

（十一）陰虛陽擾冠心病

【脈象】脈細數，主陰虛陽擾之證。

【病因病機】①氣候變化，邪易侵入，尤其素體陽虛，若寒侵心脈，心脈攣縮，可使心血瘀阻。②若腎氣虧虛，陰陽失調，素體腎虛，或年老體衰，腎氣虛，失其鼓動之力，又失溫煦作用，致使心肌推動無力，氣滯血瘀，痰濕內結。③情志不舒，氣機鬱結，氣滯血瘀，心脈不暢；或氣機不利，痰濕內生而內阻心脈。④飲食不節，過食肥甘，膏粱厚味，嗜酒成痞，損傷脾胃，濕濁內生，阻閉心脈。⑤終日體格不鍛鍊，氣血運行不暢，加之素體肥胖，心脈血行障礙。⑥各種病因，皆使心脈瘀阻，心失所養，細胞變性壞死，而致冠心病。⑦心失所養，可使心陰受損；心陰虛弱，陰損及陽，可致心陽虛衰。⑧心陰虛可生內熱；心陽虛，代謝功能下降，氣血不足，使腎氣不得滋生，可致腎氣不足，腎功能下降，又可加重心臟的負擔，使其陰虛陽擾，陰陽失調，而致病難癒。

【證候分析】①病程日久不癒時，氣滯血瘀，血行不暢通，使心冠脈循環障礙，心肌失血養，而致胸悶疼痛。②營血因心功能下降，心輸出血量少，使五臟六腑以及全體失其潤澤營養，導致心腎陰虛，故使病人面赤顴紅，手足心熱，夜寐盜汗，口乾不欲飲，頭暈耳鳴，腰膝痠軟。③水不涵木，肝陽上亢，故頭暈目眩。④舌紅或紫斑，脈細數或細澀，為陰血不足，心脈瘀阻之象。

【主要證候】①胸悶且痛。②面赤顴紅。③五心煩熱。④

夜寐盗汗。⑤口乾不甚欲飲。⑥頭暈耳鳴。⑦腰膝痠軟。⑧舌紅或紫斑。⑨脈細數或細澀。

【治療原則】滋陰益腎，養心平肝。

【處方用藥】天王補心丹加減。藥用：生地 9 g，天門冬 9 g，麥門冬 9 g，五味子 5 g，當歸 9 g，柏子仁 9 g，酸棗仁 9 g，潼蒺藜 9 g，枸杞子 9 g，太子參 15 g，丹參 20 g，茯苓 12 g，玄參 9 g，沙參 9 g，白芍 12 g，石決明 30 g（先煎），水煎服。

【方藥分析】①生地、玄參、天門冬、麥門冬能養陰生津，而瀉虛火。②太子參、茯苓能益氣養心。③柏子仁、酸棗仁、五味子能養血安神。④丹參當歸能活血祛瘀通脈。⑤潼蒺藜、石決明、枸杞子、白芍能補肝益腎，平肝潛陽。

【臨床應用】①病人眩暈、心悸怔忡，加珍珠母、磁石以潛陽鎮心。②心腎真陽衰微時，加用山萸肉、沙參、石斛、牡蠣以酸甘收斂真陰。③心痛劇烈，加丹皮、赤芍、益母草、凌霄花涼血活血祛瘀。④兼有氣滯者，加瓜蔞、鬱金、枳實、金鈴子、延胡索、能解鬱止心痛。

（十二）心陰虛

【脈象】脈細數，主心陰虛之證。

【病因病機】①病人素體虛弱，病後體質未恢復。②熱病日久傷陰，失血後，精神刺激，使陰血耗傷，風濕痺阻，心陰不足等證。

【證候分析】①心陰虛，使心失所養，故心悸失眠，甚則心火亢盛，此為虛火內生，使病人心煩意亂，面色潮紅，舌體生瘡。②汗為心之液，陰虛火旺，迫津外泄而盜汗自汗，舌紅少津。③若心陽偏亢，虛火內擾，則手足心熱，潮熱，口乾咽燥。④脈細數，為陰虛內熱之象。

【主要證候】①病人心悸心煩。②失眠多夢。③健忘易驚。④潮熱顴紅。⑤盜汗。⑥口燥咽乾。⑦五心煩熱。⑧舌紅少津。⑨脈細數。

【治療原則】滋陰養心，佐以降火。

【處方用藥】生脈散加減。藥用：太子參 30 g，麥門冬 10 g，五味子 6 g，丹參 15 g，遠志 4.5 g，柏子仁 15 g，竹葉 9 g，黃連 4.5 g，龍齒 30 g，炙甘草 5 g，水煎服。

【方藥分析】①太子參、麥門冬、五味子、遠志、柏子仁、丹參能養心滋陰，氣陰雙補，使陰津增多，恢復正常生理功能。②竹葉、黃連有清心瀉火，並用黃連之苦以堅陰。③龍齒寧心安神。

【臨床應用】①若病人氣虛陰虛較重，難以恢復時，要酌加黃耆，能補中益氣。②心火亢盛時，要加生地、木通，可引熱下行。③陰虛盜汗明顯時，要加用浮小麥、牡蠣能收斂止汗。

（十三）肺腎陰虛

【脈象】脈細數，主陰虛火旺之證。

【病因病機】①腎為先天之本，腎精虧耗，虛火上擾，使肺津受薰灼損傷。肺腎陰津相互滋養腎陰為陰液之本，腎陰虧損不能濡養肺陰，而陰虛火旺則導致肺腎陰虛。②肺腎陰虛失其濡潤作用，使內生虛熱，肺失清肅，而致肺氣上逆，氣體交換障礙，血氧含量減少，使腎失濡潤而火動，因久咳傷肺，使肺虛不能滋養腎。③或腎陰虛衰，勞傷過度，使氣血虧虛而少，陰津不能上承，或虛火灼肺，都可形成肺腎陰虛之證。

【證候分析】①陰虛生內熱，使病人潮熱，盜汗、顴紅、五心煩熱。②心血虛損，肝失所養，故使病人心煩失眠，易怒胸痛。③肺病及腎、腎陰虧虛，陰虛火旺，擾動精室，病人則遺精早泄。④陰精虧耗，衝任脈損傷，故使月經不調。⑤虛火灼肺，則喘咳聲嘶，舌絳，脈細數，為陰虛火旺之象。

【主要證候】①午後潮熱。②兩顴潮紅。③心煩失眠。④易怒喘咳，反覆咯血。⑤胸脅疼痛。⑥聲音嘶啞。⑦男子遺精，女子月經不調。⑧舌紅絳，脈細數。

【治療原則】滋陰降火，潤肺止咳。

【處方用藥】百合固金湯加減。藥用：生地 6 g，熟地 9 g，麥門冬 9 g，貝母 6 g，百合 9 g，當歸 9 g，白芍 9 g，生甘草 3 g，元參 9 g，桔梗 3～4.5 g，水煎服。

【方藥分析】①肺腎陰虛，虛火上炎，灼傷肺臟，致使陰虛肺燥，諸證從生。②方中所用生地、熟地、元參能養陰清熱。③百合、麥門冬能潤肺生津，是本方主藥。④當歸、白芍能柔肝養血。⑤貝母、桔梗能清肺化痰。⑥生甘草，能瀉虛火，以利咽喉。⑦諸藥合用，能養陰清熱，潤肺化痰，專治陰虛肺燥，治癒後立即停用，要過用，可致脾胃損傷，而宜調理脾胃，補脾養肺，才最為妥當。

【臨床應用】①有骨蒸潮熱，加用地骨皮、鱉甲、銀柴胡、青蒿。②盜汗，加浮小麥、生龍骨、生牡蠣。③失眠，加用酸棗仁、山梔子、珍珠母。④遺精時，加用冬蟲夏草、龜板、生龍骨、生牡蠣。⑤咯血量多，加用白及，花蕊石、丹參三七粉。⑥痰稠難咳，加用瓜蔞仁、蛤蚧粉，桑白皮、馬兜鈴等藥。

（十四）脾胃陰虛

【脈象】脈細數，主脾胃陰津虧損之證。

【病因病機】①先天稟賦不足，多因父母年老體弱，精血虧損，母體懷孕失於調養，胎失所養，致使嬰幼兒後天失調，精血不足，陰陽俱虛，五臟內傷。②勞倦過度，憂傷思慮，憤怒驚恐，皆使五臟真氣受損，再加上飲食不節，損脾傷胃，使人體精微氣血日衰，釀成虛勞證。

【證候分析】①脾胃陰津虧損，不能上承，則使病人口乾唇燥。②津虧不能內潤腸道，而致病人大便乾燥。③脾胃陰傷，攝納和運化不良，可使病人不思飲食，食少納呆。④若胃腑失於濡養，胃氣不足，蠕動逆上，而致胃氣上逆，則出現嘔惡。⑤舌乾少津或少紅無苔，脈細數，皆屬脾腎陰津虧損所致。

【主要證候】①病人口乾唇焦，不思飲食。②或見乾嘔、呃逆。③大便燥結。④舌乾少津或光紅無苔。⑤脈細數。

【治療原則】養陰和胃。

【處方用藥】益胃湯加減。藥用：沙參 10 g，麥門冬 10 g，生地 18 g，玉竹 10 g，石斛 30 g，蘆根 10 g，生穀芽 30 g，雞內金 10 g，竹茹 10 g，烏梅 10 g，水煎服。

【方藥分析】①沙參、麥門冬、烏梅能養陰生津。②生穀芽、雞內金能消食助運。③竹茹能和胃降逆止嘔。④石斛、蘆根能清熱生津養陰。

【臨床應用】①病人便秘，加火麻仁、肉蓯蓉，能潤腸通便。②脾胃陰津虧損，還可加用梨汁、蘿蔔汁、甘蔗汁，可養陰生津。

（十五）腎陰虛

【脈象】脈細數，主真陰不足之證。

【病因病機】①多因久病傷腎，或房事不節，或早婚產育過多，均能損傷腎陰。②也有因情志內傷，暗損腎陰，而致腎陰虛。③還有因急性熱病之後，急驟損傷腎陰，也屢見不鮮，多由實證致腎陰虛。④臨床也見其他臟腑疾病出現陰虛證，由於臟腑相互影響，也能致使腎陰虛。

【證候分析】①腎陰虧虛，不能生髓，充骨養腦，使腦神經中樞得不到充分的營養，使神經功能衰弱，出現頭暈、健忘、多夢。②腰為腎之府，腎陰虧損，腎津不能養腎，影響腎臟功能，出現腰膝痠軟。③腎開竅於耳，腎陰虛不能充養耳竅，便出現耳鳴耳聾，這是血氧供耳不足的結果。④腎主骨生髓，腎命門之火，維持機體新陳代謝，促進骨的代謝，當腎陰虧損時，使骨的生長發育受到影響，而齒為骨之餘，故使牙齒動搖，甚則脫落。⑤腎主其華在髮，腎精與血相互滋生，毛髮在滋養來源於血，故「血為髮之餘」，而髮又根源於腎氣。若腎陰虧虛，腎氣不足，易使毛髮脫落。⑥腎主骨，腎精能滋養骨，若腎陰虛精虧，使骨的化源不足，不能營養骨髓，則出現足跟痛。⑦腎陰不足，虛熱內生，故見兩顴潮紅，五心煩熱，盜汗，口燥咽乾，失眠多夢。⑧腎陰虧虛，生精之源不足，則男子不育，女子不孕。⑨虛熱內擾，使精關不固，使病人出現遺精早泄或崩漏。⑩舌紅，脈細數，均屬陰虛內熱之象。

【主要證候】①病人頭昏健忘。②失眠多夢。③腰膝痠軟。④耳聾耳鳴。⑤兩顴潮紅。⑥五心煩熱。⑦盜汗，自汗。⑧口燥咽乾。⑨髮落齒搖。⑩足跟疼痛。⑪甚則遺精不育，經閉不孕或崩漏。⑫舌紅，脈細數。

【治療原則】填補精髓，滋陰降火。

【處方用藥】左歸丸加減。藥用：熟地 24 g，山藥 12 g，龜板 9 g，黃柏 9 g，知母 9 g，菟絲子 12 g，鹿角膠 9 g，棗皮 9 g，紫河車 9 g，金櫻子 9 g，水煎服。

【方藥分析】①熟地、棗皮、菟絲子、龜板、鹿角膠、紫河車能補腎填精。②黃柏、知母能滋陰降火。③諸藥合用，能使精生陰長，虛火降下，諸證轉癒。

【臨床應用】①病人遺精遺尿時，加用龍骨、牡蠣、芡實，能收斂固澀。②若髮落齒搖時，加用何首烏，能補血養血。③腰膝痠軟時，加用牛膝、杜仲，以補腎壯腰。

（十六）腎虧火旺血精

【脈象】脈細數，主陰虛有熱之證。

【病因病機】①血精是指遺精或房事排精帶血的一種病證。中醫學認為與腎虧有關，現代醫學認為血精是精囊炎的主要特徵，血精多因腎陰虧虛，陰虛生內熱，熱擾精室，精關不固，損傷脈絡，血從內溢，而形成血精。②也有因素體腎陰虧虛，濕熱下注，激發精室，損傷脈絡，也可形成血精的。

【證候分析】①腎陰不足虛火上炎，或濕熱下注，擾動精室，使精關不固，損傷脈絡，而成遺精或房事排精帶血。②腎陰虧虛，腰為腎府，則腰膝痠軟。③腎主骨生髓，則腎虛可致腰脊酸楚。④腎陰虧虛，可使清陽不升，代謝產能產熱減少，則使病人神疲乏力，形寒肢涼，但要腎陰虛陽盛，腎火偏旺，則時有頭暈咽痛。⑤舌質紅，苔薄或剝，脈細數，多屬腎陰虧而火旺之象。

【主要證候】①病人遺精或房事排精有血。②腰膝痠軟，脊骨酸楚。③神疲乏力。④有時頭暈咽痛，舌質紅，苔薄或剝。⑤脈細數。

【治療原則】育陰益腎，涼血衛絡。

【處方用藥】大補陰丸合二至丸加減。藥用：生地15g，熟地15g，炙龜板15～30g（先煎），知母10g，黃柏10g，旱蓮草15g，女貞子12g，丹皮6～10g，懷山藥15g，水煎服。

【方藥分析】①生地、熟地，能補腎陰而生血涼血。②炙龜板能填精益髓。③黃柏、知母性味苦寒，能清腎火，存陰液。④旱蓮草能補益肝腎，涼血止血。⑤女貞子能補益肝腎。⑥丹皮能清熱涼血，活血化瘀。⑦懷山藥能益肺腎，補脾胃。

【臨床應用】①血精量多時，加用大小薊、藕節、側柏葉、山楂炭、蒲黃，以涼血袪瘀止血。②熱偏盛時，加用蒲公英、地綿草、鹿啣草，能清熱解毒。③遺精嚴重時，可加蓮鬚、芡實、金櫻子、鍛龍骨，能固澀止遺，以治血精之證。

（十七）腎虛滑脫，精關不固

【脈象】脈細數，主陰虛內熱之證。

【病因病機】①腎藏精，為水火之臟；肝主疏泄，條達，內寄相火。②若病人稟賦不足，先天虧虛，房事過度，手淫損傷，使腎虛精脫，精關不固，致使精泄太過，腎陰虛而陽亢，陰虛致熱，熱擾精室，產生夢遺。③若腎虛久遺，可使真元下滲，日久彌虛。④陰虛及陽，則滑泄更甚。

【證候分析】①病人先天不足，手淫房勞過度，遺精日久，便可損傷腎精。②腎虛不藏精微，故使遺精頻作，滑精不止。③腰為腎之府，腎虛則腰膝痠軟。④腎陰虧損，不能上榮於腦海，腦神經中樞功能衰弱，出現眩暈耳鳴，失眠健忘。⑤陰虛生內熱，使病人低熱，兩顴潮紅，心煩咽乾，手足心熱。⑥陰虛陽浮越於外，逼精為泄，皮膚衛外功能低下，衛表不固，毛竅開泄，而致自汗和盜汗。⑦腎主骨，其華在髮。若病人腎虛時，則出現髮落齒搖；舌紅少苔，脈細數，皆屬陰虛內熱之候。

【主要證候】①病人夢遺頻發，甚而滑精不止。②腰膝痠軟。③眩暈耳鳴。④失眠健忘。⑤低熱顴紅。⑥咽乾心煩。⑦形體消瘦。⑧汗出、盜汗。⑨五心煩熱。⑩髮落齒搖。⑪舌紅苔少。⑫脈細數。

【治療原則】補腎填精，固澀止遺。

【處方用藥】六味地黃丸合左歸飲加減。藥用：熟地 24 g，山茱萸 12 g，山藥 12 g，丹皮 9 g，茯苓 9 g，澤瀉 9 g，枸杞子 12 g，炙甘草 6 g，水煎服。

【方藥分析】①熟地能養血補腎，滋陰填精。②山茱萸、枸杞子，能補腎益肝，固澀精氣。③山藥、茯苓、甘草能健脾澀精。④丹皮、澤瀉能滲濕瀉火。

【臨床應用】①腎陰不足，致使精傷，用左歸丸能滋補腎陰。②腎虛不藏，精關不固，用金鎖固金丸，能補腎陰虛，固澀止遺，可用金鎖固金丸、水陸二仙丹。③若滑精日久，陰損及陽，使精關不固，命門火衰，症見形寒肢冷，精冷，陽痿早泄，可用右歸丸，以補腎壯陽。

（十八）陰虛發熱

【脈象】脈細數，為陰虛有熱之證。

【病因病機】①素體陰虛，熱證日久傷陰。②誤用過用溫燥藥，導致津液虧損，不能制火，可使陽氣偏亢，而引起發熱。正如《景岳全書・火證》所云：「陰虛能發熱，此以真陰虧損，水不制火也。」說明陰虛發熱的道理。

【證候分析】①陰虛陽盛，虛火內熾，使病人午後或夜間發低熱，為骨蒸潮熱，手足心熱。②虛火上炎，擾動心神，故兩顴潮紅，心煩少寐，多夢健忘；內熱迫津泄，毛孔開放，營衛不固，則見盜汗。③陰虛火旺，津液失潤，使病人口乾咽燥，便乾尿少。④舌乾紅少苔，甚而無苔，脈細數，均為陰虛發熱之證。

【主要證候】①病人午後或夜間發熱。②五心煩熱或骨蒸潮熱。③心煩少寐。④多夢健忘。⑤盜汗顴紅。⑥口乾咽燥。⑦大便乾結。⑧尿少色黃。⑨舌紅而乾，且甚而裂紋，無苔或少苔。⑩脈細數。

【治療原則】滋陰清熱。

【處方用藥】清骨散加減。藥用：銀柴胡 9 g，胡黃連 4.5 g，秦艽 9 g，鱉甲 15 g，地骨皮 9 g，青蒿 6 g，知母 9 g，甘草 3 g，水煎服。

【方藥分析】①銀柴胡、地骨皮、胡黃連、知母、青蒿、秦艽能清除骨蒸虛熱。②鱉甲能滋陰潛陽。③甘草能調和諸藥。

【臨床應用】①陰虛甚者，加生地、玄參、製首烏，能滋養陰精。②若偏血虛，加用當歸、白芍、熟地；盜汗，去青蒿，加鍛牡蠣、浮小麥、糯稻根，能固表斂汗。③失眠，加用酸棗仁、柏子仁、夜交藤，能養心安神。④氣虛，症見頭暈氣短，體倦乏力，加用北沙參、麥門冬、五味子，能益氣養陰。⑤熱不重，但肝腎陰虛明顯者，有低熱，手足心熱，兩顴潮紅，頭暈目眩，耳鳴心煩，腰膝痠軟，舌紅少苔，脈細數，可改用知柏地黃丸，能滋陰清熱。

（十九）陰虛火旺不寐

【脈象】脈細數，主陰虛內熱之證。

【病因病機】①多因稟賦不足，先天素虛。②或病後體虛。③或年老體弱等諸病因，可使心、脾、腎虧虛，或血不養心，或虛火內動，氣血不足，心神失養，皆能致使病人心神不寧，夜中不眠。

【證候分析】①腎陰虧虛，不能上濟於心，使心火偏亢，心神不寧，使病人稍睡就醒，或虛煩難眠，五心煩熱，心悸不安。②虛熱內擾，陰津外泄。故使病人汗出或盜汗，口燥咽乾。③腎虛使腦髓不充，使病人血供不足而頭暈耳鳴，失眠健忘。④若腎精不足，腰府失養，使病人腰部酸楚；陰虛內擾，相火妄動，促精關不固，使病人常有夢遺。⑤舌質紅，脈細數，為陰虛內熱之象。

【主要證候】①病人稍睡就醒，或虛煩難眠。②心悸不安。③五心煩熱。④汗出盜汗。⑤口燥咽乾。⑥頭暈耳鳴。⑦多夢健忘。⑧腰部酸楚，或有夢遺。⑨舌質紅。⑩脈細數。

【治療原則】滋陰降火，養血安神。

【處方用藥】天王補心丹加減。藥用：人參 15 g，玄參 15 g，丹參 1.5 g，茯苓 15 g，五味子 30 g，遠志 15 g，桔梗 15 g，當歸 30 g，天門冬 30 g，麥門冬 30 g，柏子仁 30 g，酸棗仁 30 g，生地 12 g，硃砂 6 g，黃連 6 g，炙甘草 3 g，製丹服。

【方藥分析】①生地、當歸、丹參、玄參、麥門冬、天門冬能養陰清熱。②黃連能清心火；柏子仁、五味子、酸棗仁能寧心安神。③茯苓、遠志、硃砂能安神定志。④桔梗引藥上行。⑤甘草能調和諸藥而緩中。

【臨床應用】①若病人相火偏旺時，症見遺精早泄，加用黃柏、知母能清瀉相火。②若陰虛陽亢，心煩不眠，頭暈耳鳴，加用珍珠母、龍齒、阿膠，能育陰潛陽。③若心腎不交，虛火上衝，頭面烘熱，舌尖紅，足冷，加肉桂，以引火歸原。④若肝血不足，陰虛內熱，虛煩難眠，頭暈目眩，口燥咽乾，脈弦細數，可加酸棗仁湯，能清熱除煩。

（二十）陰虛火旺盜汗

【脈象】脈細數，主陰虛火旺之證。

【病因病機】①病人起居不節，過度勞累，使精血虧虛，虛火內生，耗傷陰津，不能自藏。②多因體虛，衛外功能低下，皮膚腠理開泄，加之體內虛熱蒸騰，便形成盜汗。

【證候分析】①病人陰虛生內熱，蒸迫津泄外散，使病人夜寐盜汗或自汗。②虛熱內動，末梢血管瘀血，使病人五心煩熱。③虛火上炎，熱傷津液，使病人兩顴潮紅，口渴，口乾咽燥。④舌紅少苔，脈細數，皆屬陰虛火旺之象。

【主要證候】①病人盜汗自汗。②五心煩熱。③低熱口渴。④兩顴潮紅。⑤舌紅少苔，脈細數。

【治療原則】滋陰降火。

【處方用藥】當歸六黃湯加減。藥用：當歸 9 g，黃耆 9 g，生地 9 g，熟地 9 g，黃芩 9 g，黃連 9 g，黃柏 9 g，水煎服。

【方藥分析】①當歸、生地、熟地能滋陰養血；黃連、黃芩、黃柏能清熱堅陰。②黃耆補氣固表。

【臨床應用】①汗出多時，加用牡蠣、浮小麥、糯稻根，能固澀斂汗。②低熱偏重，加用秦艽、銀柴胡、地骨皮、白薇能清泄虛熱。③久病肺腎陰虧，用八仙長壽丸，加用龍骨、牡蠣、糯稻根，以滋陰斂汗。④若陰虛明顯，但發熱不重時，可改用麥味地黃丸，補益肺腎兩虛，又能滋陰清熱。

六 脈細小

脈細小：脈細如線，軟弱無力，脈體小，脈位較深，一息四至（圖 2-13-6）。

熾熱傷肺

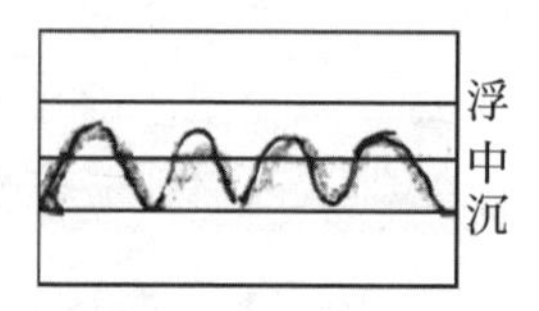

圖 2-13-6　脈細小

【脈象】脈細小而數，主陰津不足，兼有熾熱之證。

【病因病機】①病人外感燥邪，具有乾燥的特性。多從口鼻而入，先犯肺經。②肺衛受燥邪，使衛表不和，肺氣失宣，燥勝則乾，因此除有外感證外，還有口燥咽乾，鼻乾唇焦，乾咳等肺系乾燥證。③燥傷陰津，陰傷則絡損。因肺燥化火，火灼陰液之故。④熾熱易解，傷陰難復，而致肺燥陰傷和肺絡出血之變。如熾熱傷肺不好轉，可熾熱內傳，內陷心營。

【證候分析】①燥熱之邪外襲，能使衛氣失和，出現外感表證，症見發熱，微惡風寒，頭痛，少汗等表熱徵象。②燥熱犯肺，肺燥傷陰液，致肺失清肅，使病人乾咳無痰，咳甚則喘。③燥熱易於傷津，津液不足，不能上潤，則見口鼻咽喉乾燥，心煩口渴。④舌乾無苔，脈細小而數，皆屬肺燥傷津化熱之證。

【主要證候】①發熱。②微惡風寒。③頭痛。④少汗。⑤乾咳無痰。⑥咳甚則喘。⑦口鼻咽喉乾燥。⑧心煩口渴。⑨舌乾無苔。⑩脈細小而數。

【治療原則】清宣潤燥，滋陰生津。

【處方用藥】清燥救肺湯加減。藥用：桑葉 9 g、桑白皮 9 g，生石膏 30 g（先煎），生甘草 9 g，太子參 15 g，火麻仁 15 g，阿膠 5～9 g（烊化），麥門冬 10～15 g，杏仁 15 g，炙枇杷葉去毛 9 g（包煎），水煎服。

【方藥分析】①桑葉、桑白皮、生石膏能清除燥熱。②阿膠、麥門冬、火麻仁能滋養肺陰；太子參、生甘草能補益肺氣。③杏仁、炙枇杷葉能止咳化痰。全方清燥熱和養氣陰，有較強的養陰潤肺的作用，還有疏風散邪之力。

【臨床應用】①若痰黏而難咳時，燥熱偏盛，加瓜蔞皮、生蛤殼，或淡竹瀝。②陰傷偏重者，加生地、玄參、麥門冬。③氣虛較明顯，加白參另燉沖服。④本證也可用桑杏湯。

七 脈細滑

脈細滑：脈細軟圓滑流利，一息四至，應指無力（圖 2-13-7）。

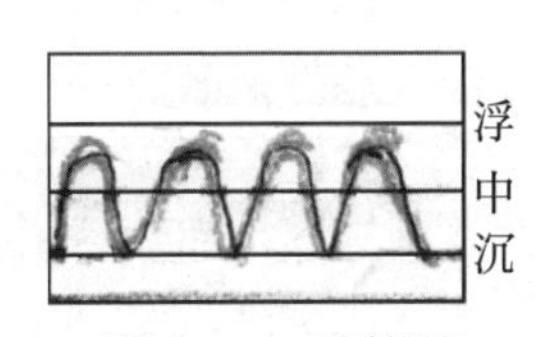

圖 2-13-7　脈細滑

（一）肺虛痰惡

【脈象】脈細滑無力，主肺虛有痰之證。

【病因病機】①外感病邪侵襲肺衛，使肺氣失宣肅，津液凝聚成痰。②肺氣不足，治節無權，使水濕津液失於宣化。③也能聚而成痰，因肺為水之上源，能輸布津液，當肺陰耗損時，虛火煎熬津液，而津液又不能輸布分散而化，也就生痰而結了。

【證候分析】①肺為嬌臟，若病人喘咳日久，耗氣傷陰，因而病人動則喘咳加重。②陰傷生虛火，火熱煉液為痰，使痰黏稠而難以咯出。③氣虛，代謝功能減弱，血液循環不暢，使津液凝而為痰，使痰量增多而且黏稠。④肺虛無力，使病人無力咳出黏稠痰液，引起有痰難咳。⑤肺虛，肺合皮毛，又使衛表不固，而使病人自汗、畏寒怕冷，易於外感風寒而感冒。⑥陰傷生內熱，因虛熱擾動，則使病人潮熱，顴紅，五心煩熱。⑦舌淡紅，苔薄白，脈細滑無力，皆屬肺虛有痰之象。

【主要證候】①病人咳喘日久難癒，動則咳喘加重。②痰多黏稠，難以咳出。③有時畏寒自汗，易於感冒。④有時潮熱顴紅，五心煩熱。⑤舌淡紅，苔薄白。⑥脈細滑無力。處方用藥：補肺阿膠散合半貝丸加減。藥用：阿膠 9 g（烊化），馬兜鈴 3 ～ 9 g，杏仁 3～9 g，牛蒡子 3～9 g，糯米 15～30 g，甘草 3～9 g，貝母 3～9 g，半夏 3～9 g。

【方藥分析】①阿膠，能潤肺滋陰，以滋補肺腎。②馬兜鈴能清肺，止咳化痰。③杏仁能宣肺潤燥。④牛蒡子能清膈利痰。⑤糯米、甘草有健脾補肺。⑥貝母、半夏能祛痰散結。

【臨床應用】若肺氣虛偏盛時，加黃耆、沙參、玉竹、百合，能雙補氣陰。

（二）陰虛痰飲

【脈象】脈細滑或數，主陰虛痰飲之證。

【病因病機】①本病支飲，係飲邪停留於胸膈，上迫於肺，使肺失滯澀，咳嗽痰多，氣急作喘，不能平臥。②重者水腫，面色黧黑，心下痞硬為特徵。③支飲係肺、脾、腎三臟功能障礙所致，因肺居上焦，為水之上源，能通調水道，輸布津液；脾主運化水濕，並將精微輸布全身；腎在下焦，腎陽氣化能蒸化津液，分清濁，使清者上升，濁者下降，若肺、脾、腎功能障礙，也使水液代謝障礙，因而聚而為飲。④外感寒濕，如冒雨涉水，居處潮濕，使邪從口鼻，皮毛而入，肺氣被束，宣降失司，使津液化為痰飲。⑤寒濕阻滯人體陽氣，影響代謝功能和血液循環的順利進行，使水精失運，蓄積成痰飲。⑥飲食不節，如飲水過多，使脾難以運化和疏散，或嗜酒過多，使脾陽虛弱；過食生冷和過食肥甘厚味，皆能損傷脾運，而積濕成飲。⑦勞欲過度，損傷脾腎，如勞倦傷脾，使脾虛氣弱，水穀不化精微。⑧縱慾不過，損傷腎氣，使腎陽不振，氣化難行，水液代謝失調，積濕成飲。⑨此外久病體虛，脾腎不足，若兼勞欲損傷，致使水溢不運，則越易成飲，上泛於肺而為支飲。⑩支飲日久，氣血運行不暢，使其瘀阻肺絡而成飲。飲為陰邪，久病虛證，可致陰虛痰飲。

【證候分析】①飲邪上逆犯肺，使肺失宣降，清肅失司，故使病人咳嗽氣喘，動則加劇。②若痰飲鬱滯，變成痰涎，則咯白色泡沫痰涎。③肺失通調水道的作用，又使水飲外溢，因而支飲重時可有面浮水腫。④飲為陰邪，能阻抑氣機，影響代謝功能而致陽虛，代謝產熱產能減少，則使病人畏寒怕熱，調節功能障礙。⑤陰虛傷津液，津液減少而鬱於肺，則使病人口乾。⑥因陰寒盛，而使清陽不展，故使病人喜溫飲。⑦陰虛生內熱，則舌紅無苔；兼有支飲所在於肺，則使脈細滑而數。

【主要證候】①病人咳嗽氣喘，動則病重。②咯吐白色泡沫樣痰涎。③怕寒怕熱。④口乾咽燥。⑤喜溫飲。⑥舌紅苔花剝或無苔。⑦脈細滑而數。

【治療原則】滋補肺腎，消痰化飲。

【處方用藥】金水六君煎合澤漆湯加減。藥用：熟地 15 g，當歸 10 g，黨參 9～15 g，陳皮 9 g，半夏 9 g，澤漆 15～30 g，茯苓 9～15 g，紫菀 10～15 g，生甘草 9 g，水煎服。

【方藥分析】①熟地能滋陰補血。②當歸補血和血；黨參補氣健脾。③陳皮、半夏能止喘化痰，降逆化飲。④澤漆能行水消痰。⑤茯苓健脾，利水滲濕。⑥紫菀能止咳化痰。⑦生甘草能止咳化痰，調和諸藥。

【臨床應用】①咳嗽嚴重者，可加白前、款冬花。②若喘息不得平臥時，加炙麻黃，或地龍。③若胸悶，痰量反而增多時，去熟地、當歸，加枳殼、桔梗；若脾腎陽衰。④症見四肢不溫，喘促多汗，可用腎氣丸合苓桂朮甘湯，能溫陽化飲。⑤若氣陰兩虛，症見氣短無力，口乾時，加用沙參、麥門冬、玉竹、石斛、黨參，能養陰益氣。

（三）腎虛喘促

【脈象】脈細數，主腎虛喘促證。

【病因病機】①病人腎氣不足，攝納無數，命門火衰，代謝障礙，使水液循行排泄不通暢，而存積於末梢組織間隙中，引起肺部支飲，即肺水腫。②還有腎陰虧損，虛火內盛，也煉液為痰飲。③若腎陽不足時，不能溫化水液，使水液上凌心肺，飲邪戀肺，使肺氣不得宣降，而引致肺腎氣虛。④因肺為氣之主，腎為氣之根，肺腎同司氣體之出納。如肺虛不能主氣，腎虛不能納氣，可使氣逆於上，而發為喘急，從而導致腎虛喘促證。

【證候分析】①病人喘促日久不癒，若出現形體消瘦，神疲乏力，則表示病重傷腎。②腎為氣之根，若腎元氣不足，能使人體氣不攝納，呼吸肌無能為力，則出現呼多吸少，動則喘急更甚。③因動則傷氣，可使氣虛加重，喘咳進而明顯。④腎陰衰微，使衛外之陽不固，腠理空疏開泄，則見汗出。⑤代謝產能產熱減少，不能溫煦四肢體表，則出現形寒肢冷。⑥代謝產能減少，無能為力，則神疲乏力。⑦氣虛則氣滯，氣滯則血瘀，血瘀可使舌紫暗，或有紫點，或青紫斑，脈細滑，多為腎虛痰飲之證。

【主要證候】①咳喘日久不癒，呼多吸少，動則尤甚。②其發作期白色泡沫痰量增多，最多痰量在 100 mL 以上。③重時伴有哮喘樣發作。④形寒肢冷。⑤神疲乏力。⑥舌質偏淡，或帶紫暗，或有紫點，青紫斑。⑦脈細滑。

【治療原則】補腎納氣，活血化瘀。

【處方用藥】血府逐瘀湯合澤漆湯加減。藥用：生地 9～15 g，熟地 9～15 g，補骨脂 9 g，懷牛膝 15 g，當歸 9 g，紅花 4.5～9 g，甘草 9 g，川芎 9～15 g，桔梗 9 g，枳殼 9 g，澤漆 15～30 g，水煎服。

【方藥分析】①生地、熟地能涼血、補血、養陰；補骨脂能補腎壯陽，補脾止瀉。②懷牛膝、桔梗、枳殼、甘草能升達清陽，降引濁陰，調和諸藥。③當歸、川芎、紅花能養血補血，活血散瘀，又能新生血。④澤漆能行水消痰，治水氣腫滿。

【臨床應用】①若病人脾胃虛弱、消化不良時，可用健脾助運法增強脾胃功能後，再用上方治療。②痰量增多，可再加服澤漆片，或用痰飲丸，水泛丸每服 6 g，1 日 2 次。②若病人畏寒肢冷，夜尿增多，舌潤而胖嫩，脈沉數，加用熟附子、淫羊藿、菟絲子。

八 脈細弦

脈細弦：脈細無力，端直而長，一息四至，脈位較深（圖 2-13-8）。

（一）氣虛欲脫中暑

【脈象】脈細弦而數，主氣虛欲脫之證。

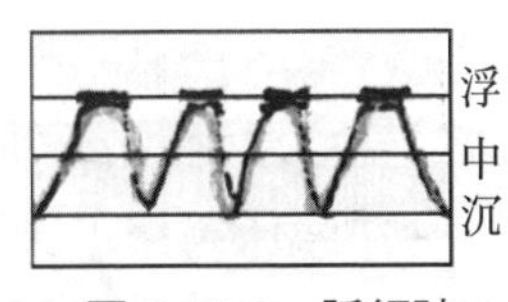

圖 2-13-8　脈細弦

【病因病機】①年老體衰的老人感受暑熱之邪，易傷氣陰。②若氣陰不足，衛外功能低下，皮膚腠理失密，使衛表不固，氣虛欲脫，而引起暑脫。

【證候分析】①暑熱之邪耗傷氣機，損傷陰液，而使病人表現氣陰兩虛的症狀，並以氣虛症狀為主，症見身熱汗出，精神倦怠，四肢無力，不思飲食，大便溏泄；若嘔吐腹瀉不止，大汗淋漓，就要大量耗損陰液，不僅耗氣，還要耗陰液，而發展氣虛欲脫的程度，使病人大汗淋漓，四肢發冷，面色蒼白，手足無力，頭暈眼花，心悸不安，甚則昏倒，脈細弦而數。這是氣虛達到極點。②加之陰液大大耗傷，使血液循環血量驟然減少，氣血突然不足，使腦血供不足，則頭暈眼花。③心血不足，則心悸不安。④頭面血供不足，則面色蒼白。⑤全身血供不足，則四肢厥冷，手足無力。⑥肌膚衛表不固，腠理開泄，則大汗淋漓，但人體代償功能存在，血管代償性收縮功能存在，使氣血不足，脈管血量不充盈，使脈細弦。⑦心代償性心跳加快，使脈象變數。

【主要證候】①大汗淋漓不止。②嘔吐腹瀉繼續不斷，多致耗氣傷陰，症見四肢厥逆，冷汗淋漓，面色蒼白，手足無力，頭暈眼花，心悸不安，呼吸淺促，甚則昏倒，脈細數而弦。

【治療原則】救陰斂陽，回陽救逆。

【處方用藥】生脈散合參附湯加減。藥用：人參 12 g（另煎兑），麥門冬 9 g，五味子 9 g，炮附子 9 g（先煎），龍骨 30 g（先煎），牡蠣 30 g（先煎），水煎服。

【方藥分析】①人參，補益元氣。②麥門冬養陰。③五味子收斂耗散之肺氣，又能斂陰止汗。三藥能大補氣陰，斂汗生脈。④參附湯之附子，能壯陽溫陽，與人參大補元氣合用，能振奮陽氣，益氣固脫。⑤加用牡蠣、龍骨，平肝潛陽，收斂固脫，就可達到救陰斂陽，益氣固脫的效力。

【臨床應用】①可酌用四逆湯或四陽救急湯。②若誤治暑邪，損傷脾胃，累及中下焦，氣塞填胸，躁亂口渴，邪結於內，使清濁不分，上盛下虛，可用來復丹。③若神志不清，可用蘇合香丸。

（二）陰虛黃疸

【脈象】脈細弦，主陰虛黃疸之證。

【病因病機】①外感濕熱，內阻中焦，鬱而不達，使脾胃運化不調，濕熱蘊於肝膽，肝失疏泄，使膽汁外溢；還有飲食不節，酗酒過度，皆能損傷脾胃，運化失常，濕從內生，濕鬱化熱，濕熱交蒸於肝膽，使膽汁不循常道。②情志不舒，阻滯氣機；大驚大恐，損傷肝膽，使肝失條達，膽失疏泄，鬱而化熱，久煉煎熬，結成砂石，阻塞膽道，使膽汁外溢。③勞傷太過，脾胃虛弱，脾虛不能運化水濕，濕從寒化，使寒濕阻滯中焦，膽汁排泄受阻。④脾虛不能運化水穀以生新血。⑤由於氣血虧虛，血敗而不華。⑥積滯日久不化，瘀阻膽道，使膽汁外溢。⑦若濕鬱不化而生鬱熱，鬱久傷陰，加之體質素虛，陰虛加重，虛實兼雜，而最終形成陰虛黃疸。

【證候分析】①多為其他黃疸日久不癒轉化而來，出現肝鬱血瘀，而出現面色晦暗。②病情日久，病久損傷陰血津液，新陳代謝障礙，分解代謝加強，故使病人消瘦口乾。③肝鬱、血鬱肝脈，則使病人兩脅隱痛。④肝鬱影響胃腸血液循環，致使胃腸瘀血，影響脾胃運化水穀，使脘腹脹滿。⑤肝鬱影響膽汁排泄，使面色晦暗而黃，小便色黃，大便帶爛，齒衄、鼻衄、黃疸不深。⑥舌苔薄膩，質紅或舌紅，脈細弦，多為濕熱日久，而致陰虛之證。

【主要證候】①面色晦暗，黃色不深，小便黃色。②消瘦口乾。③兩脅隱痛。④脘腹脹滿。⑤大便爛溏。⑥齒衄鼻衄。⑦舌紅苔黃膩。⑧脈細弦。

【治療原則】運脾滋陰，清熱利濕，理氣治黃。

【處方用藥】一貫煎、茵陳四苓散、六神湯加減。藥用：石斛 15 g（先煎），山藥 9 g，扁豆衣 9 g，太子參 9 g，焦白朮 6 g，炒枳殼 4 g，炙雞內金 9 g，茵陳 30 g，茯苓 15 g，澤瀉 12 g，金鈴子 9 g，水煎服。

【方藥分析】①石斛、山藥能滋養胃陰，清熱生津，健脾益腎。②扁豆衣能溫中化濕，補脾止瀉。③太子參補氣；焦白朮能健脾祛濕。④炒枳殼能破氣行痰，散積消痞。⑤炙雞內金能消食積；茵陳能除濕熱，退黃疸。⑥茯苓能健脾，利水滲濕。⑦澤瀉泄熱，利水滲濕；金鈴子能瀉火滲濕。⑧金鈴子能瀉火止痛，疏肝利氣。全方合用，共奏健脾和陰，清熱利濕，理氣退黃之效。

【臨床應用】①若病人症見陰虛重時，應重用金石斛，以養陰生津。②若衄血明顯時，可用白茅根（去心）止血。③若脘腹脹滿，可加用車前子利尿，煎時要包好。④若出現肝鬱血瘀，可用鱉甲煎丸，以活血通瘀，疏肝退黃，方中以鱉甲為主藥，能軟堅散結通絡。⑤偏於氣虛者，加用黨參、黃耆。⑥偏於血虛，加用當歸、生地。

（三）陰血虧耗脅痛

【脈象】脈細弦而數，主陰血虧耗有熱的證候。

【病因病機】①勞欲過度，久病體虛，或各種失血過多，都能導致精血虧損，肝陰不足，血虛不能養肝。②因肝失所養，絡脈不知，而導致脅痛。③正如《金匱翼・脅痛統論》所云：「肝虛者，肝陰虛也，陰虛則脈絀急，肝之脈貫膈脅肋，陰虛血燥則經脈失養而痛。」說明肝陰不足，而致脅痛之理。

【證候分析】①陰血虧損，使血少不能滋養肝絡，故使脅肋疼痛隱隱，綿綿不休。②血少，不能濡養全身，不能滿足代謝需求，代謝產能減少，分解代謝增強，致使病人消瘦無力。③陰虛易生內熱，熱灼傷津，津液減少，不能上承，故使病人口乾咽燥，心中煩熱。④陰血虧損，不能上榮，使腦失所養，則頭暈目眩，夜寐多夢。⑤舌紅少苔，脈細弦而數，均為陰虛內熱之象。

【主要證候】①病人脅痛隱隱，纏綿不休。②身體消瘦。③神疲乏力。④口乾咽燥，晨起口苦。⑤頭暈目眩，夜寐多夢。⑥舌紅少苔。⑦脈細弦而數。

【治療原則】養陰柔肝。

【處方用藥】一貫煎加減。藥用：生地 15 g，枸杞子 9 g，麥門冬 12 g，當歸 15 g，金鈴子 15 g，雞血藤 30 g，劉寄奴 12 g，白芍 30 g，綠萼梅 6 g。

【方藥分析】①生地、枸杞子能滋養肝陰為主藥。②麥門冬能滋養胃陽。③當歸能活血養肝。④金鈴子能疏肝理氣，潤而不燥。⑤雞血藤能補血活血，舒筋活絡。⑥劉寄奴能破血通絡，消脹止痛。⑦白芍能養血斂陰，柔肝止痛。⑧綠萼梅能舒肝解鬱，開胃止痛。

【臨床應用】①若病人偏重於陰虛，可加用石斛、女貞子、白蒺藜。②偏於血虛，加用旱蓮草、益母草。③病人心煩，可加酸棗仁、丹參，能養血安神。④頭暈目眩，加用桑葚子、女貞子以補肝益腎。

（四）肝風內動關格

【脈象】脈細弦而數。

【病因病機】①關格指小便不通和嘔吐的病證，正如張仲景所提出：「關則不得小便，格則吐逆。」現代醫學多指急性腎功能不全。②風邪外襲，肺氣失宣，失之水之上源，不能通調氣血經脈，使之不能輸布。③水濕浸漬，或居處潮濕、涉水冒雨；或飲食不節，飢飽失節制，過食鹹味，均可引起水濕聚積而成水腫。④水腫日久，陰損及陽，損傷脾陽，或勞累過度，酗酒無度，生育過多，可損傷腎氣，使腎陽虛衰，導致關格。⑤肺脾腎虛損，飲食不化精微，而轉化成濁邪，濁邪蘊結三焦，使正氣失其升降功能，代謝功能紊亂，勢必要損傷心、肝、脾、肺、腎五臟，而致使關格病發。

【證候分析】①若邪熱濕邪互結，肝腎陰虧加劇，濕熱侵犯脾胃，可致嘔逆，心下痞滿，不思飲食。②痰熱擾心時，可致頭痛，煩躁不安，神志不清。③肝風內動，則致痙厥抽搐，手指蠕動，邪熱入血，血熱妄行，可致鼻衄和牙宣紅腫；濕熱蘊結脾胃，開竅於口，胃熱可致牙齦紅腫，口疳而糜。④邪熱耗損腎陰，熱閉於下，可引起少尿或無尿。⑤尿毒素排出少，使體內積蓄增多，蓄積皮膚肌肉，能致皮膚瘙癢，口有尿味。舌乾光紅或黃燥無津，脈細弦數為肝腎陰虛內熱之象。

【主要證候】①尿閉，手指顫動，頭痛，齒齦紅腫，口疳糜爛，皮膚瘙癢，嘔逆。②重時神志昏迷，四肢抽搐，煩躁不安，舌光紅而乾，或黃燥無津，舌顫捲縮，脈細弦數。

【治療原則】平肝潛陽息風。

【處方用藥】鎮肝熄風湯加減。藥用：生龍骨 30 g（先煎），牡蠣 30 g（先煎），炙酥龜板 15 g（先煎），白芍 15 g，代赭石 15～30 g，牛膝 15 g，玄參 15～30 g，天門冬 10 g，製大黃 10～15 g，丹參 30 g，淫羊藿 30 g，知母 10 g，黃柏 10 g，人參 10 g（代茶），水煎服。

【方藥分析】①龍骨、牡蠣能平肝潛陽，收斂固澀。②炙酥龜板滋陰潛陽，益腎健骨。③白芍能平肝陽，養血斂陰，柔肝止痛。④代赭石能鎮逆潛陽，涼血止血。⑤牛膝能利尿通淋，強壯腰腎。⑥玄參能養陰生津，瀉火解毒。⑦天門冬養陰生津，清熱潤燥。⑧製大黃攻積導滯，逐瘀通經。⑨丹參能活血化瘀，清血熱除煩滿。⑩淫羊藿能補腎壯陽，祛風除濕。⑪知母、黃柏能清熱除煩，瀉肺滋陰，燥濕解毒；人參能大補元氣。

【臨床應用】①若病人舌光紅而乾，抽搐不止者，加白石脂、五味子、炙甘草。白石脂必須重用，常用量 30 g，也可用赤石脂代替。②若肝風內動有邪陷心包者，可用蘇合香丸、至寶丹、紫雪丹，要按臨床選用。

（五）腎精不足眩暈

【脈象】脈細弦，主腎精不足之證。

【病因病機】①腎為先天之本，能藏精生髓，髓聚為腦，若腎精不足，或為先天稟賦不充，使腎陰虧虛。②或年老腎虧損。③或久病傷腎。④或房勞過度，腎不封藏，皆可導致腎精虧虛，不能上榮於腦髓，則產生眩暈。

【證候分析】①腎精虧虛，不能上充於腦髓，故致病人頭腦空眩，精神萎靡不振。②腎虛虧損，使心腎不交，致病人失眠多夢；腎失封藏，精關不固，則引起遺精。③腎開竅於耳，而腰為腎之府，若腎虛精少時，則使病人腰膝痠軟，耳鳴。④舌嫩紅或瘦嫩，少苔或無苔，脈細弦，均屬腎虛之象。

【主要證候】①頭腦空眩，精神萎靡不振。②腰膝痠軟。③少眠多夢。④遺精。⑤耳鳴。⑥舌嫩紅或瘦嫩，少苔或無苔。⑦脈細弦。

【治療原則】補益腎精，榮養腦髓。

【處方用藥】河車大造丸加減。藥用：菟絲子 6～12 g，紫河車 6～12 g，山茱萸 6～12 g，鹿角膠 3～15 g，女貞子 6～12 g，龜板膠 6～15 g，杜仲 6～15 g，熟地 9～30 g，天門冬 6～24 g，麥門冬 6～18 g，太子參 15～30 g。

【方藥分析】①菟絲子能補肝腎，益精髓。②紫河車能益氣養血填精。③山茱萸能補益肝腎，澀精止汗。④鹿角膠能壯陽生髓，強筋骨。⑤女貞子能滋補肝腎，烏鬚明目。⑥龜板膠能滋陰潛陽，益腎健骨。⑦杜仲能補肝腎，強筋骨。⑧熟地能補血滋陰。⑨天門冬、麥門冬能養陰生津，清熱潤肺。⑩太子參能大補元氣，補脾益肺，生津安神。

【臨床應用】①眩暈較重，加用龍骨、牡蠣、鱉甲、磁石、珍珠母能潛鎮浮陽。②若遺精頻作，加蓮鬚、芡實、覆盆子、沙苑子能固精澀精。③若腎陰虛明顯，症見手足心熱，舌紅，脈細數，可用左歸丸，加黃柏、知母、丹參，能滋陰清熱。④若腎陽虛明顯，症見形寒肢冷，舌質淡，脈沉細無力，可用右歸丸，加仙茅、巴戟天、淫羊藿、肉蓯蓉，能溫煦腎陽。

（六）肝陰不足脅痛

【脈象】脈細弦而數，主陰虛內熱之證。

【病因病機】①病人久病體虛。②或勞欲過分，使精血虛衰。③或過用香燥之品，能灼傷陰津，致使肝陰不足，脈絡失養，而引起脅痛。

【證候分析】①病人精血由於虧損減少，使肝脈絡失其濡養，則引起脅肋隱痛，悠悠不休。②陰血虛衰，可內生虛熱，故使病人口燥咽乾，時感煩熱。③精血虧虛，不得上榮頭目，則引起病人頭暈目眩。④舌紅少苔，脈細弦而數，皆為陰虛內熱之象。

【主要證候】①病人脅肋隱痛，疼痛悠悠不休。②口燥咽乾。③心中煩熱不寧。④頭暈目眩。⑤舌紅少苔。⑥脈細弦而數。

【處方用藥】一貫煎加減。藥用：生地 12 g，沙參 12 g，當歸 9 g，枸杞子 9 g，麥門冬 12 g，川楝子 9 g，玫瑰花 9 g，合歡花 9 g，白蒺藜 9 g，白芍 15 g，水煎服。

【方藥分析】①生地、枸杞子滋養肝腎。②沙參、麥門冬、當歸、白芍能養陰柔肝。③川楝子、玫瑰花、合歡花、白蒺藜能舒肝調氣。

【臨床應用】①心中煩躁不安，加酸棗仁、丹參，能養血安神。②頭暈目眩，加用桑葚子、女貞子，能補肝益腎。③手足心熱，加黃連、地骨皮、白薇，能滋陰退虛熱。④口苦煩熱，加用黃柏、知母。⑤咽喉紅腫疼痛；咯血，加用貝母、阿膠、丹皮，赤芍。⑥脅肋疼痛嚴重，加延胡索、鬱金。⑦腰膝痠軟，加熟地、龜板、續斷、杜仲。⑧心悸失眠，加用丹參、酸棗仁、五味子、夜交藤。⑨頭目昏暈者，加用鉤藤、白蒺藜、珍珠母藥品，以平肝潛陽，療效明顯。

第十四章

微脈和相兼脈辨證論治

一 脈微

脈微：脈微欲絕，似有若無，細軟無力，浮取尤著（圖 2-14-1）。

少陰寒化

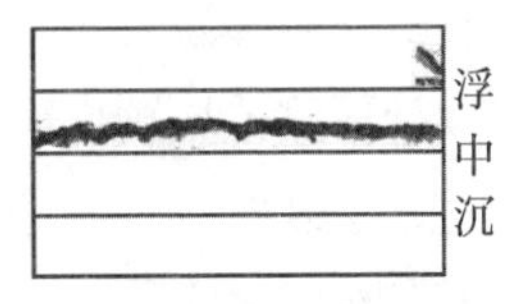

圖 2-14-1 脈微

【脈象】脈微，主陽虛陰盛之證。

【病因病機】①來自傳經之邪。②或外邪直中。③或出汗太多，損及真陽。④說明心腎陽氣虛衰，已達到嚴重階段。⑤少陰經內連心腎。⑥心為火熱之臟，腎為寒水之臟，當邪入少陰時，可從陰寒化，可引致腎陽衰微，從而形成少陰寒化證。

【證候分析】①少陰陽衰，陰寒內盛，則引起病人精神萎靡而欲睡。②腎陽虛不能溫煦脾陽，使脾虛運化失職，則使病人下利，大便溏稀。③不能氣化津液，使體內津液減少，則使病人口渴。④下焦陰微，陰寒上逆，則使病人噁心嘔吐而又不吐。⑤虛陽內擾，則心煩不安，多因腦失所養，功能失調，使腦神經中樞興奮偏盛之故。⑥少陽陽氣衰微，代謝功能障礙，水液代謝不調，不能制約水液，故小便色白清長；舌淡苔白，脈微，為陽虛陰虛之象。

【主要證候】①病人無熱惡寒。②手足逆冷。③精神萎靡而欲睡。④大便溏稀而不利。⑤心煩口渴。⑥欲吐而不吐。⑦

舌淡苔白。⑧脈微。

【治療原則】回陽救逆。

【處方用藥】四逆湯加減。藥用：炮附子 6～12 g，乾薑 3～6 g，炙甘草 3～6 g，水煎服。

【方藥分析】①炮附子大辛大熱，能回陽祛寒，作用於全身，其力迅猛而不久留。②乾薑能溫中散寒，作用於胃腸，其力強勁而久留，從而使回陽救逆之力更加顯著。③炙甘草性味甘緩，略能滋養陰液，又能緩解炮附子、乾薑的烈性，加上補中益氣的作用，就更能發揮回陽固脫的作用。

【臨床應用】①《傷寒論》急救亡陽，多用四逆湯治療，尤其因下利而引起的亡陽，就用的更多了。②本方用附子、乾薑，對下利亡陽更好。③若真寒假熱證，如見面紅，煩躁，用本方以涼服為好，以能治寒以熱，涼而行之，否則，要反增上燥，易致口鼻出血。④在臨床應用中，多加用人參，尤其陽氣衰微，氣血不足，惡寒脈微時，加用人參，能益氣血而復脈。⑤若熱病傷津而亡陽時，加用熟地、當歸以護陰液，更能收到回陽救逆之功。

二 脈微數

脈微數：在中取或沉取得到脈。極軟無力，似有若無，脈細如絕（圖 2-14-2）。

腎病及心肺，水飲小凌心

【脈象】脈微數，主脾腎虛衰，水凌心肺之證。

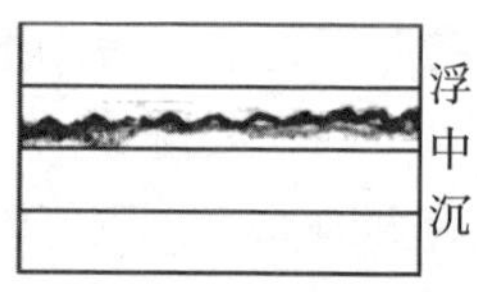

圖 2-14-2　脈微數

【病因病機】①腎病衰微的病機，多為脾腎虛損，使致正虛。②由於氣損及陰，陰損及氣，又陰陽互根，使脾腎虛損還要波及其他臟腑。③陰不化水，不能分清濁。④脾虛失其運化功能，使水濕停積不運。⑤濕濁停滯可致寒化。⑥脾主升，胃主降，若濕困脾胃，使胃降而反升。⑦脾應升而反降。⑧由於濕邪困脾，使脾陽更虛，導致脾虛寒化，脾胃運化失司，生化無權，氣血無源。⑨血虛動風，而致風燥。⑩腎虛，使腎失主其骨。⑪由於衛氣出於下焦，腎虛則衛氣不足，衛外無能，易感外邪，肺氣受損，使肺輸布衛氣功能更弱，促使病情加重。⑫若使脾腎陽虛之極，也就病從寒化了，除損及脾胃外，水邪濕濁還可犯肺，又可水氣凌心。⑬若濕濁蒙蔽清竅，則使神昏欲睡。⑭脾不統血，氣不攝血，可致各種出血。⑮重者可致腎陽衰微，而形成本病證。

【證候分析】①脾腎虛損，脾虛濕困，使脾應升反降，使病人腹脹氣陷，大便次數多。

②胃應降反升，胃氣上逆，則嘔惡納呆。

③若脾陽更虛，將促使寒化，上溢於口，則有口中尿臭。

④濕困脾胃，運化無權，而致貧血，使面色無華或面色萎黃。

⑤由於血虛動風，出現風燥內擾，而使皮膚乾燥瘙癢。

⑥腎主骨，腎虛致足跟痛，脫髮，全身骨節疼痛。

⑦由於腎虛，使衛外功能低下，又損傷肺氣，肺合皮毛，加重衛外不固，使病人不斷反覆外感，引起脾腎陽虛更加嚴重而寒化時，病人除嘔惡納呆，腹脹便次多外，還有厭食。

⑧水濁濕邪犯肺，可見形寒肢冷，喘促氣急不能平臥，喉中痰鳴。

⑨水氣凌心，可見心悸驚慌。

⑩腎陽衰竭，則使病人無尿或少尿。

⑪由於衛氣出於下焦，腎虛則衛氣不足，而肺合皮毛，又可加重衛氣不固，皮膚腠理開泄，則汗出，易於外感。

⑫舌苔薄膩，舌淡而胖，脈微而數，皆主脾腎虛衰，水凌心肺之證。

【主要證候】①病人嘔惡納呆。②腹脹氣陷。③大便次數增多。④口有尿臭。⑤面色無華或面色萎黃。⑥皮膚乾燥痛癢。⑦脫髮。⑧全身骨節疼痛。⑨繼而厭食。⑩形寒肢冷汗出。⑪喘促氣短，不能平臥。⑫喉中痰鳴。⑬心悸驚慌。⑭少尿或無尿。⑮舌淡而胖，舌苔薄膩。⑯脈微而數。

【治療原則】扶正固脫，瀉火定喘。

【處方用藥】參附湯、生脈散合葶藶瀉肺湯加減。藥用：人參 3～6 g，附子 6 g（先煎），五味子 3～6 g，龍骨 30 g（先煎），牡蠣 30 g（先煎），葶藶子 15 g（包煎），生大黃 6～9 g，水煎服。

【方藥分析】①人參大補元氣，附子能溫壯真陽。兩藥合用，能振奮陽氣，益氣固脫。②五味子能收斂耗散之肺氣，還能斂陽止汗，與人參合用，能大補氣陰，斂汗生脈，可急救元氣耗傷和虛脫有熱者。③龍骨、牡蠣能平肝潛陽，收斂固澀，鎮驚安神。④葶藶子能瀉肺利水，化痰平喘。⑤生大黃能攻積導滯，瀉火涼血，逐瘀通經。

【臨床應用】①若陽虛和出汗不止者，去人參，加黃耆，能助陽固表。②若汗出過多時，加麻黃根、浮小麥，能增強止汗作用。③若病人寒濕內阻，脾陽鬱遏，腹脹便溏，或寒濕相搏，身體疼痛時，可去人參，加白朮，有溫陽除濕作用。

三 脈微細

脈微細：脈位在沉取和中取處，脈似有若無，細如線，欲絕非絕（圖 2-14-3）。

（一）腎虛喘

【脈象】脈微細，主腎陽虛衰之證。

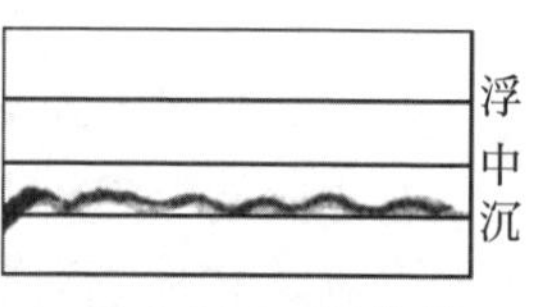

圖 2-14-3　脈微細

【病因病機】①病人久病肺虛，遷延不癒，由肺傷腎，腎元虧虛，不能助肺納氣。②若氣失攝納，氣不歸元，則逆氣上奔。③若腎陽衰弱，水泛無主，於肺凌心，使肺氣上逆，心陽不振，為虛中挾實之證。④腎脈上絡於心，肺腎俱虛，則使心氣心陽不能鼓動血脈運行，血行瘀滯，而形成本證。

【證候分析】①肺虛及腎，攝納無權，使腎不納氣，故呼多吸少，氣短不足以息，動則喘急。

②當腎陽衰敗時，則使病人汗出肢冷。

③面青唇紫，舌紫苔白或黑潤。

④脈微細或沉弱，皆屬腎陽虛衰之證。

【主要證候】①病人喘促日久，呼多吸少，氣短不足以息，動則喘重。②汗出肢冷。③面青唇紫。④舌紫苔白或黑潤。⑤脈微細或沉弱。

【治療原則】補腎納氣。

【處方用藥】金匱腎氣丸合參蛤散加減。藥用：熟地 9 g，山茱萸 6 g，山藥 9 g，茯苓 9 g，丹皮 9 g，澤瀉 9 g，人參 9 g，蛤蚧 9 g，肉桂 3 g，附子 9 g，補骨脂 9 g，五味子 6 g，水煎服。

【方藥分析】①熟地、山茱萸能補腎滋陰。②肉桂、附子、補骨脂能補腎溫陽。③人參、山藥、茯苓能健脾益氣，化痰。④丹皮能制相火而堅腎陰。⑤澤瀉能利水泄熱，以和陰陽。⑥蛤蚧能溫腎納氣。⑦五味子能止咳平喘。諸藥合用，就能補腎納氣，止咳平喘。

【臨床應用】①病人氣短甚重，加用黨參、五味子。②肢體水腫，小便不利，用真武湯。③咳嗽痰多，加用蘇子、白芥子、半夏。④心血瘀阻，加用丹參。

（二）陰陽兩虛

【脈象】脈微細，主陰陽兩虛之證。

【病因病機】①癆蟲蝕肺，肺陰受損，清肅失職，虛火內熾，使肺絡受損，乾咳咯血。

②肺陰虧耗，不能下滋於腎，使腎陰亦虧損，水虧不能涵木，使肝陽偏亢，心火上炎，從而形成陰虛火旺之證。

③若肺癆日久不癒，病及於脾，健運失司，生化無源，則

使肺陰虧耗，脾氣虛衰，從而導致氣陰兩虛，元氣耗傷，陰損及陽，使肺、脾、腎三臟俱虛，而成陰陽俱虛。

【證候分析】①肺癆日久，陰損及陽，陰陽兩虛，損傷肺、脾、腎，使病人咳嗽、咯血，從而耗損肺陰，聲道失潤，而漸失音。

②肺氣耗散，則氣無所主。

③衛陽不固，而見喘息短氣自汗，形寒畏風，骨蒸日久盜汗傷津，或失精便濁，則精血空虛，以致形體消瘦日見加重，大肉盡脫。

④飲食少進，大便溏薄，為脾陽損傷，生化之氣日衰，無以營養四肢百骸，五臟六腑，必使形肉愈瘦，面部水腫。

⑤舌紅而乾，舌淡體胖，有齒痕為陽虛之證；脈微細，為陰陽俱虛之象。

【主要證候】①病人咳嗽咯血。②骨蒸勞熱。③盜汗遺精。④聲嘶失音。⑤形體消瘦。⑥形寒惡風。⑦自汗不止。⑧喘息氣短。⑨面部水腫。⑩飲食少進，大便溏薄，舌光紅少津，或舌淡體胖有齒痕，脈微細。

【治療原則】填補精血，溫補脾腎。

【處方用藥】保真湯加減。藥用：黃耆 15 g，人參 9 g，茯苓 12 g，白朮 10 g，炙甘草 5 g，陳皮 6 g，麥門冬 12 g，天門冬 12 g，生地 12 g，熟地 12 g，當歸 10 g，白芍 10 g，五味子 6 g，柴胡 6 g，地骨皮 12 g，黃柏 9 g，知母 9 g，蓮子心 30 g，仙鶴草 30 g，水煎服。

【方藥分析】①黃耆、人參、茯苓、白朮、炙甘草、陳皮能補陽益氣，調理脾胃，能滋補後天之生化之源。

②天門冬、麥門冬、生地、熟地、當歸、白芍、五味子能養榮育陰，補益精血。

③柴胡、地骨皮、黃柏、知母、蓮子心能滋陰退熱。

④仙鶴草能祛瘀止血。

【臨床應用】①若病人精血虧損嚴重時，加用紫河車、冬蟲夏草、鹿角膠、龜板膠，能補精益髓。②若病人形寒肢冷，脈象沉遲，加用肉桂，能溫補精血。③若五更泄瀉，加用肉荳蔻、吳茱萸、補骨脂，能溫補脾腎，固腸止瀉。

（三）脫證

【脈象】脈微細或脈微欲絕，主正氣虛弱，陽氣將脫之象。

【病因病機】①由於年老體衰，肝腎陰虛，使肝陽偏亢。

②或思慮太過，煩勞過度，使氣血虧損，真氣耗散，再加病人情志勞倦所傷，以及嗜酒、氣候等因素的刺激，引致陰虧於下，正氣虛衰，邪勢勝於正氣。

③再有肝陽暴漲，陽化風動，使氣血上逆，上蒙神明，突發中風，由於失治誤治，便轉化為脫證。

【證候分析】①病人正氣虛脫，使陰陽將有離絕之勢，致使大腦皮質高度抑制，故使病人突然昏倒，不省人事，目合口開，鼻鼾手撒，舌痿，二便失禁。

②汗多，息微，脈微細，皆屬正氣虛弱，陽氣將脫之象。

【主要證候】①病人突然昏仆，不省人事。②目合口開。③鼻鼾息微。④手撒肢冷。⑤自汗不休。⑥大小便失禁。⑦肢體痠軟。⑧舌痿。⑨脈微細或脈微欲絕。

【治療原則】益氣回陽，扶正固脫。

【處方用藥】參附湯合生脈散加減。藥用：人參 9 g，麥門冬 9 g，五味子 6 g，附子 15 g，水煎服。

【方藥分析】①人參大補元氣。

②麥門冬、五味子能養陰生津斂汗。

③附子能回陽救逆。諸藥合用，就可益氣回陽，扶正固脫，使病情轉癒。

【臨床應用】①若病人汗多，加用黃耆、龍骨、牡蠣、山茱萸能斂汗固脫。

②若病人回陽，真陽虧損，症見面赤肢冷，虛煩不寧，脈極弱或浮大無根，可用地黃飲子，能峻補真陰，溫扶腎陽。

四 脈微欲絕

脈微欲絕：脈中取，深取尤著，細軟無力，似有若無，陽衰已極（圖 2-14-4）。

（一）邪陷正脫

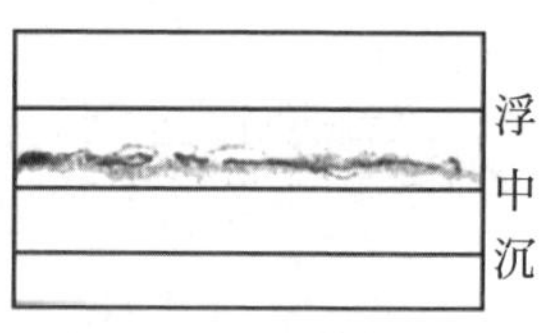

圖 2-14-4　脈微欲絕

【脈象】脈微欲絕，主心陽衰微，陽氣不布之證。

【病因病機】①病人體內有疫毒內陷，陽氣衰微，而成脫證。②由於感邪和體制不同，使病情輕重程度也就不同。③重者肝腎陰血俱虛，痰瘀阻絡，筋脈失養，而產生耳聾、失語、偏癱等後遺症。

【證候分析】①熱迫營血，甚使血不循經，溢出脈外，故有皮下瘀斑。

②邪毒攻陷，使心陽衰微，陽氣失於輸布，故使病人面色蒼白，汗出肢冷，末梢發紫，舌質發紺，脈微欲絕。

【主要證候】①病人面色蒼白。②汗出肢冷。③皮下片狀瘀斑，色紫暗或紫黑。④唇周和指端發紺，舌紅紫。⑤指紋深紫而滯。⑥脈微欲絕。

【治療原則】回陽固脫。

【處方用藥】參附龍牡湯加減。藥用：人參 9 g，附子 9 g，龍骨 30 g，牡蠣 30 g，水煎服。

【方藥分析】①人參補元氣，回陽救逆，為虛脫急救的主要方藥，附子溫腎壯陽，具有回陽之力。二藥合用，具有大補元氣、溫壯真陽之功。

②再加上龍骨、牡蠣，又能加強益氣的作用，治宜亡陽欲脫，汗出不休之證。

【臨床應用】四肢發涼，氣促，口乾渴，汗多，脈微細，為氣陰兩傷，但未達到內閉外脫之證時，可急用生脈散，能益氣生津。

（二）汗脫

【脈象】脈微欲絕，主汗脫之證。

【病因病機】①久病重病能耗傷正氣，化源不足，則使陽氣虛衰，不能斂陽。②而陰虛多由氣虛發展到陽虛，因而肺氣虛，心氣虛發展到肺陽虛，心陽虛。③脾氣虛發展到脾陽虛。④而肺、心、脾陽虛，代謝減弱，使腎失於榮養，從而腎氣虛發展到腎陽虛。⑤陽虛，衛外不固，皮膚腠理開泄，汗出傷津，使津液失於固護，而不能斂陽。⑥若高熱，暴泄導致陰竭時，使陰陽離絕，而導致亡陰汗脫之證。正如《素問・生氣通天論》所云：「陽者衛外而為固也。」若陽虛，衛外失固而汗出，若陰竭則為汗脫。

【證候分析】①汗脫多發生在病情危重之時，各種急性病和危重病人，由於大為耗傷正氣，陰津聚竭，使陽氣暴脫，陰陽離絕，可使病人大汗淋漓，汗出如油。

②元氣大衰，使病人精神疲憊。

③氣血不達四肢，末梢血管收縮，則使病人四肢厥冷。

④代謝功能大衰，不能產能產熱，則使病人無形為力，聲短息微。

⑤氣血在脈道中流動欲絕，則使病人脈微欲絕。

⑥若心有代償能力，因血供不足，使心勉強竭力代償，也代償不了，使其脈象散大無力。

⑦舌捲縮而無津潤，為陰陽將脫之象。

【主要證候】①急性病和病危時，病人突然出現大汗淋漓不止，汗出如油。②精神衰憊不堪。③四肢厥冷。④聲低息微。⑤舌捲無津。⑥甚則不省人事，突然昏仆。⑦脈微欲絕，或脈散大無力。

【治療原則】益氣固脫，回陽斂陽。

【處方用藥】生脈散加附子。藥用：人參 15 ～ 30 g，五味子 9 g，麥門冬 10 ～ 15 g，附子 10～15 g，水煎服。

【方藥分析】①人參能大補元氣。②五味子能斂陰止汗。③麥門冬能養陰清熱。④附子溫腎壯陽。四藥合用，能散陰回陽，固脫止汗，有復脈之力。

【臨床應用】①大汗淋漓不止者，加用龍骨、牡蠣、麻黃根、浮小麥，能固澀止汗，也可外用止汗粉撲身。②若汗脫而不能平臥時，常有亡陽之證，當加乾薑、炙甘草，或用四逆湯注射液加 10%葡萄糖靜脈點滴，都可收到良效。③若汗脫而能平臥時，多見各種貧血症因體位改變而致體位性休克脫證，要用八珍湯或人參養榮湯調養。④若因營衛不和，大汗不止，可用桂枝湯。

（三）亡陽

【脈象】脈微欲絕，主亡陽之證。

【病因病機】①亡陽屬脫證，指疾病在陰、陽、氣、血、津液有大量耗損，而使精氣外泄，生命垂危的病理狀態。②多因素體稟賦不足，病勢危重，重病久病不轉癒，使元氣耗竭，形成邪盛正衰，心神耗散，真元耗盡，達到陽氣欲脫，真陰欲絕。③或外感時邪，火熱、痰濁等侵犯心包，上擾清竅，而形成閉證，閉證日久，陰精欲絕，陽無所依，元氣耗散，神無所主，由閉證轉為脫證。④臨床上還有陰虛引致陽虛，陰陷在下，陽虧在上，使陰陽離決，不相維繫之氣血虛衰之體，再外感邪毒，或飲食起居不慎失節，或情志內傷，使元氣衰微，終致使其陰陽離決，而致脫證亡陽，使陽氣嚴重耗損。

【證候分析】①素體虛衰，久病重病不癒，使邪熱耗散傷津。

②或吐瀉，大汗，失血過多，使真陰耗損欲竭，陰損及陽，甚致使元陽衰微，心神耗散欲盡，氣血衰少，可使病人面色蒼白、神志昏迷不語，呼吸微弱。

③陽氣虛衰，氣不攝津、生津，衛外低下，皮膚腠理開泄，則使病人額頭大汗，全身大汗淋漓不止。

④陽氣欲脫，代謝低下，產能產熱減少，機體失於溫煦，則使病人面色蒼白，四肢厥冷；攝納不固，二便關口失靈，則大小便失禁。

⑤陽氣不布，代謝失調，使血液循環不暢，形成氣滯血瘀，則使病人口唇發紫，唇舌淡潤，脈微欲絕，而形成陽氣暴脫之證。

【主要證候】①病人面色蒼白。②神昏不語。③呼吸息微。④額頭大汗或全身大汗淋漓，四肢厥冷，大小便失禁。⑤唇舌淡潤，甚至口唇發紺。⑥脈微欲絕。

【治療原則】回陽救逆。

【處方用藥】四逆湯或參附湯加減。藥用：紅參 15～30 g，淡附子 5～15 g（先煎），乾薑 3～5 g，炙甘草 20 g，龍骨 30 g，牡蠣 30 g，水煎服。

【方藥分析】①紅參能大補氣陰。②附子、乾薑能溫陽散寒救逆。③炙甘草調和諸藥，用龍骨、牡蠣能平肝潛陽，收斂固澀。④諸藥共用，可有回陽救逆之功。

【臨床應用】①方中紅參大補元氣，紅參煎湯沖入藥中灌服或鼻飼。②若正氣衰弱，陽氣欲竭，大汗不止時，可加用龍骨、牡蠣、山茱萸、五味子，能斂陰固脫止汗。③若回陽之後，而真陰虛衰，虛陽外越，症見面赤足冷，心煩躁動，脈極弱或浮大無根，若急加熟地、麥門冬、天門冬、石斛、巴戟天、肉蓯蓉、山茱萸等藥，急救峻補真陰，溫腎扶陽。④有痰者，加石菖蒲、遠志，能豁痰開竅，安神定志，也可用參附湯注射液 4～8 mL，加入 10%葡萄糖液中靜脈點滴，若心功不全，可減慢速度輸入。

（四）氣脫

【脈象】脈微欲絕，主氣脫之證。

【病因病機】①素體衰弱，病情篤重，重病久病不好，使正氣衰竭，元氣耗盡。②或閉證日久，陰精竭盡，陽衰氣絕，使陰陽不相維繫，而致氣脫證。

【證候分析】①素體衰弱，重病久病不癒，邪熱耗氣傷津，或吐瀉，大汗，失血過甚，耗竭真陰，陰損及陽，可致元陽衰微，耗散心神，引致大腦皮質處於高度抑制狀態，從而使病人神志昏迷，呼吸氣出不入，鼻息低微。

②陽氣欲脫，代謝低下，代謝產能產熱減少，不能溫煦肌膚，則使病人面色晄白，手撒肢冷，二便失禁。

③陽氣不能輸布全身，血流不暢，使唇舌淡潤，脈微欲絕。

【主要證候】①病人神志昏迷。②面色晄白。③呼吸低微，氣出不入。④手撒肢寒。⑤大小便失禁。⑥唇舌淡潤。⑦脈微欲絕。

【治療原則】益氣固表。

【處方用藥】獨參湯加減。藥用：人參 15～30 g，炙黃耆 15～30 g，桂枝 5～10 g（先煎），白芍 10～15 g，生薑 3～5 片，大棗 7 枚，炙甘草 5～10 g，水煎服。

【方藥分析】①人參、炙黃耆能大補元氣。②桂枝能通陽化氣，溫通經脈，發表解肌，療效良好。③白芍能養血柔肝，平肝陽而斂陰。④炙甘草能補脾益氣，調和諸藥。⑤生薑、大棗能發汗解表，溫中解毒，又能補脾和胃，益氣生津，以緩和藥之烈性。

【臨床應用】①方中人參大補元氣，最好能用野山參為佳，煎燉沖服，亦可用人參注射液 2～6 mL 加入 50%葡萄糖液 60 mL，靜脈推注，立即生效。②若陽氣欲脫，大汗不止時，加用龍骨、牡蠣、山茱萸、五味子，能斂汗固脫，還可適當加用麻黃根、浮小麥以止汗。③也可同時應用黃耆注射液 2 mL，肌肉注射，每 4～6 小時 1 次，能益氣固表。

（五）陰陽俱亡

【脈象】脈微欲絕，主陰陽俱亡之證。

【病因病機】久病重病之後，陽氣過分耗損，使陽氣衰微。脾陽衰竭，化源不足，不能斂陽，致使陰陽離絕，汗液妄泄。

【證候分析】①病人重病久病之後，耗氣傷陰，陰損及陽，陽氣亦衰，從而陰陽俱衰。

②或汗出過多，吐下不止，耗傷陰液，腎陰消亡，心陰心氣欲竭。

③而陽氣欲絕，氣不攝津生津，衛外功能低下，腠理開泄，則使病人突然大汗淋漓不止，或汗出冷而如油而膩，舌質少津，氣短息微，神竭不支。

④陽氣欲脫，失於溫煦肌膚臟腑，使其四肢厥冷。

⑤陽氣不布，陰虛告竭，心失所養，血行不暢，則脈微欲絕或脈大無力。

【主要證候】①急症和重病。②突然冷汗淋漓。③或汗出如油。④氣短息微。⑤神疲不支。⑥四肢厥逆。⑦舌少津。⑧脈微欲絕或脈大無力。

【治療原則】益氣，回陽，回脫。

【處方用藥】生脈散加減。藥用：人參 9 g，附子 9 g（先煎），麥門冬 9 g，五味子 6 g，水煎服。

【方藥分析】①人參大補元氣。

②附子能補陽益火，回陽救逆。

③麥門冬能養陰清熱，潤肺止咳。

④五味子能生津斂汗，斂肺滋陰，澀精止瀉。

【臨床應用】①病情危重，加重人參、附子用量，各藥可用到 30 g，急煎頻服。

②若陰脫偏重，症見面紅、痙厥、心悸、舌光剝、脈虛數，可去附子，加山茱萸、巴戟天。

③若汗出不止，出黃黏汗，可加龍骨、牡蠣，能平肝潛陽，收斂固澀，以止汗。

第十五章

實脈和相兼脈辨證論治

一 脈　實

脈實：脈來有力，一息四至，來去皆盛，浮、中、沉三候皆明顯（圖 2-15-1）。

（一）胃腸積滯

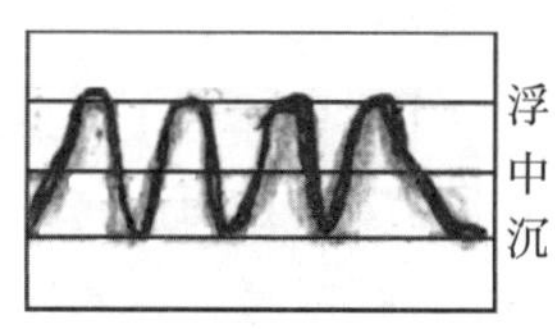

圖 2-15-1　脈實

【脈象】脈實，主實證。

【病因病機】①由於飲食不節，過飢過飽，或恣食生冷，損傷中陽，障礙脾胃的納、化、升、降，隨使心下痞滿，飲食難納，而成飲食阻滯。

②損傷脾胃，運化失職，不化水濕，釀生痰濁，壅塞中焦，使清陽不升，濁陰不降，而成脹滿。

③痰氣上逆胸中，而為胸悶，形成痰氣壅塞；七情失和，如多思氣結、大怒氣上，悲憂氣鬱，驚恐氣亂，而使氣機逆亂，代謝功能紊亂，升降不利，而成痞滿。

④此外還有誤下傷中，皆能致使胃腸積滯。

【證候分析】①脾胃受損，氣機逆亂，影響脾氣不運，胃氣壅塞，胃失順降，難以腐熟水穀，運化精微，使食積不化，痰濕內生，阻滯中焦，而使病人胸脘痞悶，脹滿疼痛，拒按。

②若食滯久鬱，鬱而化熱，胃熱則消穀善飢，耗傷大腸津液，使大腸津液大為減少，甚能食而大便秘結。

③若外感痢疾毒邪，還可致赤白痢疾。

④因有濕熱，則使舌苔黃膩，脈實。

【主要證候】①病人胸脘痞悶，脹滿疼痛。②手不可按。③大便秘結或赤白痢疾初期。④舌苔黃膩。⑤脈實。

【治療原則】行氣導滯，攻積泄熱。

【處方用藥】木香檳榔丸加減。藥用：木香 9 g，檳榔 9 g，香附 9 g，青皮 6 g，陳皮 6 g，莪朮 3～9 g，黃連 4.5 g，黃柏 9 g，黑牽牛子 3～9 g，大黃 3～12 g，元明粉 9 g。蜜丸每服 1 丸，1 日 2 次。

【方藥分析】①木香、檳榔、香附、青皮、陳皮、枳殼能行氣、利氣、破氣、導滯。②莪朮能破積消癥；黃連、黃柏能清熱燥濕。③黑牽牛、大黃、元明粉能攻下通便。諸藥合用，能疏通胃腸，調暢氣機，解除痞滿脹痛，同時泄熱通便，導滯下行，宜治濕熱積滯，兼有氣滯，症見便秘或腹瀉不爽，腹痛，裡急後重，最為適宜。

【臨床應用】①若病人飲食過多，心腹脹滿不舒，加用麥芽、神麴，以消化積食。②若脾虛停痰時，加陳皮、半夏，能降逆止嘔。③氣滯痞悶，飲食不消，加用砂仁、木香，能破氣滯，消宿食，開胃進食。④本方在臨床上可用於急性胃腸炎，屬食滯內停，升降逆亂者。⑤也用來治療急性細菌性痢疾，屬濕熱內停者，可將上方製成水丸，每服 6 g，溫開水送下。

（二）氣鬱結滯，宿食停水

【脈象】脈實，主實證。

【病因病機】①情志不和，使氣機不利。②代謝紊亂，使脾虛失運。③清陽不升，濁陰不降，遂致升降不利，形成宿食停水，脘腹脹滿。

【證候分析】①情志不和，暴怒傷肝，七情鬱結氣機不暢，肝氣鬱結而不伸展，故使病人胸腹滿悶，兩脅脹痛。

②飲食，情鬱不解，損傷脾胃。

③勞倦內傷，使脾不健運，胃失順降，痰濕內生，濕痰阻於中焦，使清濁升降失常，使清陽不升，濁氣上逆，使病人胸悶不飢，噁心嘔吐，飲食難消。

④食積久鬱而化熱，熱盛傷津，胃熱則灼傷大腸津液，使大便不通暢，進而使小便短赤，大便燥結。

⑤舌苔黃膩。

⑥脈實。

【主要證候】①病人胸腹滿悶。②兩脅脹痛。③飲食難消。④噁心嘔吐。⑤小便短赤，大便燥結。⑥舌苔黃膩。⑦脈實。

【治療原則】消食化水，順氣寬胸。

【處方用藥】檳榔四消丸加減。藥用：檳榔 6～12 g，牽牛子 3～9 g，麥芽 6～30 g，山楂 6～12 g，砂仁 9 g，陳皮 6 g，木香 6 g，香附 9 g，青皮 6 g，枳實 9 g，厚朴 9 g，黃芩 9 g，芒硝 9～15 g，大黃 3～12 g，製丸服。每服 6 g，溫開水送下。

【方藥分析】①檳榔、牽牛子能利氣行水；麥芽、山楂能消導食滯，均為主藥。②砂仁、陳皮、木香能寬胸快膈，和胃止嘔。③香附、青皮能疏導氣滯。④枳實、厚朴能下氣破結，導滯消脹。⑤黃芩能消除胃腸濕熱。⑥芒硝、大黃能軟堅散結，通瀉大便，使宿食、燥結排出體外。諸藥合用，能導滯瀉下，且力迅猛，體虛氣弱者，不宜服之。

【臨床應用】①若脾虛食積，加白朮能健脾燥濕，濕阻脾胃，用平胃散，使脾能運化去濕。②若脾虛食少，宿食不消，或稍多食而脹滿者，用枳朮丸能健脾助運，消痞除滿。③若痰濕內阻，可用平陳湯，有祛濕化痰，順氣寬中，還可酌加延胡索、桔梗、旋覆花、薤白以調暢氣機。④若濕盛，可加茯苓、澤瀉；痰多，加重陳皮、半夏用量。⑤氣鬱化火，用左金丸、川楝子。⑥氣虛加黨參、黃耆。⑦若大怒傷肝，氣逆脅脹，胸膈痞滿，可用解肝煎。⑧方中陳皮、半夏、茯苓、砂仁和胃。

⑨生薑、厚朴、蘇葉理氣開鬱。⑩白芍養血柔肝，用柴胡、枳實調理肝胃，能導滯疏鬱升降互用。

二 脈實數有力

（一）實熱證

【脈象】脈實數有力，主實熱證。

【病因病機】①外感風熱病邪，有的兼有惡寒，風從熱化，加之衛外不固，正氣虛弱，抗邪能力下降，使熱邪上受，首先犯肺，繼而外使衛氣鬱阻，內使肺氣不宣，風熱邪使陽熱偏盛；熱易耗傷津液，變化迅速，熱象偏重，易於化燥傷陰。②若熱邪不解，便可傷營入血。③邪在上焦氣分時，使邪熱壅阻肺氣或熱邪阻於胸膈。④傳入中焦氣分，熱阻胃腸，使陽明熱亢盛或實熱結聚。⑤也有肺熱下移大腸，而有腸熱下利。⑥熱邪內陷營血，還可深入下焦，劫灼肝腎之陰，而使證候由實轉虛。

【證候分析】①熱邪上擾上焦。邪熱擾動清竅，可致發熱，頭痛，煩躁，甚而譫妄。

②熱甚侵肺，可有喘咳。

③熱擾中焦脾胃使肺胃蘊熱，咽喉為肺胃之門戶，則使咽乾，口瘡舌腫，喉痺癰瘍，胃熱發斑，心下硬痛，脘腹脹滿。

④肺熱下移大腸，熱盛傷大腸津液，則使大便燥結或腸熱下利；熱灼津液，體內津液減少，則口渴，小便短赤，舌紅苔黃，脈實數有力，皆屬實熱之證。

【主要證候】①病人發熱、傷寒腹滿。②煩渴譫妄。③心下硬痛。④小便赤澀，大便燥結。⑤熱甚咳喘，口瘡舌腫，喉痺癰瘍。⑥胃熱發斑，舌紅苔黃，脈實數有力。

【處方用藥】大承氣湯加減。藥用：大黃 5 g，芒硝 15 g（後入），厚朴 15 g，枳實 15 g，甘草 30 g，生薑 3 片，水煎服。

【方藥分析】①大黃、性味苦寒，泄熱，瀉火，解毒，芒硝性味鹹寒，能潤燥、軟堅、破結，上二味藥為主藥，能蕩滌胃腸熱結，攻下腸中燥結。②厚朴性味苦溫，能寬中下氣。③枳實性味苦寒，能破氣消積導滯，能消痞除滿。行氣和瀉下配伍，能增強瀉下作用。④甘草用量大，能補脾益氣，清熱解毒，潤肺止咳，又有調理藥性。⑤生薑能發汗解表，溫中止嘔，又能解毒。

【臨床應用】①若腸內燥結較輕，但症見便硬時，可酌情去芒硝、大黃同其他藥同煎，不用後下，枳實厚朴用量宜小些，使其藥效能清熱瀉火，寬中行氣，與大承氣湯攻逐燥糞，蕩滌胃腸熱結有所不同。②若病人便秘、腹滿、惡熱、口渴為主要特徵時，可僅用調胃承氣湯，藥用大黃、芒硝、甘草，而不僅厚朴，枳實，加甘草能和胃緩中，瀉下作用強而不傷正，具有攻下和中之意。③若陰液耗傷嚴重時，加用生地 15 g，玄參 9～12 g，沙參 15 g，麥門冬 9 g，以增津生液，以治傷陰。

（二）肺胃實熱

【脈象】脈實數有力，主肺胃實熱之證。

【病因病機】①春季氣候晴燥，感受風熱病邪，首先侵犯肺臟，又順傳於胃，引致陽明熱熾盛，或腸腑熱結。②但發病只有正氣虛弱，肌膚腠理不固，熱邪才能乘虛而致病。

【證候分析】①邪熱肺胃，衛分表證已了，氣分裡熱轉盛，故惡寒沒有了，而發熱反而偏重。

②熱盛傷津，則口渴明顯。邪熱在肺，肺氣壅塞，宣降失常，故咳嗽加劇，氣急而喘，肺熱灼煉津液為痰，故咯痰黃稠。

③熱灼肺絡，可痰中帶血。

④痰熱壅盛，肺氣失宣降而上逆。

⑤又因肺氣不降，使腸腑之氣壅塞不通，出現腹部脹滿，便秘，因肺和大腸相表裡。

⑥熱邪，由上焦肺衛，向下順傳中焦，則進入陽明氣分，

裡熱亢盛，胃津受損，熱騰於外，則肌膚壯熱，熱迫津液外泄則汗多，熱盛傷津則口渴引飲。

⑦陽明之脈繞於面部，熱邪循經上，擾則面色紅赤、苔黃燥，舌紅，脈實數有力；熱傳中焦，在胃脘若與濕痰濁邪相聚結時，則導致氣機阻滯，胃失和降，則成陽明胃熱之證。

⑧胃失和降，上逆嘔惡，下則便閉。肺胃熱盛，咽喉為肺胃門戶，則口舌生瘡，咽喉不利，牙齦腫痛。

⑨肺熱失宣降，大腸灼津減少，則大便秘結；津少，則小便短赤。

【主要證候】①壯熱面赤。②惡熱心煩。③渴喜冷飲。④咯痰黃稠。⑤口舌生瘡。⑥牙齦腫痛。⑦咽喉不利。⑧小便短赤，大便秘結。⑨舌紅苔黃。⑩脈實數有力。

【治療原則】清胃熱，宣肺氣，生津通便。

【處方用藥】白虎湯合麻杏石甘湯加減。藥用：生石膏30～60 g（先煎），知母 9～15 g，淡竹葉 12 g，製麻黃 5～9 g，杏仁 9 g，生甘草 5～9 g，山梔子 9 g，瓜蔞皮 9～15 g，炒黃芩 9～15 g、大黃 9 g，水煎服。

【方藥分析】①生石膏辛寒清氣，清熱除煩；知母苦寒瀉生津，瀉肺滋腎。②淡竹葉能清胃熱，除心煩。③製麻黃能平喘，消水腫。④杏仁止咳平喘，潤腸通便；生甘草能健脾益氣，清熱解毒，潤肺止咳，調和諸藥。⑤山梔子能泄熱利濕，涼血除煩；瓜蔞皮清熱止咳、寬中散結，有利尿作用。⑥炒黃芩清熱燥濕止血。⑦大黃能瀉火涼血，逐瘀通經，攻積導滯。

【臨床應用】①石膏辛涼，入肺胃二經，能清氣退熱，再配上麻黃、杏仁、粳米、甘草，能清泄肺胃之熱，還有甘辛生津之力。②表邪未解，還可加用薄荷、豆豉、牛蒡子，以祛表邪。③若氣喘胸悶，咯痰黏稠，苔黃而滑，加黃連、炒枳實、半夏；若唇焦咽乾，大便秘結，舌苔黃燥，加生大黃、玄參；汗出過多，神疲乏力，心跳氣短，氣虛傷津明顯，加生曬參6～9 g，另燉兌入，或用人參粉劑 3 g，沖服。

第十六章

滑脈和相兼脈辨證論治

一 脈　滑

脈滑：脈往來流利，應指圓滑，如珠走盤，一息四至，血脈暢通（圖 2-16-1）。

（一）飲食積滯

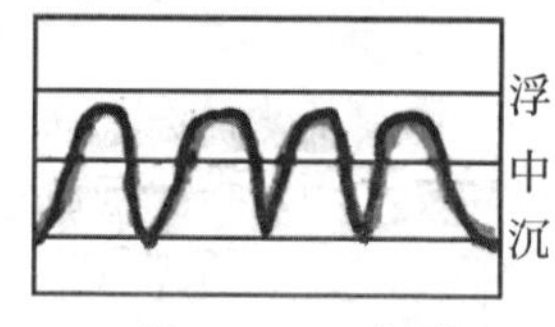

圖 2-16-1　脈滑

【脈象】脈滑，主食積之證。

【病因病機】①暴飲暴食，傷損脾胃，食滯內停。②恣食肥甘厚膩和辛辣食物，過飲烈酒，使濕熱蓄積於腸胃。③過食生冷，阻遏脾陽，寒積於胃腸，致使脾胃不健運，氣機失於調暢，腑氣通降不利，而發生胃痛和腹痛。

【證候分析】①宿食停滯於胃腸，致使胃中，氣機阻滯不利，而產生胃痛，脘腹脹滿疼痛。

②食滯為實證，痛而拒按。

③脾胃損傷，運化腐熟水穀失職，宿食內滯而不化，使穀濁之氣上逆，可使病人噯氣反酸，嘔吐不消化宿食之物。

④矢氣則腐濁下排，因而嘔吐和矢氣疼痛減輕。

⑤胃中飲食停滯，傳導受阻，故使病人大便不爽。

⑥腹痛欲瀉是濁氣下流之故，舌苔厚膩，是食滯濕阻之證；脈滑，為食積之象。

【主要證候】①胃脘疼痛。②噯氣吞酸。③脘腹脹滿疼痛。④噁心嘔吐和矢氣。⑤吐食和矢氣後疼痛減輕。⑥或大便不爽。⑦或痛或欲瀉，瀉後痛減。⑧舌苔厚膩，脈滑。

【治療原則】消食導滯。

【處方用藥】保和丸加味。藥用：山楂 12 g，神麴 12 g，萊菔子 15 g，陳皮 9 g，半夏 9 g，茯苓 12 g，雞內金 30 g，穀芽 15 g，麥芽 15 g，連翹 9 g，蜜丸服。

【方藥分析】①山楂、神麴、穀芽、麥芽、雞內金能消食導滯。②陳皮、半夏、茯苓能和胃化濕，化痰止嘔。③連翹能清熱散結。④萊菔子能消食行滯，降氣袪痰。⑤為消食和胃的常用方劑，適用於食積停滯，胸脘痞滿或脹痛，噯氣酸腐，厭食，大便不調，舌苔濁膩或黃膩，為脈滑之症候。

【臨床應用】①本方為消食導滯的輕劑。追究食滯成因，若食滯肉食，可重用山楂，以消肉食。②若食宿穀食，可重用神麴，以消穀食，也可同用穀芽、麥芽。③若食積麵食，可用萊菔子，以消麵食。④如食積較甚者，加用枳實、檳榔之類，行氣導滯作用強。⑤若脾虛食滯不化，可加用白朮健脾燥濕，治宜脾虛食滯，大便溏稀之證。⑥能消中兼補。⑦若脘腹脹滿，加用砂仁，可行氣導滯。⑧便閉，加用大黃、芒硝、木香、香附能通腑行氣。⑨若嘔吐、腹瀉，加用藿香、佩蘭，能芳香化濁。

（二）脾胃不和，食停氣滯

【脈象】脈滑，為食積，痰飲之證。

【病因病機】①平日脾胃不健，中氣久虛，若飢飽不均，過食生冷硬物，過食肥甘厚味，皆可耗損脾胃之氣。

②病後胃氣未復，使胃納呆鈍，脾不健運，而成脾胃不和，食停氣滯。

【證候分析】①飲食損傷脾胃，使胃氣壅塞，脾氣不運化，難以腐熟水穀和運化精微，使食停不散，氣機不暢，又使胃失順降，脾氣不升，使清濁升降失常，則有脘腹滿悶。

②食積化熱或肝鬱化熱，氣機不利，痰熱內擾中宮，則有倒飽嘈雜，飲食無味；脾胃不和，食滯中焦，使脾胃納化失常，胃失和降，濁氣上逆，則噯腐吞酸。

③食積胃脘，胃濁氣上擾，則噁心嘔吐。

④脾胃不和，腐熟運化失司，濕鬱成痰，使大腸難行運化和吸收，則成脾虛便溏。

⑤舌苔白膩，脈滑，皆為脾胃不和，食積停滯之證。

【主要證候】①病人脘腹脹滿。②倒飽嘈雜。③飲食無味。④噯腐吞酸。⑤噁心嘔吐。⑥大便溏稀。⑦舌苔白膩。⑧脈滑。

【治療原則】開胃健脾，增進飲食。

【處方用藥】開胃健脾丸加減。

藥用：人參 1.5～15 g，白朮 3～12 g，茯苓 6～18 g，甘草 3～18 g，山藥 9～30 g，蓮子肉 6～12 g，豬苓 3～12 g，薏苡仁 6～30 g，陳皮 3～9 g，砂仁 3～6 g，木香 1.5～9 g，厚朴 3～9 g，蜜丸服。

【方藥分析】①人參能大補元氣，補脾益肺，生津益智。②白朮能補脾益氣，燥濕利水。③茯苓能健脾滲濕利水。④甘草能補脾益氣，清熱解毒，潤肺止咳，調和諸藥。⑤山藥能補脾胃，益肺腎。⑥蓮子肉能補脾固腸，養心益腎。⑦豬苓利水滲濕。⑧薏苡仁利水滲濕，健脾止瀉。⑨陳皮理氣健胃，燥濕化痰。⑩砂仁調中行氣，溫脾止瀉。⑪木香健脾止瀉，行氣止痛，厚朴化濕導滯，行氣平喘。

【臨床應用】①適用於脾胃不和，升降失調，多用於慢性胃炎和消化不良症。若食積甚重，加枳實、厚朴加量；食積化熱，加黃連。②大便秘結，加大黃、檳榔，以導滯通便。③痰濕內阻，用平陳湯，以祛濕化痰，順氣寬中。④陽虛加附子，濕盛加澤瀉。⑤肝鬱氣滯，加用逍遙散能疏肝理氣。⑥胃納呆，飲食無味，加神麴、麥芽、雞內金，使清陽得升，濁陰得降，升降復常。

（三）積滯傷胃吐血

【脈象】脈滑，主積滯傷胃之證。

【病因病機】①血為水穀精微所化生，能滋養機體，維持生命活動，飲酒過多，過食辛辣，使燥熱蘊結胃腸，灼傷胃絡，致使血液溢出脈外而致吐血，正如《臨證指南醫案》所云：「酒熱伐胃之類，皆能助火動血。」②食物粗糙堅硬，損傷胃絡，使胃中積熱，也能灼傷胃絡而吐血。③飲食積滯，損傷脾胃，致使脾氣虛弱，不能統血攝血，也可形成吐血。

【證候分析】①食滯內阻，使脾不健運，胃失和降，使病人脘腹脹滿，重時胃痛腹痛。

②食積阻塞，使胃中濁氣上逆，可使人噯腐吞酸。

③食積內結，胃氣上逆，損傷胃絡，使病人吐血色紅，雜有宿食酸臭。

④食積可使腸道傳導不暢，引起大便不暢。

⑤舌苔厚膩，脈滑，為食滯內停之象。

【主要證候】①病人胃脘脹滿，重可作痛。②噯腐吞酸。③嘔吐物為血紅色，說明有宿食。④大便不暢。⑤舌苔厚膩。⑥脈滑。

【治療原則】消食導滯，和胃止血。

【處方用藥】保和丸加減。藥用：熟大黃 3～12 g，焦山楂 12 g，萊菔子 15 g，陳皮 3～9 g，半夏 3～9 g，茯苓 6～18 g，茜草 3～9 g，藕節 9～15 g，參三七 3～9 g，仙鶴草 9～18 g，連翹 9 g，蜜丸服。

【方藥分析】①熟大黃能攻積導滯，瀉火涼血。②焦山楂、萊菔子能消食導滯，幫助消化宿食。③陳皮、半夏能健脾燥濕，降逆止嘔；茯苓利水滲濕，健脾安神。④茜草涼血止血。⑤藕節能消瘀，收斂止血。⑥參三七能止血散瘀，消腫止痛。⑦仙鶴草能涼血止血。⑧連翹能清熱解毒，消癰散結。

【臨床應用】①若病人脾胃虛寒，加用桂枝、乾薑，以溫經散寒。②若吐血量多而不止者，加用犀角，解心熱涼血，雲南白藥止血化瘀。③若出血見脫證者，加用人參、五味子，能益氣救脫。

（四）疰夏兼傷食

【脈象】脈滑，主疰夏兼傷食之證。

【病因病機】①疰夏多在夏季天熱，體弱不適高溫、潮濕生活工作環境而出現低熱、眩暈、頭痛、身重、體倦、腳軟、心煩自汗的症狀。

②夏季天氣炎熱，人處高溫，皆使人體腠理大開，汗多傷陰，正氣受損，影響氣機，代謝障礙，若久病體虛，脾不健運，生化失源，再加之過度勞累，元氣虛損，機體調節功能低下，不能防禦炎夏高溫，使脾虛極，水濕內生，而成疰夏病。

③若多飲貪涼，啖食肥甘，夜中露宿，生活不慎，或長夏霉雨濕重天氣，易使外濕困擾脾胃，而引起疰夏兼傷食之證。

【證候分析】①炎夏高溫，霉雨濕重，濕暑之邪上蒙清陽，使顱腦溫度過高，血管擴張，顱內壓增高，致使頭部脹痛；濕困中焦脾胃，脾不健運，化源不足，營養物質供腦不足，使腦神經中樞功能抑制，則出現頭暈目眩。

②暑濕之邪阻抑脾胃功能，影響消化吸收，使胃氣失和，脾失運化，臟腑不得宣通，故使病人胸滿腹痛暑濕內泛，使脾胃氣機失調，不能上升清陽，下降濁陰，使清濁相混難分，使胃氣上逆，則使病人噁心嘔吐。

③脾不能升清，而使濕濁下降，使病人腸鳴泄瀉；脾胃開竅於口，暑濕困脾，胃腸水腫，口和咽也水腫，腺體分泌增多，味蕾功能下降，因而使病人口淡而黏膩。

④但全身，因暑濕積蓄胃腸，而使體內津液減少，不能上承滿足供給，而致口渴，又因胃腸濕積，不須飲水解渴，而又不欲飲。

⑤脾為濕所擾，運化失職，營養物質不能滿足機體代謝需

求，使代謝低下，代謝產能產熱減少，遂使人體乏力懶惰，不思飲食；濕為陰邪，濕鬱化熱，因此使病人多有午後低熱。

⑥舌苔白膩，為濕徵；脈滑，為傷食痰飲之象。

【主要證候】①病人神疲乏力。②體倦而重。③頭暈目眩。④頭脹而痛。⑤胸脘痞滿。⑥噁心嘔吐。⑦口淡黏膩。⑧渴而少飲。⑨不思飲食。⑩腸鳴泄瀉。⑪時有午後低熱。⑫舌苔白膩或黃膩。⑬脈滑或濡數。

【治療原則】芳香辟濁，化濕和中。

【處方用藥】藿香正氣散加減。藥用：藿香 10 g，佩蘭 10 g，蘇葉 5～10 g，蘇梗 5～10 g，白芷 3～6 g，大腹皮 5～10 g，神麴 9 g（包煎），萊菔子 12 g，半夏 5～10 g，陳皮 5 g，厚朴 3～6 g，桔梗 3～6 g，水煎服。

【方藥分析】①藿香、佩蘭疏散暑濕表邪，芳化胃腸濕濁，為主藥。②蘇葉、蘇梗辛溫發表，白芷辛香祛風，桔梗開宣肺氣，皆可增強藿香的疏散作用。③大腹皮、厚朴辛苦而溫，能燥濕除脹，利水下泄。④陳皮、半夏能和胃降逆，而止噁心嘔吐。⑤神麴和萊菔子能消食導滯，以治傷食，有助於脾胃的運化功能，也能增強藿香的芳香化濕之力。

【臨床應用】①藿香、紫蘇、厚朴、大腹皮、陳皮、半夏為必用之藥，其他可隨證加減。②如病人寒熱而無汗，加香薷能發汗解表。③若腹痛，便成黏凍者，加黃連、木香，能清熱止瀉。④如表證重，怕冷發熱，加荊芥、防風、薄荷以辛溫解表。⑤如濕重苔厚膩者，用蒼朮健脾燥濕，增強化濕作用。

（五）胃脘食痛

【脈象】脈滑，主胃脘食積疼痛之證。

【病因病機】①病人暴飲暴食，飢飽無節，最容易損傷脾胃之氣。②若食生冷，寒凝胃脘，使胃中氣血凝聚不通，脈管寒而收縮變細，而致食寒胃痛。③若過食肥甘厚味，辛辣食物刺激，如過飲烈酒傷胃，使胃熱食痛等，皆致胃脘食痛。

【證候分析】①食滯中焦脾胃，使脾胃納化失調，胃失和降，脾不升清，釀生痰濕，可引致胃脘脹滿疼痛，而且拒按，嘔惡不思飲食。

②食滯胃脘，痰濁上逆，胃逆蠕動，使胃中縮食和分泌的液體反逆口中，則噯腐吞酸，嘔吐不消化食物。

③腑氣不通，運行不暢，則使大便不爽。

④舌苔厚膩，脈滑，皆屬食滯內阻之象。

【主要證候】①傷食之後，胃脘脹悶疼痛，且手不可按，噯腐吞酸。②噁心嘔吐，吐不消化宿食，吐後食少，自覺痛減，不思飲食。③大便不爽。④舌苔厚膩。⑤脈滑。

【治療原則】消食導滯，和胃止痛。

【處方用藥】保和丸加減。藥用：神麴 12 g，焦山楂 9 g，茯苓 9 g，半夏 9 g，青皮 9 g，陳皮 9 g，連翹 9 g，萊菔子 12 g，炒枳實 9 g，延胡索 9 g，帶皮檳榔 15 g，高良薑 6 g，生薑 2 片，水煎服。

【方藥分析】①神麴辛溫，能消酒食陳腐之積。②焦山楂酸溫，能消肉食油膩。③茯苓、陳皮、青皮、半夏能理氣和胃。④連翹清熱散結。⑤萊菔子辛甘，理氣寬胸暢腹，能消麵食積滯。⑥炒枳實能破氣行痰，消積散痞。⑦延胡索活血，利氣止痛。⑧帶皮檳榔能利氣行滯，緩瀉消積。⑨高良薑、乾薑，溫中散寒，止痛止嘔。

【臨床應用】①脘腹痞痛，大便不爽，苔黃濁膩，加生大黃（後下）、厚朴、木香。②若脘腹脹痛不止時，要加用香附、枳殼以理氣止痛。③若有表證，症見寒熱身痛，可加蘇葉、生薑，疏散風寒表證。④如寒鬱化熱，寒熱夾雜，症見胸痞脘脹，噁心嘔吐，胃脘疼痛，有灼熱感，口苦咽乾，舌紅苔黃膩，脈濡數，用半夏瀉心湯，辛開苦降，調和寒熱。

（六）積滯發熱

【脈象】脈滑，主積滯停結之證。

【病因病機】①多因飲食不節，使脾胃運化紊亂。②濕熱內蘊，胃不消導，而產生濕熱積滯。

【證候分析】①食滯鬱久化熱，故使病人發熱，食滯中焦脾胃，使病人胃痛飽悶。②腐濁之氣上逆，故使病人噁心欲吐，噯腐吞酸。③積滯胃腸，消化不良，吸收不佳，積滯脹滿而致腹痛泄瀉。④舌苔垢膩，脈滑，皆屬積滯停結之象。

【主要證候】①病人發熱不高。②胃痛有飽悶感。③噁心欲吐。④噯腐吞酸。⑤腹痛泄瀉，但瀉而不暢。⑥糞有惡臭味。⑦舌苔濁膩。⑧脈滑。

【治療原則】清熱利濕，消食導滯。

【處方用藥】香連化滯丸加減。藥用：青皮 6 g，陳皮 9 g，黃連 3 g，甘草 3 g，黃芩 3 g，木香 6 g，檳榔 9 g，神麴 6 g，厚朴 9 g，水煎服。

【方藥分析】①木香，行中焦氣滯，濕鬱食滯皆能行散。②黃連清熱燥濕，厚胃腸，共為主藥。③黃芩能清肺熱，祛除脾胃濕熱。④陳皮、厚朴能行氣除濕，共為輔藥。⑤神麴能消導食滯。⑥檳榔能下氣，可治腹痛下墜。⑦青皮瀉肝實而下氣。⑧甘草瀉火解毒為使藥。

【臨床應用】①若熱勢較盛，加用柴胡、枳實。

②在臨床應用中，有時用《婦科玉尺》所載的香連化滯丸，藥用：木香、黃連、青皮、陳皮、厚朴、枳實、黃芩、當歸、白芍、檳榔、滑石、甘草。

（七）痰濁阻肺

【脈象】脈滑，主痰濁阻肺之證。

【病因病機】①外感風寒之邪，內阻肺氣。②或風熱犯肺，使肺氣壅塞，引起肺失宣降，邪熱內盛，煉液成痰。③痰熱壅肺後，使肺失清肅。④還有恣食肥甘厚味，酗酒傷於中焦，脾失健運，濕痰內生，上擾於肺，能壅阻肺氣宣降；若痰鬱久生熱，或肺火素盛，痰與熱結，使痰熱交阻肺氣，引起肺氣上逆，而成痰濁阻肺之證。

【證候分析】①痰濁上犯肺臟，氣道因滲出分泌痰液增多而被阻塞，使肺氣失降，因而使病人喘咳痰多和胸悶。

②脾為生痰之源，肺為貯痰之器，若痰濁困於脾胃，使其胃腸水腫滲出，吸收功能障礙，可使病人食少納呆，食慾不振，還有噁心嘔吐，口黏無味。

③舌苔白膩，脈滑，皆為痰濁內蘊之證。

【主要證候】①病人咳嗽氣喘，痰多而黏稠，咯出不爽。②胸悶而脹。③噁心納呆。④口淡而黏。⑤舌苔白膩。⑥脈滑。

【治療原則】祛痰降氣平喘。

【處方用藥】三子養親湯合二陳湯加減。藥用：蘇子 9 g，萊菔子 9 g，白芥子 9 g，陳皮 6 g，半夏 9 g，茯苓 12 g，蒼朮 9 g，厚朴 6 g，水煎服。

【方藥分析】①陳皮、半夏、茯苓能化痰降逆。

②蘇子、白芥子、萊菔子能化痰降逆平喘。

③蒼朮、厚朴能理脾燥濕行氣。

【臨床應用】①病人痰多而氣逆時，加用杏仁、紫菀、旋覆花，能化痰降逆，肅肺止咳。②若痰濕寒化，症見咳喘胸悶，吐痰稀薄，或咯泡沫樣痰，並且遇冷症狀加重，形寒肢冷，舌苔白膩，脈滑時，宜治溫化寒痰，止咳定喘，方用二陳湯合苓桂朮甘湯加減，能收明顯療效。

（八）痰飲內阻嘔吐

【脈象】脈滑，主痰飲內阻之證。

【病因病機】①病人飲食不節，暴飲暴食，過食生冷、油膩、不潔之物，皆可傷胃滯脾，脾不運化，不得順降，而使食積不下，胃氣上逆，而致嘔吐。

②還有飲食不節，損傷脾胃，水穀不能運化，聚濕成痰，積於胃中，當飲邪上逆時，也可引致病人嘔吐。

【證候分析】①脾胃受損，脾不健運，聚濕生痰，痰飲內結，使胃氣逆亂，胃逆蠕動，使病人脘悶腹脹不食納呆，嘔吐清水痰涎。②水飲上溢，皮下水腫，新陳代謝功能低下，代謝產能產熱減少，致使清陽之氣不展，腦之血供不足，使腦神經中樞代謝低下，功能紊亂，處於抑制狀態，故使病人頭眩。③水氣凌心，使心氣不足，而致代謝性心悸。④苔白膩，脈滑，皆屬痰飲內停之證。

【主要證候】①病人脘悶腹脹。②不食納呆。③嘔吐。④清水痰涎。⑤頭暈目眩。⑥心悸。⑦舌苔白膩，脈滑。

【治療原則】溫化痰飲，和胃降逆止嘔。

【處方用藥】小半夏湯合苓桂朮甘湯加減。藥用：半夏 9 g，茯苓 9 g，桂枝 9 g，白朮 9 g，陳皮 9 g，甘草 6 g，生薑 6 g，水煎服。

【方藥分析】①半夏、生薑，能和胃降逆止嘔。②茯苓、桂枝、白朮、甘草、陳皮，能健脾燥濕，溫化痰飲。

【臨床應用】①若病人脘腹脹滿，舌苔厚膩，要去白朮，加用蒼朮、厚朴，以行氣除滿。②若脘悶不食，加用白蔻仁、砂仁，能化濁開胃。③若吐清水痰涎多時，加牽牛子、白芥子，研末裝膠囊，其量各用 2 g，每日分 3 次吞服，能化痰祛飲。④若痰鬱化熱，症見眩暈、胸悶心煩，噁心嘔吐，口苦不眠，苔黃膩，脈弦滑，用黃連溫膽湯，以化痰泄熱，和胃止嘔。

二 脈滑數

脈滑數：脈圓滑有力，一息四至以上，浮、中、沉三候明顯（圖 2-16-2）。

（一）外感濕熱泄瀉

【脈象】脈滑數或濡數，主濕熱內盛之證。

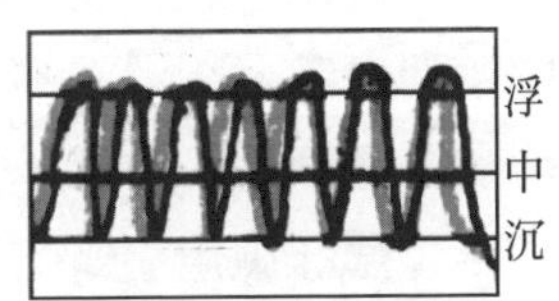

圖 2-16-2　脈滑數

【病因病機】①外感六淫，多以濕邪為主。②常兼夾有熱邪。③由於濕熱傷人，致使胃腸功能障礙。④脾喜燥而惡濕，最易困阻脾陽的濕熱之邪，影響脾的健運，使清濁難分，水食相雜而下，而形成泄瀉。

【證候分析】①濕熱之邪，或夏季暑濕之邪，皆可損傷脾胃，使脾胃運化失常，難以消化和吸收，水食相雜而下，清濁難分，從而形成泄瀉。

②暴注下迫腹瀉，多因胃腸中熱之故，細菌感染胃腸，使胃腸蠕動增快，瀉下急迫。

③濕熱之邪合而互結後，影響胃腸的傳導功能，尤其細菌毒素特強，反而胃腸蠕動減慢，甚而腸痲痺，因而時有瀉而不爽。

④因濕熱下注，肛門直腸瘀血，可致肛門灼熱，糞便黃褐而臭。

⑤而體內津液，循環血量少，熱灼津傷，可使小便短黃。

⑥舌苔黃膩，脈滑數或濡數，均為濕熱內盛之象。

【主要證候】①病人劇烈的腹瀉、腹痛，病熱急迫。②或瀉下不爽，糞色黃褐而臭，肛門灼熱而脹。③煩熱口渴。④小便短黃。⑤舌苔黃膩。⑥脈滑數或濡數。

【治療原則】清熱化濕。

【處方用藥】葛根芩連湯加味。藥用：黃連 4.5 g，葛根 15～30 g，黃芩 12 ～15 g，金銀花 12 g，木香 6 g，馬齒莧 30 g，茯苓 6～18 g，滑石 6～18 g，甘草 5 g，水煎服。

【方藥分析】①黃連、黃芩能清熱燥濕。②葛根能解肌透表，生津止渴。③金銀花能清熱解毒，宣散風熱。④木香健脾止瀉，行氣止痛。⑤馬齒莧能清熱解毒，治痢療瘡。⑥茯苓健脾，利水滲濕；滑石清熱解暑，利水通淋。⑦甘草補脾益氣；清熱解毒，調和諸藥。

【臨床應用】①方中葛根適宜煨用，能解肌清熱止瀉。②若胸悶，苔膩，體內濕重時，加用薏苡仁、厚朴、蒼朮、車前子以健脾去濕利尿。③若發熱明顯，偏重於熱，加用馬齒莧 30 g，一見喜 30 g。④若有風熱表證，發熱，形寒，頭痛，加用金銀花、連翹、薄荷（後下），用辛涼解表藥治療風熱感冒。⑤若暑濕入侵，表裡同病，加用藿香、佩蘭各 9 g，六一散 30 g。⑥兼夾食滯時，加神麴、小山楂、麥芽、雞內金。⑦除用湯劑外，還可加用香連丸 3～6 g，口服，每日 2～3 次。

（二）大腸濕熱

【脈象】脈滑數，主大腸濕熱之證。

【病因病機】①病人飲食不節，過食生冷，或食不潔之物。②還有暑濕熱毒侵及胃腸，使濕熱蘊結，下注大腸，傷及氣血，而致大腸濕熱。

【證候分析】①濕熱蘊積大腸黏膜肌層，使代謝障礙，氣機阻滯，不通則痛，故使病人腹痛。②濕熱積在大腸末端直腸，由於炎症腫脹疼痛的刺激，則出現裡急後重，總有便意感。③濕熱薰灼，損傷腸道黏膜和血脈之絡，故使病人下痢黏液膿血。④若濕熱下注大腸，使其傳導糟粕失職，則使病人泄瀉穢濁，肛門灼熱。⑤發熱，口渴，小便短赤，苔黃膩，脈滑數，均屬濕熱之象。

【主要證候】①病人腹痛，裡急後重，下痢黏液膿血，肛門灼熱。②時有發熱口渴。③小便短赤。④舌苔黃膩。⑤脈滑數。

【治療原則】清熱利濕。

【處方用藥】葛根黃芩黃連湯，簡稱葛根芩連湯。藥用：葛根 15 g，黃芩 9 g，黃連 6 g，陳皮9 g，製半夏 9 g，茯苓 9 g，澤瀉 9 g，甘草 6 g，水煎服。

【方藥分析】①葛根能解肌透表，生津止渴。②黃芩、黃連能清熱燥濕，消炎止痛。③陳皮、半夏能降逆止嘔。④茯苓健脾，利水滲濕。⑤澤瀉泄熱，利水滲濕。⑥甘草健脾益氣，調和諸藥。

【臨床應用】①若病人濕重，舌苔厚膩，加蒼朮、紫蘇、厚朴。②若熱重口苦舌黃時，加用金銀花、連翹、山梔子。③病在暑熱天氣，加六一散、扁豆衣、荷葉。④腹痛嚴重時，加白芍、木香。⑤噁心嘔吐，加竹茹、生薑。⑥諸藥合用，療效明顯。

（三）濕熱痢

【脈象】脈滑數，主濕熱痢之證。

【病因病機】①夏秋季節，暑濕蒸騰，侵傷胃腸，阻滯氣血循環不暢，使暑濕和氣血相搏擾，發炎腫脹，化為膿血。②若濕邪偏盛，損傷腸道氣分，僅傷黏膜及黏膜下組織，多為白痢，有腐敗壞死的組織脫落，而釀成膿液。③若暑熱偏盛，損傷血分，損傷腸道黏膜下及更深入血管，血溢脈外，則成赤痢。④若濕熱俱盛，腸道氣血皆損傷，可成赤白痢，大便有膿血。

【證候分析】①濕熱壅滯腸中，使氣血不暢，傳導失司，故而病人腹痛，裡急後重。

②濕熱蘊結胃腸，炎症腫脹，破潰成膿成敗血，故有下痢赤白，而成膿血便。

③濕熱下注，則肛門灼熱，小便赤而少。

④舌苔黃膩，脈滑數，乃為濕熱薰灼之候。

【主要證候】①病人腹痛。②裡急後重。③下痢赤白，為膿血便。④肛門灼熱。⑤小便短赤。⑥舌苔黃膩。⑦脈滑數。

【治療原則】清熱化濕解毒，調和氣血導滯。

【處方用藥】芍藥湯加減。藥用：赤芍 12 g，甘草 6 g，黃連 9 g，木香 9 g，檳榔 9 g，大黃 9 g，馬齒莧 30 g，水煎服。

【方藥分析】①赤芍、甘草能行血和營、緩急止痛。②黃連、大黃、馬齒莧能清熱化濕解毒。③木香、檳榔能行氣導滯。全方合用，能清除濕熱，便膿血而自癒，後重消失。

【臨床應用】①病初若有寒熱表證，加用金銀花、葛根、神麴，能外疏內通而解表。②若夾有暑熱，加用荷葉、佩蘭、滑石，能清熱解暑。③若食積不化，加用山楂、神麴、枳實，能消食導滯。④若表證未解，裡熱還盛，用葛根芩連湯，以清熱解肌。⑤若毒熱盛者，大便赤多白少，或純便赤凍糞便，並口渴引飲，苔黃脈數，可用白頭翁湯加金銀花、地榆、赤芍、丹皮，以清熱解毒為主。

（四）疫毒痢

【脈象】脈滑數，主疫毒痢之證。

【病因病機】①病人外感時邪疫毒，直接由飲食傳染，侵腸道，並與氣血相搏結，使氣血兩傷，並化為膿血。②疫毒化火，發炎腫脹，細菌如痢疾桿菌入血，形成膿血症、菌血症，使火氣熾盛，內陷心包，直接影響大腦神經中樞功能，出現高熱，神志昏迷，驚厥譫語，為菌痢重證，中醫稱為疫毒痢，傳染性極強，病情十分危重。

【證候分析】①疫毒暴烈，損害人的脾胃，與氣血相搏，因細菌毒性較強，加之人的正氣不足，因此發病暴急。②熱盛傷津，體液減少，則高熱口渴。③熱擾動清竅大腦，則出現頭痛，且劇烈。④熱擾心營，則使病人煩躁不安。⑤熱毒蒙蔽清竅，則使大腦神經中樞成抑制狀態，出現神志不清。⑥熱盛動風，則出現驚厥。⑦若熱毒分割腸道，使胃腸氣機不暢，則引起腹痛，裡急後重。⑧熱傷腸道，化為膿血，則痢下鮮紫膿血便。⑨舌紫苔黃燥，脈滑數，屬熱毒熾盛之證。

【主要證候】①突然發病。②壯熱口渴。③頭痛煩躁，甚而神昏譫語，抽搐驚厥。④同時腹痛劇烈，裡急後重，痢下鮮紫膿血。⑤舌絳，苔黃燥。⑥脈滑數。

【治療原則】清熱解毒，涼血止痢。

【處方用藥】白頭翁湯加減。藥用：白頭翁 15 g，黃芩 9 g，黃連 9 g，赤芍 9 g，金銀花 30 g，地榆 12 g，苦參 9 g，丹皮 9 g，貫眾 9 g，木香 6 g，水煎服。

【方藥分析】①白頭翁、黃連、黃芩，能清熱解毒，為治痢之主藥。②赤芍、地榆、丹皮能涼血和血。③金銀花、苦參、貫眾，能清熱解毒化濕，為治痢的輔藥。④木香調氣。⑤諸藥合用，能使熱毒消解，濕熱被除，氣血調和，痢當自癒。

【臨床應用】①若熱毒內陷，毒入營血，使病人壯熱神昏，加用羚羊角、生地，能清熱涼血息風。②熱動肝風，出現驚厥，可加紫雪丹或至寶丹，能清熱息風，涼血開竅。③在臨床上，多見於單獨病情危重者，應當中西醫結合，積極治療搶救。

（五）痰熱犯肺

【脈象】脈滑數，主痰熱犯肺之證。

【病因病機】①風熱犯肺；②或風寒入裡，鬱而化熱，使肺氣壅實。③或邪氣內盛，熱煉津液，灼液痰結，使肺失清肅和肺氣上逆。④或風寒未解化熱，積熱成痰，皆可使痰熱壅肺，而出現一系列證候。

【證候分析】①邪熱壅肺，煉液成痰，使肺失清肅，故使病人喘咳胸痛，痰黃黏稠。

②熱傷肺絡，血溢脈外，則有血痰。

③痰熱蒸騰，則發熱、出汗、咽乾、面紅、尿赤澀、大便秘結，皆為裡熱壅盛所致。

④舌苔黃膩，脈滑數，為痰熱之證。

【主要證候】①病人咳嗽氣喘。②胸脅腹痛。③咯痰色黃黏稠，或有血痰。④發熱出汗，咽乾面紅，小便赤澀，便秘。⑤舌苔黃膩。⑥脈滑數。

【治療原則】清泄痰熱。

【處方用藥】桑白皮湯加減。藥用：桑白皮 15 g，半夏 6 g，蘇子 9 g，杏仁 6 g，貝母 9 g，黃芩 9 g，黃連 4.5 g，白果 10 枚，水煎服。

【方藥分析】①黃芩、黃連、桑白皮能清泄肺熱。②貝母、杏仁、半夏、白果能清化痰液。③蘇子能降氣定喘。

【臨床應用】①痰多黏稠，加用瓜蔞、射干、海蛤粉能清熱化痰。②痰湧便秘，喘息不臥，加用葶藶子、大黃、風化硝，能滌痰通腑。③痰有腥味，加用魚腥草、冬瓜子、杏仁、蘆根，能清熱化痰。④發熱重者，加石膏，能清肺胃之熱。⑤口渴咽乾，加用沙參、麥門冬、石斛、玄參、生地，以養陰生津。

（六）熱毒熾盛肺癰

【脈象】脈滑數，主熱毒壅盛之證。

【病因病機】①平素嗜酒太過，或恣食辛辣，炙煿厚味，使肺蘊濕蒸痰化熱，痰熱蘊肺。

②復感風熱外邪，內外合病，邪熱鬱積在肺，熬煉成痰，邪鬱肺絡，血滯化瘀，使痰熱瘀血互結，醞釀成肺癰。

【證候分析】①熱毒內盛，正邪交爭，使病人高熱，或壯熱不寒。②裡熱熾盛，陽氣不得發散，體內高溫，體表血管收縮，腠理不開，不能發汗散熱。③體表和體內溫差懸殊，則使病人惡寒。④邪熱迫使津液外泄，為調節體溫平衡，則繼而多汗。⑤痰熱壅肺，使肺氣上逆，則使病人咳嗽氣急。⑥痰熱內鬱而結，釀成肺癰。⑦癰膿破潰，從支氣管隨咳嗽排出，則使病人咯吐腥臭氣味的膿痰。⑧熱毒痰壅，損傷肺絡，使氣血壅滯不通，壓迫神經，而致胸脅疼痛。⑨熱毒灼傷體內陰津，使病人因體內少津而口乾咽燥。⑩熱毒內熾，上擾心神，則使病人煩躁不安。⑪舌苔黃膩，脈滑數，皆為熱毒內壅之證。

【主要證候】①病人高熱或壯熱不寒，惡寒顫慄。②胸悶疼痛，轉側不利。③咳嗽氣急，咳吐膿痰，其味腥臭。④口乾咽燥。⑤煩躁不安。⑥舌紅，苔黃膩。⑦脈滑數。

【治療原則】清熱解毒，化瘀散結。

【處方用藥】《千金》葦莖湯加減。藥用：葦莖 30g，薏苡仁 30 g，冬瓜仁 30 g，桃仁 10 g，紅花 10 g，金銀花 12 g，連翹 12 g，敗醬草 12 g，魚腥草 30 g，黃芩 15 g，黃連 4.5 g，水煎服。

【方藥分析】①葦莖、金銀花、連翹、敗醬草、魚腥草、黃芩、黃連能清瀉肺熱。②冬瓜仁能祛痰排膿。③薏苡仁清熱利濕。④桃仁、紅花能活血祛瘀。

【臨床應用】①胸悶喘滿而急時，可加瓜蔞仁、桑白皮、葶藶子能瀉肺排膿痰。②大便秘結，加用大黃、枳實，能蕩滌積熱。③若熱毒瘀結時，症見痰膿惡臭，可用犀黃丸，每次 1 g。1 日 3 次服。④若傷津口燥時，加沙參、麥門冬、天門冬，以養陰生津。⑤咳血，加用犀角、大薊、小薊、藕節、側柏葉，涼血止血。⑥若喘咳，不能平臥時，加用桑白皮、蘇子，以降氣平喘。

（七）衛氣同病

【脈象】脈滑數，主衛氣鬱熱之證。

【病因病機】①病邪從口鼻而入，首先侵犯肺衛。②溫邪化熱化火最快，繼而熱邪入裡。③表裡俱熱。

【證候分析】①病邪侵入肌表，邪正相爭，腠理開闔失常，故使人體出現發熱、惡寒等衛分症狀。②濕邪疫癘，其性暴烈，立即化熱化火，上擾清竅，則出現頭痛，疲乏欲睡，頸項稍強硬。③陽明氣分熱盛，邪熱犯胃腑，使胃氣上逆，則出現噁心欲吐。④邪毒侵犯營血，損傷脈絡，可見出血。⑤舌紅苔薄白，或苔白厚微黃，指紋紅紫，脈滑數，皆為衛氣鬱熱之證。

【主要證候】①病人突然發病。②惡寒發熱。③頭痛項強。④噁心嘔吐。⑤神疲欲眠，神志清楚。⑥皮膚瘀斑。⑦舌紅苔薄白或白厚微黃，脈滑數，指紋紅紫。

【治療原則】宣肺透邪，清熱解毒。

【處方用藥】銀翹散加減。藥用：金銀花 30 g，連翹 30

g，桔梗 18 g，薄荷 18 g，淡竹葉 12 g，甘草 15 g，大青葉 15 g，板藍根 15 g，荊芥 12 g，豆豉 15 g，牛蒡子 18 g，研末為散，每服 18 g，用鮮蘆根煎湯，香氣大出即取服。

【方藥分析】①金銀花、連翹、大青葉、板藍根能清熱解毒，輕清透邪。②荊芥、薄荷、豆豉能辛散表邪，透熱外出。③蘆根、淡竹葉能清熱生津，止渴除煩。④桔梗、牛蒡子、甘草能宣肺止咳，清利咽喉。本方能先補其虛，清肅上焦，不犯中焦下焦，無開門揖盜之弊，有輕消去實之力。

【臨床應用】①若表證有汗者，重用金銀花。②無汗者，重用荊芥、薄荷。③若汗出而不解時，去荊芥、薄荷，而加黃芩、青蒿。④咽喉腫痛時，加用馬勃、射干、山豆根。⑤咳嗽，加用杏仁、貝母。⑥若傷津口渴，加用天花粉。⑦若裡熱盛，加山梔子、黃芩。⑧頭痛重時，加用菊花、鉤藤。⑨陽明氣分熱盛，加用生石膏、知母、黃芩。⑩頸項強直，加用葛根、殭蠶。⑪皮膚出血點，加丹皮、赤芍、生地。⑫嘔吐重時，加竹茹、枇杷葉。

（八）胃火熾盛

【脈象】脈滑數，主胃火熾盛之證。

【病因病機】①病人平素胃火旺盛。②邪熱犯胃。③過食辛辣。④或情志不舒，肝火犯胃，皆可引致胃火熾盛。

【證候分析】①胃火內熾，煎灼津液，故使胃脘灼痛，渴喜冷飲。②胃熱熾盛，使胃腐熟水穀熾烈，功能亢進，故能消穀善飢。③胃失和降，使胃氣上逆，則病人噁心嘔吐。④胃的經脈上絡齒齦、若胃火上炎，故有口臭、牙齦腫痛，或潰爛出血。⑤胃火熾盛，故有泛酸嘈雜。⑥火盛灼津，大腸津液減少，使大便秘結，小便短黃。⑦舌紅苔黃，脈滑數，皆屬熱盛之象。

【主要證候】①病人自覺胃脘灼熱疼痛。②渴喜冷飲。③消穀善飢。④泛酸嘈雜。⑤噁心嘔吐。⑥口臭。⑦牙齦腫痛或潰爛出血。⑧大便秘結，小便短黃。⑨舌紅苔黃。⑩脈滑數。

【治療原則】清瀉胃火，解除熱毒。

【處方用藥】清胃散加減。藥用：生地 15 g，丹皮 9 g，黃連 3 g，當歸 6 g，升麻 6 g，水煎服。

【方藥分析】①生地、丹皮能清熱涼血。②黃連、升麻能清熱解毒，昇陽舉陷。③當歸和血養血。

【臨床應用】①若牙痛，加重升麻用量，使其在降火之中，用升麻以昇陽，能治牙痛。②但也有人認為胃火邪痛，火已上炎，不用升麻來升散火邪，故也可去升麻，加石膏或大黃以清熱泄熱。③胃脘疼痛加重時，加用延胡索、香附，能活血理氣止痛。④若噁心嘔吐，加用代赭石、竹茹能降逆止嘔。⑤熱傷胃津，加用麥門冬、石斛，以養陰生津。⑥吐血，加參三七、白及、血餘炭。⑦齒衄不止，加白茅根、茜草根、藕節，以涼血止血。⑧肝火犯胃，加膽草、山梔子，以清瀉肝火。

（九）胃火上逆

【脈象】脈滑數，主胃熱內盛之證。

【病因病機】①飲食不節，過食生冷寒涼，使寒積脾胃。②胃的代謝功能低下，使胃陽被遏制。③或過食辛熱，溫燥之品，則使燥熱內盛，陽明腑實，胃失通降，胃火上炎。④若情志不和，惱怒抑鬱，使氣機不利。⑤代謝低下，使津液失布而滋生痰濁，則進而肝氣橫逆犯胃。⑥氣逆痰阻，痰鬱化熱，胃火上逆而致病。

【證候分析】①實熱蘊結胃腸，使胃火上衝，故使病人呃聲洪亮。②胃熱傷津，腸間燥結，則口臭煩渴而喜冷飲，便結尿赤。③舌苔黃，脈滑數是胃熱內盛之證。

【主要證候】①呃聲洪亮，衝氣而出。②口臭煩渴，又喜冷飲。③小便短赤，大便秘結。④舌苔黃。⑤脈滑數。

【治療原則】清降泄熱，和胃止呃。

【處方用藥】竹葉石膏湯加減。藥用：竹葉 9 g，石膏 30

g，沙參 9 g，麥門冬 18 g，半夏 9 g，粳米 9 g，炙甘草 3 g，柿蒂 9 g，竹茹 9 g，水煎服。

【方藥分析】①竹葉、石膏，能清陽明餘熱。②沙參、麥門冬、炙甘草、粳米，能益肺安胃，補虛生津。③半夏、柿蒂能和胃降逆止嘔，下氣蠲飲。④諸藥合用，能清熱和胃補虛，用於氣陰兩傷的虛熱證。

【臨床應用】①若熱鬱氣滯，脘腹痞滿難消，可加用檳榔、萊菔子，能破積消痞。②熱盛傷津，煩惱口渴引飲，應重用石膏、知母、天花粉，以清熱生津。③大便秘結，脘腹脹滿，用小承氣湯，以通腑泄熱。④熱傷氣陰時，用橘皮竹茹湯，加枇杷葉、麥門冬，以降逆平呃，益氣養陰清熱。⑤膈間鬱熱，陽明腑，用涼膈散加減，以清熱除煩通便。

（十）熱毒壅肺

【脈象】脈滑數，主肺熱之證。

【病因病機】①風寒，風熱和風燥之邪，從口鼻而入。②或由皮毛侵入，因肺外合皮毛，而至於肺，致使肺氣壅遏不宣，失其清肅，引起氣道不利。③再加上素體虛弱，脾虛生痰，腎氣不足，都能引致熱毒壅肺。

【證候分析】①邪熱內盛，故使病人高熱不退。②痰熱互結，肺失宣降清肅，使呼吸不暢，故使病人頻繁咳嗽，鼻翼翕動，呼吸，面唇青紫。③痰熱內擾，上衝清竅，則使病人煩躁不安。④邪正相爭，內熱不能外泄，體表溫度降低，溫差大，而致使病人寒戰。⑤氣機阻滯不通，不通則痛，則引起胸痛。⑥熱盛傷津，體液減少，則使病人口渴、唇焦、舌乾。⑦熱傷肺之脈絡，血溢脈外，故咯鐵鏽色痰或痰中帶血。⑧舌紅苔黃，脈滑數，皆屬肺熱之象。

【主要證候】①病人高熱不退。②咳嗽頻多。③鼻翼翕動。④氣促痰鳴。⑤口渴煩躁。⑥唇焦咽乾。⑦面唇發紺。⑧成人多見寒戰胸痛。⑨咯鐵鏽色痰或痰中帶血。⑩小便短赤，大便燥結。⑪舌紅苔黃。⑫脈滑數。

【治療原則】清熱解毒，宣肺定喘。

【處方用藥】麻杏石甘湯加減。藥用：生石膏 30 g，麻黃 6 g，杏仁 6 g，甘草 6 g，黃芩 6 g，蘆根 60 g，金銀花 30 g，連翹 15 g，水煎服。

【方藥分析】①石膏辛涼宣泄，能清肺熱。②麻黃能宣肺平喘。③杏仁、甘草，能輔助麻黃平喘止咳，為辛溫辛涼配伍，具有清熱宣肺的作用。④金銀花、連翹、黃芩能清熱解毒。⑤蘆根能清熱生津。⑥諸藥合用，能使肺中鬱熱得以宣暢清泄，使喘逆自能平息。

【臨床應用】①熱毒過盛，加用大青葉、蒲公英、魚腥草，即可清熱解毒。②若胸悶痰多，加用瓜蔞、天竺黃。③若痰中帶血，加白茅根、藕節、大薊炭、小薊炭，能涼血祛瘀止血。④口燥唇乾，加用麥門冬、玄參、石斛、天花粉，以養陰生津。⑤胸痛時，加鬱金、桃仁，以活血理氣止痛。⑥大便硬結，加用大黃、瓜蔞，以軟便通結，攻下導滯。⑦小便短赤，加用滑石、車前子、白茅根，以清熱利尿。

（十一）寒熱錯雜哮

【脈象】脈滑數，主寒痰和熱痰內阻之證。

【病因病機】①病人外感風寒風熱，邪侵肺臟。②或飲食生冷，寒飲內停，導致肺積寒痰。③若飲食酸鹹，甘肥厚味食多，就可積痰生熱、侵害於肺。④若脾虛不化，化源不足，使水穀精微減少，反積濕成痰，內伏胸膈，使肺不能輸布津液氣血，引起脾不能運輸水穀精微，腎不能蒸化水液，津聚成痰，伏藏於肺，引起寒熱互結，肺失宣降，痰從寒化，引起寒哮。⑤痰從熱化發為熱哮。

【證候分析】①痰積氣道，氣之出入，使痰氣相搏於氣道，則使喉中哮鳴，呼吸迫促。

②寒痰化熱，氣道突發腫脹，泌痰增多，則痰黃而稠。

③熱煉痰液，不易咯出，而感心煩胸悶。

④熱灼津液而又夾雜寒邪，故使病人口渴不多飲。

⑤舌苔白滑，脈滑數，皆屬寒熱痰加雜內阻之象。

【主要證候】①病人喉中哮鳴，呼吸迫促。②痰黃稠，難咳不爽。③胸悶心煩。④口渴不欲多飲。⑤舌苔白滑。⑥脈滑數。

【治療原則】清熱散寒，化痰止哮。

【處方用藥】厚朴麻黃湯加減。藥用：厚朴 10 g，麻黃 9 g，石膏 30 g，杏仁 9 g，半夏 10 g，細辛 5 g，乾薑 6 g，白果 10 枚，黃芩 9 g，水煎服。

【方藥分析】①石膏、黃芩能清泄肺熱。②細辛、乾薑能溫肺化飲止痛。③半夏、厚朴、白果能行氣化痰。④麻黃、杏仁能行氣平喘，擴張氣道。

【臨床應用】①肺寒停飲偏重，加重細辛、乾薑用量。②痰稠使咯而不爽時，加貝母、瓜蔞皮。③若瘀重面色晦滯發青時，加川芎、紅花。④若熱偏重，症見煩躁，可加用石膏，清氣分熱。⑤痰熱偏重，肺內傷陰，加用沙參、玉竹、貝母，以清熱生津化痰。⑥發熱，可加用魚腥草、黃芩。

（十二）熱秘

【脈象】脈滑數，主裡實之證。

【病因病機】①素體陽虛偏重，腸胃積熱。②恣飲烈酒，過食辛辣厚味肥甘，增重腸胃積熱。③傷寒熱病之後，餘熱不盡，耗傷津液，導致腸功能失調，腸道腺體分泌減少，失其滋潤，致引大便乾結，難以排便。

【證候分析】①胃腸積熱，津液損耗太過，使腸道津液減少不能滋潤滑便，則使大便乾結。②熱伏於內，使脾胃之熱蒸騰向上，逆衝於口咽，則使病人口臭口乾。③腸胃積蓄濕熱，腑氣不通，可使熱灼津液，又能津傷化燥，皆可導致腹脹腹痛，身熱面紅，小便短赤，舌苔黃燥，脈滑數，皆為裡實之證。④如熱伏三焦，陽明熱盛，使身熱面紅；熱移膀胱，氣化不利，則小便短赤等。

【主要證候】①病人大便乾燥便秘。②小便短赤。③面紅身熱。④腹脹腹痛。⑤口臭口乾。⑥舌紅苔黃燥。⑦脈滑數。

【治療原則】清熱潤腸。

【處方用藥】脾約麻仁丸加減。藥用：火麻子 9～30 g，白芍 9 g，枳實 9 g，大黃 6 g，厚朴 6 g，杏仁 6 g，白蜜製丸。

【方藥分析】①大黃、火麻仁能泄熱通便，為主藥。②杏仁能降氣潤腸，為輔藥。③白芍能養陰和裡。④枳實、厚朴能行氣除滿，用白蜜製丸，蜜能緩瀉潤便。

【臨床應用】①津液耗損，體液減少，症見渴喜冷飲，大便堅硬不通者，加海參、生地、麥門冬、玄參，能增液生津，潤腸通便。②若秘結日久不癒，大便硬結而燥，加用元明粉，能軟堅通便。③鬱怒傷肝，證有病人易怒眼紅口苦，舌紅脈弦數，可用當歸蘆薈丸，能瀉肝通結，也可用更衣丸。④若陽明腑實證，又失攻下之機，症見胸腹硬滿，大便秘結，煩躁口渴，甚至神昏譫語，精神萎靡，面色皖白，氣短，而呈正虛邪實之證，可用黃龍湯加減，能扶正攻下。⑤若燥熱不重，除便秘外，別無他證時，或治療後還有大便不爽者，宜用青鱗丸，能清腑瀉下，以防便秘。

（十三）膽囊濕熱

【脈象】脈滑數或弦數，主膽囊濕熱之證。

【病因病機】①情志不和，肝氣鬱結。②飲食不節，過食油膩，嗜好飲酒，暴飲暴食，損傷脾胃。③運化失職，水濕失化，痰濕內生，阻塞肝膽，失於疏泄。④以上皆使氣機不暢，不能宣通水道，使濕熱內結，鬱久化熱，從而使濕熱內生，侵犯肝膽，而導致膽囊濕熱壅阻。⑤蟲積如蛔蟲，又可助長肝膽濕熱，而濕熱又利於蟲生，蟲生又阻塞肝膽濕熱疏散，而致膽失通降。

【證候分析】①膽屬少陽經，膽囊濕熱，發炎腫脹，壓迫刺激感覺神經，則使病人寒熱往來，右脅疼痛，平不可按。

②膽囊濕熱，使膽汁排泄障礙，影響脾胃功能運化，胃腸蠕動逆亂，胃氣上逆，則口苦納呆，噁心嘔吐。

③若膽汁排泄失通降，使膽汁從肝入血，則引起全身和眼結膜黃染，而成黃疸。

④熱盛傷津，體液和大腸津液減少，腸失潤滑，熱使便燥，則出現大便秘結，小便短赤。

⑤舌紅，苔黃膩，脈滑數或弦數，皆為膽囊濕熱之象。

【主要證候】①病人往來寒熱。②口苦咽乾。③右脅疼痛拒按。④食少納呆。⑤噁心嘔吐。⑥大便秘結；小便短黃赤。⑦時有黃疸。⑧舌紅，苔黃膩。⑨脈滑數或弦數。

【治療原則】利氣通下，清熱化濕。

【處方用藥】茵陳蒿湯加減。藥用：茵陳 30 g，山梔子 9 g，金錢草 30 g，平地木 30 g，蒲公英 30 g，金銀花 15 g，連翹 15 g，鬱金 15 g，焦白朮 9 g，炙甘草 5 g，新會皮 6 g，生大黃 9 g（後下），水煎服。

【方藥分析】①茵陳能清濕熱，利肝膽。②山梔子苦寒瀉火，使濕熱從小便而出。③生大黃能蕩滌胃腸，使濕熱從大便而下。④金銀花、連翹、蒲公英能清熱解毒，消癰散結。⑤炙甘草能清熱消腫，利水通淋。⑥平地木能祛風解毒，活血止痛，利尿消腫。⑦鬱金能行氣解鬱，涼血破血，清心寧神。⑧焦白朮能健脾燥濕；新會皮清濕熱。

【臨床應用】①腹痛嚴重，手不可按，可加用膽樂片，對膽囊炎止痛效果好。②右上腹有腫大的膽囊腫塊，加丹皮、赤芍，能涼血活血，使膽囊回縮。③噁心嘔吐重時，加用黃連、半夏。④若濕熱傷陰，可生地、石斛、玄參、玉竹，以養陰生津。

（十四）膀胱濕熱

【脈象】脈滑數，主膀胱濕熱之證。

【病因病機】①多因濕熱下注膀胱，氣化功能受阻。②或腎熱移於膀胱，使膀胱濕熱阻滯，氣化失利，小便不通。③因腎主水液而司二便，與膀胱相為表裡，腎的氣化功能正常，使清者上歸於肺而散佈全身，維持水液代謝平衡。④若腎氣化失調，關門開闔不利，影響三焦氣化，也就發生癃閉了。

【證候分析】①濕熱積蓄於膀胱，使膀胱氣化功能失常，故使病人尿頻、尿急、尿道有灼熱感，或尿色混濁。②若膀胱氣化被阻滯，小便不利，尿液積存於膀胱而脹滿，可使病人小腹腹滿、尿痛，小便困難或餘瀝不盡。③若濕熱損傷膀胱的血脈之絡，血溢脈外，使病人尿中有血，而形成血尿。④濕熱灼傷津液，體津減少，尿液減少，尿雜質較多，使滓質沉結，而形成尿中砂石。⑤舌苔黃膩，脈滑數，皆屬濕熱之象。

【主要證候】①尿頻、尿急、尿痛、尿道灼熱，小便困難或餘瀝不盡，尿色混濁或血尿，或有尿石。②小腹脹滿疼痛。③舌苔黃膩。④脈滑數或數。

【治療原則】清熱利濕通淋。

【處方用藥】八正散加減。藥用：瞿麥 9 g，萹蓄 9 g，山梔子 9 g，木通 3～6 g，滑石 9～12 g，車前子 15～30 g（包煎），甘草梢 3～6 g，製大黃 6～9 g，水煎服。

【方藥分析】①萹蓄、瞿麥、木通、車前子能通閉利小便。②山梔子能清化三焦的濕熱。③滑石、甘草梢能清利下焦的濕。④製大黃能瀉火通便。

【臨床應用】①若病人舌苔厚而黃膩，可加用蒼朮、黃柏，能加強清化濕熱的作用。②若病人心煩，口舌生瘡，甚而糜爛時，可用導赤散，以清心火，利濕熱。③濕熱蘊積下焦，使腎陰灼傷而不足，症見口乾咽燥，潮熱盜汗，五心煩熱，舌光紅，可用滋腎通關丸加減，能滋補腎陰，清化濕熱，加強腎的氣化功能。④若濕熱蘊結三焦，氣化不利，使小便極少或無尿時，可用黃連溫膽湯，加用車前子、白茅根、木通，能清化濕熱，和胃降溫。

三 脈滑實

脈滑實：脈圓滑有力，如盤走珠，浮、中、沉三候應指明顯，一息四至（圖 2-16-3）。

（一）飲食停滯嘔吐

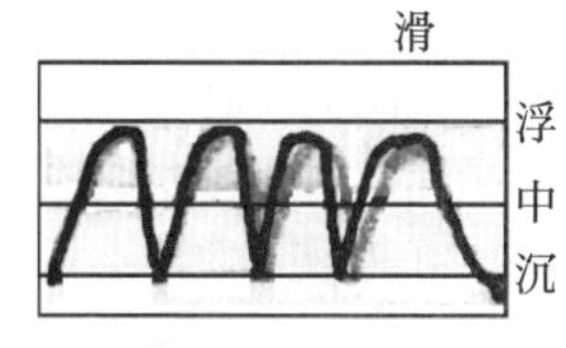

圖 2-16-3　脈滑實

【脈象】脈滑實，主食滯內停之證。

【病因病機】①飲食不節，暴飲暴食，過食生冷，貪吃油膩及不潔之食，皆能傷胃滯脾，而使飲食停滯不化，胃氣不能順降，使其氣機滯亂，上逆致嘔。②或由於飲食不節，損傷脾胃，使水穀不能轉化為精微物質，而聚濕成痰，痰濁若積滯在胃中，致使胃氣逆亂，上逆致吐。

【證候分析】①病人飲食停滯，不能順降，使胃逆蠕動，而致胃中濁氣上逆，嘔吐酸腐宿食。②進食之後，由少積多，又不能運化吸收消化，也不能向下順降，相反由於胃脹瘀血，滲出增加，使痰濁增液，引起脘腹脹滿疼痛，若進食則使嘔吐加重。③若嘔吐後食積減輕，則病人反覺舒適。④飲食宿積胃腸，發酵腐熟，食物分解，同時積滯後胃腸傳導失職，轉化不利，則使大便穢臭或溏薄或秘結。⑤食積滯中焦脾胃，使氣機不利，傳化不了，可使病人脘腹脹滿，噯氣反酸，厭食納呆。⑥舌苔厚膩，脈滑實，皆屬食滯內停之證。

【主要證候】①嘔吐酸腐宿食。②脘腹脹痛。③噯氣反酸。④厭食納呆。⑤進食嘔吐重，吐後反覺舒適。⑥大便穢濁奇臭或溏薄或秘結。⑦舌苔厚膩。⑧脈滑實。

【治療原則】消食化滯，和胃降逆。

【處方用藥】保和丸加減。藥用：陳皮 6 g，薑半夏 9 g，神麴 9 g，炒萊菔子 9 g，茯苓 9 g，連翹 9 g，焦山楂 9 g，竹茹 9 g，炙雞內金 6 g，生甘草 4.5 g，制丸服。

【方藥分析】①陳皮、半夏、神麴、焦山楂、炙雞內金、炒萊菔子、茯苓能消食和胃，理氣降逆。②連翹能清食滯鬱熱。③竹茹清熱止嘔，滌痰開鬱。④生甘草補脾益氣，清熱解毒，調和諸藥。

【臨床應用】①若便秘，可加大黃、枳實，以攻下導滯。②若大便仍不通暢，可再加芒硝。③胃火旺盛，口臭，可加竹茹、炙枇杷葉、炒知母，以清熱降火，降逆止嘔。④也可加左金丸包煎用，則療效更佳。

（二）胃熱熾盛（消渴中消證）

【脈象】脈滑實，主胃熱熾盛之證。

【病因病機】①病人長期過用肥甘厚味。②醇酒辛辣。③損傷脾胃，運化失調，化燥傷津，而使胃熱熾盛，發為中消證。

【證候分析】①胃口旺盛，增強胃腐熟水穀的功能，故多食易飢，消化功能特別強。②陽明過盛之熱，能耗傷津血，不能充養人體，使分解代謝增強，故使病容消瘦，體重減輕。③胃熱內熾，使傷胃陰津液，體內液體減少，引起大腸津液也減少，並與其對大腸的濡潤作用，從而使病人大便秘結乾燥。④舌苔黃，脈滑實有力，是胃熱熾盛之象。

【主要證候】①病人消穀善飢。②形體消瘦。③大便秘結乾燥。④舌苔黃，脈滑實有力。

【治療原則】瀉火清胃，增液養陰。

【處方用藥】玉女煎加味。藥用：石膏 30 g（先煎），熟地 30 g，麥門冬 15 g，知母 9 g，牛膝 9 g，黃連 3 g，山梔子 9 g，水煎服。

【方藥分析】①石膏、知母，能消泄肺胃之熱。②生地、麥門冬能補肺胃之陰。③黃連、山梔子能清熱瀉火。④牛膝能導熱下行。

【臨床應用】①若病人大便秘結，可用增液承氣湯，能潤燥通腑，待通便後，再用原方治療。②若胃火熾盛，腎陰稍虛，可用鮮生地、玄參、麥門冬能增液生津，涼血清熱。③若急性口腔炎，舌炎，口舌糜爛時，如舌紅絳而乾，龜裂或鏡面舌，沙參、石斛亦可加用，能養陰生津。

（三）食厥

【脈象】脈滑實，主食滯不消，濁氣不降之證。

【病因病機】①飲食不節，暴飲暴食，導致積滯內停。

②胃脘脹滿，氣機阻滯，胃失和降。③脾失升清，而引起食厥，以兒童為多見。

【證候分析】①暴飲暴食，憂思惱怒，以使食填中脘，胃氣不降而上逆於清竅，使清竅閉塞，大腦神經中樞高度抑制狀態，才使病人突然昏厥，不省人事，意識喪失。②胃腑濁氣，壅阻於胸中，使肺氣不利，氣息窒塞。③食滯氣阻與飲食過多同時發生，皆能使人氣機不行，中焦脾胃腹滿，故使病人脘腹痞滿。④舌苔厚膩，脈滑實，皆屬食滯不化，濁氣不降之象。

【主要證候】①病人突然昏倒，不省人事，意識喪失。②氣息窒塞。③脘腹痞滿。④舌苔厚膩。⑤脈滑實。

【治療原則】和中消導。

【處方用藥】神朮散合保和丸加減。藥用：山楂 9 g，神麴 12 g，萊菔子 9 g，藿香 9 g，蒼朮 6 g，厚朴 9 g，砂仁 3 g，陳皮 9 g，半夏 9 g，茯苓 9 g，水煎服。

【方藥分析】①山楂、神麴、萊菔子能消食導滯。②山楂能消肉食，神麴能消穀食，萊菔子能消麵麥之食。③藿香、蒼朮、厚朴、砂仁能理氣化痰祛濕。④陳皮、半夏、茯苓能和胃化濕。

【臨床應用】①若病人大便不爽時，可加用酒大黃瀉滯。②腹痛時，加木香，能理氣止痛。③若飲酒過度時，可加用葛花、枳椇子，能醒神解酒。④若昏厥發生在飯後不長時間，可先用鹽水探吐，將食積脹胃的宿食完全吐出來，可使昏厥好轉。⑤若腹脹，大便不通時，可用小承氣湯，能導滯通腑，根治昏厥。

（四）痰哮

【脈象】脈滑實，主痰濁致哮之證。

【病因病機】①痰喘時間長久不癒，使肺氣壅塞不宣，病人再復感寒熱之邪後，使其胸有積痰。②肺氣不利，肺中積痰，復受寒熱，綜合作用，就可閉鬱肺中氣管、支氣管，尤其呼吸性支氣管。③每在呼吸運動時，出入的空氣，與呼吸性支氣管中的痰液，發生撞擊。只有吸入的空氣衝破阻塞氣道的痰液，才能使吸入的空氣進入肺泡中，同時兩者搏擊有聲，而發出痰哮。

【證候分析】①肺中痰液阻塞氣管，尤其阻塞靠近肺泡的呼吸性支氣管，可使肺氣宣降失常。②若肺氣不降，則喘咳胸滿，難以平臥安靜呼吸。③痰濁壅阻於肺中氣道，痰黏難咯，呼吸中喉中痰哮聲，似如拉鋸聲。④舌苔厚膩，脈滑實，皆屬痰濁之象。

【主要證候】①病人喘咳胸悶，難以平臥安息。②痰涎壅盛，痰黏難咯。③呼吸哮鳴，聲似拉鋸。④舌苔厚膩，脈滑實。

【治療原則】滌痰利竅，降氣平喘。

【處方用藥】三子養親湯加減。藥用：蘇子 10 g，白芥子 10 g，萊菔子 10 g，厚朴 9 g，半夏 9 g，杏仁 9 g，水煎服。

【方藥分析】①蘇子、白芥子、萊菔子能化痰降氣。

②厚朴、半夏、杏仁能行氣燥濕化痰。

【臨床應用】①病人熱盛、煩躁，加石膏，清氣分熱。

②痰熱已傷肺陰者，加沙參、玉竹、貝母，以滋陰清熱，化痰止咳。

③痰多黃稠，並難以咯出時，可加膽南星、瓜蔞皮，能清熱化痰，燥濕散結。

第十七章

緊脈辨證論治

脈緊：脈緊縱直有力，指下彈手轉索，浮取即得（圖2-17-1）。

（一）中暑感寒

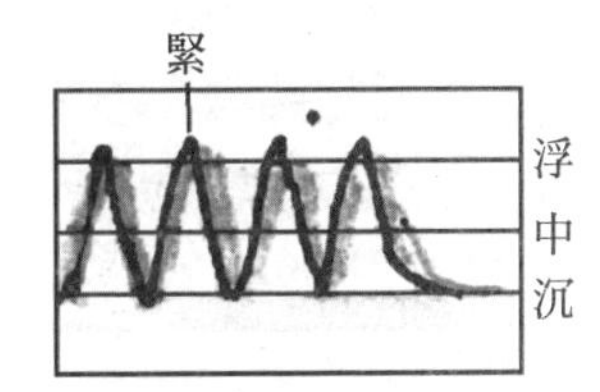

圖 2-17-1　脈緊

【脈象】脈緊，主外感寒邪之證。

【病因病機】①夏季暑熱當令，氣候炎熱。②或因人體元氣不足，使暑邪和風寒之邪乘虛而入肌表。③使衛陽被鬱，表衛不和，使病人夏季中暑和感冒感寒。

【證候分析】①夏季天氣炎熱，或外界氣溫增高，使人體不能適應暑熱感寒之邪。

②多因氣虛，特別是脾胃虛弱，加之勞累過度，長途行走，高溫環境，通氣不良，氣候高濕等誘因，使暑熱夾寒之邪乘虛而入，而致病。

③表衛不和，衛陽被鬱，則使皮膚血管收縮，散熱減少，使體表不能受熱散熱而高溫。

④若體內不能散熱而高溫，因而體表體內溫差大而惡寒發熱，皮膚腠理收縮閉塞而無汗。

⑤機體受寒，使氣血凝結阻滯而不通暢，「不通則痛」，若經絡受寒，則使頭痛身體疼痛。

⑥若寒邪直中胃腸，損傷脾胃陽氣，脾胃失降失調，運化

失職，則見腸鳴腹痛，嘔吐泄瀉等證。

⑦口淡苔薄，脈緊，皆為外感暑熱挾寒之證。

【主要證候】①病人惡寒發熱。②無汗或少汗。③頭痛鼻塞聲重，頭痛身倦。④胃脘脹痛。⑤嘔吐腹瀉。⑥口淡苔膩。⑦脈緊。

【治療原則】解表，祛寒濕。

【處方用藥】純陽正氣丸。藥用：陳皮 3～9 g，丁香 1.5～3.5 g，茯苓 6～18 g，蒼朮 6 g，藿香 4.5～9 g，薑半夏 9 g，官桂 0.9～3 g，白朮 3～19 g，木香 1.5～9 g，花椒葉 1.5～4.5 g，紅靈丹 0.3～0.6 g（分呑），製丸服。

【方藥分析】①陳皮健胃理氣，燥濕化痰。②丁香能溫中降逆，溫腎助陽。③茯苓健脾利濕。④藿香芳香化濕，解暑辟濁，和中止痛。⑤薑半夏能降逆止嘔，燥濕祛痰，寬中消痞，下氣散結。⑥官桂能溫中補陽，散寒止痛。⑦白朮補脾益氣，燥濕利水。⑧木香健脾止瀉，行氣止痛。⑨花椒葉能溫中散寒，除濕止痛。⑩紅靈丹能夠祛暑祛濕。

【臨床應用】①煩躁傷津，加用金銀花、黃芩、石斛、竹葉，能生津除煩。

②若濕重，用藿香、佩蘭。

③邪盛正虛，症見呼吸短促，大汗淋漓、神疲乏力，用清暑益氣湯扶正清暑。

④口渴汗出，身熱煩躁，加生石膏、知母；炎熱酷暑之際，用西瓜汁清暑解熱。

⑤神志不清，加安宮牛黃丸。

⑥抽搐甚者，加用蜈蚣、全蠍、地龍、殭蠶以息風止痙。

⑦若外感寒邪，加荊芥、防風、解表散寒。

（二）胃脘寒痛

【脈象】脈緊，主胃脘寒痛之證。

【病因病機】①外感寒邪。

②或過食生冷，使塞積於胃。

③胃寒凝滯，血管收縮變細，氣血不通暢，不通則痛，而引起胃脘寒痛。

【證候分析】①由於腹部著涼，或過用生冷食物而使寒邪積於胃中。

②寒為陰邪，其性凝滯，能阻遏陽氣上升，致使胃失通降，便出現胃脘疼痛暴作。

③得熱痛緩，遇寒通降，便出現胃脘疼痛暴作。

④得熱痛緩，遇寒痛重，口不渴，喜熱飲，畏寒怕冷。

⑤舌苔白膩，脈緊，皆為胃脘感寒濕之證。

【主要證候】①病人著涼和過食生冷食物後，使胃脘疼痛暴發。②得熱痛減，遇寒痛重。③畏寒喜熱飲，但口不渴。④舌苔白膩。⑤脈緊。

【治療原則】散寒止痛，溫中止嘔。

【處方用藥】良附丸合半夏厚朴湯加減。藥用：高良薑 6 g，製香附 9 g，薑半夏 9 g，厚朴 6 g，蘇梗 9 g，茯苓 12 g，生薑 2 片，水煎服。

【方藥分析】高良薑能溫胃散寒；製香附能行氣止痛；半夏、厚朴能行氣降逆，止嘔去脹；蘇梗、生薑能疏散風寒；茯苓能健脾利濕。

【臨床應用】若病人胃脘飽脹，並兼有食滯者，加用神麴、枳實、炙雞內金，能消食導滯，如寒邪挾有化熱，寒熱夾雜，症見脘悶，噁心嘔吐，胃脘疼痛，兼有灼熱感，口苦咽乾，舌紅，苔黃膩，脈濡數，可用半夏瀉心湯，能辛開苦降，寒熱並調。

第十八章

弦脈和相兼脈辨證論治

一 脈弦

脈弦：脈端直以長，一息四至，應指有力，如按琴弦。有直、硬、長的特點（圖 2-18-1）。

（一）少陽病證

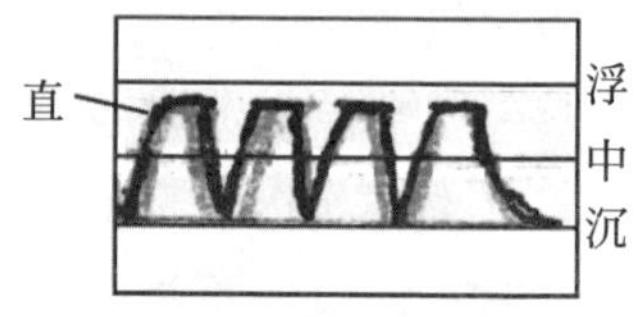

圖 2-18-1　脈弦

【脈象】脈弦，主少陽證。

【病因病機】①外邪侵犯人體，使正邪相爭，病邪不能入裡，正氣又不能驅邪出表，使病邪在表裡之間的病證。

②在臨床上多是太陽證未解，而使病邪傳入少陽經，或病邪直接在少陽經致病。

【證候分析】①若少陽膽經有病邪致病，發為膽熱，則使病人口苦。②熱耗傷津液，使津液減少，而不能上潤咽喉，則使病人咽喉乾燥，口渴欲飲。③熱邪上重頭面，則使病人頭暈目眩。④病邪多在半表半裡，即少陽經，由於病邪和人體正氣相爭劇烈，致使病邪出入未定，使人體往來寒熱。⑤少陽經脈分佈於胸脅處，病邪要使經氣不利，故使病人感到胸脅苦滿。⑥肝與陽相表裡，若膽有病，則使肝鬱，使肝疏泄不利，肝鬱氣滯，橫逆犯胃，胃氣逆亂，則使病人食少納呆，不欲飲食。⑦膽火內鬱，可使心火上炎，則使病人心煩不安。⑧膽熱鬱蒸，使胃氣上逆，使病人噁心喜嘔。⑨舌苔薄白，脈弦，皆屬少陽徵象。

【主要證候】①病人口苦咽乾。②頭暈目眩。③往來寒熱。④胸脅苦滿。⑤不欲飲食。⑥心煩喜嘔。⑦脈弦。

【治療原則】和解少陽。

【處方用藥】小柴胡湯加減。藥用：柴胡 6～12 g，黃芩 4.5～9 g，半夏 6～9 g，黨參 9～12 g，炙甘草 3～6 g，生薑 2～4 片，大棗 4～6 枚，水煎服。

【方藥分析】①柴胡能疏邪解熱，疏通胸脅鬱結，而結胸脅痞滿煩悶，黃芩能清肝膽之熱。兩藥合用，為本方主藥，能和解少陽，治宜寒熱往來，胸脅苦滿，口苦咽乾之症。

②生薑、半夏能和胃降逆，宜治心煩喜嘔，不欲飲食。

③人參、甘草、生薑、大棗，能協助柴胡、黃芩治邪，以扶正和中，增進祛除病邪之力。

【臨床應用】①若有太陽表證，骨蒸作痛，可與桂枝湯合用，即為柴胡桂枝湯。②若裡熱未全解，大便秘結，可加用芒硝，即為柴胡加芒硝湯。③若有濕痰時，可加蒼朮、厚朴，若濕熱中阻，胸悶脘痛時，可加用桔梗、枳殼，或黃連、瓜蔞，尤為適治，並可去人參、甘草、大棗等藥。④本方還可用為治療婦女產後發熱，熱入血室。⑤瘧疾，熱病癒後復熱。⑥若小柴胡湯合旋覆代赭湯時，一升一降，還能治療妊娠惡阻。

（二）半表半裡發熱

【脈象】脈弦，主半表半裡發熱之證。

【病因病機】①六淫外邪，侵襲肌表有，邪正相爭不下，使營衛不和，衛陽受鬱遏，陽盛於外，由皮表傳至經絡和臟腑。②但邪不勝人體元氣，而正氣又不能驅邪於外，使邪熱鬱滯半表半裡之間而引起人體發熱。

【證候分析】①外感表邪侵入肌表，停滯在半表半裡，即成少陽證。②少陽膽經積熱，使胃氣不和，則口苦，心煩喜嘔。③熱盛傷津，體液減少，津不潤咽喉，則有口燥咽乾，膽火上炎，則頭暈目眩。④邪正相搏擊在表裡之間，此起彼伏，則出現往來寒熱交替不已。⑤邪在少陽經，而少陽經循於胸脅等處，故使病人胸脅苦滿，煩悶不舒。

【主要證候】①病人往來寒熱不已。②頭暈目眩。③胸脅苦滿。④煩悶不舒。⑤心煩喜嘔。⑥食少不欲飲食。⑦口苦咽乾。⑧舌苔薄白。⑨脈弦。

【治療原則】和解退熱，和胃扶正。

【處方用藥】小柴胡湯加減。藥用：柴胡 12 g，黃芩 9 g，人參 6 g，半夏 9 g，炙甘草 6 g，生薑 6 g，大棗 4 枚，水煎服。

【方藥分析】①少陽為樞，位在半表半裡，其少陽經脈循行於胸脅部，與裡相應，而小柴胡湯正為和解少陽的主要方劑。②病邪侵犯少陽，使少陽經氣機鬱滯，樞轉不利，只有小柴胡才能和解這一病機。③方中柴胡，能透在少陽之邪，疏理氣機。④黃芩能清泄少陽之熱邪鬱滯。⑤半夏、生薑能和胃止嘔。⑥人參、甘草、大棗能益氣調補脾胃，扶正祛邪。

【臨床應用】①病人口渴，加用天花粉 9 g；腹痛，去黃芩，加用白芍 9 g。②惡寒有表證，加用桂枝。③腸熱便秘，可加用生大黃 9 g。④熱盛煩渴，加生石膏 30 g，知母 9 g，去生薑、大棗。⑤惡風汗出，加白芍 9 g，桂枝，以解表虛表邪。⑥邪在募原，舌紅苔白，可加厚朴、檳榔、知母、草果，去生薑、大棗。

（三）氣滯不舒

【脈象】脈弦，主氣滯不舒之證。

【病因病機】①人體某一局部，或某些臟腑，經絡發生氣機阻滯，氣血運行不暢。

②一般在臨床上，多由於病人情志不舒暢，飲食失於調理，感受外邪六淫，或跌仆外傷等誘因，可引起臟腑和經絡的氣機運行不暢，新陳代謝失調，而致氣機不舒。

【證候分析】①由於人體氣機不暢，氣血運行不暢，代謝失調，使胸腹脅肋脹悶疼痛，因病因在氣分，故在疼痛游移不定，故病人疼痛竄動，痛無定處。②因氣滯在人體不同臟腑所反映的症狀不同，有各自的特點，治法也就有所差異。

【主要證候】①病人胸腹脅肋脹悶疼痛。

②游移不定，痛無定處。

【治療原則】行氣止痛，疏泄肝熱。

【處方用藥】金鈴子散加減。藥用：金鈴子 30 g，延胡索 30 g，製散服，每服 6～9 g。

【方藥分析】①金鈴子，即川楝子，能清瀉肝火，理氣解鬱。延胡索，能活血行氣，長於止痛。兩藥合用成方，能疏瀉肝火，使氣暢血行，則可止痛。②正如張潔古所云：「熱厥暴痛，非此不能除。」說明止痛特別理想。③一般廣泛應用於各種疾病，尤其氣滯所致的胃十二指腸潰瘍、胃腸炎、肝炎、膽管炎、膽囊炎等疼痛，以及婦女痛經等症。

【臨床應用】①氣滯偏重，可加用青皮、八月札、蘇梗。②脅肋脹滿，用麥芽，穀芽以清食積；若脅肋疼痛劇烈時，可加白芍，用量可達 30 g。③胸悶嚴重時，可加用鬱金、枳殼、丹參，以行氣活血止痛。

（四）胃脘氣滯痛

【脈象】脈弦，主胃脘氣滯痛證。

【病因病機】①情志不暢，憂鬱惱怒，易於傷肝，肝傷則失於條達疏泄。②肝氣橫逆犯胃，使胃氣機不暢，致氣機阻滯，因引起胃脘疼痛。③時有肝氣鬱結，鬱久化火，肝火犯胃，灼傷胃陰，胃陰耗損。④因胃陰不足，而使胃中脈絡失其濡養，造成胃中血管痙攣拘急而致胃脘疼痛。

【證候分析】①肝氣條達，主疏泄通暢，若情懷不舒暢，使肝氣鬱結，難以疏泄條達，引起肝氣橫逆犯胃，胃失和降。②胃受納腐熟水穀功能異常，氣血不通則痛，而使胃脘，尤其中脘脹悶，攻撐疼痛，且疼痛累及兩脅，因氣滯游移走竄，脅屬肝之分野之故。③氣滯不利，肝胃氣亂，使胃中積氣上逆，則使病人脘脹噯氣。④氣滯血瘀，使腸道傳導失職，可使大便不暢通而便秘。⑤若情志復傷，使肝鬱氣結加重，因而可因情志所傷而使疼痛加重。⑥病在氣滯，並有濕濁加重，病在裡屬肝主痛，則使舌苔薄白，脈象弦。

【主要證候】①病人胃脘痛，尤其中脘脹痛，攻撐疼痛，痛牽兩脅。②噯氣頻發，情懷不暢致脅肋疼痛加重。③大便不爽。④舌苔薄膩發白。⑤脈弦。

【治療原則】疏肝理氣，活血止痛。

【處方用藥】柴胡疏肝散加減。藥用：柴胡 6～9 g，香附 9 g，川芎 9 g，木香 3 g，延胡索 9 g，金鈴子 9 g，青皮 6 g，陳皮 6 g，砂仁 3 g（後下），枳殼 9 g，白芍 12 g，生甘草 5 g，水煎服。

【方藥分析】①柴胡、白芍、川芎、延胡索、香附能疏肝解鬱。②青皮、陳皮、木香、砂仁、枳殼、金鈴子、甘草能理氣和中。

【臨床應用】①病人噯氣，加用沉香、旋覆花能順氣降逆。②胃疼痛甚重時，加川楝子、延胡索能加強理氣止痛作用。

（五）氣滯血瘀腹痛

【脈象】脈弦，主氣滯之證。

【病因病機】①情志怫鬱，或惱怒傷肝，肝失疏泄，氣失條達，使肝氣鬱結，橫逆犯胃和脾，肝和脾不和，則使氣機不利，而致氣滯腹痛。②若氣滯腹痛，遷延不癒，滯久作瘀，可致瘀血內結。③還有跌仆、手術，使腹部受傷，瘀血停著，鬱阻脈絡，漸至成形，固定不動，而形成積塊。

【證候分析】①病人氣滯不通，使氣機不利，代謝失調，氣血循環暢通，則引起脘腹脹滿疼痛。②氣滯屬無形，走竄游移，使氣滯疼痛攻撐而無定處。③當噯氣和矢氣後，排出滯氣，使氣機稍有疏通，可使腹脹疼痛減輕。④而當鬱怒憂傷之時，由於氣鬱加重，則使腹痛加劇。⑤肝氣不舒，故使肝血流動不暢。⑥肝藏血，若血流不暢，則失藏血，調節血容量功能下降，使循環血量增多，故脈弦。⑦如氣滯日久，滯久瘀滯，而形成血瘀。⑧血為有形之物，血瘀故有定處，而使瘀血腹痛也就固定不移。⑨瘀血流動不暢，氧含量減少，則使脈由弦轉澀，且有舌發紺，皆屬血瘀之證。

【主要證候】①若以氣滯為主時，病人脘腹脹悶疼痛攻竄游移不定，且痛引少腹。②噯氣矢氣腹痛減輕。③憂思惱怒加重。④舌苔薄白，脈弦。⑤若氣滯日久瘀血，則腹痛變為針刺作痛，痛有定處。⑥舌質青紫。⑦脈弦或澀。

【治療原則】若氣滯為主，可疏肝理氣；若血瘀為主，可活血化瘀。

【氣滯處方用藥】柴胡疏肝散加減，以疏肝理氣。藥用：柴胡 9 g，陳皮 6 g，白芍 12 g，枳殼 9 g，甘草 6 g，川芎 6 g，香附 9 g，水煎服。

【方藥分析】①柴胡、香附、陳皮、枳殼能疏肝解鬱止痛。②白芍、甘草能和裡緩急止痛。③川芎能行氣活血止痛。

【血瘀處方用藥】少府逐瘀湯加減，能活血化瘀，治療血瘀。藥用：當歸 9 g，川芎 6 g，赤芍 9 g，五靈脂 9 g，官桂 6 g，沒藥 9 g，延胡索 9 g，乾薑 6 g，小茴香 3 g，蒲黃 9 g，水煎服。

【方藥分析】①當歸、川芎、赤芍活血養血。②薄黃、五靈脂、沒藥、延胡索能祛瘀止痛。③官桂、乾薑、小茴香能溫經止痛。

【臨床應用】①若脅肋疼痛，加用延胡索、川楝子，能理氣活血止痛。②竄痛不定，加用木香、烏藥、沉香、鬱金能理氣行氣止痛。③痛引少腹，加橘核、荔枝核、小茴香，能理氣溫經止痛。④腹痛腸鳴，加白朮、陳皮、防風，能健脾燥濕、解表。⑤血瘀腹痛，去官桂、乾薑，加用香附、枳殼、木香能理氣化瘀止痛。⑥手術後沾黏腹痛，加用桃仁、丹皮、大黃，以活血涼血祛瘀。⑦若跌仆外傷，加王不留行，參三七、紅花、澤蘭葉，能行血破瘀。

（六）瘀在胸脅

【脈象】脈弦或澀，主氣滯血阻之證。

【病因病機】①邪氣積蓄於血脈，使氣機逆亂，血行不通暢，凝聚成瘀。②若濕性重濁停留在血脈中，能停留於胸脅。③或久病虛損耗傷，能致氣虛。④氣為血帥，血為氣母，若氣虛則血難行，血聚成瘀。⑤陽虛和血虛時，也能使血液循環不暢，最終可致血瘀，且瘀於胸脅。

【證候分析】①胸脅有肝經絡脈循行和分佈。②當肝鬱氣結時，病久不癒，可損傷絡脈，使氣血不和，導致心脈瘀阻，血瘀停著，則使病人胸脅刺痛。③氣失宣降，肺氣不舒，使病人胸前憋悶，時有嘆息。④肝鬱滯時久不化，鬱滯化熱，使肝氣亢盛，引起病人急躁易怒。⑤瘀血停著，血液循環不暢，血液對臟腑，組織供應不佳。⑥若血不養心，並夾有瘀火，使心跳功能失調，故使病人心悸懊儂。⑦舌質暗紫，舌邊舌尖有瘀斑，脈弦或澀，皆為氣滯血阻之象。

【主要證候】①病人胸脅刺痛，固痛不移。②胸感憋悶不舒。③心悸懊儂。④性情急躁易怒。⑤舌質暗或有瘀斑。⑥脈弦或澀。

【治療原則】活血化瘀，疏肝解鬱。

【處方用藥】血府逐瘀湯加減，本方由桃紅四物湯和四逆散合成。藥用：桃仁 6～9 g，紅花 3～9 g，當歸 9 g，川芎 3～9 g，赤芍 9 g，生地 15 g，牛膝 3～15 g，柴胡 3～9 g，枳殼 3～9 g，桔梗 3～9 g，甘草 3～6 g，水煎服。

【方藥分析】①桃仁、紅花能活血破瘀，祛瘀生新。②當歸、川芎、赤芍、生地能活血養血涼血。③柴胡、桔梗與牛膝，枳殼四味藥，是兩對升降藥。④同時應用，可使氣機升降調和，有利於血瘀的清解，是治療胸腹血瘀的常用方劑，能廣泛應用於氣滯血瘀的瘀證。

【臨床應用】①若氣滯不重，而以血瘀為主者，可酌情選用失笑散、活靈效靈丹、複方丹參片、三七粉，以活血化瘀，祛瘀生新。②若脅肋刺痛者，還可酌用復元活血湯，能活血祛瘀，通絡疏肝解鬱。③若病人急躁易怒重時，可加用黃連、山梔子，能清心肝之火。④若單有左胸或心前區刺痛，正值心絡瘀阻、冠心病，可用桃紅四物湯治療。⑤若胸陽不振，陰寒內盛之時，可佐用桂枝、薤白、瓜蔞，能通陽開胸，散結止痛。

（七）飲停肋下胸痛

【脈象】脈弦，主水飲內停之證。

【病因病機】①寒濕侵襲。②或多飲生冷。③水停不化，飲停肋下。④脈絡受阻，而致胸痛。

【證候分析】①脅部為氣機升降通路，若水飲不化，飲停脅下時，常脈絡受阻，升降失常，故使病人胸痛，且轉側不利。②水飲上迫於肺臟，使肺和氣管分泌痰液增多，刺激肺與氣管，而使病人咳唾痰液，氣短而促。③舌苔白膩，脈弦，皆屬水飲內停之證。

【主要證候】①病人胸痛。②咳唾清痰，時時增劇。③重時轉側不利。④或呼吸牽引作痛。⑤氣短而促。⑥舌苔白膩。⑦脈弦。

【治療原則】逐飲化痰。

【處方用藥】三子養親湯加減。藥用：蘇子 9 g，白芥子 9 g，萊菔子 9 g，葶藶子 9 g，製半夏 9 g，陳皮 9 g，白朮 9 g，茯苓 9 g，水煎服。

【方藥分析】①蘇子能降氣化痰。②白芥子能溫肺化痰。③萊菔子能消化痰液。④葶藶子能瀉肺利水，化痰平喘。⑤陳皮、半夏能降上逆之氣，不能除痰，可疏通上實。⑥白朮、茯苓能健脾利濕。⑦諸藥合用，可治咳嗽痰多，痰飲停積於胸中之證。

【臨床應用】①病人胸悶，加用枳殼、旋覆花，能理氣行痰，散積消痞，降氣消水。②便秘，加用瓜蔞仁、生大黃能潤腸通便，攻積導滯，逐瘀通經。③若病人形寒肢冷，咳嗽痰多，可加桂枝、麻黃、杏仁，能溫通經脈，通陽化氣，止咳平喘，消水腫。④若胸水脹滿，不利平臥，喘息氣短，若體質較壯健者，可加用少量的十棗丸或控涎丹吞服。

（八）肝氣犯脾

【脈象】脈弦，主肝旺脾虛之證。

【病因病機】①肝主疏泄，脾主運化，相互協調，才使氣機通暢，運化自如。②若肝鬱氣滯，使脾失健運，或脾虛濕運不化，又阻抑肝主疏泄，皆因鬱怒憂思，肝鬱不達。③或飲食勞倦傷脾，以致肝鬱脾虛，肝脾不調，而致肝氣犯脾。

【證候分析】①胸脅脹悶疼痛，多因肝失疏泄，經氣阻滯所致。②而肝喜條達而惡抑鬱，若是肝氣鬱結，氣機不通暢時，病人則出現精神抑鬱，以大息為快。③若氣鬱不舒，肝失條達，故致病人情緒急躁易怒。④七情所傷，使氣機不利，肝失條達，橫逆犯脾，脾失運化，可致食少納呆，腹脹腹痛，噯氣食少，腹瀉便溏，或大便乾稀不調。⑤舌淡苔薄，脈弦，皆屬肝鬱脾虛之象。

【主要證候】①胸脅脹滿疼痛。②多善嘆息。③精神抑鬱或性情急躁易怒。④食少納呆。⑤噯氣腹脹。⑥腹痛腹瀉。⑦或大便乾稀不調。⑧舌淡苔薄白。⑨脈弦。

【治療原則】疏肝健脾，止瀉止痛。

【處方用藥】痛瀉要方加味。藥用：白芍 15 g，防風 9 g，白朮 15 g，柴胡 9 g，陳皮 9 g，枳殼 9 g，玫瑰花 9 g，烏梅 3 g，黨參 9 g，薏苡仁 15 g，水煎服。

【方藥分析】①白芍、柴胡、玫瑰花能疏肝理氣。②黨參、白朮、薏苡仁能健脾止瀉。③肝苦而急，急以酸緩之，用烏梅配白芍，可緩急藥性。④防風能升清止瀉。⑤陳皮、枳殼能調氣和胃。⑥全方補中寓瀉，瀉肝補脾，就能調暢氣機，痛瀉皆休。

【臨床應用】①若瀉下如水，要加升麻、葛根，能升清止瀉。②再加扁豆、山藥、茯苓，就可健脾運濕。③若病人久瀉不止時，可致肝熱傷陰，瀉下如醬，黏滯不暢，舌紅，脈細數，可加用石斛、木瓜、馬齒莧、石榴皮，能甘酸合化，斂陰止瀉。④痛時，加用香附、延胡索，以活血理氣止痛。⑤胃呆納減時，加用神麴、雞內金、穀芽、麥芽，以消食導滯。

（九）肝陽上亢

【脈象】脈弦，主肝陽上亢之證。

【病因病機】①肝屬風木之臟，體陰而有陽，其性剛勁，主升主動，若病人素日陽盛，而肝陽偏於亢盛時，則病人亢極能化火生風，風火上衝清竅，而導致病人眩暈。②或憂鬱惱怒太過，使肝失疏泄暢達，肝鬱氣結，氣鬱化火傷陰。③若肝陰耗傷，風陽升動，上衝頭目，發生眩暈。④或腎陰虧損，肝失滋養，造成肝陰不足，肝陽上亢，振動清竅，引起眩暈。

【證候分析】①病人肝陽上亢，代謝增強，產能產熱增多，熱擾清竅，使腦神經中樞因熱而功能紊亂，使病人眩暈耳鳴，頭痛且脹。②勞則傷腎，怒可傷肝，反而使肝陽更盛，使眩暈頭痛更加嚴重；由於肝陽上亢，陽升則使病人面部潮紅。③肝火旺盛，又使病人急躁易怒。④熱擾心神，使大腦神經興奮增強，則使病人少寐多夢。⑤肝和膽相表裡，肝熱上衝，膽氣上逆，則有口苦咽乾。⑥舌質紅，苔黃，脈弦，屬肝陽上亢之證。

【主要證候】①病人眩暈耳鳴。②頭部脹痛。③多因煩勞和憂思惱怒而使頭暈目眩加重。④而面部時有潮紅。⑤煩躁不安。⑥容易作怒。⑦失眠多夢。⑧口苦咽乾。⑨舌紅苔黃。⑩

脈弦。

【治療原則】平肝潛陽，滋補肝腎。

【處方用藥】天麻鉤藤飲加減。藥用：天麻 9 g，鉤藤 9 g（後下），生石決明 30 g，山梔子 9 g，黃芩 9 g，牛膝 9 g，生杜仲 9 g，桑寄生 9 g，夜交藤 15 g，茯神 9 g，白蒺藜 25 g，夏枯草 9 g，水煎服。

【方藥分析】①天麻、鉤藤、生石決明、白蒺藜、夏枯草能鎮肝潛陽。②黃芩、山梔子能清肝瀉火。③牛膝、生杜仲、桑寄生能滋補肝腎。④夜交藤、茯神能養心安神。

【臨床應用】①若病情偏於火盛，症見目赤，脈弦數，舌苔黃燥，可加菊花、丹皮，或用龍膽瀉肝湯加石決明、鉤藤、天麻，能清瀉肝火。②大便乾燥便秘，加用大黃、蘆薈能瀉肝通腑清腸，或用當歸蘆薈丸瀉肝通便。③若肝陽化風，症見眩暈加重，泛泛欲吐，四肢麻木或手足震顫，要加用羚羊角、珍珠母、生牡蠣、代赭石，能鎮肝息風，或用羚羊角湯鎮肝息風。④若腎偏陰虛，症見腰膝痠軟，遺精乏力。⑤舌光紅，脈細數，要加用生地、女貞子、山茱萸，能滋補肝腎，或用大定風珠滋陰潛陽，可有明顯療效。

（十）肝陽頭痛

【脈象】脈弦或弦數，主肝火偏亢之證。

【病因病機】①若病人氣鬱化火日久不癒時，火能灼傷津液。②津液損耗，而使肝陰不足，肝失濡養。③或房勞過度，可使陰精虧損，腎水不足，而「水不涵木」，就可引致肝腎陰虛，肝陽上亢。④肝屬風木之臟，若風火相煽，火隨氣竄擾，可能上擾巔頂，而導致內傷頭痛，即肝陽頭痛。

【證候分析】①「諸風掉眩皆屬於肝」，若肝不條達，疏泄，則形成肝鬱氣滯，鬱久化火傷陰。②或肝陰不足，而使肝陽上亢，促進風陽循經上衝，擾動清竅，使顱腦內壓增高，故出現頭痛目眩，掣痛頻作。③足厥陰肝經沿著脅肋而上到巔頂，並和足少陽膽經相表裡，而足少陽膽經又循著頭身的兩側走行，因而使肝陽頭痛主要偏於頭的兩側，連於巔頂，並時有脅痛。④肝火偏盛，能擾亂心神，使腦神經中樞興奮增高，則使病人心煩易於激怒，睡眠不寧。⑤面紅目赤，口苦，屬肝火上炎之證。

【主要證候】①病人頭痛目眩。②掣痛時發，偏於頭的兩側，或累及巔頂。③心煩易怒，睡眠不寧。④面紅目赤。⑤口苦，時作脅痛。⑥舌紅苔黃膩。⑦脑或弦數。

【治療原則】平肝潛陽。

【處方用藥】天麻鉤藤飲加減。藥用：天麻 3～6 g，鉤藤 12 g（後下），生石決明 15～30 g（先煎），龍骨 15～30 g（先煎），牡蠣 15～30 g（先煎），山梔子 9 g，龍膽草 9 g，菊花 9 g，牛膝 9 g，茯神 9 g，水煎服。

【方藥分析】①天麻、鉤藤、菊花能平肝息風。②生石決明、生龍骨、生牡蠣能平肝潛陽。③山梔子、龍膽草能清肝瀉火。④杜仲、牛膝能補益肝腎。⑤茯神能養心安神。

【臨床應用】①若病人肝腎陰虧，症見頭痛，早輕晚重，勞累後加重，舌紅，脈弦數而細，可加用生地、女貞子、何首烏、旱蓮草能補益肝腎。②肝火偏旺，症見頭痛重，面紅目赤，口苦，加用夏枯草、黃芩、蘆薈，能清肝瀉火。

（十一）少陽陽明同病

【脈象】脈弦有力。

【病因病機】①病人外感表邪，侵入肌表，邪正相搏結，使營衛失和，陽盛在外，由表傳裡，使邪熱鬱滯於半表半裡。

②若病邪不解，熱邪入裡，傳入陽明經，使腸傳導失職，功能失常，可導致少陽陽明同病之證。

【證候分析】①病人外感表邪之後，侵及肌表病邪可入足少陽膽經，使膽蘊積邪熱，胃氣失和，引起病人寒熱往來。②熱傷陰津，體液減少，不能上潤咽喉，故使病人口苦咽乾。③

脅肋為少陽經循行之處，使病人邪鬱少陽時出現胸脅苦滿。④胃氣上逆，則見噁心嘔吐不止。⑤若熱邪傳入內裡，熱結陽明經時，使大腸固熱傷津，津液減少，大腸失其津液滋潤滑利，則使病人大便乾燥秘結。⑥舌苔黃，脈弦有力，皆為熱邪鬱結少陽陽明之證。

【主要證候】①病人寒熱往來。②口苦咽乾。③胸脅苦滿。④噁心嘔吐不休。⑤心下痞滿或脹痛。⑥大便秘結。⑦舌苔黃。⑧脈弦有力。

【治療原則】外解少陽，內泄熱結。

【處方用藥】大柴胡湯加減。藥用：柴胡 9 g，黃芩 9 g，枳實 9 g，半夏 9 g，白芍 9 g，大黃 6 g，生薑 3 片，大棗 4 枚，水煎服。

【方藥分析】①柴胡、黃芩能和解少陽。②大黃枳實能內泄熱結。③白芍、甘草能養血柔肝，緩急止痛，酸寒斂陰。④半夏、生薑能和胃降逆止嘔。⑤生薑、大棗能調和營衛。⑥全方能和解少陽為主，瀉下陽明經熱結為輔。

【臨床應用】①病人胸悶，氣機不利，加鬱金、青木香，能理氣解鬱。②黃疸，加茵陳、山梔子，能清熱燥濕。③嘔吐頻繁時，要加用吳茱萸、黃連、竹茹，能清熱燥，溫中降逆止嘔。④兩脅疼痛，若加用川楝子、旋覆花，能行氣止痛。⑤結石，加用金錢草、海金沙、魚腦，能利膽排石。

（十二）氣血兩燔

【脈象】脈弦有力，主熱毒內侵，薰灼營血之證。

【病因病機】①病人營血熱盛，薰灼陽明胃腸，內擾心神，可使病人高熱煩躁，噴射性嘔吐，神昏譫語。②熱傷陰津，體液減少，肝失濡養，肝風內動，故使病人頸項強直，手足搐搦，兩眼上視，角弓反張。③肝火上炎，直衝巔頂，則見乳幼兒因處而內壓力增高而使前囟飽滿。④由於濕鬱膀胱，水熱互結，氣化無權，使病人小便排泄障礙，出現膀胱尿液豬留。⑤熱毒內潛營血，薰灼致熱，可見舌質紅絳，苔黃厚膩，脈弦有力，皆為氣血兩燔之證。

【主要證候】①病人高熱煩躁。②劇烈頭痛。③神昏譫語。④噴射嘔吐。⑤頸項強直。⑥手足抽搐。⑦兩眼上視。⑧角弓反張，尤其乳幼兒多見，尚有前囟門飽滿。⑨全身有出血點，且較多見。⑩小便瀦留。⑪舌紅絳，苔厚膩。⑫脈弦有力。

【治療原則】清熱解毒，涼血養陰，安神解痙。

【處方用藥】清瘟敗毒飲加減。藥用：石膏 30～60 g，生地 15～30 g，犀角 0.9～3 g（沖服），黃連 3～9 g，山梔子 6～12 g，桔梗 3～6 g，黃芩 6～12 g，知母 6～12 g，赤芍 6～12 g，玄參 6～12 g，連翹 6～12 g，甘草 3 g，丹皮 6～12 g，竹葉 3～6 g，水煎服。

【方藥分析】①本方由白虎湯、黃連解毒湯和犀角地黃湯加減變化而成，為氣血兩清的方劑。方中犀角、生地、丹皮、赤芍，為犀角地黃湯，能清熱涼血。②黃芩、黃連、山梔子，為黃連解毒湯，用來清熱解毒燥濕。③石膏、知母、甘草，即為白虎湯，去粳米，可清泄氣分之熱，再用桔梗、連翹、竹葉，能清上焦邪熱，配上玄參，還可清熱養陰。④本方是大寒解毒之藥劑，宜治高熱、神昏、譫語、氣血兩燔之證，因藥性強，酌情應用之。

【臨床應用】①熱毒內熾，可加用大青葉、板藍根。②熱重抽搐者，加用鉤藤、地龍、全蠍。③若高熱昏迷者，可用安宮牛黃丸，紫雪丹。④若陰液損耗，體液減少，症見舌絳口乾，加天花粉、石斛，以養陰生津。⑤若脘腹脹滿，加用枳實，能理氣攻下去脹。

二 脈弦洪

脈弦洪：脈來盛去衰，為洪；又脈峰端直為弦，一息四至，應指浮、中、沉三候明顯（圖 2-1-2）。

中風閉證

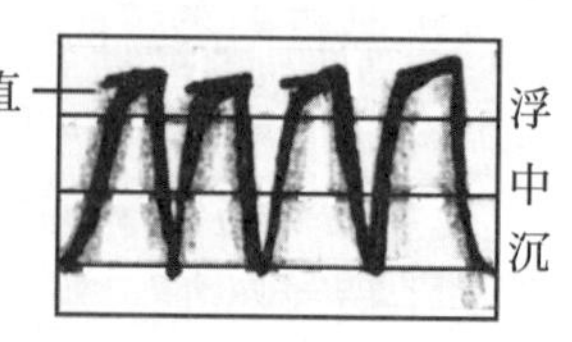

圖 2-18-2　脈弦洪

【脈象】脈弦洪大，主風火痰熱之邪內閉之證。

【病因病機】①病人有過暴飲暴食，過飢過飽，恣食辛辣厚味，酗酒無度；或脾虛濕盛。②或肝氣亢盛，橫逆犯脾，引致脾虛不運化，濕從內生，濕煉成痰，痰濕鬱而化熱，熱盛化風，氣血逆亂，從而蒙蔽清竅，橫竄經絡而成中風。③另有肝火內熾，煉津成痰，能使肝火挾痰濕隨火上擾，橫竄經絡，蒙蔽清竅，而致中風閉證。

【證候分析】①由於肝陽亢盛凸顯，使陽升動風，血隨氣逆，挾痰火上湧，上蒙清竅大腦神經中樞，出現高度神經中樞抑制，而致突然昏倒，人事不省。②若風火痰熱之邪內閉，虛而腦內壓增高，交感神經中樞過度興奮，則使病人面赤身熱，氣粗口臭，狂躁不寧，口噤手握，便閉，肢體痙攣。③舌紅，苔黃膩，脈弦洪大或弦滑數，皆為風火痰熱之證。

【主要證候】①病人突然昏倒。②不省人事。③牙關緊閉，口噤不開。④大小便閉。⑤肢體強痙。⑥舌質紅、舌苔黃膩。⑦脈洪大或弦滑數。

【治療原則】①先要開竅，陽閉，要用安宮牛黃丸，至寶丹。②陰閉，用蘇合香丸 1 粒灌服或鼻飼用藥，繼而再平肝息風瀉火，豁痰滋陰潛陽。

【處方用藥】鎮肝熄風湯加減。藥用：羚羊角粉 0.6 g（分吞），牛膝 9 g，代赭石 30 g（先煎），龍骨 30 g（先煎），白芍 10 g，玄參 10 g，天門冬 9 g，龜板 10 g（先煎），生地 10 g，夏枯草 12 g，丹皮 9 g，水煎服。

【方藥分析】①羚羊角粉，夏枯草能清肝息風，使火降風息，氣血不得上逆清竅，神志得以恢復，意識清楚，以解昏迷、不省人事之苦。②白芍、龜板、代赭石能滋陰潛陽。③生地、丹皮能涼血清熱。④牛膝引血下行。⑤龍骨能平肝潛陽，鎮驚安神，收斂固澀。⑥玄參、天門冬能清熱養陰生津。

【臨床應用】①高熱時，加用生石膏、知母、龍膽草能清熱養陰。②若痰多，加石菖蒲、天竺黃、膽南星、鬱金、竹瀝，能開竅化瘀清痰。③若腹脹便秘，加用大黃、枳實、元明粉，以攻泄通便。④抽搐嚴重，加用全蠍、蜈蚣、殭蠶、地龍，能清熱解毒，息風鎮痙。⑤嘔血時，加犀角、丹皮、竹茹、生地、白茅根，能涼血止血。⑥嘔吐者，加用代赭石、竹茹，以和胃降逆止嘔。

三 脈弦大滑數

脈弦大滑數：比平脈大一倍，弦又滑。脈一息五至以上，應指明顯（圖 2-18-3）。

（一）痰火擾心狂證

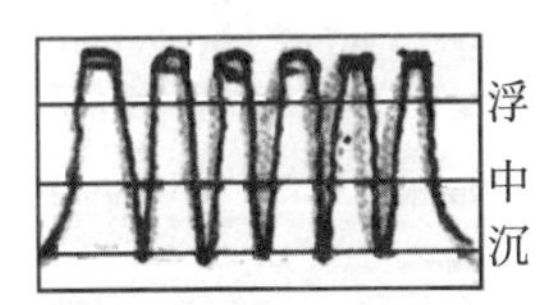

圖 2-18-3　脈弦大滑數

【脈象】脈弦大滑數。

【病因病機】①由於長期憂思惱怒，氣機不通暢，使肝氣鬱結，橫逆犯脾，脾不健運，濕從內生，聚濕生痰，以致形成氣鬱痰結。②或脾氣虛弱，升降失常，清濁不分，濁陰內結成痰，而成氣虛痰結。③肝鬱化火，五志化火，不能宣清而泄，就要煉濕成痰，或肝火犯胃，陰津灼傷，結為痰火。④或痰結鬱久而生火，均能導致痰火上擾，蒙蔽心竅，使神志逆亂，為病致狂證。

【證候分析】①憂思惱怒，使情志不舒，肝氣鬱結，氣鬱化火，使陽亢火盛，肝膽氣逆上擾，使病人頭痛、失眠、急躁、面紅目赤。②若痰火上擾，熱亂神明，致使病人煩躁不寧，打人罵人，不識親疏。③火為陽主動，痰火旺盛，則使病人狂亂無度，躁動妄為。④舌絳，苔黃膩，脈弦大滑數，皆屬痰火壅盛之象。

【主要證候】①病人性情急躁易怒。②頭痛失眠。③面紅目赤。④兩眼怒視。⑤突然狂亂無知。⑥打人罵人，不避親疏，傷人毀物。⑦氣力超常。⑧狂亂無度。⑨不食不眠。⑩舌質紅絳，舌苔黃膩。⑪脈弦大滑數。

【治療原則】瀉火滌痰，鎮心安神。

【處方用藥】生鐵落飲加減。藥用：生鐵落（先煎）30 g，貝母 6 g，天竺黃 9 g，膽南星 9 g，橘紅 6 g，連翹 9 g，黃芩 9 g，山梔子 9 g，龍膽草 9 g，石菖蒲 9 g，遠志 5 g，鉤藤（後下）12 g，礞石滾痰丸 9～15 g（包煎），水煎服。

【方藥分析】①生鐵落能重鎮安神、貝母、天竺黃、膽南星、橘紅、連翹、黃芩、山梔子、龍膽草能清火滌痰。②石菖蒲能芳香開竅。③遠志能養血安神。④礞石滾痰丸能瀉火通便，利氣逐痰。

【臨床應用】①若病人痰火壅盛者，加重礞石滾痰丸用量，可增加至 20 g，能瀉火逐痰。②狂亂無度者，可加用安宮牛黃丸，以清心開竅。③肝膽火旺，脈象弦實者，用當歸蘆薈丸，能瀉肝清火。④若陽明熱盛，大便秘結不通，舌苔黃燥，脈實大者，用加減承氣湯，能蕩滌穢濁，清瀉實火。⑤若煩渴引飲，加用生石膏、知母，能清熱養陰生津；若甚者，可用龍虎丸劫奪痰火，不可多用。⑥若痰熱未盡，神志尚清，只有心煩不寐者，可用黃連溫膽湯合硃砂安神丸，能化痰安神。

（二）溫瘧

【脈象】脈弦大而數，主暑熱耗傷氣陰之證。

【病因病機】①飲食不節，過度勞累，使正氣虛弱，脾胃虧虛。②在外感風寒，暑熱之邪時，引起暑熱內蘊，鬱而化火，灼傷陰津。③有風寒表證，痺濕內阻。④還可耗傷氣陰。

【證候分析】①暑熱內蒸，鬱能化熱，陽盛致熱而不寒或熱多寒少。②若骨節疼痛，有風寒表證。③裡熱熾盛，灼煉津液，體液減少，故病人口渴引飲，大便秘結，小便短黃。④舌質紅，苔黃，脈弦大而數，皆屬暑熱耗傷氣陰之象。

【主要證候】①身熱不寒或熱重寒輕。②汗出不多。③骨節疼痛。④頭痛頭暈。⑤口渴引飲。⑥大便秘結，小便短黃。⑦舌質紅，苔黃。⑧脈弦大而數。

【治療原則】清熱疏表，補氣生津養陰。

【處方用藥】白虎湯合桂枝湯加減。藥用：生石膏 30 g，知母 9 g，桂枝 g，青蒿 9 g，黃芩 9 g，白薇 9 g，防風 9 g，茯苓 12 g，水煎服。

【方藥分析】①生石膏能清瀉肺胃之熱，生津止渴，解肌透邪。②知母能清熱養陰，瀉火潤燥。③桂枝能解肌發表，溫通經脈。④青蒿能清虛熱，殺滅瘧原蟲。⑤白薇能清熱涼血，用於高熱傷陰及餘熱未清。⑥黃芩能清熱燥濕，利膽保肝，增進膽汁排泄。⑦防風能祛風解表止痛。⑧茯苓能健脾和中，滲濕利水。

【臨床應用】①若身熱不寒，津液耗傷時，要加太子參、玄參、麥門冬、石斛、生地，能清熱補氣生津。②若熱勢留戀，大虧陰液，舌尖轉紅時，加鱉甲、熟地、丹皮，能清熱滋陰。③若胸悶嘔惡，濕熱偏重時，加用黃連、黃柏、滑石、茯苓，能清熱化濕。④若痰多者，加貝母、枳實、陳皮、半夏、竹茹，能理氣化痰。⑤治溫瘧，要用常山、草果、柴胡等能截瘧。

四 脈弦遲

脈弦遲：脈一息三至為遲，往來緩慢，60 次／分，比緩脈頻率少，往來脈端直以長如按琴弦（圖 2-18-4）。

（一）中陽虛衰，陰寒內盛

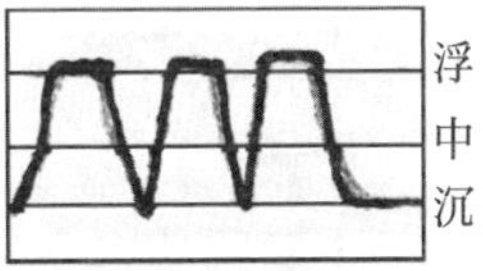

浮
中
沉

圖 2-18-4　脈弦遲

【脈象】脈弦遲，主寒實腹痛之證。

【病因病機】①外受寒邪風冷，或寒邪積結脾胃，或恣食生冷太過，使脾陽受損，可致氣機升降失常，陽寒內盛，中陰虛虧而致腹痛。②或素體陰虛，寒從內生，多因脾陽失於運化，使臟腑虛寒。③或中陽虧虛，寒濕內停。④或氣血不足，臟腑失溫養，而致腹痛。

【證候分析】①寒盛陰結，氣機升降不利，致使陽不通，代謝功能下降，可使氣血不通。②不通則痛，使病人劇烈腹痛，或兩脅下疼痛，上下攻撐，不可觸及。③陽氣不能溫煦全身，代謝產能減少，產熱減少，故使病人手足厥冷。④中虛不能，化源不足，則面色無華，神疲氣短。⑤中陽不足，衛陽亦虛，故形寒肢冷。⑥寒邪積滯胃腸，傳導運化失職，故使大便秘結，嘔不能飲食。⑦舌淡苔白，為虛寒之象。⑧脈弦尺，則為陰寒內盛。⑨中陽虛衰而致腹痛。

【主要證候】①病人劇烈腹痛。②或腹中轆轆有聲。③上下攻撐疼痛，手不可按。④或脅下偏痛。⑤手足厥冷。⑥面色無華。⑦神疲氣短。⑧形寒畏冷。⑨嘔吐不能飲食。⑩大便秘結。⑪舌淡苔白。⑫脈弦遲或沉細。

【治療原則】溫裡散寒，通便止痛。

【處方用藥】大黃附子湯加減。藥用：附子 9～15 g，大黃 9 g（後下），細辛 2～4 g，生薑 3 g，水煎服。

【方藥分析】①附子能溫裡散寒。②大黃能攻下導滯，蕩滌積結。③細辛散寒止痛。④乾薑能溫中散寒，回陰化痰。諸藥合用，能溫散寒凝，通下大便。

【臨床應用】①脘腹脹滿，加用木香、厚朴能行氣導滯。②體虛積滯，用製大黃，而緩其峻下之力。③體虛明顯，加黨參、當歸，能補氣養血。

（二）寒瘧

【脈象】脈弦遲，主寒濕內結，邪伏陰分之證。

【病因病機】①飲食不節，起居不慎，情志不舒勞倦內傷，素體虛弱，皆致人體正氣虛弱。②在此虧虛之下，再感受風寒暑濕邪，瘧邪，瘴毒，伏於半表半裡，出入營衛之間。③

瘧邪乘虛而入，人與陰爭則惡寒，出於陽爭則發熱。④正邪交爭則往來寒熱，若正邪相離絕，則寒熱休止。

【臨床表現】①多因素體陽虛，又復感寒邪，而引起寒瘧，使脾虛有寒，痰濕內阻，實證居多。②若久瘧不癒，氣血虧耗，正虛邪戀而形成血瘀痰凝，脅下結塊。

【證候分析】①瘧邪多伏陰分，病位較深，又復受風寒損傷，致使陽氣運行失常，其病邪不從汗出，陽氣不能外達肌表，使病人寒多熱少或但寒不熱。②脾為寒濕所困，運化失職，則病人口不渴，神疲體倦。③肝氣不和，使病人胸脅痞滿。④苔薄膩，脈弦遲，皆為寒濕內阻，邪伏陰分之象。

【主要證候】①病人但寒不熱或寒多熱少。②口不渴。③胸脅痞滿。④神疲體倦。⑤舌苔白膩。⑥脈弦遲。

【治療原則】辛溫達邪，和解少陽。

【處方用藥】柴胡桂薑湯加減。藥用：柴胡 9 g，桂枝 4.5 g，乾薑 3 g，甘草 9 g，牡蠣 30 g，白荳蔻 3 g，水煎服。

【方藥分析】①柴胡，能疏肝清熱，散鬱解悶，能治寒熱往來，胸脅苦滿。②桂枝能散寒解表，溫經通陽，祛風止痛，可治太陽中風證及骨節疼痛。③乾薑能溫中散寒，溫肺化飲，能治寒濕內阻，胸脅痞滿。④牡蠣能平肝潛陽，軟堅散結，可用於肝脾所致耗氣傷陰，疏散硬結。⑤白荳蔻能化濕消痞，行氣止痛，可用於胸腹脹痛。⑥甘草和中緩急，調和諸藥。

【臨床應用】①舌苔白，口不渴，加用草果、厚朴。②胸腹癥瘕，加檳榔、青皮。③噁心發熱較甚，泛吐痰涎，加用蜀漆、附塊、半夏。④熱而口乾，加天花粉。

五 脈弦澀

脈弦澀：脈一息四至，往來端直以長，如按琴弦，但應指往來艱澀不暢（圖 2-18-5）。

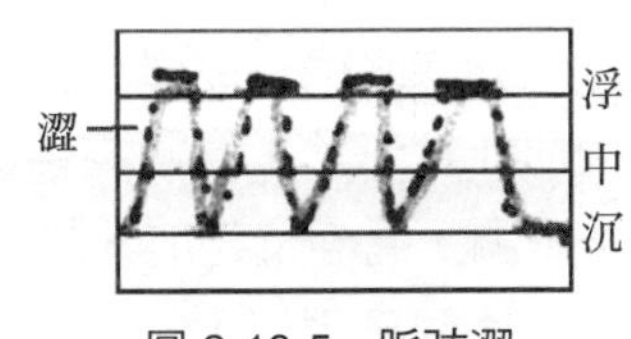

圖 2-18-5　脈弦澀

（一）肝氣鬱結

【脈象】脈弦澀。

【病因病機】多由人受了異常的精神刺激，能導致肝的疏泄功能失常，從而發生肝氣鬱結，甚則氣滯血瘀。

【證候分析】①病人肝氣鬱結，使肝失條達疏泄，導致氣機不利，故使病人精神抑鬱，煩躁易怒，脅肋脹痛，胸悶太息。②肝氣鬱滯，橫逆犯脾胃，則使病人食少納呆，噯氣吞酸，脘腹脹滿，大便失調。③肝氣鬱結，氣機不暢，使肝氣挾痰，專結於咽喉，使咽有異物梗塞感，通稱梅核氣，婦女因肝經氣血不暢，衝任失調，而致月經不調，痛經和經前乳房脹痛。④若經久不癒，也可導致氣滯血瘀、癥瘕積聚，並有脅痛，痛如錐刺。⑤舌紫或舌邊有瘀斑，脈弦澀，皆為肝氣鬱結，氣滯血瘀之象。

【主要證候】①病人精神抑鬱，煩躁易怒。②脅肋脹痛，胸悶嘆息。③食少納呆，噯氣吞酸，脘腹脹滿，大便不調。④咽有異物梗塞感。⑤婦女月經不調，痛經和經前乳房脹痛。⑥甚而脅痛如錐刺，舌紫或舌邊瘀斑，脈弦澀。

【治療原則】疏肝理氣。

【處方用藥】逍遙散加減。藥用：柴胡 3～9 g，白芍 9 g，枳實 4.5～9 g，甘草 3～4.5 g，白朮 9～12 g，茯苓 9～12 g，當歸 9 g，煨薑 3～9 g，薄荷 3～9 g，水煎服。

【方藥分析】①柴胡能達邪外出，又能疏肝理氣。②白芍能和營止痛。③枳實能消食導滯。④甘草能健脾益胃，潤肺止咳。⑤當歸能活血養血。⑥煨薑、白朮、茯苓，能健脾和胃。⑦薄荷能辛涼開鬱，因而本方能氣血雙調，肝脾同治，其作用不僅能疏肝理氣，而且還治肝鬱氣滯，兩脅疼痛，頭痛目眩，慢性肝炎右脅下隱痛和神疲乏力，都可用逍遙散治療，還有月經不調，痛經及經前乳脹。

【臨床應用】①病人氣鬱較重時，可加用香附、陳皮以調理氣機。②脾虛者，加用黨參、白朮，能健脾益氣。③若血瘀時，加當歸，川芎或桃仁、紅花，以活血祛瘀。④如肝氣犯脾胃，症見噯氣吞酸，有胃氣上逆者，加用旋覆花、代赭石以降逆止嘔。⑤若兼挾濕痰，加陳皮、半夏，要挾熱痰，加瓜蔞、貝母、竹茹，皆能行痰清水降逆止嘔，寬中消痞，止咳化痰。

（二）氣虛血瘀

【脈象】脈弦澀無力，主氣虛血瘀之證。

【病因病機】①驚恐傷腎，腎精受損，而致腎虛水虧。「水不涵木」，腎陰不足，能使肝風火旺，肝風挾痰，上蒙清竅。②或腎虛痰濁，痰鬱化火，痰火擾心，肝風內動，使癇證發作。③日久病重，飲食不調，使脾虛不化，痰濕閉阻，血瘀內結。④或顱腦外傷，或產傷，造成瘀血停滯，心神失養，皆可致氣虛血瘀之證。

【證候分析】①氣虛血運無力，使心竅瘀阻，心不藏神，大腦皮質抑制，則病人昏迷跌倒，不省人事。②瘀血內阻，血流循行不暢通，使筋脈失養，則出現四肢抽搐。③氣虛則氣短神昏。④血瘀心竅，心神不寧，則使病人精神恍惚，煩悶急躁。⑤氣虛血瘀或腦部受傷，可引起血液環流不暢，腦中瘀血阻滯內結，可有頭部刺痛。⑥若胸脅瘀血內停，可見胸脅刺痛。⑦唇舌紫暗，舌有瘀斑，為瘀血之證。⑧脈弦澀無力，屬氣虛血瘀之象。

【主要證候】①病人癇證發作昏仆無知。②四肢抽搐。③平素頭昏氣短。④精神恍惚。⑤心中煩悶急躁。⑥頭部或胸脅刺痛。⑦唇舌紫暗。或舌有瘀斑。⑧脈弦澀無力。

【治療原則】補氣化瘀，定風止癇。

【處方用藥】黃耆赤風湯合龍馬自來丹加減。藥用：黃耆 30 g，赤芍 9 g，防風 9 g，馬錢子 0.4～0.9 g，地龍 9 g，水煎服。

【方藥分析】①黃芩益氣，能推運血行。②赤芍能活血化瘀。③防風能搜肝瀉肺，能疏散頭目。④馬錢子入肝經脾經，能通絡止痛，散結消腫，而治瘀血癎證。⑤地龍能通絡息風，而定癎。

【臨床應用】①若體不甚虛者，加用蜈蚣、全蠍、殭蠶，能息風通絡。②頸項強直，加用葛根，能解肌止痙。③頭部刺痛，並難以緩解時，要加用麝香、蔥白，可以通絡止痛。

（三）瘀血阻腦

【脈象】脈弦澀或細澀，主瘀血阻腦之證。

【病因病機】①跌仆墜損，頭腦外傷，使腦瘀血停著，阻滯經脈，可使氣血不能上榮頭目。②或婦人分娩時感寒，惡露不下，血瘀氣逆，上蒙清竅，擾亂心神，皆致病人眩暈。

【證候分析】①病人瘀血阻塞經絡通暢，使血液循環障礙，氣血受阻，引起腦血供不足，失其濡養，故使病人眩暈時作，頭痛如針刺。②瘀血不去，新血不生，可使心神失養，故使病人失眠健忘，心悸頭痛，精神不振，面唇紫暗，舌有瘀斑和瘀點，脈弦澀或細澀，均屬瘀血之象。

【主要證候】①病人時作眩暈。②頭痛如針刺。③失眠健忘。④多夢心悸。⑤精神不振。⑥面唇紫暗。⑦舌有瘀斑、瘀點。⑧脈弦澀或細澀。

【治療原則】祛瘀生新，行血清腦。

【處方用藥】血府逐瘀湯加減。藥用：當歸 9 g，川芎 6 g，赤芍 9 g，生地 9 g，桃仁 19 g，紅花 9 g，牛膝 9 g，枳殼 6 g，柴胡 3 g，山楂 9 g，石菖蒲 9 g，水煎服。

【方藥分析】①當歸、川芎、赤芍、生地、桃仁、紅花、牛膝、山楂能活血祛瘀。②枳殼、柴胡能理氣以助活血。③石菖蒲能開竅醒神。

【臨床應用】①氣虛者，症見身倦乏力，少氣自汗，可加用黃耆、太子參，能補氣活血。②寒凝肢冷，加用附子、桂枝，能溫經活血。③瘀熱甚時，可症見骨蒸潮熱，肌膚甲錯，加用丹皮、知母、胡黃連，能清瘀熱。④血虛甚者，症見口唇淡白無華，加用何首烏、雞血藤、桑葚子，能補血養血活血。

六 脈弦數

脈弦數：脈端直，一息五至以上，浮中沉三候應指明顯（圖 2-18-6）。

（一）邪熱鬱蒸

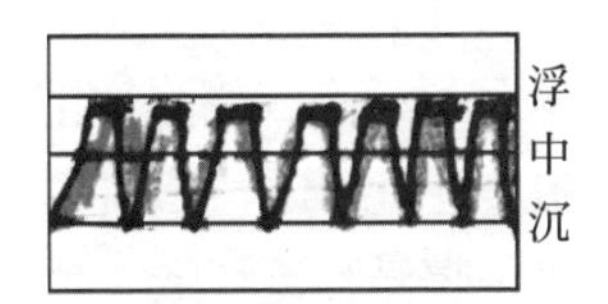

圖 2-18-6　脈弦數

【脈象】脈弦數，主內熱熾盛之證。

【病因病機】①病人情感不舒，肝氣鬱而化火。

②或嗜多辛辣厚味，使胃腸積熱或脾失健運，濕濁中阻，日久化熱。

③邪熱蒸騰，津液體外泄出，而形成自汗、盜汗。

【證候分析】①鬱熱或濕熱蒸騰，津液以汗排出體外而散熱，故使病熱重蒸，頭身汗出。②肝火上炎，故使病人面赤目紅，煩躁不安，口有苦味。③若濕熱下注，則使小便色黃而少。④舌紅苔黃，脈象弦數，皆屬內熱熾盛之象。

【主要證候】①熱鬱重蒸汗出。②面赤目紅。③煩躁不安。④口中味苦。⑤小便色黃。⑥舌紅苔黃。⑦脈弦數。

【治療原則】清肝瀉火，清熱化濕。

【處方用藥】龍膽瀉肝加減。藥用：龍膽草 12 g，黃芩 6 g，梔子 9 g，柴胡 6 g，澤瀉 9 g，木通 6 g，車前子（包煎）6 g，當歸 6 g，生地 18 g，甘草 3 g，水煎服。

【方藥分析】①龍膽草、黃芩、梔子，柴胡能清肝瀉火。②澤瀉、木通、車前子能清熱利濕。③當歸、生地能養陰和血。④甘草調和諸藥。

【臨床應用】①若裡熱盛，小便短赤，加用茵陳、滑石能清利濕熱。②濕熱內蘊，但熱不盛，可用四妙丸清熱除濕。

（二）熱甚發痙

【脈象】脈弦數，主實熱壅盛之證。

【病因病機】①病人發熱在體內，能熱盛傷津，消耗體液，使陰津損傷，不能濡養筋脈，可引起痙病。②或熱病傷陰，使邪熱內傳營血，熱盛動風，也可引發本病。

【證候分析】①邪熱薰蒸於陽明氣分，熱盛傷津，傷津減少而不能滋養筋脈，則使病人口噤齒，項背強直，甚至角弓反張，手足攣急。②若陽明燥熱內結，腑氣不通，可使病人胸悶，腹滿和便秘。③舌苔黃膩，脈弦數，均為實熱壅盛之證。

【主要證候】①病人高熱胸悶。②口噤齒。③項背強直。④重時角弓反張。⑤手足抽搐痙攣。⑥腹脹便秘。⑦舌苔黃膩。⑧脈弦數。

【治療原則】泄熱滋陰，攻積導滯。

【處方用藥】增液承氣湯加減。藥用：大黃 6～12 g，芒硝 9～15 g，玄參 30 g，生地 24 g，麥門冬 24 g，石斛 6～12 g，玉竹 6～9 g，水煎服。

【方藥分析】①大黃能蕩滌積熱。②芒硝能軟堅化燥。③玄參、生地、麥門冬、玉竹、石斛能增液養陰，滋潤腸燥內結，使熱清增液，則熱痙攣能自然緩解。

【臨床應用】①如熱盛傷津，又無腑實證，可用白虎加人參湯，能清熱補氣，健脾生津。②若溫病邪熱，內傳營血，熱盛生風，症見頭暈脹痛，高熱神昏，口噤抽搐，角弓反張，舌紅絳，苔黃燥，脈弦數，可用羚角鉤藤湯來平肝息風，清熱解痙，方中羚羊角、鉤藤、菊花、桑葉能清熱涼肝，息風解痙。③白芍、生地、甘草能養陰增液，養血柔肝，舒筋活絡。④貝母、竹茹能清熱化痰。⑤茯神能寧心安神。⑥因熱致痙而昏迷者，加服安宮牛黃丸，或至寶丹，能清熱開竅。⑦邪熱日久，可灼傷真陰，症見熱痙攣，舌乾少苔，脈虛數，可酌用大定風珠，可平肝息風，養陰止痙。

（三）血熱妄行

【脈象】脈弦數，主血熱妄行之證。

【病因病機】①濕熱之邪侵襲陽明經，使胃熱熾盛。②或熱在營血，迫血妄行，溢於脈外，浸潤肌膚成衄。

【證候分析】①熱壅脈絡，迫血妄行，血出於肌腠脈絡之外，使皮膚出現青紫瘀斑。②熱邪損傷鼻，齒齦和胃腸道黏膜及黏膜下的毛細血管網，使血溢脈外，則使病人鼻衄、齒衄、便血、血尿。③內熱鬱蒸不散，而致人體發熱。④熱傷津液，體液減少，則引起病人口渴。⑤熱壅腸道，使腸內津液減少，不能滑潤大便，也不能調便正常軟硬，可出現便秘。⑥舌紅苔黃脈弦數，為熱證。

【主要證候】①皮膚青紫瘀點瘀斑；並伴有鼻衄、齒衄、便血、血尿。②同時病人發熱、口渴、便秘。③舌紅、苔黃，脈弦數。

【治療原則】清熱解毒，涼血止血。

【處方用藥】犀角地黃湯加減。藥用：犀角 6 ～ 9 g，生地 15 ～ 30 g，丹皮 9 ～ 15 g，赤芍 9～15 g，紫草 30 g，大薊 15～30 g，小薊 15～30 g，生石膏 30 g，金銀花 9 g，水煎服。

【方藥分析】①石膏、金銀花能清熱解毒。

②犀角、生地、丹皮、赤芍、紫草、大小薊能涼血止血。

【臨床應用】①皮膚瘀斑廣泛，發熱，煩躁，可加用黃連、黃芩、茜草，以清熱解毒。②若熱邪鬱滯胃腸，使氣血鬱滯不通，症見腹痛、便血，可以用生地榆、白芍，能緩急止痛止血；鼻衄，牙齦出血，加用地榆炭、側柏炭、參三七、血見愁、水牛角（代用犀角），能清熱涼血，化瘀止血。③渴喜涼飲，汗出脈大，加用石膏、知母，可清熱養陰生津。④大便秘結，舌苔黃膩，還有腑實證，加用大黃、羊蹄根。⑤若小便短赤，口苦苔膩，加用龍膽草、車前子、澤瀉，以清肝膽濕熱，利尿滲濕。⑥肌衄日久，氣短乏力，可加用黨參、黃耆，以大補元氣，健脾補虛。

（四）濕熱蘊蒸，熱重於濕

【脈象】脈弦數，主濕熱重蒸，熱重於濕之證。

【病因病機】①若病人飲食不節，使濕濁內鬱滯，或時疫毒邪外侵，如濕熱疫毒，鬱而不能透出，則使熱毒內陷營血，滲入百脈，乃至周身。②中焦脾胃濕熱能薰蒸肝膽，使膽汁外溢，溢於皮膚表面，致使熱偏重於濕，全身出現陽黃。③正如《諸病源候論・急黃候》所云：「因為熱毒所加，故卒然發黃，心滿重喘，命在頃刻，故云急黃也。」將急性黃色肝萎縮病黃疸的形成，說得非常明白。

【證候分析】①濕熱薰蒸，膽汁外溢肌膚，固熱為陽邪，因而皮膚黃疸顏色發黃十分鮮明。②濕熱之邪，與正氣交蒸，則引起病人發熱。③熱盛傷津，體液減少，則使病人感到口渴欲飲。④濕熱下注，擾動膀胱功能，致使膀胱氣化不利，可使小便短赤而黃。⑤濕熱蘊結於中焦脾胃，使胃失和降，脾失運化，胃氣上逆，則引起病人噁心嘔吐。⑥濕熱蘊藏於胃腸，使胃腸津液大傷腸液減少，不能調便乾稀，又不能潤滑大便，而使大便秘結。⑦舌苔黃膩微燥，脈弦數，皆為濕熱薰蒸，熱重於濕之證。

【主要證候】①病人全身皮膚和兩眼鞏膜出現黃疸，而且黃色顯得十分鮮明。②發熱口渴。③噁心嘔吐。④小便短赤而發黃，大便乾燥秘結。⑤舌苔鞏膜微燥。⑥脈弦數。

【治療原則】清熱利濕，潤腸通便。

【處方用藥】茵陳蒿湯加減。藥用：茵陳 18 g，炙甘草 30 g，大黃 9 g，山梔子 9 g，大青葉 9 g，黃柏 9 g，木通 9 g，白茅根 9 g，水煎服。

【方藥分析】①茵陳、炙甘草能滲濕利膽退黃。②山梔子、大青葉、黃柏能清熱利膽退黃。③木通、白茅根能利尿泄熱退黃。

【臨床應用】①病人嘔逆時，加用竹茹、黃連，能清熱降逆止嘔。②脘腹脹滿，加用枳實、厚朴，能行氣除脹。③脅肋疼痛，加用川楝子、鬱金能疏肝利膽止痛。④舌苔黃燥而厚，加用生石膏、麥門冬，能清熱生津滋陰。⑤鼻衄、牙齦出血，加用小薊、茜草根，以涼血止血。⑥用藥後，便通熱清，黃疸消失。⑦舌苔由黃燥轉化為淡白者，要去大黃、木通，加白朮、茯苓，能健脾化濕。

（五）氣鬱化火

【脈象】脈弦數，主肝火有餘之證。

【病因病機】①病人鬱怒不暢，肝失條達，使肝氣鬱結，氣鬱日久化火。②血鬱不暢也可化火，而形成肝火證候。

【證候分析】①病人氣鬱化火，火性炎上，循肝上行於頭面，則出現頭痛、目赤、耳鳴。②肝火犯胃，胃腸積熱，則熱傷津液，不能上潤咽喉，可出現口乾而苦，大便秘結。③肝火上炎，肝陽亢盛，則使病人性情急躁易怒，舌紅苔黃，脈弦數，皆為肝火有餘之象。

【主要證候】①病人性情急躁易怒。②胸悶脅肋。③嘈雜吞酸。④口乾而苦。⑤大便乾燥秘結。⑥時有頭痛。⑦目赤。⑧耳鳴。⑨舌紅苔黃。⑩脈弦數。

【治療原則】清肝瀉火，解鬱和胃。

【處方用藥】丹梔逍遙散合左金丸加減。藥用：柴胡 3～9 g，白芍 9 g，枳實 3～9 g，甘草 3～4.5 g，白朮 3～9 g，茯苓 6～12 g，當歸 3～9 g，煨薑 3～9 g，薄荷 3～9 g，丹皮 6～12 g，山梔子 3～9 g，左金丸 1.5～3 g，水煎服。

【方藥分析】①柴胡、枳實、薄荷能疏肝解鬱。②當歸、白芍、甘草能養血柔肝，和緩藥性。③丹皮、山梔子能清肝瀉火。④煨乾薑能溫和胃。⑤左金丸能清胃熱，開肝鬱。

【臨床應用】①若病人口苦，舌苔發黃，大便乾燥秘結，加用龍膽草、大黃，能清瀉肝火和通便。②小便澀痛，加木通、澤瀉、白茅根，可通利小便。③失眠多夢者，加夜交藤、合歡皮，能清熱安神。④若肝火犯胃，脅痛煩熱，胃脘灼痛，嘈雜泛酸，加用化肝煎，可瀉肝和胃。

（六）火燥傷陰

【脈象】脈弦數或細數，主陰虛火旺之證。

【病因病機】①病邪久鬱肺內，化火化燥。②熱盛傷津。③氣滯痰壅，肺脈痺阻，導致血瘀，痰瘀痺阻絡脈。

【證候分析】①肺主清肅，若痰火上逆，則引起咳嗽氣促。②肺津因痰火而傷陰，使咳痰不爽，痰量少黏稠，多為乾咳。③痰鬱損傷脈絡，可使痰中帶血。④陰虛火旺生痰，痰熱凝結，致使氣機不暢，清肅失常，使病人胸緊悶痛，兼有潮熱、盜汗、口渴、咽乾等證。⑤舌光紅少苔，脈弦數或細數，均為陰虛火旺之象。

【主要證候】①病人乾咳少痰或痰中帶血，黏稠。②咳嗽氣短。③胸悶緊痛。④並有潮熱盜汗。⑤口渴咽乾。⑥小便短赤，大便秘結乾燥。⑦舌光紅少苔。⑧脈弦數或細數。

【治療原則】養陰清肺，化痰散結。

【處方用藥】麥門冬湯加減。藥用：天門冬 9 g，麥門冬 9 g，沙參 12 g，半夏 9 g，萊菔子 9 g，佛手 9 g，鬱金 6 g，海蛤殼 9 g，白茅根 15 g，瓜蔞皮 9 g，生薏苡仁 15 g，貝母 9 g，甘草 6 g，海蜇 15 g，荸薺 30 g，水煎服。

【方藥分析】①天門冬、麥門冬、沙參能生津潤燥，滋補肺胃陰液。②沙參、甘草補養肺胃，潤肺止咳。③半夏能降逆下氣，與諸藥合用，能和胃化痰，而不厭其燥，相輔相成。④萊菔子、佛手能降氣化痰，理氣解鬱，止痛清心。⑤海蛤殼能清熱化痰，軟堅散結。⑥白茅根能清熱涼血利尿。⑦瓜蔞皮能寬中利氣，化痰散結。⑧生薏苡仁能健脾補肺，清熱利濕。⑨貝母能潤肺化痰，能清肺熱，除肺燥。⑩甘草能調和諸藥之性。⑪海蜇能清熱化痰，行瘀化積。⑫荸薺能清熱化痰消積。

【臨床應用】①若病人潮熱加重，加用青蒿、地骨皮、銀柴胡、鱉甲。②若痰熱壅盛，症見低熱，痰多，色黃，舌苔薄黃，若去沙參、麥門冬，加用桑白皮、黃芩。③咯血時，加用白及、三七粉，分2次吞服。

（七）肝陽上亢

【脈象】脈弦數或弦滑，主肝陽上亢之證。

【病因病機】①由於長期精神過度緊張，飲酒過度，嗜食肥甘，而導致肝腎陰陽失調。②或肝陽亢盛而傷陰。③或腎陰虛而陽亢，如肝氣內鬱，化火傷陰，肝腎不足，而使肝陽上亢。

【證候分析】①由於病人肝陽耗傷，肝陽偏亢，使其陽動化風，上擾清竅，使病人頭暈頭痛頭脹。②肝氣鬱滯，氣鬱能化熱，使肝火熾盛，熱擾心神，使病人多易煩躁生怒，失眠多夢，口苦目赤。③舌紅苔黃，脈弦數，為陰虛火旺所致。

【主要證候】①病人頭暈、頭痛、頭脹。②煩躁易怒。③口苦咽乾。④面紅目赤。⑤時有失眠多夢，睡時易驚。⑥小便黃而少，大便乾結。⑦重者痙攣抽搐，半身不遂。⑧舌紅苔黃。⑨脈弦數或弦滑。

【治療原則】平肝潛陽。

【處方用藥】天麻鉤藤飲加減。藥用：鉤藤 30 g（後下），菊花 9 g，白蒺藜 12 g，桑寄生 12 g，夏枯草 15 g，地龍 6 g，槐米 15 g，生牡蠣 30 g，珍珠母 30 g，木香 15 g，炒杜仲 12 g，水煎服。

【方藥分析】①鉤藤、珍珠母能平肝潛陽息風，故陰虛易致陽亢，火旺必要傷陰，因此火旺風動，必要清熱養陰，配以菊花、白蒺藜，能疏肝解鬱，疏風清熱，清肝明目。②杜仲、桑寄生能補益肝腎。③夏枯草能鎮肝潛陽。④地龍、槐米能清熱鎮肝、祛風通絡，涼血明目。⑤生牡蠣、珍珠母能鎮肝息風。⑥木香行氣，使藥補而不滯。

【臨床應用】①失眠不寐，加夜交藤。②煩躁不安，加用龍膽草；眩暈甚者，加生石決明。③大便燥結，加用大黃。④口乾舌燥，加用生地、玄參、麥門冬、石斛。⑤體肥多痰，頭眩昏重，肢體重著麻木，舌苔膩，去牡蠣、珍珠母，加用膽星、竹茹、竹瀝、半夏、橘皮等。

（八）肝鬱發熱

【脈象】脈弦數，主肝鬱化火之證。

【病因病機】①病人多因情志抑鬱，肝失條達，氣鬱化火。②或因過度惱怒，肝火內盛，以致引起發熱，正如《丹溪心法・火》所云：「氣有餘便是火。」因這種發熱與情志密切相關，所以又稱作「五志之火」。

【證候分析】①病人肝氣不舒，鬱而化火，其發熱完全由情志內傷所造成的，因而常隨情緒變化而不同。②肝主疏泄，性喜條達，經脈分佈於兩側胸脅部，若病人肝氣鬱滯，疏泄失調，就會使肝經氣機不暢，因而病人精神抑鬱，胸脅脹悶，或月經不調，痛經，乳房發脹等。③由於氣火擾動，可使病人煩躁易怒，口苦。④舌苔黃、脈弦數，為肝鬱化火之象。

【主要證候】①熱為低熱或潮熱。②精神抑鬱。③或煩躁易怒。④情志變化可影響發熱。⑤胸脅脹悶，喜嘆息。⑥口苦而乾。⑦婦女月經不調，痛經，乳房發脹。⑧苔黃。⑨脈弦數。

【治療原則】疏肝解鬱，清肝泄熱。

【處方用藥】丹梔逍遙散加減。藥用：丹皮 6～12 g，山梔子 3～9 g，柴胡 3～9 g，薄荷 3～9 g，當歸 3～9 g，白芍 9 g，白朮 3～9 g，茯苓 6～12 g，甘草 3～5 g，製散服。

【方藥分析】①丹皮、山梔子能清肝泄熱。②柴胡、薄荷能疏肝解熱。③當歸、白芍能養血柔肝。④白朮、茯苓、甘草能健脾益氣，和胃補虛。⑤諸藥合用，共奏清肝泄熱之療效。

【臨床應用】①若病人熱甚，舌紅，口乾，便秘，去白朮，加黃芩、龍膽草，能清肝瀉火。②胸脅疼痛，加用鬱金、川楝子，能理氣止痛。③若肝火熾盛，症見面紅目赤，心煩易怒，舌質發紅，脈弦數，要改用龍膽瀉肝湯，以清肝瀉火。④若素體虛弱，肝鬱發熱，又熱邪傷陰，肝腎陰虛，症見胸脅疼痛，舌紅少苔，脈細數，應當補肝益腎，疏肝清熱，治宜改用滋水清肝飲加減。

（九）肝膽鬱熱

【脈象】脈弦數，主肝陽鬱熱之證。

【病因病機】①若濕熱挾時邪疫毒侵入肌膚，內陷營血，滲入百脈，又溢於肌膚。②或飲食不節，飢飽失常，飲酒過度，飲食不潔，皆可損傷脾胃，使脾失運化，濕濁內生，鬱久化熱，薰蒸肝膽，膽汁不循常道，浸潤肌膚發黃。③或素體陽盛熱重或胃火偏旺，濕從熱化，而致肝膽鬱熱。

【證候分析】①肝膽鬱熱，使膽道被阻，膽汁外溢，故黃疸出現的快。②脅肋為肝膽分野，膽經行於人之體側，若肝膽鬱熱，氣機不暢，故使病人脅痛背痛。③肝氣橫逆犯胃，肝木能剋脾土，使胃氣上逆，故使病人噁心嘔吐，腹脹納呆。④肝膽鬱熱，裡熱不能外達，則出現發熱惡寒，或寒熱往來。⑤肝膽鬱熱，膽汁分泌增多，肝膽氣鬱橫逆犯脾胃，胃氣上逆，膽汁逆流胃和食管，則使病人口苦。⑥而熱盛傷津，體液減少，不能上潤咽喉，則咽乾口燥。⑦舌苔黃膩，脈弦數，均屬肝膽濕熱之證。

【主要證候】①黃疸在全身和眼鞏膜出現的快。②右側胸脅劇烈疼痛，連帶肩背。③常有噁心嘔吐，腹脹納呆。④惡寒發熱或寒熱往來。⑤口苦咽乾。⑥舌苔黃膩。⑦脈弦數。

【治療原則】疏肝利濕，清熱導滯。

【處方用藥】大柴胡湯加減。藥用：柴胡 9 g，鬱金 9 g，白芍 9 g，黃芩 9 g，大黃 6 g，枳殼 9 g，金錢草 30 g，金銀花 9 g，黃連 4.5 g，水煎服。

【方藥分析】①柴胡、白芍能疏肝利膽。②大黃、枳殼能理氣導滯通便，消脹利膽。③鬱金、茵陳、金錢草能清熱利膽退黃。④黃芩、金銀花、黃連能清熱解毒。

【臨床應用】①舌苔厚膩，加用厚朴花、佩蘭葉，能行氣祛濕。②若脅肋疼痛，加用延胡索、川楝子，能疏肝理氣，解鬱止痛。③若有脅下癥塊，可加用丹參、穿山甲，能活血消症。④若黃疸日久不退時，加用十大功勞葉、鹿角霜，能散結退黃。⑤若發熱不退時，加用犀角地黃丸，能解毒退黃。

（十）肝火犯肺

【脈象】脈弦數，主肝火逆動，肺熱傷津之證。

【病因病機】①肝與肺經絡相聯，肝經循行，其支脈復從肝別貫串於橫膈上，並注入肺臟。②當肝氣鬱結時，使肝失其升發疏泄的作用，由肝別貫穿橫膈入肺的支脈，使肺氣失其宣降。③如肝火上炎，灼傷肺的陰液，使陰津不能潤養肺臟；肺開竅於鼻咽喉，從而使病人咯痰不爽，痰液黏稠，咽喉乾燥。④痰黏而稠，不易咯出，使痰液在胸肺內積蓄過多時，由感覺神經的傳導作用，使病人感到胸脅脹滿憋悶，甚而引脅作痛，此種病理過程，又稱「木火弄金」。

【證候分析】①肝氣鬱結，氣鬱化火，肝火犯肺，肺失清肅，故使病人自覺氣逆於咽喉部，自然引起病人嗆咳。②肝火上炎，血隨火升而上衝，則使病人面紅目赤。③肝經上連喉嚨，火灼津液，而使咽喉乾燥。④脅肋兩側有肝經循行，故咳嗽可引動胸脅疼痛。⑤舌紅苔薄黃少津，脈弦數，屬肝火逆動，肺熱灼傷陰津之證。

【主要證候】①病人氣逆嗆咳，並且引脅肋作痛，甚至痰中帶血，痰黏稠而少，不易咯出。②胸脅滿悶。③面紅咽乾。④舌紅苔薄少津。⑤脈弦數。

【治療原則】清肝瀉火，潤肺化痰。

【處方用藥】清金化痰湯加減。藥用：青黛 1.5～6 g，山梔子 3～9 g，黃芩 3～9 g，桑白皮 6～12 g，瓜蔞仁 6 g，貝母 9 g，橘皮 12 g，麥門冬 9 g，水煎服。

【方藥分析】①山梔子、青黛能清肝瀉火。②黃芩、桑白皮能清瀉肺熱。③瓜蔞仁、貝母、麥門冬能清熱豁痰。④橘皮能理氣化痰。

【臨床應用】①病人胸脅疼痛，可加用白芍、鬱金，能養血柔肝，解鬱止痛。②病人嘔惡不已，加用竹茹、蘇子、枇杷葉，能降逆止嘔。③便秘重結，加用大黃，以攻積導滯，泄熱通便。④咳嗽，嗆咳氣逆，有治上、治中、治下的不同。⑤治上指治肺，治中指治脾，即健脾化痰，補脾養肺兩法，治下指治腎，補腎使能納氣。⑥若病人咳嗽日久不癒，咳嗽喘促，當用補益腎氣之法治療，每能收到明顯療效。⑦若咯出多時，可加用犀角、丹皮、參三七能涼血活血，化瘀止血。⑧若手足厥冷，用附子泥敷於湧泉穴，以引火歸元，導血下行。

七 脈弦細

脈弦細：應指稍明顯，脈細如線，端直以長，如按琴弦，一息四至（圖 2-18-7）。

（一）寒滯頭痛

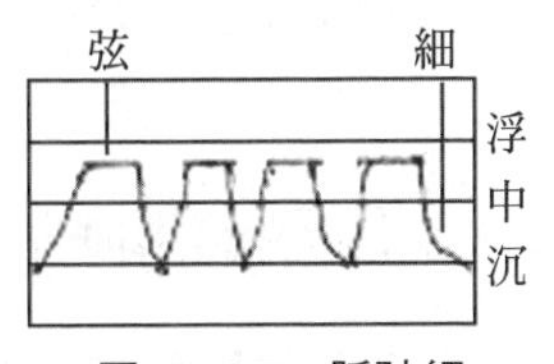

圖 2-18-7　脈弦細

【脈象】脈弦細而遲，主肝經虛寒之證。

【病因病機】①風寒外侵，首先犯肺衛，衛陽受遏制，然後入經阻遏脈絡，使肝經脈寒滯，引起清陽之氣不能上升清竅，氣血瘀滯，而致寒滯頭痛。②或寒從內生，肝經陽虛，代謝產熱減少，使寒從此而生，寒氣上逆清竅，因足厥陽肝經與督脈都聚會於巔頂，寒氣內阻，而致頭痛。③無論外寒和內生之寒氣，皆使足厥陰肝經寒氣上衝，而發為厥陰頭痛。

【證候分析】①外寒侵入肝經，使寒氣阻滯經絡脈網氣血循行不暢，不通則痛，發為頭痛。②若肝經陽虛，代謝功能低下，代謝產能產熱減少，虛則生寒，寒氣上逆，故感覺頭部發涼，畏風，常要蒙被入睡。③陰寒內盛，不能溫煦四肢，代謝產熱不能溫養全身和四肢，則使病人畏寒肢冷。④胃寒主氣上逆，使病人噁心嘔吐，多吐痰涎黏液，甚者胃脘寒痛。⑤舌質淡，舌苔白膩，屬虛寒之證，內有濕痰。⑥脈弦細而遲，表明肝經虛寒之象。

【主要證候】①病人頭痛偏重於巔頂，痛時腦戶發涼而畏風，常要蒙被而睡。②伴有噁心嘔吐，多吐痰涎黏液。③重者胃寒脘痛。④舌質淡，苔白滑。⑤脈弦細而遲。

【治療原則】溫肝降逆。

【處方用藥】吳茱萸湯加味。藥用：吳茱萸 9 g，黨參 12 g，當歸 9 g，肉桂 3 g，生薑 12 g，大棗 5 枚，水煎服。

【方藥分析】①吳茱萸，能溫中散寒，降逆止嘔，並能止痛，是本方主藥。②黨參、當歸、大棗，能補氣養血和中。③肉桂、生薑能散寒止嘔，為輔佐藥。④吳茱萸和黨參相配伍，能補虛溫脾胃。⑤吳茱萸和生薑相配伍，能溫中止痛，降逆止嘔，能治虛寒性乾嘔，嘔吐涎沫和呃逆等病。

【臨床應用】若寒濕偏重，嘔吐較甚，舌苔白膩，應去黨參，加陳皮、半夏，能理氣化痰，燥濕止嘔。

（二）熱入血分

【脈象】脈弦細數，主血分燔灼，心肝受損之證。

【病因病機】①暑熱疫癘病邪，在夏暑炎熱，陣雨時作，暑濕蘊結時由於濕潮暑熱，可使人體毛孔開泄，汗出多而傷津，肌膚衛陽不固，防禦功能低下，易於外感外邪，由表傳入裡，由氣分傳入營血。②若熱陷營血，又熱盛耗氣傷陰，陰損及陽，陽動化風，使風從內生，邪傳心包，可使病人神志昏迷。③熱盛化火，火盛煎熬津液成痰。④風火痰熱交相搏結交爭，充塞經絡，就可蒙蔽清陽，故使病人高熱頭痛，神昏抽搐，病情危重。⑤熱毒內擾心肺，由於痰阻氣逆上攻頭腦，可致病人呼吸衰竭，危及生命。

【證候分析】①熱入血分，內擾神明，故使病人高熱熾盛，神昏嗜睡，煩躁譫語。②熱盛耗氣傷陰，真陰虧損，使肝失滋養，肝難疏泄條達，氣鬱化熱，熱極生風，肝風內動，可引起手足抽搐，直視目吊，甚而循衣摸床。③舌質深絳無津，示血分熱灼之象；脈弦細數，為心肝受損之證。

【主要證候】①病人高熱。②嗜睡。③神昏。④譫語。⑤狂躁不安。⑥痙攣抽搐，口噤，直視上吊。⑦或陰虛肝風內動，而出現循衣摸床，病情危重。⑧舌絳苔黃無津。⑨脈弦細數。

【治療原則】涼血解毒，養陰潛陽。

【處方用藥】犀角地黃湯加減。藥用：犀角 0.6 g，生地 15 g，丹皮 9 g，赤芍 12 g，大青葉 30 g，水煎服。重證 1 日 2 劑，能收顯效。

【方藥分析】①本方是涼血解毒的代表方劑。方中犀角、生地涼血解毒，養陰清熱，再配以赤芍、丹皮，能涼血泄熱，活血祛瘀。②熱邪入血，多形成血熱和血瘀，而本方清熱涼血，活血散瘀，才治宜熱憂心神，熱迫血而妄行之證。

【臨床應用】①若熱極生風，痙攣抽搐，用羚角鉤藤湯能奏顯效。②如心力衰竭，症見面色蒼白，汗出如油，四肢發涼，脈微欲絕之證，出現內閉外脫的危證時，可急用獨參湯和至寶丹，以開閉通竅，扶正救急，才能起死回生。

（三）恐懼傷腎

【脈象】脈弦細，主恐懼傷腎之證。

【病因病機】恐能傷腎，恐能氣下，皆使精氣虛損，命門火衰，代謝功能低下，代謝產能減少，使筋肉舒縮無力，性神經功能低下，膽虛精卻，有礙作強，陰器無用，因而形成陽痿。正如《景岳全書・陽痿》所云：「忽有驚恐，則陽道立痿，亦甚驗也。」說明驚恐傷腎引起陽痿的道理，足為經驗之談。

【證候分析】①恐傷腎，腎傷則氣下，命門火衰，代謝低下，故使陽痿不振，舉而不堅。②恐懼驚駭，致傷膽虛，不能決斷，使病人膽怯多疑。③若心傷，則神不守舍，故使病人的心悸易驚惕，夜寐不安。④舌淡胖，苔薄，脈弦細，皆為驚恐傷腎，腎傷氣下之證。

【主要證候】①病人驚恐過後，陽痿不振，舉而不堅。②膽怯多疑，心悸驚惕，夜裡少寐，心恐不安。③舌淡青，苔薄膩。④脈弦細。

【治療原則】補腎安神。

【處方用藥】大補元煎加味。藥用：熟地 12 g，山茱萸 12 g，枸杞子 12 g，杜仲 9 g，人參 9 g，山藥 12 g，炙甘草 6 g，當歸 9 g，酸棗仁 9 g，遠志 3 g，水煎服。

【方藥分析】①方中熟地、山茱萸、枸杞子、杜仲，能補腎益精。②人參、山藥、炙甘草能健脾益氣。③當歸活血補血。④酸棗仁、遠志養血安神。

【臨床應用】①恐懼傷腎氣，氣為陽，因此應用本方時，要酌用菟絲子，淫羊藿以補腎壯陽。②恐則氣下，代謝障礙，要加用柴胡、升麻，以昇陽益氣，加強代謝功能。③若氣血不足，加用白朮、白芍，以健脾補虛。④還可選用達鬱湯、宣志湯、啟陽娛心丹加減，皆有益腎安神作用，對陽痿有明顯療效。

（四）憂鬱傷神

【脈象】脈弦細，主氣鬱血虛之證。

【病因病機】①情志不遂。②肝鬱抑脾，能耗傷心氣。③損傷營血，致使心失所養，神失所藏，而引起憂鬱傷神，心神不安。

【證候分析】①病人憂思鬱悶，耗傷心氣，暗耗營血，不能滋養心神，故使病人心神煩躁不安，精神恍惚，悲憂多哭，時時欠伸，膽怯心虛，易驚多疑，此謂「臟躁之證」。

②舌質淡，苔薄白，脈弦細，屬氣鬱血虛之象。

【主要證候】①病人精神恍惚，心中不安，多疑易驚，悲憂善哭。②時時欠伸。③舌質淡，苔薄白。④脈弦細。

【治療原則】養心安神。

【處方用藥】甘麥大棗湯加味。藥用：甘草 9 g，小麥 30 g，大棗 10 g，酸棗仁 15 g，柏子仁 9 g，茯神 12 g，合歡花 12 g，水煎服。

【方藥分析】甘草、大棗能潤燥緩急；小麥能補養心氣；酸棗仁、柏子仁、茯神能養心安神。

【臨床應用】①血虛生風，症見手足蠕動或抽搐，加用當歸、生地、珍珠母、鉤藤，能養血息風。②心煩多怒，失眠怔忡，加用磁石、珍珠、琥珀，以重鎮安神。③喘促氣逆，可合五磨飲子，能開鬱散結，理氣降逆。

（五）陰虧血瘀

【脈象】脈弦細而澀，主陰虧血瘀之證。

【病因病機】①病久不癒，耗傷正氣，使陰血虧損。

②氣血不足，不能充盈血脈。

③血行環流不暢，而導致血瘀，可出現臨床證候。

【證候分析】①久瘀損傷氣血，使血脈不充盈，運行不暢，使血瘀凝聚，血瘀局部組織器官。②陰血不足，使肝失柔養，無條達疏泄，肝氣鬱滯，橫逆犯脾胃，故使胸脅胃脘少腹隱痛。③當情志不遂時，加重氣滯血瘀，則引起刺痛，痛有定處。④陰血精微衰少，代謝功能障礙，分解代謝偏重，則使機體消耗氣血增加，可引起形體消瘦，面色無華或黧黑。⑤精氣不能上承，使兩眼乾澀而不油潤。⑥陰虛陽亢，陽亢化火，肝火上炎，則頭暈耳鳴。⑦筋脈失於濡養，可引起四肢抽搐或瘛瘲。⑧舌質暗紅，脈弦細而澀，為陰虧血瘀之象。

【主要證候】①病人胸脅脘腹痛，甚而刺痛。②面色不華，甚或黧黑。③頭暈耳鳴。④兩眼乾澀而不油潤。⑤形體消瘦。⑥四肢抽搐。⑦舌暗紅。⑧脈弦細而澀。

【治療原則】養陰祛瘀。

【處方用藥】通幽湯加味。藥用：生地 10 g，熟地 10 g，當歸 9 g，桃仁 6 g，紅花 9 g，枸杞子 6～12 g，女貞子 6～12 g，甘草 3～5 g，旱蓮草 6～9 g，丹參 15 g，延胡索 9 g，水煎服。

【方藥分析】①生地、熟地、當歸能補養陰血。②桃仁、紅花能活血祛瘀。③甘草和中。④枸杞子、女貞子、旱蓮草能補益肝腎。⑤丹參、延胡索能活血止痛。

【臨床應用】①胸痛甚者，加用製乳香 6 g，柴胡 6 g；若陰血不足，加用熟地 9 g，玄參 9 g，麥門冬 10 g，沙參 12 g，能增液生津以養陰，還可加用紫河車 10 g；若陰虛火旺，可加青蒿 10 g，地骨皮 10 g，銀柴胡 6 g，鱉甲 12 g。②形體消瘦明顯，還可加用人參 9 g，黃耆 12 g，白朮 9 g；脾虛，消化不良，酌加山楂 9 g，神麴 15 g，麥芽 10 g，穀芽 10 g，木香 6 g。③肝陽亢盛者，加鉤藤 9 g，白芍 12 g，石決明 15 g，珍珠母 15 g，增加平肝潛陽作用。

（六）痰氣交阻

【脈象】脈弦細而滑，主痰氣交阻，氣鬱化火之證。

【病因病機】①憂思傷脾，脾傷則氣結，使體液難以輸布全身，凝聚成濕，濕鬱久化熱，濕被熱灼煉成痰，使痰氣交阻，食道不利，漸成噎膈。②或鬱怒傷肝，肝氣鬱結，氣鬱而使血流不暢，使瘀血阻閉食道。③或氣結而使津液不布，聚合成痰，痰瘀搏結，阻閉胃口，則飲食難入，而成噎膈，出現臨床證候。

【證候分析】①病人氣滯痰阻，津液不能輸布，致使津液不布，食道不利，吞嚥梗阻，甚而胸膈痞滿，疼痛。②胃氣受損，失其和降，而胃氣上逆，使病人噯氣反酸，嘔吐痰涎和食物。③鬱熱灼傷陰津，體液減少，故使病人口乾咽燥，大便艱澀而便結。④舌紅、苔薄膩，脈弦細滑，皆屬氣鬱化火，痰氣交阻之象。

【主要證候】①病人吞嚥梗阻。②胸膈痞滿疼痛。③噯氣或嘔吐痰涎及食物。④口燥咽乾。⑤大便艱澀。⑥舌紅苔薄膩，脈弦細而滑。

【治療原則】潤燥化痰，理氣解鬱。

【處方用藥】啟膈散加減。藥用：沙參 9 g，茯苓 9 g，丹參 9 g，貝母 9 g，鬱金 9 g，砂仁 9 g，荷葉蒂 9 g，杵頭糠 9 g，瓜蔞 15 g，陳皮 9 g，製散服。

【方藥分析】①鬱金、砂仁，能理氣解鬱，和胃降逆。②丹參能養血活血。③配荷葉蒂，能行瘀結。④沙參、貝母、茯苓能清熱養陰生津，化痰散結。⑤杵頭糠能下氣化濁，和胃降逆，瓜蔞、陳皮能理氣化痰。

【臨床應用】①津液損傷嚴重時，加用麥門冬、元參、天花粉、白蜜，能生津潤燥。

②嘔惡不止時，加旋覆花、代赭石，能降逆止嘔。

③胸痛重時，加用延胡索、川楝子、赤芍，能理氣通瘀。

（七）脾陽虛弱痰飲

【脈象】脈弦細而滑，主痰飲內停之證。

【病因病機】①病人外感寒邪，使肺氣鬱滯，內擾脾陽功能。②或過食生冷，嗜食肥甘，或飲食過量，損傷脾胃，失其運化功能，而積濕成痰。③勞倦傷脾，脾運失常，濕從內生，積濕成飲。

【證候分析】①若脾陽不振，使水飲不化，停滯於胸脅和肺臟，則使胸脅支滿，心下痞悶。②胃中積飲，水濕內停，故使病人胃脘有振水音。③脾陽虛虧，代謝障礙，產能產熱減少，故使病人喜暖惡寒，形寒肢冷。④胃中飲邪上逆，而使口不渴，並水入即吐。⑤脾使運化失司，則脾虛消化不良，出現食少納呆，大便溏泄。⑥清陽不升，大腦血供不足，使病人頭暈目眩。⑦舌苔白滑，脈弦細而滑，為停飲之象。

【主要證候】①病人胸脅支滿，心下痞悶。②胃有振水音。③喜暖惡寒。④嘔吐清水或黏液。⑤口渴而不飲，飲水即吐。⑥頭暈目眩。⑦食少便溏。⑧舌苔白滑。⑨脈弦細而滑。

【治療原則】溫脾化飲。

【處方用藥】苓桂朮甘湯加減。藥用：茯苓 12 g，白朮 9 g，桂枝 6 g，半夏 9 g，生薑 6 g，砂仁 9 g，陳皮 6 g，甘草 5 g，水煎服。

【方藥分析】①茯苓、白朮能健脾利濕。②桂枝能通陽化飲。③生薑、半夏和胃降逆，止嘔化飲。④砂仁、陳皮暖胃燥濕行氣。⑤甘草調和諸藥。

【臨床應用】①嘔吐清水和黏液，加用旋覆花、吳茱萸，能辛開苦降，清化飲邪。②小便不利者，加車前子、薏苡仁、木通，甘淡苦辛以利濕。③胸悶、口淡、苔滑，濕盛內結，加用蒼朮、厚朴，能健脾燥濕。④若胃失和降，加用小半夏湯以和胃降逆。⑤腹瀉便溏者，用胃苓湯祛濕和胃。

（八）心膽氣虛不寐

【脈象】脈弦細，主氣血不足之證。

【病因病機】①病人心虛膽怯，心神不安，決斷無權，遇事易慌，使腦神經中樞興奮性增高，而導致夜裡不寐失眠，此因體弱，心膽素虛之故。②或病人素日易於興奮，善驚易恐，夜寐不寧，若突然受到驚嚇，情緒十分緊張，交感神經興奮性增強，可使人終日惕惕，漸漸心虛膽祛而不寐。

【證候分析】①病人心氣虛弱，則使病人心神不安。②膽氣怯弱，則病人善驚易恐，多夢易醒，心悸驚慌。③氣虛體弱，則病人神疲乏力，體倦筋弱，小便清長。④舌色淡，脈弦細，多是氣血不足之象。

【主要證候】①病人多夢失眠，每易驚醒。②平時膽怯心悸，遇事驚慌。③平時神疲乏力，氣短倦怠。④小便清長。⑤舌淡苔白。⑥脈弦細。

【治療原則】補氣鎮靜安神。

【處方用藥】安神定志丸加減。藥用：人參 10 g，龍齒 30 g（先煎），茯苓 15 g，茯神 15 g，石菖蒲 5 g，遠志 5 g，水煎服。

【方藥分析】①人參能大補元氣。②龍齒能鎮驚。③配茯苓、茯神、石菖蒲能補氣養膽安神。

【臨床應用】①若血虛陽浮，虛煩不眠時，宜用酸棗仁湯，方中酸棗仁安神養肝，川芎調理氣血，能輔助酸棗仁養心。②茯苓能化痰寧心，能協助酸棗仁安神。③知母清膽寧神。④病情較重者，可將安神定志丸合酸棗仁湯同時臨床應用。⑤若虛煩不眠，形體消瘦，面色晄白，神疲乏力，舌淡脈細弱，為氣血不足之證，用歸脾湯以養血安神。⑥若病後有血虛肝熱者不寐，可用琥珀多寐丸。⑦淮小麥安神鎮靜作用好，用量最多可達 60 g。

（九）肝陰不足

【脈象】脈弦細數，主陰虛內熱之證。

【病因病機】①多因久病耗傷營血。②或生血不足。③或失血過多。④或其他的慢性疾病，勞傷正氣所致。

【證候分析】①肝陰血不足，使虛陽亢盛，使腦血供不足，阻礙腦的代謝功能，使腦神經細胞變性，又使虛熱產能增多，致使病人頭暈目眩。②腦神經受刺激增多，使腦興奮性增強，而使病人煩躁易怒，全身低熱，五心煩熱，口燥咽乾，舌紅苔少，失眠多夢等神經衰弱症狀。③陰血虧損，氣血不足，津液減少，能使筋脈失養，可致肝區灼痛。④舌紅少苔，脈弦細數，為陰虛火旺之證。

【主要證候】①病人肝區疼痛。②頭暈目眩。③失眠多夢。④煩躁多怒。⑤面紅低熱。⑥手足煩熱。⑦口燥咽乾。⑧舌紅少苔。⑨脈弦細數。

【治療原則】補肝養陰。

【處方用藥】一貫煎加減。藥用：女貞子 12 g，沙參 12 g，麥門冬 9 g，白芍 9 g，旱蓮草 9 g，何首烏 12 g，川楝子 6 g，枸杞子 9 g，水煎服。

【方藥分析】①枸杞子能滋養肝陰。②沙參、麥門冬能和胃滋陰。③女貞子、旱蓮草、何首烏能滋補肝腎。④川楝子能疏肝理氣，潤又不燥，能清肝通絡，用量要少，當作使藥。⑤本方用於陰虛血燥，肝氣橫逆犯脾胃，脅痛脘痛日久不癒，舌紅少津，咽喉乾燥，脈象虛弦等證候。

【臨床應用】①病人失眠多夢時，加用酸棗仁、夜交藤，以養血安神。②若低熱不止，病久纏綿，可加用地骨皮、丹皮、秦艽、白薇，以退虛熱。③氣虛偏重，可加用黨參、黃耆，能健脾補虛，補其元氣。④鼻衄出血，加白茅根、仙鶴草、參三七、大薊、小薊，能活血祛瘀，又能止血。

（十）腎陰不足

【脈象】脈弦細，主腎陰不足，內熱熾盛之證。

【病因病機】①在急性熱病之後，或久病耗傷腎陰，或房事不節，耗傷腎精，以及其他臟腑的陰虛，皆可引起腎陰虧虛。②由於肝腎同源，互相影響，要陽亢日久不癒，陰液就要大量耗損。③或年老體衰，素體腎陽不足，都可導致腎陰不足的證候。

【證候分析】①腎陰不足，水不涵木，使肝失滋養，陰虛而陽亢，風陽升動，上擾清竅，故使病人頭暈頭痛，耳鳴眼花。②腎陰虧虛，可使心火亢盛，導致心腎不交，使病人心悸失眠。③腎在腰部，腎陰虛虧，則腰膝痠軟。④腎水不足「水不涵木」，腎主筋骨，則使病人肢體麻木，口燥咽乾。⑤舌紅少苔，脈弦細，屬腎陰虧損，內熱熾盛之象。

【主要證候】①病人頭痛頭暈。②耳鳴眼花。③煩躁多怒。④腰膝痠軟。⑤肢體麻木。⑥兩手顫動。⑦口燥咽乾。⑧失眠多夢。⑨大便秘結。⑩舌紅苔薄白。⑪脈弦細。

【治療原則】滋腎柔肝，息風潛陽。

【處方用藥】杞菊地黃丸加減。藥用：桑寄生 12 g，枸杞子 9 g，生地 15 g，白芍 12 g，菊花 9 g，牛膝 12 g，杜仲 15 g，茯苓 9 g，生龍骨 30 g，生牡蠣 30 g，鉤藤 15 g（後下），水煎服。

【方藥分析】①桑寄生、杜仲能養血，補益肝腎。②枸杞子、菊花能平肝滋腎，治宜腎虛肝旺。③生熟地能滋補腎陰。④白芍能養陰柔肝。⑤鉤藤能平肝潛陽，息風止痙。⑥牛膝活血通絡，引血下行，使氣火不能上擾，藉以平肝息風。⑦茯苓補脾滲濕，交通心腎，補而不滯。⑧龍骨、牡蠣能平肝潛陽，治宜陰虛陽亢，以及肝陰虧損，虛陽浮越。

【臨床應用】①若病人失眠多夢時，可加用酸棗仁、柏子仁。②耳鳴嚴重者，要加用磁石。③若脈弦細有力，可加用槐米，以治腸風下血。④煩躁易怒，肝火亢盛，可用龍膽草以瀉肝火。⑤眩暈甚者，加用夏枯草、木香，能清肝明目，行氣止痛。

八 脈弦滑

脈弦滑：脈端直以長，如按琴弦，一息四至，往來圓潤流利，血流通暢無阻（圖 2-18-8）。

（一）風痰痺阻

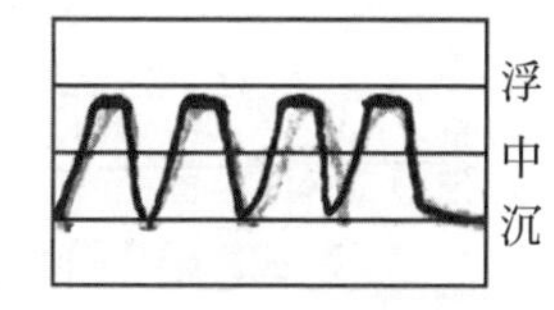

圖 2-18-8　脈弦滑

【脈象】脈弦滑，主風痰痺阻之證。

【病因病機】①肝火內旺，煉津液成痰，痰濁鬱久化熱，能引動肝風，可使痰火上衝。②肝風痰火上擾，氣血逆上，蒙蔽清竅。③或肝風內動，兼挾痰濁，能橫竄經絡，上蒙清竅。④但當病發前，多有暴飲暴食，過食辛辣厚味，嗜酒無度。⑤或脾虛濕盛，或肝氣偏盛，橫逆犯脾胃，導致脾胃失其運化和腐熟水穀，聚濕生痰。⑥痰濁久化，熱極生風，氣血逆亂，從而蒙蔽清竅。⑦橫竄經絡，形成風痰痺阻，而成中風輕證。

【證候分析】①風邪乘虛襲入，引動濕痰，流竄經絡，故使病人肌膚不仁，手足麻木拘急，腦中風將要出血。②出血不多，則開始瘀血，感覺和運動皮質中樞功能下降。③風痰痺阻經脈，使氣血循環不暢，神經傳導障礙。④影響眼的滑車神經，外展神經，動眼神經功能，也影響面神經功能，因而出現口眼喎斜。⑤若腦出血影響舌咽神經，可引起語言不利。⑥甚重時，影響大腦皮質和內囊部，還可出現半身不遂，出現癱瘓，使舌偏向一側，上下肢偏癱，感覺障礙。⑦舌苔白膩，脈弦滑，為風痰痺阻之象。

【主要證候】①病人肌膚不仁。②手足麻木拘急。③口眼喎斜。④語言障礙。⑤甚則半身癱瘓，不能走路。⑥舌淡苔白膩，脈弦滑。

【治療原則】祛風通絡，活血化痰。

【處方用藥】大秦艽湯加減。藥用：秦艽 12 g，羌活 9 g，防風 6 g，當歸 12 g，川芎 6 g，白芍 9 g，白朮 9 g，茯苓 9 g，半夏 6 g，南星 6 g，全蠍 6 g，殭蠶 9 g，水煎服。

【方藥分析】①秦艽、羌活，防風能解表祛風通絡。②當歸、川芎、白芍能養血、滋陰、活血，以緩解風藥的燥性。③又可治風，因「治風先治血，血行風自滅」。④白朮、茯苓能健脾益氣滲濕。⑤南星、半夏、全蠍、殭蠶能平肝息風化痰。⑥能宣竅利氣通絡。

【臨床應用】①頭暈頭痛嚴重時，加用羚羊角粉 0.5～0.6 g 吞服。②若陰虛偏重，舌質紅絳者，加用白芍、生地。③便秘者，加用礞石滾痰丸 9 g，包煎。④若痰濕偏重，加用陳皮、半夏、枳實、能理氣燥濕化痰。⑤若熱痰多時，加用竹茹、竹瀝、膽南星，能清熱化痰，滌痰開鬱，祛風止痙。⑥若口眼喎斜較重時，加用白附子、全蠍以祛風痰通經絡。⑦若久病痰瘀阻絡時，加用白芥子、豬牙皂、丹參、雞血藤、穿山甲能通絡活血，祛瘀化痰。

（二）肝風痰濁

【脈象】脈弦滑，主肝風兼挾痰濁之證。

【病因病機】①病人突然受到強烈的精神刺激，大驚大恐，使氣機逆亂，損傷臟腑。②肝腎受損，使陰不斂陽，生風生熱。③脾胃受損，使水穀精微輸運不布，痰濁內結，經久失調，如遇誘因，有痰濁能隨氣逆，隨火炎，隨風而動。④還有飲食不節，過食肥甘，使脾失健運，水穀精微凝聚成痰，蘊伏體內。⑤或起居不慎，使氣機逆亂，融動伏痰。⑥或腦受外傷，瘀血內停，使氣結津液運行受阻，而生痰濁，引起風痰蔽阻，蒙蔽清竅，而致癲癇證。

【證候分析】①風痰上逆，使大腦失其氣血濡養，代謝功能下降，故使病人頭昏眩暈，兩眼上吊。②風痰阻於胸膈，則有胸悶，全身乏力。③肝風內動，痰隨風湧，風痰蔽阻，蒙蔽心神，而使癇證發作。④肝鬱氣逆，橫竄犯脾，運化失司，則使痰濁壅盛，大腦皮質神經高度抑制而呈昏迷狀態，因而癇證發作使病人突然昏倒，不省人事，吐多痰沫。⑤四肢抽搐，兩眼上吊，則為大腦皮質抑制，皮質下部中樞神經功能釋放而興奮之緣故。⑥苔白膩，脈弦滑，為風動痰聚之象。

【主要證候】①病人癲癇發作前有頭昏眩暈。②胸悶乏力。③發作時突然昏仆。④口吐痰涎。⑤神志不清。⑥四肢抽搐。⑦兩目上吊。⑧舌苔白膩。⑨脈弦滑。

【治療原則】滌痰息風，鎮心開竅。

【處方用藥】定癇丸加減。藥用：竹瀝 30 g，石菖蒲 6 g，膽星 9 g，半夏 9 g，天麻 6 g，全蠍 9 g，殭蠶 9 g，琥珀 1.5 g，辰砂 1.5 g，茯神 9 g，遠志 76 g，麥門冬 9 g，丹參 9

g，水煎服。發作時服湯劑，發作後服丸劑。

【方藥分析】①竹瀝、石菖蒲、膽星、半夏，能豁痰開竅。②天麻、全蠍、殭蠶，能平肝息風鎮痙。③琥珀、辰砂、茯神、遠志能鎮心安神。④麥門冬養陰生津，除煩寧神；丹參能活血化痰，除心竅之瘀而定志。

【臨床應用】①津液尚未耗傷，去麥門冬；痰黏而多，加用瓜蔞能化痰。

②痰濁壅盛，多而清稀，加用乾薑、細辛能溫化寒痰。

（三）痰氣鬱結

【脈象】脈弦滑，主氣鬱痰結之證。

【病因病機】①病人素日急躁易怒，大怒傷肝，肝氣鬱結，難行疏泄，則使氣機不利，形成氣鬱日久不癒。②氣病及血，形成氣滯血瘀，甚至氣滯痰停，使痰氣互結，閉阻心竅。

【證候分析】①病人思慮太過，不能如願以償時，可損傷心脾，脾失健運，促使痰涎內生。②肝鬱氣滯，橫剋脾土，脾氣不伸，失運化水穀，而生濕成痰，痰濁閉阻神明，故使病人精神抑鬱，沉默寡言或語無倫次或喃喃自語等。③痰濁內擾心神，故使病人喜怒無常，憤不欲生。④痰濁中阻，脾胃阻滯，故使病人不思飲食。⑤舌苔白膩，脈弦滑，為氣鬱痰結之證。

【主要證候】①病人精神抑鬱，表情淡漠，沉默寡言，表情呆滯。②或多疑，語無倫次。③或喃喃自語，喜怒無常。④甚則憤不欲生，不欲飲食。⑤舌苔白膩，脈弦滑。

【治療原則】化痰開竅，理氣解鬱。

【處方用藥】順氣導痰丸加減。藥用：半夏 9 g，陳皮 9 g，膽南星 9 g，茯苓 9 g，香附 9 g，木香 9 g，石菖蒲 6 g，遠志 6 g，鬱金 9 g，水煎服。

【方藥分析】①方中陳皮、半夏、膽南星、茯苓能行氣化痰。②香附、木香能理氣解鬱。③石菖蒲、遠志、鬱金能開竅醒神。

【臨床應用】①若痰濁壅盛，胸膈懋悶，口多痰涎，滑脈大有力，形體壯實，可用三聖散催吐。②若吐後形神疲乏，可用飲食調養之。③若病人神思恍惚，表情呆滯，語言錯亂，目瞪口呆，舌苔白膩，病屬痰迷心竅，可選用蘇合香丸芳香開竅，繼用四七湯加膽星、鬱金、石菖蒲、遠志以行氣化痰，就可使病人豁痰開竅，理氣散結。④若病人不眠多驚，煩躁不安，舌紅苔黃，脈滑數，必須用溫膽湯加黃連合白金丸治療，才能清熱化痰。⑤若神志錯亂者，可用至寶丹以清心開竅。

（四）濕熱蘊盛

【脈象】脈弦滑或數，主濕熱蘊盛之證。

【病因病機】①病人先天稟賦不足，吃了某些食物就會蘊熱成毒，引起機體的變態過敏反應。②這是因脾胃虛弱，運化失司，而生內濕，濕鬱化熱。③濕熱毒邪相搏擊，發生在肌膚血管擴張，血出脈外而成瘀斑。④嚴重者熱毒進入營血，內損臟腑，能耗氣傷陰少津，而使濕熱蘊盛。

【證候分析】①細菌、病毒所致呼吸道感染，相當於中醫所指的風毒，風邪侵犯肌表。②寄生蟲感染，食物和藥物過敏，相當於中醫所指的濕熱毒進犯胃腸。③風毒、濕熱毒和肌膚血絡，均使血管因變態反應使毛細血管擴張，滲出性增加，造成皮膚損害，形成紅斑、丘疹、水皰，甚至形成糜爛滲液，表皮剝脫等。④變態反應刺激神經末梢，引起皮膚瘙癢，中醫認為風邪所致。⑤體內形成抗原抗體複合物，可引起人體發熱，大腦皮質功能興奮性增強，可造成人心煩躁不安。⑥熱盛傷津，體液減少，不能止潤，使腦中口渴神經中樞興奮，可引起口渴欲飲。⑦濕熱蘊盛，熱傷津液，小便；體液減少，腸液不足，不能滋潤大便，引起大便燥結。⑧舌苔薄白或黃膩，脈弦滑或弦數，均屬濕熱蘊盛之證。

【主要證候】①因過敏使皮膚出現紅斑、丘疹、水泡，甚至有糜爛滲液，表皮脫落，劇烈瘙癢。

②時有發熱、口渴、小便短黃，大便燥結。

③舌苔薄白或黃膩，舌質紅，脈弦滑或弦數。

【治療原則】清熱利濕，瀉火解毒。

【處方用藥】龍膽瀉肝湯加減。藥用：龍膽草 3～5 g，金銀花 10～15 g，山梔子 10 g，黃芩 10 g，生地 10～15 g，丹皮 10 g，生薏苡仁 15 g，葎草 10～30 g，地膚子 10 g，苦參片 10 g，澤瀉 10 g，車前子 10 g（包煎），水煎服。

【方藥分析】①龍膽草、金銀花、黃芩、山梔子能清熱解毒，消炎殺菌。②生地、丹皮能活血涼血，清熱養陰。③生薏苡仁健脾燥濕。④葎草能清熱解毒，利水通淋。⑤地膚子能清濕熱，利小便。⑥苦參片能清熱除濕利水。⑦澤瀉、車前子能清熱止瀉，利尿滲濕。

【臨床應用】①病人大便秘結，加用生大黃，以攻積導滯。②皮膚瘙癢甚者，加用白鮮皮、土茯苓能清熱解毒，祛風除濕。③若口渴甚重，可加用生地、玄參、麥門冬、沙參、石斛以養陰生津。

（五）少陽濕熱痰濁

【脈象】右脈弦滑，左脈弦數，主少陽濕熱痰濁證。

【病因病機】①濕熱之邪侵入肌表後，病邪又傳入足少陽膽經，膽經積熱，可致胃氣不和。②脾胃受傷，運化失職，不能輸布和運化津液，聚而成痰飲。③若痰濁阻滯，使氣機不利，升降失調，使氣血運行不暢，而形成少陽濕熱痰濁證。

【證候分析】①若人體外感濕熱之邪，正邪相爭，故使病人實熱如瘧，從表衛入足少陽膽經，使膽經有熱，可出現口苦心煩，吐酸苦水或黃黏唾涎，甚者乾嘔呃逆。②胸脅有少陽經循行經過，若邪鬱少陽，則使病人胸脅苦滿脹痛。③濕熱內盛，久鬱積成痰濁，阻滯脾胃之陽氣上升，代謝功能障礙，使濁陰不能順降，因而使胸脘痞悶。④腎陽不足，不能化水成液，又有濕熱之邪使膀胱氣化不利，可使病人小便短赤而澀。

⑤舌紅苔白膩而乾，脈右弦滑左弦數，皆屬少陽濕熱痰壅之象。

【主要證候】①病人寒熱發作如瘧，寒輕熱重。②胸脘痞悶，口苦心煩，口吐苦酸水或黃黏涎沫。③重者乾嘔呃逆，胸脅腹痛，小便短赤而澀。④舌紅苔白膩而乾。⑤脈右弦滑左弦數。

【治療原則】清膽利濕，和胃化痰。

【處方用藥】蒿芩清膽湯加減。藥用：青蒿 9 g，半夏 9 g，陳皮 9 g，黃芩 9 g，枳殼 6 g，赤苓 9 g，竹茹 9 g，碧玉散 9 g（由青黛、滑石、甘草組成），水煎服。

【方藥分析】①青蒿，能清肝膽濕熱，引邪外出。②黃芩清熱燥濕。③竹茹清熱止嘔。④陳皮理氣和胃，燥濕化痰。⑤半夏降逆止嘔，和胃化痰。⑥枳殼能寬中理氣，消脹除滿。⑦赤茯苓、碧玉散能清濕熱利小便。全方可清熱利膽，除濕化痰，使少陽經膽熱得以清除，中焦痰濕得以化盡，則諸證自癒。

【臨床應用】①若病人嘔吐嚴重時，可加用吳茱萸、黃連，能清熱燥濕，溫中止嘔。②若肢體痠痛，加用桑白皮、薏苡仁、絲瓜絡，能清熱祛濕，行水消腫，祛風行血通絡，以治筋骨痠痛。③若病人濕熱發黃，熱重濕輕時，去陳皮、半夏，加用茵陳，以去黃疸濕熱。④若急性黃疸，可加用鬱金、茵陳、山梔子、大黃。⑤若肝膽濕熱，擾亂陰分之夜裡盜汗，可加用丹皮、牡蠣，能涼血活血，清熱化瘀。⑥潛陽固澀，輕堅散結。⑦若痰熱壅肺，咳嗽胸痛時，加用魚腥草、蘆根、冬瓜仁能清熱解毒，清肺化痰，利濕排膿。⑧若氣粗喘促，加用麻黃、杏仁、石膏能清熱平喘消腫。⑨若心悸失眠，屬痰熱者，加用瓜蔞皮、琥珀粉、黃連，能清熱燥濕利水，以去痰熱。⑩若肝火犯肺咯血，可加用山梔子、瓜蔞皮、白及，能清熱燥濕，化瘀利水。⑪若濕熱下注，加用柴胡、木通，能清熱利水，昇陽舉陷。

（六）肝經氣滯石淋

【脈象】脈弦滑，主肝經氣滯之證。

【病因病機】①惱怒傷肝，肝鬱氣滯，鬱久化火氣火久鬱下焦，使膀胱氣化功能障礙。②又使濕熱煎熬尿液，使尿中雜質結為砂石，多因肝經失於疏泄，鬱滯不通。③或瘀血敗精凝結為砂石，移動疼痛，損傷血絡，而致石淋。

【證候分析】①肝鬱氣結，情志不舒，可見病人情志憂鬱，煩躁多怒。②五志化火，氣火久鬱下焦，膀胱氣化難行，而使濕熱下注，煎熬尿液，結成砂石，故成石淋。③砂石刺激膀胱和尿道，並可阻塞尿路通暢，可致使腰腹絞痛，突然發作，痛及少腹，或牽及陰部，多為腎結石。④若膀胱尿道有尿石梗阻，出現少腹疼痛，尿痛尿澀，餘瀝不盡，或尿流中斷，點滴而下，或尿中夾有砂石。⑤結石嵌頓尿道，而使排尿困難，而形成尿瀦留。⑥若尿石損傷脈絡，可見尿中帶血。⑦舌苔薄，脈弦滑，為肝經氣滯之證。

【主要證候】①病人腰腹絞痛，突然急性發作，痛連少腹和陰部。②情志抑鬱。③易煩多怒。④尿痛尿澀，餘瀝不盡或中斷。⑤重時可見尿中結石、尿瀦留。⑥舌苔薄。⑦脈弦滑。

【治療原則】疏肝理氣，排石通淋。

【處方用藥】柴胡疏肝散合三金湯加減。藥用：炒柴胡 3～6 g，炒枳實 5～10 g，白芍 15～20 g，製香附 3～6 g，鉤藤 15～30 g，木香 3～6 g，鬱金 15～30 g，金錢草 30～60 g，海金砂 30 g（包煎），雞內金 5～10 g，生甘草 5 g，通草 30 g，水煎服。

【方藥分析】①炒柴胡能疏肝理氣，達邪外出。②炒枳實能消導積滯。③白芍、甘草能養血柔肝，和營止痛。④製香附能理氣解鬱。⑤木香健脾，行氣止痛。⑥鬱金能行氣解鬱，清心寧神，涼血破血。⑦鉤藤能清熱平肝，息風止痙。⑧金錢草、海金砂、雞內金，能清熱消腫，利水通淋。⑨通草能清熱利水，以能使尿石從尿中排出體外，且能消石化結。

【臨床應用】①病人腰腹絞痛時多有血尿，不可止血，若成血塊時，可酌用失笑散治療，以活血化瘀。②方中蒲黃、五靈脂，能行血散瘀止痛。③若膀胱已有尿瀦留時，可加用生大黃。④也可加用滋腎通關丸，以瀉火涼血，清下焦濕熱，加強膀胱氣化功能。⑤治療濕蘊結膀胱，尿閉不通，少腹脹滿，尿道澀痛，療效明顯。

（七）氣機鬱滯

【脈象】脈弦滑，主氣機鬱滯之證。

【病因病機】①病人情志不和，惱怒抑鬱，使氣機不利，津液失於輸布而滋生痰濁。②進而致使肝氣橫逆犯胃，胃氣不和，兼夾有痰濁，衝擾喉間，則成呃逆。

【證候分析】①肝氣不舒，惱怒抑鬱，使肝氣鬱結，肝氣橫逆犯脾胃。②胃氣上逆，上衝喉嚨，使病人呃逆不止。③肝性喜條達，主疏泄，若情志不舒暢時，可使呃逆加重，又可誘發呃逆。④氣逆於肺，又可使肺脹胸悶。⑤肝木鬱結而能乘脾土，可使脾不健運，水穀不化，積滯胃中，可使病人食少納呆，食慾不佳。⑥兩脅肋為肝之分野之處，若肝胃不和，可致胸脅脘腹脹滿煩悶。⑦氣多流竄，下到腸道，加之消化不良，水穀酵解產氣，故使病人腸鳴矢氣。⑧舌苔薄白而膩，脈象弦滑，皆為氣滯痰鬱之象。

【主要證候】①病人連聲呃逆，多因情志不遂而發作。②同時病人胸脅脹悶，食少納呆，噁心噯氣，脘腹痞滿，腸鳴矢氣，舌苔薄白而膩，脈象弦滑。

【治療原則】①理氣寬胸。②降逆止呃。③和胃化痰。

【處方用藥】五磨飲子加減。藥用：烏藥 9 g，沉香 3 g，檳榔 9 g，枳實 9 g，木香 6 g，丁香 1.5～4.5 g，代赭石 9 g，川楝子 9 g，鬱金 9 g，陳皮 9 g，半夏 9 g，水煎服。

【方藥分析】①木香、烏藥能健脾行氣；沉香、枳實、檳榔能寬中降氣。②丁香、代赭石能降逆止呃。③川楝子、鬱金能疏肝解鬱。④陳皮、半夏能理氣化痰，降逆止嘔。

【臨床應用】①若病人肝鬱化火，心煩口苦，大便秘結，舌紅苔黃，脈象弦數，加用山梔子、黃連能清熱燥濕，泄肝和胃。②若氣逆痰阻，頭眩頭昏，噁心欲嘔，舌苔薄膩，脈弦滑者，可合旋覆代赭湯、二陳湯等，可使病人順氣降逆，和胃化痰。③若痰涎壅盛，胸脅滿悶，呃聲不斷，苔膩脈滑，加用人參蘆一味，濃煎服用，少頃過後探吐，讓痰涎吐出，呃逆可癒。

（八）膽鬱痰擾

【脈象】脈弦滑，主肝鬱痰濁之證。

【病因病機】①多因情志鬱結，氣滯痰生。②痰熱內擾，肝失疏泄。③痰瀉上擾，胃失和降，使痰濁循經向上逆亂。④蒙擾清竅，而致眩暈。

【證候分析】①膽經循行頭目，若痰濁上擾清竅，使血液循環阻滯，大腦血供不足，使腦代謝功能障礙，而出現頭暈目眩。②膽為清淨之腑，若有痰熱內擾，氣機不利，腦神經中樞因痰熱而興奮增強，故使病人煩躁不安，心悸不寧，少眠多夢。③痰濁阻滯，氣機不通調舒暢，故使肺氣失其宣降，故胸悶喜嘆息。④脾失和降，胃氣逆亂，故使病人泛惡作嘔。⑤舌苔滑膩，脈弦滑，皆為膽鬱痰擾之象。

【主要證候】①病人頭暈目眩。②口苦嘔惡。③煩躁不安。④心悸不寧。⑤少寐多夢。⑥胸悶嘆息。⑦舌苔油膩。⑧脈象弦滑。

【治療原則】祛痰理氣，和膽降逆。

【處方用藥】溫膽湯加減。藥用：製半夏 6～9 g，陳皮 6～9 g，茯苓 9～12 g，枳實 6～9 g，竹茹 6 g，甘草 3 g，大棗 5 枚，水煎服。

【方藥分析】①陳皮、製半夏能理氣健胃，燥濕化痰，降逆止嘔。②枳實、半夏配伍，增強化痰降逆作用。③竹茹、陳皮相配伍，能增強和胃理氣作用。④大棗、茯苓、甘草相配伍，能和中安神作用明顯。⑤枳實、竹茹性味寒涼，而半夏、陳皮性味溫熱。全方能清熱而不寒，化痰而不燥。

【臨床應用】①也可酌用黃連清膽湯加減。②若痰熱重而出現心煩不安、口苦咽乾時，就需適用黃連清膽湯加減。③若氣血兩虛而心神不安時，可去竹茹，用酸棗仁代用大棗，加用黨參、生地、五味子、遠志等藥，名為十味溫膽湯，可取得明顯療效。④臨床常用於神經官能症病人，並用酸棗仁，代用大棗治療，療效更佳。

（九）寒飲停滯

【脈象】脈弦滑或兼浮，主寒飲停滯之證。

【病因病機】①多因肺、脾、腎三臟功能紊亂，使津液不得輸布，造成痰飲伏於肺臟。

②當外之邪引動，則形成寒飲停滯之證。

【證候分析】①寒飲內停於肺臟，使肺氣不能宣降，因而使病人咳嗽氣喘，重時病人不能平臥休息，咯痰稀白，內有泡沫。②肺中積痰飲增多，影響氣道通暢，則有胸悶痰鳴。③寒邪阻遏衛陽，使陽氣不能外達，內熱不能傳出肌表，可使病人形寒肢冷，面白怕冷。④外感風寒，容易引動內飲，所以病人遇寒即發病或病情加重，導致喘咳加劇，同時還可見風寒表證。⑤舌苔白而油膩，脈弦滑或兼浮，為寒飲之象。

【主要證候】①病人咳嗽氣喘，甚而呼吸困難不得平臥，咯痰多而稀白，內有泡沫。②胸悶痰鳴，形寒怕冷，遇寒使喘咳加劇，時有風寒表證。③舌苔白而油膩。④脈弦滑兼浮。

【治療原則】溫肺化飲。

【處方用藥】小青龍湯加減。藥用：麻黃 9 g，桂枝 9 g，乾薑 9 g，炙甘草 9 g，法半夏 12 g，細辛 3 g，白芍 9 g，五味子 5 g，水煎服。

【方藥分析】①麻黃、桂枝能發汗解肌，止咳平喘；半夏、細辛、乾薑能溫化寒飲。②五味子斂肺止咳。③白芍能和陰血。④炙甘草調和諸藥。⑤諸藥合用，有散有收，對外感風寒，內停水飲，有較佳的療效，臨床常用於急，慢性氣管炎，支氣管哮喘，肺氣腫等病的治療。

【臨床應用】①若病人口渴咽乾，去半夏，加用天花粉、石斛、沙參、麥門冬，以養陰生津。②惡寒重時，加用麻黃、桂枝，以涼水辛溫解表，消腫平喘。③喘咳偏重，而表證已解時，可去麻黃、桂枝，也可少許用些麻黃。④若寒痰水飲，症見胸脅滿悶，咯痰清稀，喘咳不能平臥，喉癢不燥，舌苔滑潤，脈弦滑，可重用細辛、半夏，再加生薑，以溫中散寒，降逆化痰，清瀉水飲。

（十）飲邪上犯

【脈象】脈弦滑，主飲內停之證。

【病因病機】①脾腎陽虛，不能使水液正常代謝，使水濕停聚而成飲。

②飲邪上泛，能阻抑心陽的升發，而為飲邪上犯。

【證候分析】①水為陰邪，完全要由陽的氣化。②若陽虛不能氣化水液，則使水飲內停，上淩於心，使病人出現心悸。③陽氣不能傳達於四肢，難充於肌表腠理，使病人代謝功能低下，代謝產熱產能減少，故出現形寒肢冷，神疲乏力；飲邪阻積於脾胃，使清陽不升，化源不足，腦皮質血供不足，神經中樞抑制，則出現頭暈目眩。④氣機不利，運化失調，可使胸脘痞滿。⑤氣化不利，水液代謝紊亂，使水液內停，使病人口渴而不欲飲，小便短少，下肢水腫。⑥若飲邪犯胃，胃氣上逆，則病人噁心嘔吐，吐痰涎增多。⑦舌苔白滑，脈弦滑，皆為水飲內停之象。

【主要證候】①病人心悸頭暈目眩。②胸脅脘腹脹滿。③形寒怕冷，四肢發涼。④小便短少。⑤下肢水腫。⑥口渴不欲飲。⑦噁心嘔吐痰涎增多。⑧舌苔白滑而膩。⑨脈象弦滑。

【治療原則】增補心陽，化氣行水。

【處方用藥】苓桂朮甘湯加減。藥用：茯苓 15 g，桂枝 5～9 g，炙甘草 3～6 g，白朮 15 g，陳皮 10 g，半夏 10～15 g，生薑 9～15 g，水煎服。

【方藥分析】①茯苓能淡滲利水。②桂枝、炙甘草能通陽化氣。③白朮能健脾祛濕。④陳皮、半夏、生薑能溫中散寒，降逆止嘔。

【臨床應用】①如腹脹不減時，加煨木香、砂仁能健脾行氣消脹。②若食慾不佳，舌苔白而厚膩，胃脘濕重時，加用蒼朮、山楂、神麴，能健脾燥濕，消食導滯而祛濕。③眩暈加劇，焦白朮改用生白朮，加澤瀉清熱利水，健脾燥濕。④氣虛偏重，神疲乏力，氣不化水，可加用黨參、黃耆以健脾補虛，若脾陽虛弱，舌淡潤，脈細小時，加用來復丹 3～5 g 分吞服用。⑤當痰飲犯胃，上擾頭目之證緩解之後，可改用苓桂朮甘丸 10 g 分吞，或用香砂六君子丸 10 g 分吞，以助人體恢復。

（十一）痰飲化熱，困於脾胃

【脈象】脈弦滑，主痰飲化熱，困於脾胃之證。

【病因病機】①外感寒濕，多因冒雨涉水，居處潮濕，使寒濕由表入裡，先傷衛陽，阻塞肺氣，肺失水之上源，不能輸散津液，而內困脾陽，運化失常，水液內停，積成痰飲。②飲食不節，用水過量，津液難行疏散，反變成濕，聚濕成飲。③或飲酒過量，使損脾陽，酒能生濕，聚濕為飲。④或過食生冷或肥甘厚味，損傷脾陽運化，積濕成飲。⑤勞欲傷脾，脾虛氣弱，運化無權，水穀不化，聚濕成飲；縱慾過度，損傷腎氣，腎陽不振，氣化難行，水液代謝障礙，積聚成飲。⑥此外久病體弱，脾腎不足，水溢不運也成飲。⑦痰飲鬱久不化，反而化熱，使痰飲鬱熱困於中焦脾胃，出現一系列證候。

【證候分析】①痰飲停滯胃腸，鬱久化熱，使氣機逆亂，運化傳導失司，停聚於胃腸，可致病人胸悶脘脹，腹中轆轆有聲，納食無慾。②胃氣上逆，濁陰不順降，則使病人泛泛嘔惡，嘔吐痰涎。③痰飲內停，使體內津液運行障礙，體液減少，不能上潤滋養，故使口舌乾燥而苦，口渴而不欲飲。④痰飲化熱，而致痰熱，則使病人時有低熱，面赤唇紅，五心煩熱。⑤舌苔厚膩中黃，脈弦滑，皆為痰飲化熱，困阻脾胃之象。

【主要證候】①病人胸悶脘脹。②腹中轆轆有聲。③納食不佳。④泛泛噁心，嘔吐痰涎。⑤口舌乾燥而苦。⑥口渴不欲飲。⑦面紅唇赤。⑧時有低熱。⑨舌苔厚膩中黃。⑩脈弦滑。

【治療原則】清熱化痰，和胃化飲。

【處方用藥】黃連溫膽湯加減。藥用：黃連 1.5～3 g，半夏 10 g，陳皮 10 g，茯苓 10～15 g，生甘草 3 g，膽南星 9 g，枳實 10 g，竹茹 10 g，生薑 3 片，焦穀芽各 15 g，麥芽 15 g，水煎服。

【方藥分析】①黃連清熱燥濕，瀉火解毒，清心除煩。②陳皮、半夏，能燥濕化痰，降逆止嘔。③茯苓健脾，利水滲濕。④生甘草能健脾和胃，調和藥性之緩急。⑤膽南星能燥濕化痰，治咳逆胸滿。⑥枳實能破氣行痰，散積消痞。⑦竹茹能清熱止嘔，滌痰解鬱。⑧生薑濕中散寒。⑨焦穀麥芽能消食和中，健脾開胃。

【臨床應用】①若心悸失眠時，將茯苓改用茯神，加遠志、石菖蒲、夜交藤。②若胸脘脹悶，舌苔偏黃時，加用瓜蔞皮、鬱金。③若便秘、口乾舌燥時，加用葶藶子（包煎）、生大黃（後下）、防己、椒目。

附　錄

一 陰陽五行辨證論治總結表

	陰陽		五行（木、火、土、金、水）				
	陰	陽	肝木（膽）	心火（小腸）	脾土（胃）	肺金（大腸）	腎水（膀胱）
病機	代謝低，氣血少	代謝高，氣血充足	肝木剋脾土，肝病剋心火（母病傳子）	肺病剋心火（金乘火），肝病剋心火（母病傳子）	肝脾同病（木鬱土虛），脾病剋肝木（土侮木）	肝病剋肺（木侮金）	肝病剋腎（子病及母）
診斷	陰盛陽傷，為陰證，有沉、小、澀、遲、虛脈	陽盛傷陰，為陽證有浮大、滑、數、實脈	肝病證：面色青，喜食酸，脈弦	心火亢盛證：面紅、口苦、脈洪數	脾氣虛證：面青黃食少，納呆，消瘦，脈緩弱	肺氣虛證：面色晄白，咳喘，氣短，脈浮	腎虛水泛證：全身水腫，腹脹，舌苔白滑，脈沉細
治療	寒者熱之，用溫熱藥	熱者寒之，用寒涼藥	滋水涵木法，補腎治肝病	滋水制火法，補腎治心病	用火夾土法，補心治脾病	培土生金法，補脾治肺病	生金滋水法，補肺治腎病

註：陰證包括裡虛寒證；陽證包括表熱實證。

二 10 種絕脈（死脈）脈證治方表

絕脈	示意圖	脈象	脈理	主病	治方
麻促脈	浮 中 沉	脈急促凌亂如麻，堅硬搏指	脈急數 200～300 次／分，陽熱極盛，氣滯血瘀	風心病、冠心病、心衰、心房撲動	急性心衰，用益氣回陽固脫湯：紅參（頓服）25 g，附子 30 g，乾薑 10 g，桂枝 10 g，鍛龍骨 30 g（先煎），鍛牡蠣 30 g（先煎），五味子 10 g，丹參 30 g，甘草 6 g，水煎服

續表

絕脈	示意圖	脈象	脈理	主病	治方
雀啄脈	止 浮 中 沉	脈來急數，止而復作，堅硬搏指	脈極快，300～400 次／分，陽熱極盛，陰氣欲絕	急性心肌炎、肺結核危症、房顫、室顫	病毒性心肌炎，方用：板藍根 30 g，大青葉 30 g，連翹 30 g，虎杖 30 g，黃芩 30 g，金銀花 20 g，貫眾 20 g，太子參 30 g，麥門冬 15 g，生地 20 g，桂枝 10 g，葛根 10 g，苦參 10 g，炙甘草 10 g，丹參 15 g，柏子仁各 10 g，黃芩 10 g，知母 1 g，水煎服
偃刀脈	浮 中 沉	脈來緊急，如摸刀，弦硬勁急	肝鬱氣閉，不疏泄	高血壓、肝功衰竭（肝昏迷）	肝衰用芳香辟穢湯合玉樞丹：藿香 9 g，佩蘭 9 g，白荳蔻 9 g（後入），白芥子 9 g，滑石 15 g，鬱金 9 g，川厚朴 9 g，杏仁 9 g，薏苡仁 15 g，玉樞丹每服 0.3 ～ 0.5 g，水煎服，每日 2 次
屋漏脈	浮 中 沉	脈久跳一次，間歇不均，如屋漏雨；脈來軟弱無力	脈血極少，不通暢	脾衰、氣衰（呼吸衰竭）	氣衰（中樞性）用醒腦靜 1 ～ 2 mL，膻中、曲池穴注射，安宮牛黃丸或至寶丹 1 丸／次，1 日 3 次，麻杏石甘湯，水煎服
魚翔脈	浮 中 沉	脈似若有若無，如魚翔狀；脈軟細小而微重	心陽暴絕，脈血極少，比微脈重	陽衰已極、休克狀態、早搏	充血性心衰（心氣心陽虛衰）：紅參 15 g，黨參 15 g，桂枝 20 g，黃耆 30 g，乾薑 15 g，製附子 15 g，葶藶子 25 g，茯苓 20 g，當歸 15 g，丹參 15 g，桃仁 10 g，紅花 10 g，五味子 10 g，甘草 10 g，麥門冬 25 g，水煎服
蝦游脈	浮 中 沉	脈隱隱約約，去時一躍而逝如蝦游狀，脈軟弱，止有定數	氣血不足至極，疼痛，驚恐	氣衰、脾衰	脾衰（食積、蟲積、阻於腸道、氣滯血瘀）理氣化瘀，通裡攻下，用桃仁承氣湯合血府逐瘀湯：枳殼 9 g，柴胡 9 g，牛膝 9 g，莪朮 9～ 12 g，蒲黃 9 g，五靈脂 9 g，水煎服

續表

絕脈	示意圖	脈象	脈理	主病	治方
釜沸脈	浮 中 沉	脈極浮數，有出無入，浮大中空，如釜沸狀，又如按蔥葉，似芤脈	大出血 內出血 } 最重， 主動脈瘤	亡陽（休克） ↑ 亡陰（高熱傷陰之極）	1. 亡陽：由外感熱病，內傷雜病，臨終昏迷用四逆湯：附子 30 g，乾薑 6 g，甘草 10 g，人參 15 g，生龍骨 30 g，生牡蠣 30 g，水煎服 2. 亡陰：由外感熱病、內傷雜病、耗盡肝血腎精性昏迷，用生脈散加味：人參 15 g，麥門冬 25 g，五味子 5 g，山萸肉 15 g，生龍骨 30 g，牡蠣 30 g，水煎服
彈石脈	浮 中 沉	脈來沉實，應指彈石感，搏指堅硬	血循環不暢，腎性高血壓危象	腎衰、尿毒症晚期	1. 解毒化瘀湯：白茅根 30 g，山梔子 10 g，赤芍 10 g，通草 15 g，枳實 10 g，生地 15 g，丹參 15 g，車前子 10 g，玄參 10 g，熟地 10 g，麥門冬 10 g，水煎服 2. 灌腸方：熟附子 10 g，大黃 10 g，牡蠣 30 g，半枝蓮 30 g，煎出 200 mL，灌腸
轉豆脈	轉豆 散 浮 中 沉	脈來不定，轉豆狀，浮取分散淩亂，沉取散脈或無	氣血消亡，心危象，元氣耗散	心房顫、室顫、生命垂危	礞石滾痰丸方：礞石 30 g，大黃 6 g，黃芩 10 g，沉香 6 g，葛根 20 g，防風 10 g，枳實 10 g，半夏 10 g，葶藶子 10 g，鍛龍骨 20 g（先煎），鍛牡蠣 20 g（先煎）、硃砂 1 g，水煎服，30 劑 100%治癒
解索脈	轉索 浮 中 沉	脈忽疏忽密，節律紊亂，如轉索欲斷一般搏指	心衰，冠狀動脈供血極少，處於生命掙扎中	腎衰致心衰，心腎兩衰，生命垂危	腎衰，尿瀦留；心衰，肺水腫，用大承氣湯加味：大黃 20 g，玄明粉 15 g，枳實 10 g，川厚朴 10 g，玄參 20 g，麥門冬 10 g，生地 20 g，黃連 10 g，石膏 30 g，魚腥草 30 g，知母 10 g，紅參 25 g，附子 20 g，桂枝 10 g，鍛龍骨 30 g（先煎），鍛牡蠣 30 g（先煎），五味子 10 g，丹參 30 g，炙甘草 10 g，水煎服

三 常用兼脈脈證治方總結表

脈	示意圖	脈象	脈理	主病	治方
浮緊脈	浮 中 沉	輕取即得，脈來繃急，緊張有力，如轉索	寒侵肌表，脈管收縮	表寒證：頭痛，發熱，惡寒，面色蒼白，身痛，尿清，便溏，舌淡薄白，潤滑	辛散解表，用麻黃湯方：麻黃 4.5 g，桂枝 6 g，杏仁 9 g，甘草 3 g，水煎服
浮緩脈	浮 中 沉	輕取即得，一息三至，脈來軟而無力	邪侵肌表，濕阻脈氣，營衛不和	表虛證：頭痛，發熱惡風，汗出，關節肌肉疼痛，苔薄白，脈浮緩	解肌發表，調和營衛，用桂枝湯方：桂枝 4.5 ～9 g，白芍 4.5～ 9 g，甘草 3 ～ 6 g，生薑 2 ～ 4 g，大棗 4 枚，水煎服
浮數脈	浮 中 沉	輕取即得，一息五至以上	邪侵肌表，外感陽熱	表熱證：發熱，微惡寒，無汗或不多，頭痛，咽痛，咳嗽，舌邊尖微紅	辛涼透表，清熱解毒，用銀翹散方：金銀花 30 g，連翹 30 g，桔梗 18 g，薄荷 18 g，淡竹葉 12 g，甘草 12 g，荊芥穗 12 g，牛蒡子 18 g，淡豆豉 15 g，蘆根 30 g，9 g／ 次，1 日 2 次
浮滑脈	浮 中 沉	輕取即得，脈往來流利，應指圓滑	邪侵肌表，表邪化熱，氣血通暢，犯肺咳喘	表證夾痰濕證：發熱惡寒，頭痛無汗，唇燥咽乾，鼻塞喉癢，咯痰難，胸悶，苔白少津	輕宣肺氣平喘，用麻杏石甘湯方：麻黃 6 g，杏仁 9 g，石膏 24 g，甘草 6 g，水煎服
沉遲脈	浮 中 沉	輕取不應，重按始得，一息不足四至	久病惡寒，陽虛陰盛，臟腑損傷，功能衰退	裡寒證：惡寒喜暖，面色蒼白，口不渴，肢冷，尿清長，便溏，舌淡苔白，潤滑	溫中散寒，用附子理中丸方：附子 10 g，乾薑 6 g，人參 10 g，白朮 10 g，炙甘草 6 g，1 丸／ 次，1 日 2 次
沉緊脈	浮 中 沉	輕取不應，重按始得，脈緊張有力，急如轉索	臟腑損傷，寒縮脈管	1. 裡寒證：頭痛喜裹頭，因寒而發，舌苔薄白，脈沉緊 2. 痛證	疏風散寒，用川芎茶調飲方：川芎 15 g，防風 9 g，羌活 9 g，白芷 9 g，細辛 15 g，甘草 4.5 g，葛根 9 g，薄荷 5 g（後下），蔥頭 5 枚，水煎服
沉滑脈	浮 中 沉	輕取不應，重按始得，脈來流利，應指圓滑	臟腑損傷，氣血通暢，多為腎陽不足，氣化無權	痰飲食積證：畏寒肢冷，噁心，嘔吐，少腹拘急，小便不利，便秘，舌絳胖大，舌苔白膩	通陽化氣，和胃降逆，用五苓散合吳茱萸湯方：桂枝 9 g，焦白朮 9 g，豬苓 15 g，茯苓 15 g，澤夕 15 g，黨參 15 g，半夏 15 g，吳茱萸 5 g，陳皮 10 g，生薑 10 g，便秘者加半硫丸 3 ～ 5 g 分吞，水煎服

續表

脈	示意圖	脈象	脈理	主病	治方
沉弦脈	浮 中 沉	輕取不應，重按始得，脈端直以長，如按琴弦	臟腑損傷，氣機不暢，肝鬱氣滯，疼痛加重	肝鬱氣滯痛症，胸悶脅痛，喜嘆息，情志抑鬱易怒，納呆，噯氣，舌紫斑	疏肝理氣，用柴胡舒肝散方加減：柴胡 10 g，黃芩 10 g，半夏 10 g，夏枯草 30 g，紫花地丁 15 g，三棵針 15 g，鬱金 10 g，白芍 10 g，大黃 5 g，芒硝 10 g，甘草 6 g，香附 12 g，枳殼 10 g，延胡索 10 g。9 g／次，1 日 2 次
沉澀脈	浮 中 沉	輕取不應，重按始得，一息 3 ～ 4 至，往來艱澀，時斷時續	臟腑損傷，氣滯血瘀，血流不暢，如輕刀刮竹	血瘀症：胸脅痞悶，脹痛，擊後舒適，喜熱飲，舌苔白膩，舌邊略暗	理氣化瘀，用川楝子散合旋覆花湯方：川楝子 9 g，延胡索 9 g，旋覆花 9 g（包煎）、桃仁 9 g，當歸 9 g，鬱金 12 g，川芎 5 g，紅花 3 g，黨參 15 g，薤白 10 g。痛重加赤芍 9 g。脹痛加內金 12 g，赤芍 9 g，水煎服
沉細脈	浮 中 沉	輕取不應，重按始得，脈細如線，應指無力	臟腑損傷，氣血不足，損陰及陽，陽虛久病	裡虛證，久病發熱不惡寒，或但寒不熱屬肺腎氣虛，久咳不癒，氣喘等	補肺益腎，用人參固本丸加味方：人參 9 g，生地 12 g，熟地 12 g，天門冬 2 g，麥門冬 12 g，五味子 6 g，補骨脂 10 g，核桃肉 10 g，蛤蚧粉 3 g（沖），紫石英 30 g。1 丸／次，1 日 2 次
沉細數脈	浮 中 沉	輕取不應，重按始得，一息五至以上，脈細如線，應指無力	臟腑損傷，氣血不足，陽虛，外感陽熱，素體虛弱，臟腑衰退	陰虛或血虛有熱證：面色蒼白，萎黃，唇淡白，頭暈眼花，手足麻木，午後潮熱，盜汗顴紅，手足心熱，尿短黃，舌淡紅少苔	補血調經，用四物湯方：當歸 9 g，川芎 6 g，白芍 9 g，熟地 12 g。清虛熱，退骨蒸，養陰生津，用清骨湯合青蒿製甲湯方：銀柴胡 12 g，黃連 9 g，秦艽 9 g，製穿山甲 12 g，地骨皮 12 g，青蒿 9 g，知母 12 g，生地 12 g，丹皮 9 g，水煎服
沉數脈	浮 中 沉	輕取不應，重按始得，脈一息五至以上	臟腑損傷，外感陽熱	裡熱證：壯熱面赤，心煩口渴，喜冷飲，痰黃稠，尿短赤，熱在肺胃	宣泄肺氣，清熱生津，用白虎湯合麻杏石甘湯方：石膏 30 ～ 60 g（先煎），知母 15 g，淡竹葉 12 g，炙麻黃 5~9 g，杏仁 9 g，甘草 5~9 g。唇焦咽燥、大便秘結，加大黃 6 ～ 9 g，玄參 15 ～ 30 g，枳實 9 g，半夏 9 g，水煎服，解氣喘，胸腹悶

續表

脈	示意圖	脈象	脈理	主病	治方
洪數脈	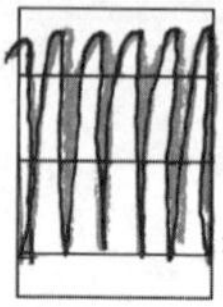 浮 中 沉	輕取即得，來盛去衰，脈來洶湧，一息五至以上之脈	外感陽熱入臟腑，尚未入營血，正盛邪實，陽熱元盛，氣血升騰	氣分熱盛證：壯熱頭痛，口乾舌燥，煩渴多飲，大汗，面紅惡熱，尿黃便結，舌紅苔黃，喜冷飲	清熱生津，用白虎湯方：石膏 30 g，知母 12 g，粳米 12 g，甘草 3 g，水煎服，用於表邪已解，內熱亢盛，裡實未結，如流感、肺炎
弦數脈	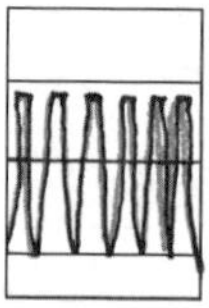 浮 中 沉	應指有力，端直以長，如按琴弦，一息五至以上	氣血虛損，陰陽失調，發熱時長，久病，氣機不暢，外感陽熱	內傷發熱，多有肝經鬱熱，隨情緒波動，心煩易怒，胸脅脹痛，喜嘆息，口苦苔黃，成肝火證	疏肝解鬱，清熱瀉火，用丹梔子逍遙散方：丹皮 9 g，山梔子 9 g，柴胡 9 g，黃芩 9 g，白芍 9 g，當歸 9 g，白朮 9 g，甘草 5 g。便秘加大黃 5 g，膽草 9 g，去白朮；傷陰口乾，舌紅，加生地 12 g，山茱萸 9 g；濕熱，加川芎 9 g，茯苓 12 g，赤芍 9 g，去白芍、甘草。9 g／次，1 日 2 次
弦滑脈	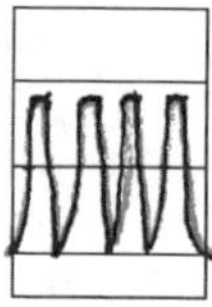 浮 中 沉	應指有力，端直以長，如按琴弦，往來流利，應指圓滑	時感外邪，飲食不節，脾胃虛寒，肝膽鬱滯，氣機不暢，情志抑鬱，停積宿食	肝熱類痰停食證：腹脹納少，噁心，口苦咽乾，脅痛，黃疸，大便色淡，尿黃赤，舌苔薄黃	肝熱類痰，若疏肝清熱，用柴胡舒肝散合茵陳蒿湯方：柴胡 15 g，白芍 9 g，枳實 9 g，甘草 5 g，製附子 9 g，茵陳 30 g，金鈴子 9 g，延胡索 9 g，黃連 2 g（沖）。脅痛加金錢草 30～60 g，水煎服
弦遲脈	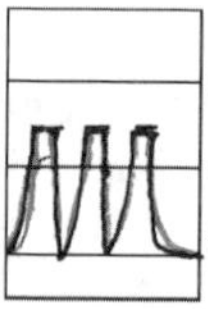 浮 中 沉	應指有力，端直以長，如按琴弦，一息不足四至	外感寒邪入裡，肝經凝滯，氣血肝膽鬱滯，氣血不暢，情志抑鬱	寒滯肝脈證，少腹墜脹，睾丸腹痛，痛引少腹，為睾丸制睾病	溫經散寒，暖肝通絡，用椒桂湯方：川椒 6～10 g，肉桂 3～ 6 g，小茴香 6～ 10 g，吳茱萸 6～ 10 g，陳皮 10 g，良薑 6～ 10 g，烏藥 6 g，白芍 6～ 15 g，柴胡 10 g，甘草 6 g，水煎服
弦緊脈	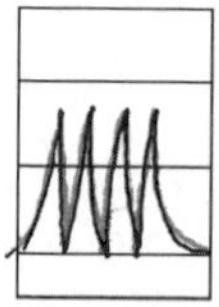 浮 中 沉	應指有力，端直以長，如按琴弦，緊張有力，急如轉索	多感寒邪，陽虛陰盛，內傷久病，氣機不暢，寒縮脈管	寒痛，寒凝肝脈證，發熱惡寒，頭痛，面色蒼白，肢冷蜷臥，胸悶腹脹痛，脅下痞塊，舌淡苔白	（一）溫中散寒，用附子理中丸方：附子 10 g，乾薑 6 g，人參 10 g，白朮 10 g，炙甘草 10 g。9 g／次，1 日 2 次 （二）溫肝散寒，用四逆湯合吳茱萸、生薑湯方：當歸 10 g，白芍 10 g，桂枝 10 g，細辛 5 g，吳茱萸 10 g，通草 10 g，甘草 6 g，生薑 3 片，大棗 4 枚，水煎服

續表

脈	示意圖	脈象	脈理	主病	治方
弦細脈	浮 中 沉	應指稍明顯，端直以長，如按琴弦，脈細如線	久病內傷，肝腎虧虛，氣血不足，氣機不暢，臟腑陽衰	肝腎陰虛證：頭暈目眩，視物不清，耳鳴脅痛，腰膝痠軟，顴紅盜汗，五心煩熱，舌紅少苔，為陰虛肝鬱證	滋補肝腎，用杞菊地黃丸方，治肝腎陰虛：枸杞子 10 g，菊花 10 g，熟地 24 g，山茱萸 12 g，山藥 12 g，丹皮 9 g，茯苓 9 g，澤瀉 9 g。9 g／次，1 日 2 次
					陰虛肝鬱證用方：柴胡 10 g，白芍 9 g，香附 9 g，枳殼 9 g，川芎 6 g，金鈴子 9 g，延胡索 9 g，陳皮 9 g，茯苓 12 g，製雞內金 9 g，水煎服
滑數脈	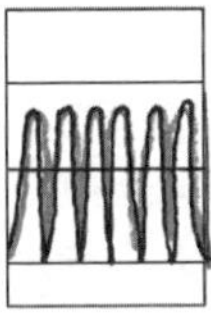 浮 中 沉	應指有力，脈來流利，應指圓滑，一息五至以上	痰熱煎熬，肝結肺內，但氣血通暢，或外感陽熱	痰熱症，痰火證，咳嗽，痰黃稠，胸膈痞滿，甚則氣急嘔惡，舌紅苔黃膩	清熱化痰，下氣止咳，用清氣化痰丸方：瓜蔞 30 g，黃芩 30 g，陳皮 30 g，杏仁 30 g，枳實 30 g，茯苓 30 g，膽南星 45 g，半夏 45 g。9 g／次，1 日 2 次
細澀脈	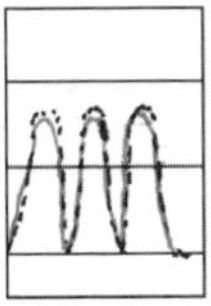 浮 中 沉	應指無力，脈細如線，一息不足四至，往來艱澀，緩慢不暢，一如輕刀刮竹	氣血不足→陰虛→氣滯血瘀	血虛夾瘀證：低熱，頭暈眼花，體倦乏力，面黃無華，痛處固定，舌瘀紫斑	補益氣血，化瘀，用歸脾湯合血府逐瘀湯方：黃芩 15 g，黨參 10 g，白朮 10 g，茯苓 15 g，甘草 6 g，當歸 10 g，桂圓肉 10 g，木香 10 g，杏仁 10 g，遠志 6 g，桃仁 10 g，紅花 10 g，赤芍 10 g，熟地 15 g，柴胡 10 g，枳殼 0 g，桔梗 10 g，生薑 6 g，大棗 5 枚，水煎服
			精傷血少→氣滯血瘀	精血不足證：面白唇淡，神疲體倦，心悸氣短，性功能低下	填精益腎，用龜鹿二仙膏方：龜板 10 g，鹿角膠 10 g，山茱萸 10 g，熟地 15 g，山藥 15 g，枸杞子 10 g，菟絲子 10 g，牛膝 10 g，金櫻子 15 g，覆盆子 10～15 g，水煎服

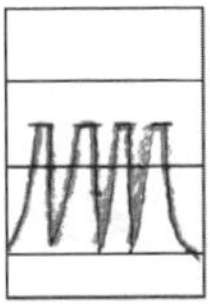

參考文獻

〔1〕清・吳謙・醫宗金鑑〔M〕.・北京：人民衛生出版社，1973。
〔2〕宋・陳言・三因極一病證方論〔M〕・北京：人民衛生出版社，1957。
〔3〕南京中醫學院醫經教研室・內經輯要〔M〕・上海：上海科學技術出版社，1959。
〔4〕中西惟忠・傷寒論之研究〔M〕・北京：人民衛生出版社，1957。
〔5〕清・王士雄・溫熱經緯〔M〕・北京：人民衛生出版社，1956。
〔6〕上海市中醫學會・經絡學說的理論及其運用〔M〕・上海：上海科學技術出版社，1960。
〔7〕何紹奇・現代中醫內科學〔M〕・北京：中國醫藥科技出版社，1991。
〔8〕方藥中・實用中醫內科學〔M〕・上海：上海科學技術出版社，1984。
〔9〕沈全魚・實用中醫內科學〔M〕・北京：中醫古籍出版社，1989。
〔10〕夏德馨・中醫內科臨床手冊〔M〕・上海：上海科學技術出版社，1989。
〔11〕賀志光・中醫學〔M〕・北京：人民衛生出版社，1983。
〔12〕徐明・脈學縱橫談〔M〕・哈爾濱：黑龍江科學技術出版社，1987。
〔13〕明・李時珍・瀕湖脈學〔M〕・北京：人民衛生出版社，1956。
〔14〕時逸・時氏診斷學〔M〕・上海：上海衛生出版社，1956。
〔15〕南京中醫學院・中醫學概論〔M〕・北京：人民衛生出版社，1958。
〔16〕史宇廣，單書健・當代名醫臨證精華〔M〕・北京：中醫古籍出版社，1988。
〔17〕董建華・中國現代名中醫醫案精華〔M〕・北京：北京出版社，1990。
〔18〕陳貴廷，柴文舉，薛賽琴，等・中醫美容大全〔M〕・北京：中國醫藥科技出版社，1989。
〔19〕王暈・偏方大全〔M〕・北京：北京科學技術出版社，1987。
〔20〕胡珍珠・家庭食療手冊〔M〕・天津：天津科學技術出版社，1982。

〔21〕江蘇新醫學院・中藥大辭典〔M〕・上海：上海人民出版社，1977。
〔22〕崔樹德・中藥大全〔M〕・哈爾濱：黑龍江科學技術出版社，1989。
〔23〕清・趙學敏輯・本草綱目拾遺〔M〕・北京：商務印書館，1954。
〔24〕上海中醫學院中醫基礎理論教研組・中醫方劑臨床手冊〔M〕・上海：上海人民出版社，1973。
〔25〕程寶書・新編湯頭歌訣〔M〕・哈爾濱：黑龍江科學技術出版社，1990。
〔26〕山西省中醫研究所革命委員會，山西醫學院革命委員會・中醫方藥手冊〔M〕・太原：山西人民出版社，1970。
〔27〕胡熙明・中國中醫秘方大全〔M〕・北京：文匯出版社，1989。
〔28〕湖南醫學院・生理學〔M〕・北京：人民衛生出版社，1978。
〔29〕馮新為・病理生理學〔M〕・3版・北京：人民衛生出版社，1979。
〔30〕顧天爵・生物化學〔M〕・3版・北京：人民衛生出版社，1989。
〔31〕武忠弼・病理學〔M〕・3版・北京：人民衛生出版社，1990。
〔32〕山東醫學院・診斷學〔M〕・北京：人民衛生出版社，1979。
〔33〕上海第一醫學院症狀鑑別診斷學編輯委員會・症狀鑑別診斷學〔M〕・北京：人民衛生出版社，1958。
〔34〕上海醫科大學實用內科學編輯委員會・實用內科學〔M〕・8版・北京：人民衛生出版社，1988。
〔35〕《中醫大辭典》編輯委員會・簡明中醫辭典〔M〕・北京：人民衛生出版社，1979。
〔36〕中醫研究院，廣東中醫學院・中醫名詞術語選釋〔M〕・北京：人民衛生出版社，1973。

memo

memo

國家圖書館出版品預行編目資料

中醫脈證治方 / 劉光遠、劉偉、劉穎編著 —初版
臺北市，大展出版社有限公司，2022 [民 111.09]
面；21公分—（中醫保健站；114）
ISBN 978-986-346-387-0（平裝）
1.CST：脈診 2.CST：辨證論治 3.CST：中醫診斷學
413.2441 111010634

中醫脈證治方

編　　著 / 劉光遠、劉偉、劉穎
責任編輯 / 壽 亞 荷
發 行 人 / 蔡 森 明
出 版 者 / 大展出版社有限公司
社　　址 / 臺北市北投區（石牌）致遠一路 2 段 12 巷 1 號
電　　話 / （02）28236031，28236033，28233123
傳　　真 / （02）28272069
郵政劃撥 / 01669551
網　　址 / www.dah-jaan.com.tw
E-mail / service@dah-jaan.com.tw
登 記 證 / 局版臺業字第 2171 號
承 印 者 / 傳興印刷有限公司
裝　　訂 / 佳昇興業有限公司
排 版 者 / 菩薩蠻數位文化有限公司
授 權 者 / 遼寧科學技術出版社
初版 1 刷 / 2022 年（民 111）9 月

定價 / 550元

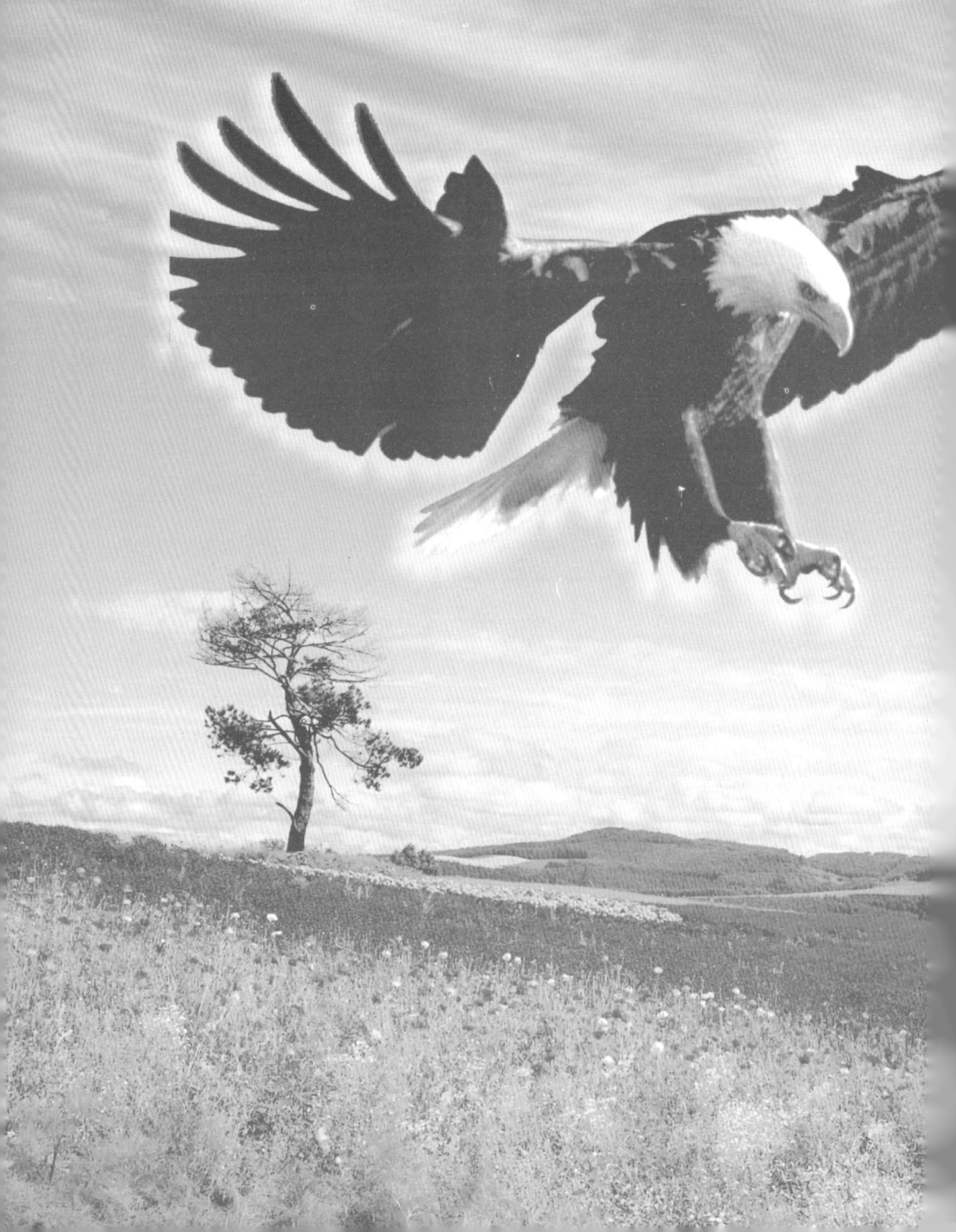